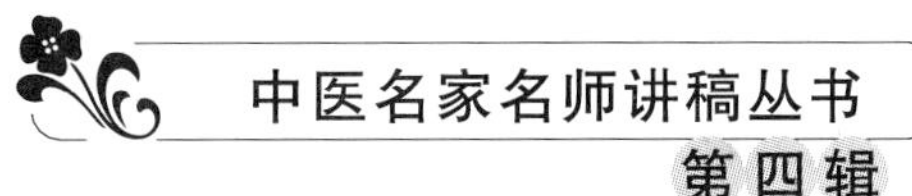

中医名家名师讲稿丛书

第四辑

孙广仁中医基础理论讲稿

孙广仁　主编

协编　王玉芳　林　浩

人民卫生出版社

图书在版编目（CIP）数据

孙广仁中医基础理论讲稿/孙广仁主编. —北京：人民卫生出版社，2015
（中医名家名师讲稿丛书. 第4辑）
ISBN 978-7-117-21774-3

Ⅰ.①孙… Ⅱ.①孙… Ⅲ.①中医医学基础—研究 Ⅳ.①R22

中国版本图书馆CIP数据核字(2015)第282294号

人卫社官网	www.pmph.com	出版物查询，在线购书
人卫医学网	www.ipmph.com	医学考试辅导，医学数据库服务，医学教育资源，大众健康资讯

中医名家名师讲稿丛书·第四辑

孙广仁中医基础理论讲稿

主　　编：孙广仁
出版发行：人民卫生出版社（中继线 010-59780011）
地　　址：北京市朝阳区潘家园南里19号
邮　　编：100021
E - mail：pmph @ pmph.com
购书热线：010-59787592　010-59787584　010-65264830
印　　刷：北京铭成印刷有限公司
经　　销：新华书店
开　　本：710×1000　1/16　**印张**：29　**插页**：2
字　　数：521千字
版　　次：2016年5月第1版　2024年1月第1版第5次印刷
标准书号：ISBN 978-7-117-21774-3/R·21775
定　　价：58.00元
打击盗版举报电话：010-59787491　E-mail：WQ @ pmph.com
（凡属印装质量问题请与本社市场营销中心联系退换）

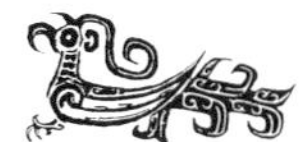

作者简介

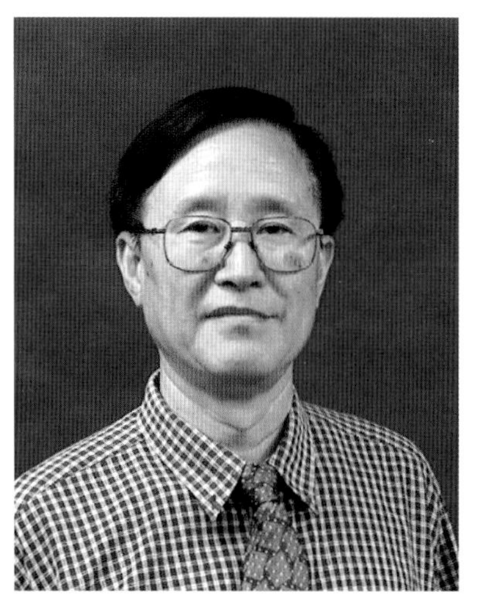

孙广仁，山东中医药大学教授，博士研究生导师，山东省教学名师，教育部高等中医药院校重点学科学术带头人，山东省教学团队带头人，国家级精品课程负责人，全国中医药行业高等教育“十五”、“十一五”、“十二五”规划教材、全国高等中医药院校规划教材《中医基础理论》主编，全国高等中医药院校研究生规划教材《中国古代哲学与中医学》主编，国际标准英文版教材 *Fundamentals of Chinese Medicine*（《中医基础理论》）第一主编，全国卫生系统先进工作者。兼任中华中医药学会体质分会副主任委员；中华中医药学会基础理论分会常委。

主要研究方向：①中医藏象理论及思维方法研究；②中医体质理论及应用研究。主编教材和著作 10 部，发表论文 100 多篇。获全国高等中医药优秀教材奖 1 项；获山东省省级优秀教学成果一等奖 1 项、二等奖 2 项。

临床主要诊治失眠、抑郁症、心血管及肺部疾病、银屑病、湿疹、痤疮、痛风，以及亚健康和偏倾体质的调理。

出版者的话

自20世纪50年代始，我国高等中医药院校相继成立，与之相适应的高等中医教育事业蓬勃发展，中医发展史也掀开了崭新的一页，一批造诣精湛、颇孚众望的中医药学专家满怀振兴中医事业的豪情登上讲坛，承担起传道、授业、解惑的历史重任。他们钻研学术，治学严谨；提携后学，不遗余力，围绕中医药各学科建设和发展，充分展示自己的专业所长，又能够结合学生的认识水平和理解能力，深入研究中医教学规律和教学手段，在数十年的教学生涯中，逐渐形成了自己独特的风格，同时，在不断的教学相长的过程中，他们学养日深，影响日广，声誉日隆，成为中医各学科的学术带头人。中医教育能有今日之盛，他们居功至伟，而能够得到各位著名专家的教诲，也成为莘莘学子的渴望，他们当年讲课的课堂笔记，也被后学者视为圭臬，受用无穷。

随着中医事业日新月异的发展，中医教育又上一新台阶。在当今的中医药院校中，又涌现出一大批优秀教师，他们继承了老一辈中医药学家的丰富经验，又具有现代的中医知识，成为当今中医教学的领军人物。他们的讲稿有着时代的气息和鲜明的特点，沉淀了他们多年的学术思想和研究成果。

由于地域等原因的限制，能够亲耳聆听名家、名师授课的学生毕竟是少数。为了惠及更多的中医人，我们策划了“中医名家名师讲稿丛书”，分辑陆续出版，旨在使后人学有所宗。

第一辑（13种）

《任应秋中医各家学说讲稿》

《任应秋内经研习拓导讲稿》

《刘渡舟伤寒论讲稿》

《李今庸金匮要略讲稿》

《凌耀星内经讲稿》

《印会河中医基础理论讲稿》

《程士德中医学基础讲稿》

《王绵之方剂学讲稿》

《王洪图内经讲稿》

《李德新中医基础理论讲稿》

《刘景源温病学讲稿》

《郝万山伤寒论讲稿》

《连建伟金匮要略方论讲稿》

第二辑（8种）

《孟澍江温病学讲稿》
《邓中甲方剂学讲稿》
《颜正华中药学讲稿》
《张之文温病学讲稿》
《周仲瑛内科学讲稿》
《张家礼金匮要略讲稿》
《李鼎针灸文献讲稿》
《费兆馥中医诊断学讲稿》

第三辑（13种）

《张伯讷中医学基础讲稿》
《杨长森针灸学讲稿》
《李培生伤寒论讲稿》
《刘燕池中医基础理论讲稿》
《陈亦人伤寒论讲稿》
《张廷模临床中药学讲稿》
《罗元恺妇科学讲稿》
《王庆其内经讲稿》
《李飞方剂学讲稿》
《王永炎中医脑病学讲稿》
《孟景春内经讲稿》
《金寿山温病学讲稿》
《王灿晖温病学讲稿》

第四辑

在第四辑中，遴选了在中医药院校推进中医教育创新，深化教学改革中涌现的学术造诣高、授课经验丰富的全国知名教授主讲的讲稿，突出讲稿的基础性、研究性、前沿性，体现现代中医教育思想，符合科学性、先进性和中医教育教学的发展规律。精选具有鲜明特色、具有一流教学水平、具有丰富教学经验和临床经验、具有教师风范、富有热情和感染力，并在业界内取得显著教学效果的全国中医药院校优秀教师，希冀本系列讲稿具有示范效应和辐射推广作用。

第四辑中，收选有教育部精品课程主讲教师，有全国中医药院校规划教材和创新教材主编或副主编以及编写人员等。近期将推出《孙广仁中医基础讲稿》、《常章富临床中药学讲稿》、《姜建国伤寒论讲稿》等。

本丛书突出以下特点：一是权威性。入选名家均是中医各学科的创始人或重要的奠基者，在中医界享有盛誉；同时又具有多年丰富的教学经验，讲稿也是其数十载教学生涯的积淀。入选名师均是全国中医学院知名的优秀教师，具有丰富的教学经验，是本学科的学术带头人，有较高知名度。二是完整性。课程自始至终，均由专家们一人讲授。三是思想性。讲稿围绕教材又高于教材，专家的学术理论一以贯之，在一定程度上可视为充分反映其独特思想的专著。四是实践性。各位专家都有丰富的临床经验，理论与实践的完美结合能给读者以学以致用的动力。五是可读性。讲稿是讲课实录的再提高，最大限度地体现了专家们的授课思路和语言风格，使读者有一种亲切感。同时对于课程的重点和难点阐述深透，对读者加深理解颇有裨益。

在组稿过程中，我们得到了来自各方面的大力支持，许多专家虽年事已高，但均能躬身参与，稿凡数易；高校领导也极为重视，提供了必要的条件，在此对老专家的亲临指导、对整理者所付出的艰辛努力以及学校领导的大力支持，深表钦佩，并致以最诚挚的谢意。

人民卫生出版社

2014 年 2 月

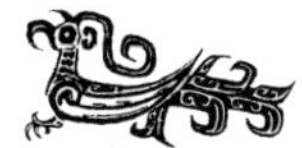

前言

应人民卫生出版社的约请，编写出版这部中医基础理论讲稿。

这部讲稿，先依据我在讲授中医基础理论课程时的录音和录像作出文字整理，然后加入我的电子讲稿（讲课 PPT）中的相关图表，融合而成。并将其中的某些章节内容作了增删：删除了一些重复的或与本章节内容不符的部分，增添了教材上没有但又必须解决的一些疑难问题的阐释和讨论。

这部讲稿，是以我主编的“十五”、“十一五”和“十二五”国家级规划教材《中医基础理论》为蓝本编写并讲述的。因此，讲稿的讲述次序与教材的编写次序是一致的，每一章节讲述的内容也与教材大致相同，只是增添了该章节中一些疑难问题的讲解和探讨。

先贤有言：师者，所以传道授业解惑也。传道，就是言传身教，培养学生的职业道德和操守，做一个有德守法的医生；授业，就是教给学生专业知识和技能，培养学生从事专业工作的能力，做一个技术过硬的医生；解惑，就是解决学生的疑惑，培养学生发现问题的能力和探索新知的兴趣，做一个有创新能力的医生。

讲稿是传道授业解惑的重要载体。这部中医基础理论讲稿，既传承了中国传统文化和古代先哲的智慧，又讲述了中医学的系统理论和知识，还阐释了中医理论和临床中的有关问题。确实起到了传道授业解惑的作用。

中医理论体系中，确实有些概念和术语，如气、阴阳、五行、藏象等，对初学者来说是较难理解的。我认为，这是由于初学者没有找到认知的门路而致。这部讲稿为初学者提供了入门中医的路径或突破口。例如，体验自身的呼吸，就可找到认知“人体之气”的路径；把握“寒热动静”四字，就可删繁就简地认识“阴阳”；观察四时的气候变化，就可逐渐认知“五行”和五脏之气的升降。由此，这部讲稿能让学生尽快地入门中医，认知中医，继而登堂入室。

中医理论体系中，尚有一些反映中医特色的治疗方法，如“提壶揭盖”、“釜底抽薪”、“湿去热孤”、“因势利导”、“围城放寇”等，都是古代医家临床经验和治疗智慧的结晶。但这些特色治法，多数教材中不收录，因而初学中医者也就学不到。这部讲稿，对这些特色治法作了较详细讲述和讨论，可让读者学到传统而地道的中医。

中医理论体系中，还有一些疑难或有争议问题需要深入探讨。例如：整体观念为何只在中医学中有？人体之气与宇宙本原之气有无区别？三焦是腹中的六腑之一还是人体上中下部位的划分？燥邪是属阴还是属阳？阴虚水肿能用“阳气与阴液”这一对阴阳关系解释的了吗？咽干声嘶乏力诊断为气阴两虚合理吗？等等。这部讲稿，将这些疑难问题一一详解或讨论，起到了解惑的作用，并可启发学生或读者探究问题的兴趣，培养他们的探索能力。

这部中医基础理论讲稿，部分文字由王玉芳副教授和林浩硕士依据我的录音和录像整理而来。

讲稿中所涉及的一些疑难或有争议问题的阐释和评论，都是我个人的观点。若有不妥之处，敬请各位读者指出。

希望所有读者在读此讲稿的过程中获得有益的启示。

孙广仁

2015 年 5 月 20 日

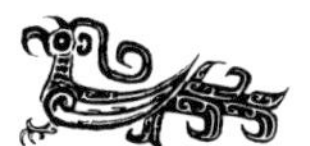

目录

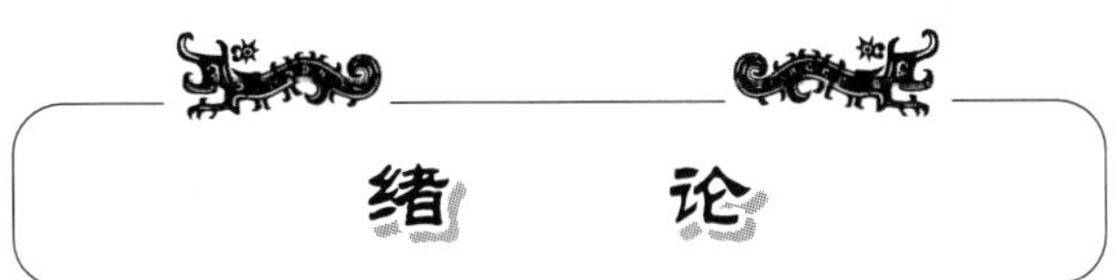

绪　论

讲述内容：

1. 中医学的概念及其学科属性。
2. 中医学理论体系的概念及其形成和发展。
3. 中医学理论体系的基本特点。
4. 中医基础理论课程的内容简介。

要点和难点：

1. 中医学的学科属性。
2. 中医学理论体系的概念和形成。
3. 整体观念和辨证论治。

绪论，本是介绍中医基础理论课程的梗概，我们这里除了简要介绍中医基础理论课程的内容外，还重点讲述与中医基础理论课程相关的概念或范畴，主要有：中医学的概念及其学科属性，中医学理论体系的概念及其形成和发展，中医学理论体系的基本特点如整体观念和辨证论治。

一、中医学的概念和学科属性

首先讲中医学的概念。中医学属于医学科学，就是研究人体生命、健康、疾病的科学。中医和西医的发源地不一样，中医发源于中国并且时间比较古老。

中医学和西医学都是医学，但差别很多。中医的独特之处在哪里呢？第一，中医学具有独特的理论体系；第二，中医学具有原创的思维方式和方法；第三，中医学具有丰富的临床经验和独特而系统的保养生命及诊治疾病的理论和方法。参考近些年医学界对中医学概念的研究，我们对中医学的概念作这样的表述：

中医学，是发祥于中国古代的研究人体生命、健康、疾病的科学。它具有独特的理论体系、原创的思维方式方法、丰富的临床经验及系统的保养生命及诊治疾病的理论和方法，是以自然科学知识为主体、与人文社会科学知识相交融的科学知识体系。

《辞海》中对医学的解释是："研究人类生命过程以及同疾病作斗争的一门科学体系，属于自然科学的范畴。从人的整体性及其同外界环境的辩证关系出发，用实验研究、现场调查、临床观察等方法，不断总结经验，研究人类生命活动和外界环境的相互关系，研究人类疾病发生、发展及其防治、消灭的规律以及增进健康、延长寿命和提高劳动能力的有效措施。"可见对医学的解释中，已经融入了中医学的一些内涵。"从人的整体性和从外界环境的辩证关系出发"这句话说的是中医的特色，也就是整体观念，而西医不讲这个。

下面我们再讲一个问题：中医学的学科属性。为什么要讲这个事情？现在有很多人认为中医学不是医学，有很多人认为中医学不是科学，也有很多人认为中医学是哲学而不是医学；有的人认为中医学是自然哲学，还有的认为中医是传统文化。当然这个文化的概念有大有小，大的文化包括科学、包括艺术。应该说中医学属于自然科学的范畴，但又具有浓厚的人文社会科学的特点，而且还受到中国古代哲学的深刻影响。它是一门以自然科学为主体，多学科知识相交融的医学科学，也就是说中医学既有自然科学的内容，即古代科学的内容，又有人文社会科学和中国古代传统文化的内容。这些东西融合在一起，产生了一个新的科学知识体系，这就是中医学。

我们评论中医学的学科属性，主要基于以下四个方面的因素：

第一，中医学研究的对象是人，主要探讨人体的生、长、壮、老、已的生命规律，人体的形态结构、生理机能以及疾病的发生发展和防治规律等，因而具有自然科学的属性。

第二，人生活在社会中，必然受到社会环境的影响，由此引起一系列有关健康和疾病的医学问题。社会环境的变更，人的社会地位、经济条件的变化，对人体的身心健康常产生较大影响。因而人不仅具有自然物质（生物）的属性，还具有社会属性。

第三，中医学发祥于中国古代，受当时的哲学思想的深刻影响。中医学在其形成与发展过程中，不断吸取了当时的哲学成就，用当时盛行的哲学思想如精气、阴阳、五行等，阐述关于生命、健康、疾病等一系列医学问题，构建了自己独特的医学理论体系。

第四，古代的天文学、气象学、地理学、物候学、农学、生物学、矿物学、植物学、军事学、数学以及酿酒技术、冶炼技术等，都曾对中医学理论体系的形成与发展起过重要的促进作用。如气象学知识促进了六淫病因学说

的产生，兵法知识奠基了治病原则与方法的形成，对四时物候变化的认识促成了“天人相应”思想的建立，等等。(图 0-1)

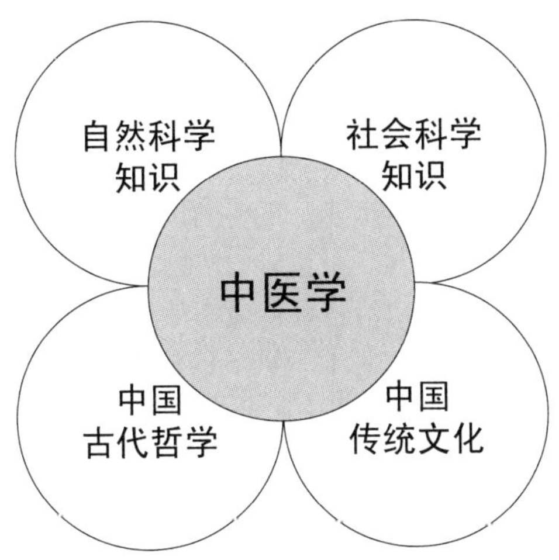

图 0-1 中医学的科学知识体系和学科属性

中医学的科学知识体系中内涵的东西很多，既有自然科学的知识，又有人文社科的知识，还有古代哲学思想的融入。自然科学知识是中医学认识人体生理和疾病防治的基础，奠定了中医学的自然科学属性，而人文社科的知识和古代哲学思想，构建了中医学认识人体生理病理和疾病防治的理论和方法体系。因此，中医学的科学知识体系及其学科属性，对认识人体健康和疾病防治，具有西医学所没有的独特优势。

我们都知道，中医学和西医学，都属于自然科学的范畴，都在保护人类生命健康和防治疾病的过程中发挥着重要作用和互补作用。但就目前来看，确有某些疾病，是西医学解决不了的或难以治好的，而中医学还是有一些办法的，并且疗效是具有优势的。

中医学对一些慢性病和心理问题的防治和调养，是大有优势的。例如，对失眠和抑郁症，中医中药的防治效果比西医西药要更稳定和持久。这是由于中医是运用整体思维，不仅注重调整人体内的脏腑精气阴阳的协调，还要考虑人与自然环境的关系，考虑气候变化和地域环境的变化对人体脏腑精气阴阳的影响，还要考虑人与社会环境的关系，考虑人际关系的改变、社会经济地位变化等对人体脏腑精气阴阳的影响。这样中医中药对失眠和抑郁症的预防和治疗，比单用西药来治疗，考虑得更全面，是从根本上的治疗和预防，自然效果稳定，并且持久，不易反复。

中医中药不仅对某些慢性病和情志病的防治有优势，而且对一些急性传染病的防治上也有一定优势。例如，2003年的SARS，西医开始没有找到病因，其后知道了是冠状病毒，但也没有抗此病毒的药物，只好对症治疗，打激素，上呼吸机，效果并不理想，待中医药参与治疗后，才得到有效的控制。因为中医是从患者的反应来认识病因，虽不知道引起SARS的具体病毒，但从患者的临床反应能够推测该病的病因病机，据此病因病机以中药处方治疗，能收到好的疗效。有人说中药能抗病毒，但各种实验似乎并不支持这一观点。我想抗不抗病毒并不重要，重要的用中医理论为指导开的方子能够阻止病情的发展，让病情好转。中医在2000多年来治疗各类疫病的过程中，总结出一整套行之有效的防治各种传染病的经验和理论，这些理论和经验用于SARS的防治，有效地控制了SARS的传播。我们中国的防治SARS经验，WHO曾向全世界推广，说明中医药在防治SARS方面具有重要的不可替代的作用。现在看来，用中医药参与治疗的SARS患者，比只用西药对症治疗的，后遗症也大大减少。

那么，对中医如何做个合理的评价呢？我的观点是，一定在认识了中医以后，进了中医的门槛，有了一些研究，你再评价它，才相对合理；当你不了解的时候，贸然评价，是不负责的，也很难说是正确的。比如你想知道这个井有多深，就要亲自下去或用高精仪器看看。你站在井的外边评论这个井不深，这个井不好，这个井怎么着，那都是信口开河，不负责任。若评价中医，你还没进中医的门，说中医不对、中医不好、中医不科学，那是不负责任的！

中医学的学科属性就讲到这了。要知道，中医学属于融入了大量人文社科知识的自然科学的范畴，既不是纯自然科学的，也不是纯人文的，而是多种学科知识相融合而成的一种新的科学知识体系。中医学是研究人体的生命、健康和疾病的，而古代哲学是研究宇宙的发生发展和变化的。古代哲学思想是作为思维方法融入到中医学理论体系中的，因而不应将中医学归属于古代哲学的范畴。中医学的理论体系，是在漫长的两千多年的养生和医疗实践中不断地验证、修正和完善的，自然也不应属于只以思辨而不用验证来建立理论体系的自然哲学。

中医学所具有的多种学科相融合的知识体系，在认识人体健康和疾病防治方面是具有一定优势的。

二、中医学理论体系的概念、形成和发展

这部分内容，主要有中医学理论体系的概念、中医学理论体系的形成、中医学理论的发展、中医学理论的继承和创新四个方面的内容。

1. 中医学理论体系的概念

如果有人问你：中医学最具特色的东西是什么？你可以说是中医学具有独特的理论体系。再问中医学理论体系是个什么概念？你可以简单地回答：中医学理论体系是包含理、法、方、药在内的整体。理、法、方、药又是什么意思？简单地说，理就是理论，是道理，包括用药的道理、处方的道理、看病的道理、诊断的道理；治病的方法就是法；有了法呢，就可以开出一个处方，这就是方剂；有了方，就有了药物组成，你就可据方配药。这就是理法方药。学了中医，就得知道理法方药。当医生看病时，应该懂得理，就是要明理，在此基础上选择适宜的治则治法，然后才能处方遣药，施行治疗。

中医学理论体系，是关于中医学的基本概念、基本原理和基本方法的科学体系，包括中医学对人体生命的认识，对健康和疾病的认识，以及维系人体健康和防治疾病的理论和方法等。

中医学理论体系的主体框架有四：第一个是整体观，这是中医学的指导思想；第二个是精气阴阳五行，这是哲学思想；第三个是脏腑经络、精气血津液，这是中医学的核心理论；第四个是辨证论治，是中医学的诊治疾病的特点。这四个主体框架就像一座大厦的四个支柱，支撑着中医学理论体系，反映了中医学的特色。（图 0-2）

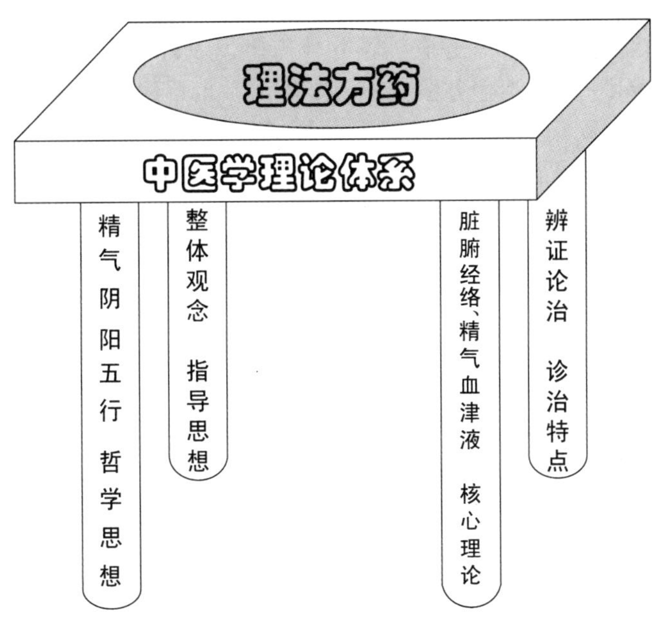

图 0-2 中医学理论体系的四支柱

如上图：第一个支柱是整体观，它是中医学的指导思想。指导思想什么意思呢？就是指导中医学看待和处理人体的生命、健康和疾病有关的问题，也就是要整体考虑人体的生命、健康和疾病，充分认识自然环境和社会环境对人体的影响。例如，有些人的肢体关节疼痛总是与天气变化相关，这属于自然环境对疾病的影响。还有些抑郁症经过治疗好点了，最近一段时间有点加重，什么原因？是他与人的关系方面出了问题，让他的病加重了。所以说呢，整体观要求我们对人体的健康和疾病，考虑的范围广一些，考虑的因素全面一些。

第二个支柱是精气、阴阳、五行哲学思想。精气、阴阳、五行哲学思想，对中医学理论体系的构建，影响非常大。这样说吧，精气学说与中医学的整体观的产生有关，阴阳五行学说是中医学的思维方式和方法产生的基础。如果不理解这个阴阳五行学说，就难以进入中医学的大门，更不要说登堂入室了。关于这些古代哲学思想，我们后面逐一讲述。

第三个支柱是脏腑、经络、精气血津液等中医学的核心理论，后面我们也要一起学习。

第四个支柱是反映中医学的诊治疾病特点的辨证论治。本教材中虽有叙述，但具体的诊治方法在后续课程《中医诊断学》中。

下面我讲一个中医怎样看病的例子。通过这个例子，可以看出中医诊病治病的一些特色，一些与西医不一样的地方。

有人夏天不想吃饭，恶心腹泻，并伴有轻度发烧，身上黏黏糊糊不舒服，我们中医用中医的治疗方法，不用银翘散，也不用桂枝汤，用什么呢？用藿香正气散（水）。这个时候用这个方是正确的，也是有效的。但我曾经碰见过，大冬天感冒了，流鼻涕打喷嚏，身上恶寒，结果大夫看后开的什么药呢？是藿香正气水。你知道藿香正气水用在啥时候最好？夏天热，得了感冒、中暑，拉肚子，恶心，不想吃饭，伴有轻度发烧的时候，当用藿香正气水。但大冬天下着雪，身上打着寒战，流着鼻涕，用藿香正气水，这根本就不对。因为这个病属于风寒证，藿香正气水并不适用。虽然药物说明书上写着“治疗感冒”，但这个药只适用于夏天的暑湿感冒，西医称作胃肠型感冒。藿香正气水这个方子里，按中医来说没有一味药是清热的，按西医来说没有一味药是消炎的，但用了这个藿香正气水，烧就能退了，胃肠道也舒服了，拉肚子也停了。中医讲得很清楚，这叫“湿去热孤”：就是说热与湿，纠结在一起，既恶心拉肚子又发热，如果把湿祛除了，那热孤立了，就不会留在人体了。也就是说，湿去了，热也就随之而消了，用的就是藿香正气水这类只除湿不清热的方剂。因此，中医治病要辨证，要考虑到季节气候因素，要按照中医的思路用中医理论指导临床的诊治，指导临床的处方。

中医学理论体系的其他内容，我们会在以后的课程中逐一讲述。

2. 中医学理论体系的形成

(1) 中医学理论体系形成的时间、基础和方法

中医学理论体系形成的时间，大致是战国到两汉时期。《黄帝内经》、《难经》、《伤寒杂病论》、《神农本草经》四大经典的成书，标志着中医学理论体系的形成。

中医学理论体系形成的基础，主要有两个方面：一是战国到两汉时期的极为有利的社会文化背景；二是战国到两汉时期的丰富的医药知识的积累。这两方面我们不再讲了，因为医学史已经讲得很详细。

中医学理论体系形成的主要方法，主要是对人体生命现象和自然现象的观察。这个观察的方法有两种：第一个叫直接观察法，第二个叫整体观察法。

所谓直接观察法，就是打开看看以知道里面有什么。举个例子，大家都选过西瓜，如果不会选就要打开看看里面熟不熟，这就属于直接观察的方法。但是你不能把所有的西瓜都打开看看，只能拍拍西瓜，听它的声音判断熟不熟：声音如果是砰砰砰，熟了；噗噗噗，熟过了；嘣嘣嘣，没熟。人体也是如此，要知道人体内各脏器的作用情况，也不能只靠直接观察法也就是解剖方法。通过解剖，古人确实发现了一些体内的脏器，并推导出这些脏器的某些机能，如心脏的跳动维持血液的循环，肺的舒缩维持气的呼吸出入等。但这样的直接观察不能在活体上做，只能在尸体上观察。实际上，依据观察尸体的某一脏器来推测它的机能，也易出现偏差。人死了，看不到心跳和呼吸，血管成空的了。曾有一位古人观察尸体，发现了没有血液的动脉血管，就把它称为“气管”，认为它只通气不流血。显然这种认识是片面的。

要想全面了解活着的人体，认识人体内脏的机能，又不可打开人体，想想能用什么方法？我想采用类似拍西瓜的方法可以实现，这就是整体观察法。采用一些外在的刺激作用于人体，观察机体的各种反应，通过分析这些反应和外在表现对机体内脏的状态作出评价，对人体的健康和疾病作出评价，得出结论，这个方法就是所谓的“黑箱方法”，也就是整体观察法。实际上这种“黑箱方法”，有好多学科在用，例如物理学搞石油的勘探，还有超声波探查大的机件，都是运用的这一原理。这个黑箱方法，是比较科学的方法。当然整体观察分析得出的结论与打开看看所见到的实际情况，肯定会有一些差别，这就导致了中医与西医理论的差异。比如说中医学的脏腑与西医学的脏器，其内涵和负载的机能就有很大区别。中医学的脏腑机能主要是

通过整体观察而确立的，而西医的脏器机能是通过解剖分析来确立的，因此相同的脏器名称，中医与西医赋予的机能是有区别的。例如，心脏主管血液的运行是中医和西医都认可的，而心主管精神活动只有中医学这样讲，这是中医学的特色所在。

那么，中医学的藏象理论体系是怎样建立起来的呢？是用直接观察法，还是整体观察法？实际上，古人这两种观察法都用了。既用直接观察法得出了人体内各脏器的形态，并依据其形态推导出各自的机能，如心司血液循环、肺司呼吸，等等，又用整体观察法把复杂的机能分别赋予已经观察到的脏器，如精神活动赋予心脏主管，生殖机能赋予肾脏主管，饮食物的消化吸收赋予脾脏主管，等等。如此就建立了与西医不同的脏腑理论体系。下图可帮助我们理解直接观察和整体观察与藏象理论构建的关系。（图 0-3）

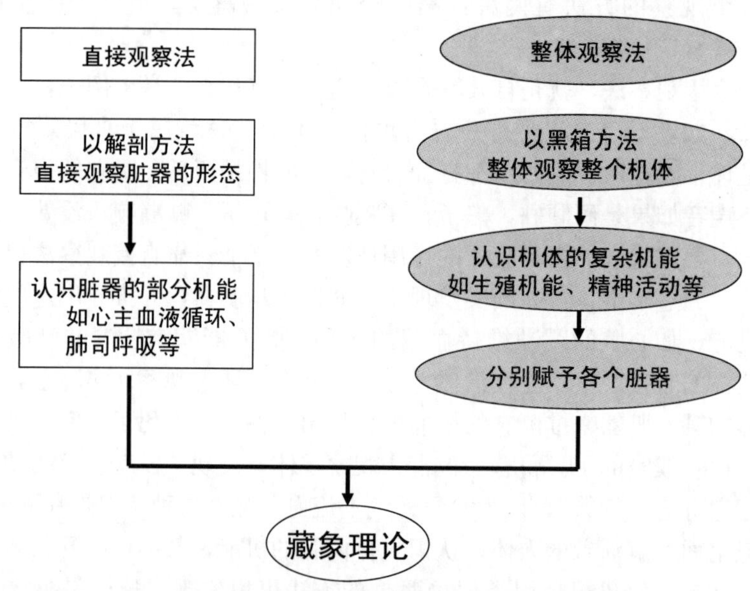

图 0-3　直接观察法和整体观察法与藏象理论的构建

经络理论体系，也是以直接观察法和整体观察法的综合应用来建立的。具体请参见后面的“经络”章。

理论体系建立之后，还要在实践过程中不断地修正和完善。有用的理论，能指导临床实践的理论，就不断得到强化和发展；没有用的理论，或不能指导临床实践的理论，则渐被淘汰。

（2）中医学理论体系的确立及其标志

四大经典的成书是中医学理论体系形成的标志。这四大经典是《黄帝内经》、《难经》、《伤寒杂病论》和《神农本草经》。

《黄帝内经》的作者，现在已经确信不是黄帝，而是后人托黄帝之名而作，可能是多人集体创作的结果。那么大约什么时候成书的呢？据书中内容推断，是从战国到西汉中期。因此，《黄帝内经》是战国到西汉中期的多位医学学者的智慧集成。现在看来，《黄帝内经》包括《素问》和《灵枢》两部分，共18卷，162篇，是先秦至西汉时期医学经验的总结和理论的提炼，内容十分丰富。该书全面论述了中医学的哲学基础和思维方法，人与自然的关系，人体的脏腑、经络、体质及疾病的病因、病机、诊断、防治等，不但为中医学理论体系的确立奠定了基础，同时也是中医学在理论与实践方面继续发展的基石。

《难经》，传说是扁鹊所作，但这是不可能的。现在一般认为是战国秦越人写的，比《内经》成书晚。秦越人号称扁鹊，但可能不是真正的扁鹊，因扁鹊是古代名医的代名词而已。真正的扁鹊出现在什么时代？大约是在春秋早期。战国这个秦越人号称的扁鹊，可能是最后一个扁鹊了。《难经》所述内容，以基础理论为主，涉及生理、病理、诊断、病证、治疗等各个方面，尤其对脉学有较详悉而精当的论述和创见，对经络学说以及藏象学说中命门、三焦的论述，则在《内经》的基础上有所阐扬和发展，与《内经》同为后世指导临床实践的重要理论性著作。

《伤寒杂病论》的作者，是张机，姓张名机，字仲景，因做过长沙太守，故号长沙，因祖籍南阳（河南南阳），又号南阳。《伤寒杂病论》的原样，我们现在看不到了，看到的只有《伤寒论》和《金匮要略》，在魏晋时期，王叔和就把它分为现在见到的这两部了。《伤寒杂病论》提出了辨证论治理论体系，以三阴三阳辨外感热病，以脏腑辨内伤杂病，即以太阳、阳明、少阳、太阴、少阴、厥阴六个病邪侵袭的部位或病理阶段辨析和处理外感热病，以五脏六腑的病理变化分析内伤杂病。需要说明的是，此处的三阴三阳，不是指人体上的6条经络，而是指代外感热病的六个病邪侵袭部位或病理阶段。《伤寒杂病论》有200多个方子是很好用的，被后世奉为经方。

《神农本草经》，简称《本经》或《本草经》，是我国现存最早的药物学专著。《神农本草经》不可能是神农写的，该书大约成书在东汉时代，里面记载有365种药。为什么365种呢，与一年365天有关，人身上的穴位也是365个，也与一年365天有关，可见中国古代的历法是非常准确和先进的。该书不但记载了每种药物的性能、主治，为临床用药提供了方便，更重要的是提出了“四气五味”的药性理论，明确了“治寒以热药，治热以寒药”的用药原则，使药理学与病机学密切结合，使中医学理论体系更加充实。同时，该书提出单行、相须、相使、相畏、相恶、相反、相杀等“七情和合”的药物配伍理论，为组方提供了重要的理论依据。

综上所述，秦汉时期这四部医学巨著的问世，标志着中医药学发展的飞跃，即由原先零散的医学知识和医疗经验，上升为系统理论，建立起独特的医学理论框架。因此，中医学把四部医学经典的成书作为理论体系确立的标志。

3. 中医学理论的发展

下面我们讲述中医学理论的发展，这主要通过一些著名的古代医学书籍体现的。

晋代（一说是曹魏时代）王叔和著有《脉经》，记述了 24 种脉象及其主病。我们现在所说的 24 脉，源于王叔和的《脉经》。阿拉伯医学也引用过《脉经》的学术思想。

晋代皇甫谧的著作《针灸甲乙经》，总结了晋代之前的针灸方面的理论和知识，是一部针灸学专著。

隋代巢元方的《诸病源候论》，是关于病因病机病原方面的专著。书中叙述了 1739 种（有人说是 1729 种）病症的病因病机。

唐代孙思邈的《备急千金要方》和《千金翼方》，统称为《千金方》，这两本书是比较重要的，主要的贡献是在医德方面，也就是怎么当合格医生，当然在中医理论方面也有重要建树。

宋金元时期的《三因极一病证方论》，提出了“三因说”，在病因章还要讲到。

下面简单谈谈金元四大家，也就是这四个学派的创始人和主要理论建树。

第一位是刘完素，字守真，因家在河间府，后人又称刘河间，创建了河间学派，提出“六气皆从火化”的观点，就是说人体感受了各种不同的病邪，都可以产生热证，也都要用寒凉药物来治疗这个热性病证。因善于应用寒凉药物和方剂治疗热性病证，后人称其是“寒凉派”。病是热性的就要用凉性的药物来治，这就是古人讲的“治热以寒”。黄连是凉性的，白虎汤是凉性的，凉性的药就能除掉热性病。刘完素是寒凉派的创始人，他擅长用白虎汤（生石膏、知母、粳米、甘草）一类的方剂。白虎汤是清热的，但单吃生石膏不能解决问题，四个药配起来才能清热。

第二位叫张从正，字子和，号戴人。他善于攻邪。什么意思呢？他认为生病就是病邪侵犯了人体，如果病邪被清除了，病也就好了。用什么方法清除病邪呢？用汗、吐、下三法。如果是病邪在体表，感冒发烧，当用发汗法；如果病邪在胃中，腹痛腹胀，就用吐法；如果病邪在胃肠道，大便不通，就用泻下法。这就是他倡言的“邪非人身所有，邪去则正安”。目前，发汗法和泻下法临床上应用的还是比较多的。吐法用得相对较少，但遇到急症还是要用的。

第三位是李杲，字明之，晚号东垣老人，师从易水学派创始人张元素，即张洁古，强调脾胃对发病的决定作用。这与他处的时代背景有关：元代初期，战乱纷争，百姓饥寒交迫，精神紧张又过度劳累，所以主张治疗疾病先健脾胃，健脾胃就能抵抗病邪。如果脾胃虚弱，百病就会产生，“百病皆由脾胃衰而生也”。因此，治病一定要补养脾胃，脾胃补起来之后，人的身体条件改善了，抵抗力强了，就不易感冒、不易得病了。《内经》说脾“主四时”，“中央土以灌四傍”，能营养四脏，支持全身，一年四季如果脾气健旺就不会有邪气的侵袭，故有“四季脾旺不受邪”的说法。我在临床上就曾经碰到一位老太太，没什么大毛病，就是一年四季不敢洗澡，一洗澡就感冒，即便夏天也常这样，所以身体挺弱。我问她吃饭情况怎么样，她说吃得挺好，营养不缺乏，就是有的时候消化不好。怎么解决她的问题呢？我给她开了补中益气汤原方，服用2周后，洗澡就不感冒了。这就是所谓的“四季脾旺不受邪”。

第四位是朱震亨，字彦修，号丹溪翁。他主张“阳常有余，阴常不足”，擅长滋阴制阳，后人称为滋阴派或养阴派。现在看来呢，有好多人得的病属阴虚，也有好多人的体质属阴虚。心血管病、糖尿病、动脉硬化等，多见“阳常有余，阴常不足”。为什么呢？与现代社会发展有关：年轻人精神压力大，营养过剩的多，容易产生内热，有了内热就容易伤阴气，形成“阳常有余，阴常不足”。老年人呢，可能是新陈代谢出了问题，有的偏于阳虚，有的偏于阴虚，有的是上半身阴虚有热，下半身阳虚有寒。就临床来看，偏于阴虚的比偏于阳虚的稍多。故《内经》上说“年四十，阴气自半”。老年人一定要保养好自己的阴气，沉住气，勿急躁，“静则神藏”。如果病属阴虚，或本身是阴虚体质，应该怎么处理呢？治疗上当用“滋阴制阳”或“滋阴降火”的方法。滋阴的药物，有百合、生地黄、枸杞子、何首乌、沙参、麦冬、黄精、白芍、山茱萸等。这样看来，“滋阴派”不论对老年人还是年轻人，都大有用场。

在这里多说两句，大家也都看出来了，河间派和丹溪派，实际上都受到了道家崇阴思想的影响：前者强调清热以留阴，后者强调滋阴以清热。而东垣学派强调中土脾胃的重要性，可能是受到了道家“中土立极”思想的影响。

明清时期，出现了改革创新的温病学派。这个温病学派有这么几个比较重要的人物：

第一个是吴有性，即吴又可，著有《温疫论》，提出“疠气”为急性传染病（疫病）的病因。

第二个是叶桂，即叶天士、叶香岩，著有《温热论》，提出以“卫气营血”辨析温热病。

第三个是吴瑭，字鞠通，著有《温病条辨》，提出以上、中、下三焦辨析温热病。

还有一个薛雪，即薛生白，著有《湿热条辨》，提出以上、中、下三焦辨析湿热病。

以上四个温病学派的代表人物及其学术特点，我们只是大致介绍一下。好多关于温病方面的知识，我们还要专门在《温病学》里讲。

4. 中医学理论的继承与创新

现在讲讲大家都非常关心的问题，就是中医学理论的继承与创新。我的意见是，中医基础理论的发展与现代化，必须走继承与创新并行的发展之路。其中，继承是创新的基础，继承的目的是创新，只有重视继承，才能将中医学的传统理论传承下来，为发展和创新奠定基础；创新是中医学继续发展的需要，是中医学新理论、新观点的产生之源，也是中医学的生命之源。

藏象、经络、精气血津液神、体质、病因、发病、病机、防治等理论，是中医学的基本理论，应下大功夫对中医学的这些基本理论、概念、术语作一系统的研究，明确其基本内涵，建立规范和标准，以便于在世界范围内交流，促进中医理论的发展。这是中医基础理论的继承性研究应达到的基本目标，也是中医学理论继续发展、创新和走向现代化的基础和前提。

关于中医学理论的创新思路，我认为有以下几点：

一是以整体观念为指导，保持中医学基本理论的特色，按照中医学的整体思维来研究某一具体脏腑、经络、形体、官窍的某一机能，走由整体到部分的研究思路。

二是把中医学理论的研究纳入现代科学研究序列，可用自然科学的研究方法研究和发展中医学理论。

三是强化中医学思维方法的研究，在发掘传统思维方法的基础上，开展微观、逻辑、系统等思维方法的研究，构建中医学新的方法学体系。

四是注重中医学在人文社会科学方面的发展，在吸收古代哲学思想精华的基础上，兼收并蓄古今中外人文社会科学中的精华，使中医学得到进一步的充实和发展。

五是创建科学的假说和构建新的理论，推动中医学的现代化进程和临床诊治水平的提高。

三、中医学理论体系的主要特点

中医学理论体系的主要特点，一般认为有两个：一个是整体观念，另一个就是辨证论治。

1. 整体观念

首先我们要把整体观念的概念搞清楚。中医学的整体观念包括了三部分：第一是人自身的完整性，主要体现在五脏一体观和形神一体观两个方面；第二是人和自然环境的统一性，即所谓天人一体观；第三是人与社会环境的统一性。综合起来，整体观念就是中医学关于人体自身的完整性及人与自然、社会环境的统一性的认识。如果再表述得更具体些，则是：人体是由多层结构构成的有机整体，这个有机整体的各个部分功能上相互关联、相互制约、互相利用，病理上相互影响；人处在自然环境中，生活在社会环境中，自然现象和社会人际关系对人体都会有影响，人在适应自然环境和社会环境中生存发展。（图 0-4）

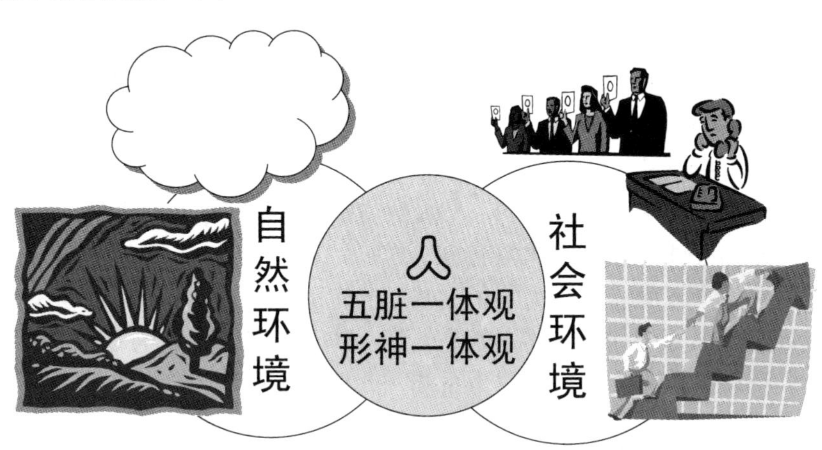

图 0-4　中医学的整体观念

（1）人体是一个有机整体

人体是一个有机整体，在生理上的完整性就表现在两个方面，即五脏一体观和形神一体观。

五脏一体观，是说构成人体的各个组成部分分别归属于五脏，构成五脏系统，而五脏系统的各个组成部分，在机能上又是相互为用的。（图 0-5）

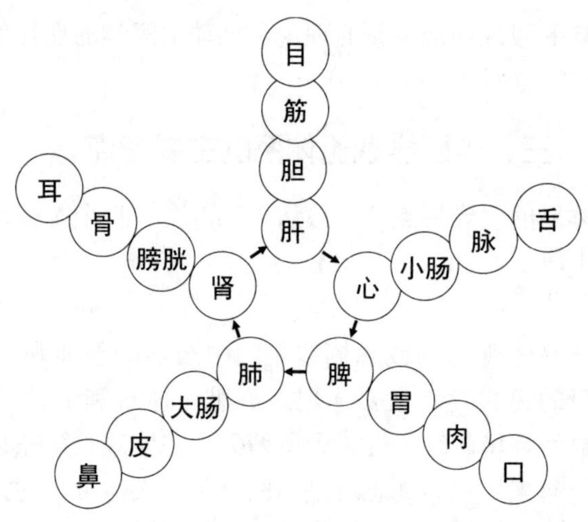

图 0-5　五脏一体观模式图

我们怎么认识这个五脏一体观？先说五脏，哪是五脏呢？是肝、心、脾、肺、肾。哪是六腑？是胆、小肠、胃、大肠和膀胱，还有一个是三焦。五脏相对六腑，少了一个，为了和六腑相称，五脏又加了一个心包，称为“六脏”。其中，三焦与心包是表里相配的。

五脏一体观，以五脏的肝、心、脾、肺、肾为中心，再配上六腑的胆、小肠、胃、大肠、膀胱。这个五脏跟五腑之间有着一种联系，叫表里关系。它们分别是肝与胆，心与小肠，脾与胃，肺与大肠，肾与膀胱。换句话说，以五脏为中心，肝心脾肺肾，然后再配上六腑中的五腑——胆、小肠、胃、大肠、膀胱，还联系人体的五种形体结构——筋、脉、肉、皮、骨，称为五体，以及人体的五官七窍——目、舌、口、鼻、耳，也就是把五腑配给了五脏，五体配给了五脏，五官七窍也配给了五脏，这就构成了以五脏为中心的一个整体，就是五脏一体观。我们称它为以五脏为中心的生理病理学体系，也可以称为系统。人体就是由肝系统、心系统、脾系统、肺系统和肾系统组成的。每个系统是依靠什么联系呢？对，是经脉。它是人体的联络通道。系统之间也就是五脏之间有关系吗？它们之间也是有联系的。这种联系古人设计了两种模式：一是用五行生克模式来阐释五个系统之间既存在着相互资生相互支持的联系，又存在着相互制约的关系，即所谓“制化”；另一种模式是以中央为中心而控制支持四方的模式，也就是脾居中央主四时、营养四脏的以脾为中心的模式。这两种联系模式，待我们讲五行学说时再详细讨论。

人体的五脏一体观的构建有什么意义呢？这样说吧，归于同一系统的脏腑形体官窍，都有一种非常密切的关系。如在肺系统中，肺与大肠，一脏一腑相表里，大便通畅与否，与肺有关，润肺和补肺气都可以通便；同样，肺的呼吸是否正常，也与大肠的排便有关，大便秘结是要影响呼吸的。皮毛也归属于肺系统，肺与皮毛的关系也很密切，如果想让皮肤好，保养好肺和大肠是关键。临床所见，习惯性便秘和有肺病的人，皮肤往往都有点问题。这是中医的特色，用西医的观点解释不了。其他四系统中的脏腑关系，脏与形体官窍的关系，在此不一一讲述，在藏象章将有详细的表述。

当然，这个五脏一体观，只有结构上的完整是不能成立的，还必须有在这五个系统中的物质和能量的代谢。精、气、血、津液都是人体所需的基本物质，在这五个系统进行生成、输布、排泄，物质与能量相互转化，就是新陈代谢。中医把新陈代谢的过程称作“气化”，这个气化，就是指体内的物质与能量的代谢、转化过程。气化是通过这五个系统来运作的，通过各脏腑之气的运动来完成的。

这五个系统当中，有个主导者。这五个系统的主导，在明清以前认为是心，心是维系脏腑气化的核心。但是到了明清时期，命门学说兴起，认为肾是脏腑气化的主导。我们可以这样说，明清前心是五个系统的主导，明清后肾是主宰。明清前为什么说心是主导呢？这与心藏神、心主管人的精神活动有关。因为人体所有的生理机能和思维活动都由神来调节。心藏神，就是主宰了。要想调理精神情绪方面的疾病，也要从心论治。顺便说一下，中医的“药物归经”理论中，没有任何一个药是归于脑的，因为脑没有所属的经脉，当然也就找不到直接治疗脑的药，但中医有大量的调理心和神的药，脑的病只能通过调理心和神来解决。说某些药能健脑、能补脑，其实并非中医的传统说法。中药不健脑，中药只能养心以调神。

概括一下，五脏一体观，主要说明了人体结构的完整和机能的统一，反映了人体是一个有机整体。

接下来讲述形神一体观。

所谓形神一体观，就是形体与精神的统一。形，就是人的形体，包括上面说的心、肝、脾、肺、肾五个系统。神，主要指人的意识、思维、情感等精神活动。中医把人的精神分在五脏当中，主要由心来统领。那么形神一体观就是说形体与精神相统一。人当然先有这个形体，没有这个形体这个人就不存在了。有了形体，在形体的基础上产生精神，否则他就不是一个完整的人，而是行尸走肉。人体必须有精神，形神是相互依附不可分离的。这叫形神一体观。

现在我们小结一下。如果有人问你：中医学为什么认为人体是一个有机整体？你可以这样回答：①人体以五脏为中心，由经络联络六腑、形体、官窍，构成心、肝、脾、肺、肾五个生理系统，而它们之间，又通过经络系统的沟通联络作用，构成一个在结构上完整统一的整体。每个生理系统中的任何一个局部，都是整体的一个组成部分。②精、气、血、津液分布、贮藏、代谢或运行于各个脏腑形体官窍中，维系和支持了它们各自的生理机能，并使它们之间密切配合，相互协调，共同完成人体的各种生理机能，从而维持了五个生理系统之间的协调有序。③人体的脏腑形体官窍在心的主导下，协调一致，共同完成机体统一的机能活动。因此，人体又是一个以心为主导，各脏腑密切协作的有机整体。

我们理解了五脏一体观和形神一体观，就能认识人体是一个结构完整而不可分割、机能统一而协调有序、形体与精神相互依附而不可分离的有机整体。

上面讲的都属五个系统之间在结构和生理方面的整体性，接下来我们就讲五个系统之间在病理上的整体性。

病理上的整体性怎么理解呢？大体就有这么几个方面：

一是局部各脏腑形体官窍的机能是整体机能在局部的反映，局部的病变也就是整体生理机能失调在局部的反映。如有人口舌生疮，中医认为是心火亢盛在口舌上的反映；面红目赤是肝火亢盛在面部和眼部的反映。

二是人体各个组成部分，在生理上相互协调，在病理上也相互影响。五脏之间，如有一脏得病，会影响他脏。

如果有人得了心脏病，中医是用整体思维来分析这个病的病因病机的，也就是以整体观来看待这个病：是心脏本身的原因——心气虚，心血瘀阻，还是与其他脏有关？与肝有关吗？与肺有关吗？只有考虑全面了，分析明白了，辨证准确了，才能获得有效的治疗。

分析疾病发生或复发的原因，整体思维尤其重要。例如上面说的心脏病，中医认为这个病不止在心，还与肝有关系。如果这个人心情不好，好生闷气，心脏病犯了，这主要是情绪原因。要怎么调治呢？一定要兼用疏肝气、调肝气的药，如柴胡、郁金等。除了与情绪有关，还与脾胃有关，也就是与吃饭有关系，吃得过饱容易让心脏病复发，有时候大便不通也容易诱发心脏病。此外，还要考虑气候变化和地域环境改变对心脏病的影响，这在后面的天人一体观中要讲到。

接下来讲讲诊治上的整体性。理解诊治上的整体性，明白这四个字很重要——由外察内。其实不管中医也好西医也好，诊断疾病的时候都是由外察内。中医诊病，讲究望闻问切，望闻问切完了，获得了有关病的资料，经过综合分析，就知道体内的病，这就是诊断。中医诊断疾病的特色，是要望舌——看舌质和舌苔，还要号脉。如果不看舌脉就下诊断，肯定不是中医。

中医强调在整体层面上对病变进行治疗。治疗方法主要有两个：

第一个叫治内愈外：舌头上长疮，属于心火亢盛。毫无疑问，治疗要清泻心火。火在体内，怎么才能排泄出来呢？要利尿，即用利尿的方法来排泄心火。利尿以排泄心火的道理在哪呢？就是心与小肠相表里，有经脉相连，心中的火可沿经脉下输到小肠中，小肠中的火再输送到膀胱，然后随尿排出体外。膀胱里的那些水液，是由小肠直接经三焦水道输送过去的。小肠里的水输送到了膀胱，小肠里的火也就随着水液一起到了膀胱。如果是火多了水少了，就会出现小便短少，尿频，尿急，尿疼。这个叫“小肠火”，也叫心火盛，治疗时就可以通过清泻小肠火的方法来泻心火，临床用含有生地、木通、甘草的导赤散治疗。

第二个叫协调五脏。例如上述的心脏病，除调理心脏本身外，还要调理与此病有关的肝、脾、肾等脏。再如失眠，除调理与之相关的心神外，还要调理肝、肾、脾、肺等脏。

整体观念在治疗方面的应用还有很多，如上病下治、下病上治等。临床上灸涌泉穴治疗头痛头晕，属于上病下治；而灸头顶的百会穴治疗慢性腹泻，则属于下病上取。这都体现了中医学在治疗上的整体观。

（2）人与自然界是一个整体

人与自然界是一个整体，也就是人与自然环境的统一性，又称“天人一体观”。此处的“天”，与“人”相对，是指整个自然环境，包括气候和地域环境。但有时候“天”是与“地”相对而言的，这个“天”是指自然界的气候，而“地”指地域环境。

人类生活在自然环境中，自然界存在着人类赖以生存的必要条件，人体的生命过程必然受到自然环境的影响。下面我先出两个小问题请大家思考：

①人的情绪在哪一季节容易冲动或冷静？

②人在热天还是阴天容易入睡并睡得香？

这两个问题所有人都会答，因为都有亲身经历。春夏容易冲动而秋冬较为冷静，热天不易入睡而阴天一般睡得香。那么为什么会这样呢？我们要从人与自然环境的关系上找答案：这是自然界的阴阳二气的变化影响了人体的阴阳二气所致。

四季气候的变化，对人体阴阳二气的消长有明显的影响。从大的方面来说，四季有春温、夏热、秋凉、冬寒的变化，生物随之有春生、夏长、秋收、冬藏的变化。春天植物发芽开花，夏天植物茂盛生长，到了秋天硕果累累、该收获了，到了冬天就该藏起来了。这就是春生、夏长、秋收、冬藏。随着四季气候的变化，人体生理活动也随之出现相应的变化，我们称之为适应性调整。这个适应性调整非常重要，人体必须适应自然界的四季变化。

春天天气开始暖和，自然界的阳气开始升发了，人体的阳气也开始增长了，这个时期有高血压的人应该要特别注意了。为什么？因为春天天气开始暖和，阳气开始上升，人的情绪容易急躁，容易兴奋。夏天天气热，代谢快了，心脏病容易发作。

秋天收敛，天气凉了，阴气开始增加了，人的情绪容易镇静，睡觉也睡得香了。但天气凉了，阴气渐多，不小心容易引起受凉感冒，出现干咳，且持续的时间比较长。因为这时候天气干燥，下雨少了。干咳怎么办？大自然同时给我们送来了治疗咳嗽的水果——梨。梨能清肺化痰，痰少干咳吃梨好。吃梨时最好不要削皮，因为梨皮入药。可把整个梨洗净，劈成小块，再放上点冰糖和川贝母，蒸熟以梨烂为度，凉后让小儿吃梨喝汤，对咳嗽尤其是干咳效果很好。最好不要多吃橘子，容易上火。冬天收藏，自然界的阳气少了，人体的阳气也相对少了，所以应该注意保暖，保护阳气。

人们为了适应夏天的炎热，就会多喝水多出汗以散热，适当吃一些凉性食品，如西瓜、冷饮等；冬天，为了保温，就要多吃一些温性食品，如羊肉、生姜等，尽量不吃凉性食品。这就是对季节的适应性调节。

人对四季气候变化的适应能力还可以通过脉象表现出来：春弦，夏洪，秋毛，冬石。春弦就是脉摸着像弓弦似的，端直而长。夏天的脉洪大，像洪水哗啦啦流淌，比平时洪大一些。秋毛什么意思？像羽毛似的飘啊飘，是说秋天的脉稍微偏浮一些。到了冬天的脉是石脉，也就是沉脉，因为阳气深藏里边了。这就是所谓的“四时平脉”。知道了四季的正常脉象，也就能对比出异常的脉象。

人体的生理活动，不仅随一年四季气候而有规律性的变化，在一天之内也有类似的规律性变化。所谓“朝则人气生，日中而阳气隆，日西而阳气已虚，气门乃闭”。有一些病，尤其是些慢性病，在一天之内有一个变化规律：就是早上起来挺舒服，病情轻，整个白天问题都不大，太阳一偏西病就重了。即所谓“旦慧，昼安，夕加，夜甚”。这是因为，早上太阳升出来，自然界的阳气开始升了，人体的阳气也开始升了，一些慢性病尤其是一些阳气虚的，那么早上起来随着阳气上升，他体内的阳气也随着增多，抵抗力也强一些，也就觉得舒服一些。太阳一偏西，自然界的阳气少了，人体的阳气也少了，相应的人体抵抗力低了，病情就觉得加重了。这个是我们讲的气候变化对人体病理的影响。

接下来讲述地域环境对人体的影响。某些外地的同学刚来济南会有“水土不服”的现象，什么原因呢？与饮食、地域、气候都有关。水土不服，有各种各样的表现，有的人饭后闹肚子，有的人不想吃饭，有的人身上起红疙瘩，有的人掉头发等。每个人的表现不尽相同，但一般待上一两年也就适应了，也就好了。现在好多地域性的多发病，都与地域环境密切相关。

下面讲述天人一体观在防治疾病的体现。

从预防疾病上说，一是养生防病，防患于未然，要顺应四时气候变化的规律，“四气调神”，“春夏养阳，秋冬养阴”。也就是春夏二季，随着自然界阳气的由生到盛来保养人体中的阳气，不能过食寒凉饮食或过度纳凉，以免损伤阳气；秋冬二季，随着自然界阴气由生到盛来保养人体中的阴气，不能过度取暖或过度食用辛辣助热的饮食，以免损伤阴气。一年四时保养得当，人体阴阳才能协调稳定，才能防病延寿。二是一定要避开自然环境的一些剧烈变化。“虚邪贼风，避之有时”，防止病邪直接侵犯人体而发病。

在治疗疾病时，要考虑气候和地域环境的变化。根据不同季节的气候特点来考虑治疗用药，称作“因时制宜”。我举个例子来说明因时制宜：老年慢性支气管炎，现在一般又称为慢性阻塞性肺疾病（COPD），那么这个病什么时候容易犯，一般就是天气凉了，深秋到初冬的时候。中医认为这时人体的阳气相对不足，而冬天自然界的阴气盛了而阳气少了。人体阳气不足，抵抗力下降，自然界阴气又盛，那么亢盛的阴气与不足的阳气斗争，结果是阳不能胜阴而病发。治疗这个病，因时制宜，就要温阳祛寒，一般用小青龙汤。因时制宜的用药原则是春夏慎用温热，秋冬慎用寒凉。慢性阻塞性肺疾病属于冬病，也就是冬天因阳气不足而发作的病，我们也可采取夏治的方法，也就是借助夏天自然界的阳气旺盛，用少量的补阳药物可达到事半功倍的效果。人体阳气在夏天得到了补充，抵抗力增强，到了冬天就不容易发病。这就是“冬病夏治”。

因地制宜，也就是根据不同地理环境来考虑治疗用药。同一个病，在北方吃的药与在南方吃的药是不完全相同的。例如恶寒发烧的感冒，北方人可以用麻黄、桂枝等药发汗，汗出烧就退了；南方人见着麻黄害怕，为什么呢？北方人长得比较壮实，皮肤腠理比较紧凑不容易出汗，可用麻黄发汗；南方人皮肤疏松而容易出汗，用发汗药多了就会伤津耗气，所以南方人一般不用麻黄。实际上这个是因地理环境不同而用药有异——西北地区慎用寒凉之药，东南地区慎用温热之药。这就是因地制宜。

（3）人与社会环境的统一性

人与社会环境也是一个统一体。人不单是生物个体，而且是社会中的一员，具备社会属性。政治、经济、文化、宗教、法律、婚姻、人际关系等社会因素，必然通过与人的信息交换影响着人体的各种生理、心理活动和病理变化。而人也在认识世界和改造世界的交流中，维持着生命活动的稳定、有序、平衡、协调，此即人与社会环境的统一性。

社会环境不同，造就了个人的身心机能与体质的差异。这是因为社会的变迁，会给人们的生活条件、生产方式、思想意识和精神状态带来相应的变化，从而影响人的身心机能的改变。一般说来，良好的社会环境，有力的社会支持，融洽的人际关系，可使人精神振奋，勇于进取，有利于身心健康；而不利的社会环境，可使人精神压抑，或紧张、恐惧，从而影响身心机能，危害身心健康。

社会环境常有变更，人的社会地位、经济条件也随之而变。剧烈、骤然变化的社会环境，对人体脏腑经络的生理机能有较大的影响，从而损害人的身心健康。

不利的社会环境，如家庭纠纷，邻里不和，亲人亡故，同事之间或上下级之间的关系紧张等，可破坏人体原有的生理和心理的协调和稳定，不仅易引发某些身心疾病，而且常使某些原发疾病如冠心病、高血压、糖尿病、肿瘤的病情加重或恶化，甚至死亡。

由于社会环境的改变，主要通过影响人的精神而作用于人体，我们在预防和治疗疾病时，必须充分考虑社会因素对人体身心机能的影响，尽量避免不利的社会因素对人的精神刺激，创造有利的社会环境，获得有力的社会支持，并通过精神调摄提高对社会环境的适应能力，以维持身心健康，预防疾病的发生，并促进疾病向好的方面转化。

曾经见过一位教师，70多岁，他自己觉得胃里不好受，吃饭吃不好，经常恶心，自己怀疑得了胃癌，让学生抬着担架把他送到医院去做检查，到了医院查了查，胃里没查出什么毛病，放心了，自己走回了家。什么在起作用啊？心理！好的社会环境，好的家庭关系，好的人际关系，好的同学关系，好的师生关系，友爱和谐，即便得了难治的病，一个人进了医院了，别人都去看看，起码可以给一些精神方面的支持，增强他的战胜疾病的信心，病好得就会快一些。高血压、糖尿病、肿瘤这些病，能保持一个舒畅的心情，比吃药还要重要。

综上所述，中医学不仅认为人体本身是一个有机整体，而且认为人与自然、社会也是一个统一体。中医学以人为中心，以自然环境与社会环境为背景，以气一元论为哲学基础，用同源性和联系性思维，对生命、健康、疾病等重大医学问题作了广泛的讨论，阐述了人与自然、人与社会、精神与形体以及形体内部的整体性联系，构建了整体观念。认为人体自身的结构与机能的统一、形体与精神的统一，以及人与自然环境和社会环境的相适应，是人体健康的保证。如果这种人体自身的稳态，及其与自然环境和社会环境的协调被破坏了，则标志着疾病的发生。

如果把整体观念与现代医学模式，即“生物—心理—社会”医学模式，作一比较，就会发现中医学早就从宏观上勾画出了现代医学模式的全部构架，并且给这一现代医学模式增添了新的内容，即天人一体观。中医学的医学模式，我们可以描述为：“人（形神一体）—自然—社会”医学模式。

2. 辨证论治

辨证论治，是中医诊治疾病的一个非常重要的原则，也是中医学的基本特点之一。这部分主要涉及四个方面的内容：一是病、证、症状和证候的概念；二是辨证论治的概念；三是同病异治和异病同治；四是辨证与辨病相结合。

（1）病、证、症及证候的概念

病，即疾病（disease），我们教材上讲，疾病是致病邪气作用于人体，人体正气与之抗争而引起的机体阴阳失调、脏腑组织损伤、生理机能失常或心理活动失调的一个完整的生命过程。

在上述的疾病的概念中，表述了疾病的发生，是由于邪气的侵入和正气的抗争，引起了4个方面的病理改变：一是阴阳失调，只要出现了有寒热变化和动静失常的阴阳失调，就标志着疾病已经产生；二是脏腑组织损伤，只要有某一脏腑、形体、官窍的损伤，也标志着疾病已经存在；三是机体生理机能的失常，只要出现某一脏腑、形体、官窍的生理机能的失常，如恶心呕吐，食欲减退，心慌憋气，咳嗽喘息等，表示脾胃、心肺等脏腑的生理机能失常，也标志着疾病的存在；四是我们新加上的，以精神心理方面的失常也归到疾病的范畴之中，这既与中医学整体观念的概念内涵相符，也与现代医学模式的描述相统一。

疾病是一个完整的生命过程，只有活着的人才会生病；人死了，病就结束了。

凡是疾病，一般都有一定的发病原因，都有一定的病理演变规律，都有较固定的临床症状和体征，都有诊断要点和与相似疾病的鉴别点。

疾病的这一概念，反映了某一种疾病全过程的总体属性、特征和规律。麻疹、水痘、感冒、肺痈、肠痈、痢疾、消渴等，皆属疾病的概念。

再说证的概念。

在我们教材中，证就是证候，但有的书本是把证与证候的概念分开来叙述的。其中证的概念与我们教材上讲的一样，而证候则是组成证的一组有内在联系的症状和体征。

证的一般概念，可以这样表述：证，是疾病过程中某一阶段或某一类型的病理概括，一般由一组相对固定的、有内在联系的、能揭示疾病某一阶段或某一类型病变本质的症状和体征构成。

证是疾病过程当中的某一阶段或某一类型，不是疾病的全部过程。它具有时相性和类型性特征。（图 0-6）

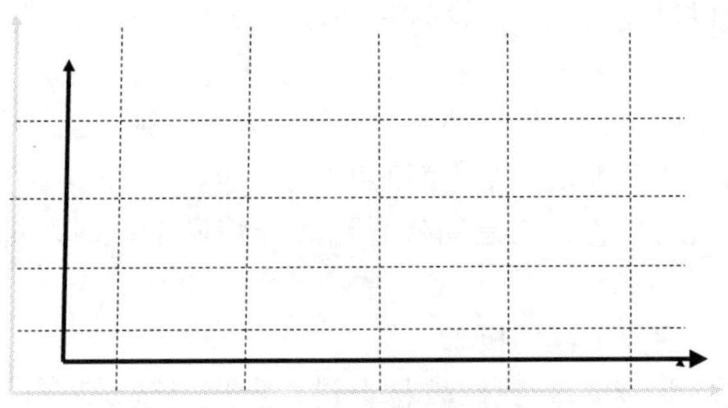

图 0-6　证的时相性和类型性

如上图，一个疾病，从左向右看，分为好几个时段，每一个时段都有特征，这是根据时间来划分的。若从下向上看，在同一个时间段内也可以有不同的类型，这就是说证具有类型性。所以我们说证不仅具有时相性，还具有类型性。证是疾病过程当中的某一阶段或某一类型的病理概括。

证这个术语，是中医学所特有的，西医没有。证，一般译作 syndrome，但与西医说的“综合征”是有区别的。

证与病机有内在的联系：证是病机的外在反映，病机是证的内在本质。证与病机有的时候是用同一个词语来表述的，如“气虚”、“心血不足”等术语，既表述病机，又表述证。那么怎样区别呢？只好在表述证时，在词语的后面加上一个“证”字。由于病机的内涵中包括了病变的部位、原因、性质和邪正盛衰变化，故证能够揭示疾病在某一阶段或某一类型的病变机理和发展趋势。

中医学将证作为确定治法、处方遣药的依据。如气虚、风寒感冒、肝阳上亢、心血亏虚、心脉痹阻等，都属证的概念。

接下来讲症的概念。

症，是与证相近但又不同的概念。症，是指症状（symptom），有的时候包含着体征（physical sign），是症状和体征的总称。

传统中医中没有“体征”这个说法，但有体征的实在内容：如脉象，舌象，现在看来就属于体征的范畴。所有的体征，都用“症”表述。

传统中医也不用“症”这个字，而把所有的症状和体征都用“证”字来表述。现在因为“证”字有了特定的概念，不再表述症状和体征，那么表述症状和体征就引用了“症”字。

症状，是指患者的异常的主观感觉和行为表现。什么是异常的主观感觉呢？患者感觉到头疼，肚子疼，发烧等，就是异常的主观感觉，就属于症状。那么什么叫异常行为表现呢？比方说这个人疯了，打人骂人，上墙爬屋，这就是异常的行为表现，也属于症状。

体征，是现代中医引用的新的术语。体征，不是患者主观感受到的，而是医生检查出来的。你到医院看病，见医生拿着锤子在你身体上梆梆梆地敲打，敲打出来的那些反应，就属于体征。还有，中医医生号脉号出来的脉象，望舌望出来的舌象，都是医生检查出来的，都属于体征的范畴。

症状和体征是判断疾病和辨识证的主要依据。但孤立的症状，单一的体征，是不能反映疾病或证的本质的，因而不能作为治疗的依据。

病、证、症三者既有区别又有联系。“病”的概念，比“证”要大，比“症”更要大，它是一个过程的概念。病是一个过程；证是过程中的一个阶段；症是症状和体征，是构成证和病的基本单位。异常的症状和体征，是医生对疾病判断的最基本的要素，也是我们当医生的看病时首先面对的问题。怎样诊断疾病，依据的是什么？依据的就是这个症状和体征。

病、证、症，这三个字，它的内涵是不一样的，有区别也有联系。证是对疾病某一阶段和某一类型病变本质的一种认识；病是对疾病全过程的属性、特点和规律的认识；症状和体征则是构成病和证的基本要素。多个有内在联系的症状和体征，构成了一个证；多个反映疾病阶段性和类型性本质的证，就构成了一个病。

举个例子说明病、证、症的关系：某人感冒了，流鼻涕，打喷嚏，头疼，恶寒，身上疼，这都是症状；医生看看舌象，舌淡苔白，号脉，脉微浮，这都是体征。根据这些症状和体征，能诊断什么病啊？对，感冒。病名出来了。只诊断为感冒，中医没法下药啊！中医说，感冒有好多种，有好多个类型。那么，刚才我们说的流鼻涕打喷嚏恶寒，这是感冒的什么阶段啊？是初始阶段。初始阶段也有好几个类型的，这属于初始阶段中的哪一个类型？是风寒性感冒，或说是感冒的风寒型，称作风寒感冒证。这样我们就辨析出了证。有了证，就可以开处方了，可以选用麻黄汤，就能把这个病治好。

(2) 辨证论治的基本概念

辨证论治，是运用中医学理论辨析有关疾病的资料以确定证，论证其治则治法方药并付诸实施的思维和实践过程。

辨证，说得简单些，就是依据患者的资料辨出一个证来。因此辨证时，首先把患者那些不舒服的感觉记录下来，把检查出来的异常情况也记录下来。怎么获取这些症状和体征呢？望闻问切，也就是中医的四诊。通过四诊获取了患者的所有症状体征和病史，然后依据这些疾病的资料来辨析出证。

在辨析过程中，要逐一分析病性、病因、病位、病势，然后才能确定一个证。

例如感冒了，出现恶寒，发热，头痛，全身痛，不出汗，舌淡苔白，脉浮紧。我们先分析病性，是寒性？热性？虚性？实性？因有恶寒发热，头痛身痛，脉浮紧，故判断病属寒性、实性。再分析病因，这个病因是依据上述的症状和体征来断定的，中医称作“辨症求因”或“审症求因”。因为出现恶寒发热，头痛身痛，不出汗，是典型的风寒邪气侵犯人体而出现的症状，所以判断病因是风寒，也就是因自然界的风寒邪气侵犯了人体而发病。病位在哪呢？感冒一般都是外邪侵犯体表而发，所以判定病位在体表，不在内脏，属于表证，不是里证。再分析病势。病势什么意思呢？就是病情和它的发展趋向。普通感冒一般不会出现大问题，吃几天药就会好的，也就是说病情较轻，预后良好。但也不要小看感冒病，如果治疗不及时，也有可能转为肺热或肺炎，还有可能引起心肌炎或者肾炎。所以一定要重视它。

病性、病因、病位、病势都分析清楚了，证自然也就辨出来了。上面说的感冒就属风寒感冒证，或者称为感冒的风寒证。有了证，就可以实施治疗了。这就到了“论治”这一环节了。

论治，说得白一些，就是根据辨证的结果给出合理的治疗方案。如果按照教材上说，就是：论治，是在通过辨证思维得出证的诊断的基础上，确立相应的治疗原则和方法，选择适当的治疗手段和措施来处理疾病的思维和实践过程。

论治过程中的第一步，是因证立法，就是根据证确立合理的治疗原则和方法。如上面所说的风寒感冒证，属于外感风寒邪气的实寒证，我们应给以祛邪的治疗原则和解表散寒的治疗方法。

第二步，是据法处方，也就是依据治疗原则和方法给出合理的处方。上面所说的风寒感冒证，应该用麻黄汤一类的辛温方剂发汗治疗，当然也可以用针灸、推拿、药浴等手段解表治疗。

第三步，依方遣药或依方配穴，也就是根据处方遣用合适的药物或组配合适的穴位。上面所说的风寒感冒证，我们可以开出下面的中药处方：炙麻黄，桂枝，杏仁，生甘草，柴胡，葛根。

综上所述，辨证论治的思维和实践过程可以归纳为以下的流程图。（图 0-7）

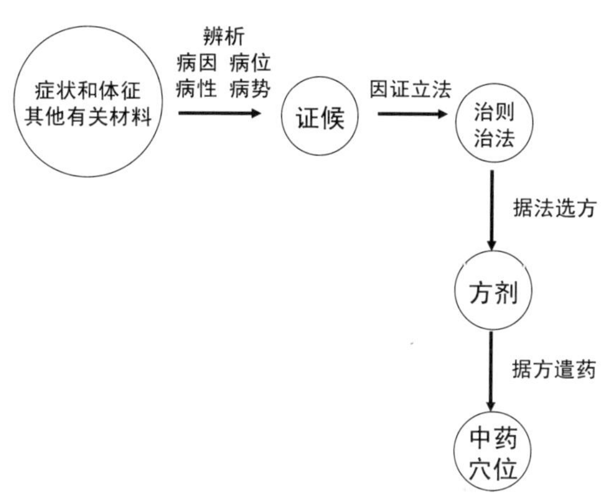

图 0-7 辨证论治流程图

（3）异病同治和同病异治

在中医学中，病与证是不同的概念：病是一个生命过程，而证只是这个过程中的某一阶段和某一类型。因此，一个病可以有好几个证，一个证也可出现在好几个不同的病当中。这就是同病异证和异病同证。由于中医治病是据证来治的，这就有了同病异治和异病同治。

一种病，因为有不同的证，所以就有不同的治法。例如，我们上面所说的感冒病，就有好几个类型，每一个类型的治法都不一样：风寒感冒，用麻黄汤或桂枝汤辛温解表；风热感冒，用银翘散或桑菊饮辛凉解表；风燥感冒，用桑杏汤辛润解表。这就叫同病异治。这反映了中医治病的特色，与西医不一样。西医学一般都是同病同治，不管你是什么类型的感冒，只要发烧、白细胞计数高，通通一个治法，退烧抗炎。

对待异病同证，就要异病同治。不同的几个病出现了一个大致相同的病机，大致相同的证，也要用大致相同的方法治疗。例如，胃下垂，肾下垂，子宫脱垂（也叫阴挺），脱肛（也叫直肠脱垂），这在西医看来都是一些不同的病，但在中医看来，它们在疾病发生发展过程中都可出现一个相同的病机，是什么呢？中气下陷。因而都可以用补中益气汤升提中气来治疗。中医治病，主要根据的是证：只要证相同，治疗方法就相同；如果证不同，治疗方法也就不同。

（4）辨证与辨病相结合

辨证与辨病，都是认识疾病的思维过程。辨证是对证的辨析，以确定证为目的，然后根据证来确立治法，再据法处方以治疗疾病。辨病是对疾病的辨析，以确定疾病的诊断为目的，从而为治疗提供依据。辨证与辨病都是以患者的临床表现为依据，区别在于：一为确立证，一为确诊疾病。

辨病的过程，实际上就是诊断疾病的过程，也就是通过四诊来采集有关病变的资料，并作相应的物理和生化方面的检查，然后分析综合所有有关疾病的材料，作出疾病诊断的思维和实践过程。疾病的诊断确定后，就要根据“病”来采用不同的方法进行治疗。中医学是强调辨证论治，这是中医学的特点，但也早就有据病治疗的传统，不是只强调辨证，而不会辨病。中医学在辨病和治病方面也积累了大量的经验和行之有效的方药。例如，用常山治疟疾，用黄连、三颗针、马齿苋等治痢疾，用大黄牡丹汤治疗肠痈（也叫阑尾炎），等等。

因此，中医学历来都是辨证和辨病同时并用的。运用辨病思维来确诊疾病，对某一病的病因、病变规律和转归预后有一个总体的认识；再运用辨证思维，根据该病当时的临床表现和检查结果来辨析该病目前处于病变的哪一阶段或是哪一类型，确立当时该病的“证”，然后根据“证”来确定治则治法和处方遣药。这就是“以辨病为先，以辨证为主”的临床诊治原则。这也是目前中医医生临床上遵循的诊治疾病的原则。当然，对某些一时难以确诊的病症，中医医生就要发挥辨证思维的优势，依据患者的临床表现，辨出证，随证施治。

依据上面的讲述，我们可以大致了解中医是怎样诊治疾病的。中医诊治疾病，的确是以辨证论治为主，但又不是只依靠辨证论治来处理疾病，中医尚有辨病治疗的传统，还有依据五运六气模式来诊治疾病的，还有依据河图四象理论来诊治疾病的。

以上讲的就是中医学理论体系的两个基本特点：一个是整体观念，一个是辨证论治。

四、中医基础理论课程的主要内容

中医基础理论，是关于中医学的基本理论、基本知识和基本思维方法的学科，也是阐释和介绍中医学的基本理论、基本知识和基本思维方法的课程。该课程属中医学的专业基础课，为继续学习中医诊断学、中药学、方剂学、中医临床各科及中医经典著作奠定理论基础。中医基础理论课程所涉及的内容，是中医学理论体系的核心部分。学习和掌握该课程的内容，对认识中医学理论体系的全貌是极为重要的。

中医基础理论课程的内容，主要包括中医学的哲学基础、中医学对人体生理的认识、中医学对疾病及其防治的认识三部分。

中医学的哲学基础，主要阐释古代哲学的精气学说、阴阳学说、五行学说及其在中医学中的应用，以及中医学的思维方式。

中医学对人体生理的认识，主要阐释和介绍中医学有关人体生理方面的基本理论、基本概念和基本知识。内容包括精气血津液神、藏象、经络、体质学说四部分。

中医学对疾病及其防治的认识，主要阐释和介绍中医学关于疾病的发生原因、发病机理、病变机制、预防和治疗的理论、知识和方法，包括病因、发病、病机和防治原则四部分。

第一章 中医学的哲学基础

中医学的哲学基础，共有四方面的内容：一是精气学说，二是阴阳学说，三是五行学说，四是中医学的思维方式。

精气学说、阴阳学说和五行学说，是中国古代有关世界本原和发展变化的宇宙观和方法论，引进医学领域后，帮助中医学构筑了独特的医学理论体系，并孕育了中医学不同于西方科学的思维方式。

而中医学对人体的形态和生命现象的观察和认识，又是古代哲学思想与方法萌发的土壤。古代哲学的精气学说、阴阳学说和五行学说，主要是在中医学对人体生命现象的观察、体悟之积累的基础上，与对自然现象的观察和推理而获得的认识相结合，再进一步抽象、纯化而形成。

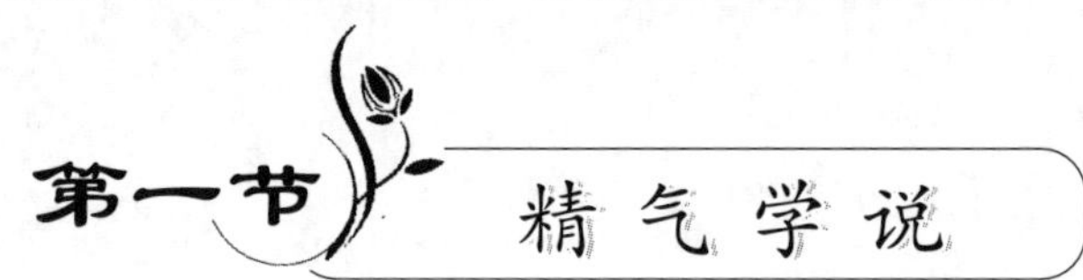

第一节 精气学说

讲述内容：

1. 古代哲学中精与气的概念。
2. 古代哲学精气学说的基本内容。
3. 古代哲学精气学说在中医学中的应用。

讲述要点和难点：

1. 古代哲学中精与气的概念的不同来源。
2. 古代哲学的生命本原说与中医学的生命本原说的区别。
3. 古代哲学的精气学说是中医学整体观念建立的思想基础。
4. 古代哲学的精、气的概念与人体之精、气的概念的区别。
5. 古代哲学的元气的概念与人体之元气的概念的区别。

精气学说，是研究精气的内涵及其运动变化规律，并用以阐释宇宙万物的构成本原及其发展变化的一种古代哲学思想。

精气学说作为对中医学影响较大的古代哲学思想之一，它滥觞于先秦时期，两汉时被“元气说”同化。

由于先秦至两汉正值中医学理论体系的奠基时期，故此时盛行的精气学说，必然对中医学理论体系的建立有着深刻的影响。

一、古代哲学精与气的概念

这里讲的是古代哲学范畴中的精、气的基本概念，不是中医学中讲的人体中的精与气的基本概念。也就是我们一定要弄清楚：精与气的概念在古代哲学中是怎么讲的，在中医学中又是怎么讲的。

1. 古代哲学精的基本概念

精，有时称为精气，是指一种充塞宇宙中的、无形的、运动不息的极细微物质，是构成宇宙万物的本原。所谓“无形”，是说人们肉眼看不到的，而不是不存在的。精这种运动不息的非常细微的物质，构成了宇宙万物。宇宙中各种各样的事物，包括星星月亮，地球上的各种动、植物都是精构成的。在某些情况下，精气，专门指气当中的一部分。哪一部分呢？是构成人类本原的部分。

因此，在古代哲学范畴中，精的概念，可以说有大有小：这个小概念呢，是说精是气的一个部分，是形成人类的本原物质。这个大概念呢，是说宇宙中的所有事物，包括人类，包括所有的动物和植物，也包括星星月亮，都是由精构成的。所以，从精的大概念来讲，它与气是一致的，是指整个气；从精的小概念来说，它只是气的一部分，也就是精华部分。

精的概念，首见于《道德经·二十一章》：“道之为物……窈兮冥兮，其中有精；其精甚真，其中有信。”老子认为精是“道”的内核，而气是由道生的，因而精与气是有一定区别的：精在气先。

在古代经典中，认为精与气的概念内涵是基本一致的，有《周易》、《管子》、《吕氏春秋》等。如：

《周易·系辞上》说：“精气为物。”认为宇宙万物由精气构成。

《管子·心术下》说：“一气能变曰精。”认为精即精微的、能够运动变化的气。

《吕氏春秋·圜道》说：“精气一上一下，圜周复集，无所稽留，故曰天道圜也。”认为精气流行于天地之间，是形成天地万物的本原物质。

在古代经典中，认为精是气的一部分的，主要有《淮南子》。

《淮南子·精神训》说：“烦气为虫，精气为人。”也就是说世界上所有的事物中，只有人类是由精气构成的，其他的事物是由烦气构成的。烦气，即繁气，也就是繁杂之气，是除精气之外的气。

学中医不仅仅要有现代的生物学知识，还要有中国古代哲学的知识和中国传统文化的知识。后者对中医影响特别大，在中医中用的也特别多。如果没有一些中国古代哲学的知识，理解中医是比较难的。

精的概念来源于古代的“水地说”。什么是水地说呢，就是在精的概念产生之前，古人认为水或地是万物之源。《管子·水地》说：“地者，万物之本原，诸生之根菀也。”又说：“水者，何也？万物之本原也，诸生之宗室也。”所以说这个水地说，是说万物产生于水，万物产生于地。水一般在地之上或地之中，这两个融合在一起，就是万物产生于水地。

中医学对精的认识，在古代哲学精学说的生成过程中起到十分重要的启发作用。古人通过对整个生殖繁衍过程的观察与体验，首先认识到男女生殖之精相结合，则产生一个新的生命个体。这是古人对精的最原始最直观的认识。而古代哲学家把本为男女两性之精相结合形成胚胎之说，进一步推理为雌雄两性之精相合而万物生成，进而再引申为天地阴阳之精相合而万物化生，如此把具体的生殖之精抽象为无形可见的天地之精。如《周易·系辞下》就有：“男女构精，万物化生”的说法。

通过对自然界的水和人体的生殖繁衍的精进行抽象，水是万物之源，生殖之精是人体生命之源，就抽象出来一个精是宇宙万物本原的概念。当然这个精在古代哲学范畴中是无形的、流动的，因而能够生成宇宙万物。所以说水地说是精的概念的产生之源，而中医学对生殖之精的认识对哲学精的概念的产生也起了一定的作用。哲学的精的概念是以自然界具体的水和人体的生殖之精为基础经抽象而产生的，这就是《周易》上讲的“近取诸身，远取诸物”的认识方法。（图 1-1）

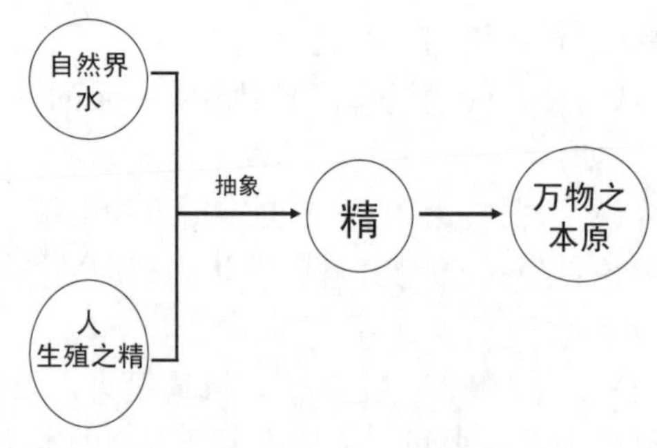

图 1-1　古代哲学精的概念的产生

2. 古代哲学气的基本概念

在古代哲学中，气的基本概念，与精的基本概念是一致的。气是存在于宇宙中的、运动不息的、无形可见的极细微物质，是宇宙万物的构成本原。这样看来，气的基本概念与精的大概念是相同的。

当代哲学家张岱年先生认为，气“是最细微最流动的物质，以气解释宇宙，即以最细微最流动的物质为一切之根本”；“要而言之，中国古典哲学中所谓气，是指占空间、能运动的客观存在”。

气的概念来源于哪里呢？来源于“云气说”。什么是云气说呢？就是在气的哲学概念产生之前，古人认为自然界流动的大气，变幻的云，是自然界万物的产生之源。然后在大气和云气的基础上，抽象出生成宇宙万物的气的一般概念。

云气、风气或大气，是气的本始涵义。如《说文》说：“气，云气也。”《庄子·齐物论》说：“大块噫气，其名为风。”

中医学关于人体中热气的认识，关于呼吸之气的认识，对哲学的气的概念的产生，也起到了重要的作用。

古代哲学的气的概念，是以自然界的大气、云气和人体中的热气、呼吸之气为基础经抽象而产生的。这也就是《周易》上讲的“近取诸身，远取诸物”的认识方法。（图 1-2）

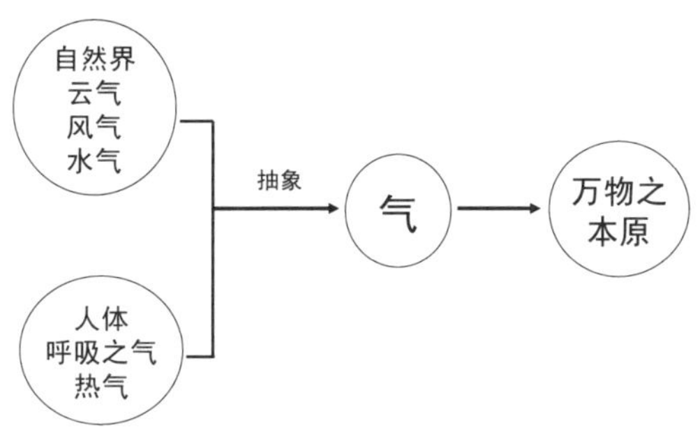

图 1-2　古代哲学气的概念的产生

古代哲学家对气还有一些不同的称呼：老子称气为冲气；庄子认为气有阴阳之别：“阴阳者，气之大者也”；荀子称气是自然之气；《周易》称气为精气；《管子》称气为精或精气。大约到了两汉时期，出来一个新的说法，是什么呢？是元气，把元气作为宇宙万物之本原，这就是后世所说的“元气一元论”，或“元气本原论”。

提出“元气说”的代表人物主要有两个：一个是西汉的董仲舒，一个是东汉的王充。董仲舒认为：“元者，气也。”“元者，始也。”把元气作为宇宙万物的产生之源。汉武帝比较欣赏董仲舒的元气说，这符合他的大一统思想，这就有了他的“罢黜百家，独尊儒术”。东汉的王充认为，元气是宇宙万物的本原，在元气之上，没有老子所谓的“道”，也没有《周易》所谓的“太极”，开创了“元气本原论”的先河，是“元气一元论”的奠基者。

前些年还听到有这样一些说法：人体之精的概念源于古代哲学的精的概念，人体之气的概念源于古代哲学的元气一元论，甚至认为人体之气就是构成宇宙万物的宇宙本原之气。其实这些说法都是不妥的。我们应该这样说：古代哲学的精概念源于古人对人体之精的认识，古代哲学的气的概念源于古人对人体之热气和呼吸之气的认识。古人对人体之精和人体之气的认识，实际上是古代哲学精的概念和气的概念产生的土壤。因为我们认识自然、认识事物的一般规律是：先认识具体的、简单的，然后才是抽象的、复杂的。不可能是先认识抽象的、复杂的，后认识具体的、简单的。上面的一些说法确实是“本末倒置”了，应该纠正过来。

我们还要注意明确“气”与“氣”这两个字的原始含义。这个“气”字，本是由三条横杠组成的一个字，是指风气或云气。这个字是一个本字，在中国字一出现时就有了，不是“氣”的简化字，是指流动的风、变幻的云，比所谓繁体字的“氣”还要早。“氣”字，在汉代之前当什么讲呢，是指好吃的大米，好吃的粮食，引申为饮食物。如《说文》说：“氣，馈客刍米也，从米，气声。”《内经》所说的“食氣入胃”，是把饮食物吃到肚子里。《内经》所说“中焦受氣取汁”，就是说中焦脾胃接受了吃进的饮食物，然后变成有用的可以吸收的营养物质。有些人对“气”与“氣”这两个字的涵义弄不清，就闹出了一些笑话，把“食氣入胃”说成“把气吃到肚子里”，这不成了喝西北风了？

讲到这里，我再给大家说明一个问题：我们教科书中为什么用精气学说而不用元气一元论？这是因为元气一元论奠基于东汉的王充，距我们说的中医学理论体系的形成时间稍微晚了一些，而精气学说则产生于春秋中后期和战国时期，与中医学理论体系的形成，与《内经》的成书，在时间上相吻合，所以用了精气学说而没有选元气一元论。

我们都知道，《内经》的成书是中医学理论体系初步形成的标志，而《内经》成书于战国到两汉时期，并且《内经》根本就没有涉及“元气”这个词。因此，我们说元气一元论是《内经》以后的事情，《内经》的成书早于元气一元论的诞生，中医学理论体系的形成时间也就早于元气一元论的诞生。如果拿晚成的元气一元论去说中医学理论体系形成受到了它的影响，毫无疑问，没有人会相信。

有点中医学知识的人都知道，古代哲学中有一个元气的概念，人体中也有一个元气的概念。这两个元气的概念是不是相同呢？答案是不同的。古代哲学的元气，就是指气，是宇宙万物的构成本原，故有“元气一元论”的说法；人体之元气，是指先天之精化生的先天之气，只是一身之气构成中的属先天来源的部分，不是一身之气的代称，更不能混同古代哲学中的构成宇宙万物本原的元气。因此，将古代哲学中的作为宇宙万物构成本原的元气，与人体中的作为人体生命活动原动力的元气混同为一，是不合逻辑的。

还有一个问题，大家可能注意到，在古代哲学范畴中，精与气的概念大致是等同的，也多被东汉时期的元气一元论所同化。但我在此强调的是，人体中的精与气的概念是不同的，它们都是内涵相对独立的概念：精是人体生命的本原，气是人体生命的维系。具体的区分在下一章。

二、精气学说的内容

精气学说的主要内容，有四个方面：一是精气是宇宙万物构成的本原，二是精气的运动和变化，三是精气是天地万物相互联系的中介，四是天地精气化生为人。

1. 精气是宇宙万物的构成本原

宇宙中的一切事物都是由精或气构成的，宇宙万物的生成皆是精或气自身运动的结果。精或气是构成天地万物包括人类的共同原始物质。

老子《道德经·四十二章》说：“道生一，一生二，二生三，三生万物。”是说道能生气，气分为阴阳二气，阴阳二气相合则产生冲和之气，冲和之气产生宇宙万物。老子认为宇宙万物虽是气构成的，但气之前还有个东西，称作“道”。“道”是宇宙万物的本原或本始。气由“道”产生，是“道生万物”的中间环节，是构成宇宙万物的直接物质材料。老子《道德经·四十章》说：“天下万物生于有，有生于无。”“无”就是道，“有”即是气，有生于无，气生于道。《道德经·二十一章》说：“道之为物，惟恍惟惚。惚兮恍兮，其中有象；恍兮惚兮，其中有物；窈兮冥兮，其中有精；其精甚真，其中有信。”指出道中有精，精是道的内核，而道生气，也就寓含了精生气。另外，老子在《道德经》中还提出了“无极”的概念。我们理解这个“无极”类同于“道”或“无”。“无中生有”是老子哲学的核心。

《周易·系辞上》说：“易有太极，是生两仪。两仪生四象。四象生八卦。”太极是什么？一般认为是指气，是宇宙万物的生成本原。太极生阴阳二气以成天地两仪；阴阳二气的变化生成一年四季，也就是四象；一年四季的阴阳变化生成自然界万物。

两汉时期对宇宙本原的探讨，基本上沿着两个方向发展：一是在先秦道家的“道—气—物（人）”的万物生成模式的基础上，提出了“太易—太初一太始一太素一万物”的宇宙发生模式，以气为化生宇宙万物的中间物质。二是以王充为代表，明确提出了元气为宇宙万物之本原的思想，开中国气本论哲学之先河。(图 1-3)

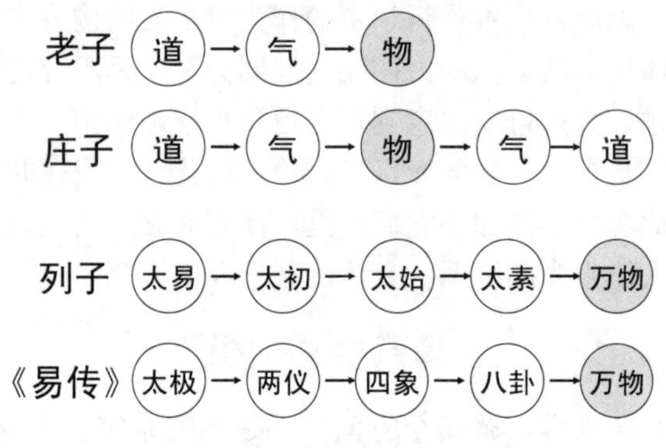

图 1-3　宇宙万物的生成模式图

精或气生万物的机理，说得简单点，就是阴阳二气的交感。什么是交感？就是阴阳二气相互作用，相互摩擦，相互激荡，从而引起天地万物的发生和变化。《周易・咸彖》说：“天地感而万物化生。”《周易・系辞上》说“天地氤氲，万物化醇；男女构精，万物化生。”天地阴阳二气的交感合和是宇宙万物包括人类的发生、发展与变化的根本机制。关于天地阴阳二气为什么能交感，将在下一讲阴阳学说中详细解说。

在古代哲学中，精或气有“无形”与“有形”两种不同的存在形式。所谓“无形”，即精或气处于弥散而运动的状态，是精或气的基本存在形式。由于用肉眼看不见，故称“无形”，其实是客观存在的。所谓“有形”，即精或气处于凝聚而稳定的状态，一般都可以肉眼看清其具体性状。有形之物为精或气凝聚而成。一般我们把呈弥散状态的气仍称为“气”，而把呈可见形质状态的实体称为“形”。

有形之物在阳气的作用下可化为无形之气态，如冰或水在阳气（热气）的作用下可变为水蒸气，《内经》称为“阳化气”；无形之物在阴气的作用下可变为有形之体，如水蒸气在阴气（寒气）的作用下可凝聚为水，《内经》称为“阴成形”。由此可见，无形之气凝聚而成有质之形，形散质溃又复归于无形之气。因而以气为本原，“无形”与“有形”之间处于不断的转化之中。

2. 精气的运动与变化

精或气的运行不息，使得由精或气构成的宇宙处于不停的运动变化之中。自然界一切事物的纷繁变化，都是精或气运动的结果。

气的运动，称为气机。气的运动的形式多种多样，宇宙中的气主要有升、降、聚、散等几种形式。升与降、聚与散，虽是对立的，但保持着协调平衡关系。气自身的运动，化为天地阴阳二气。天气下降，地气上升，天地阴阳二气氤氲交感，相错相荡，产生宇宙万物，并推动着它们的发展变化。如《素问·六微旨大论》说："气之升降，天地之更用也……升已而降，降者为天；降已而升，升者为地。天气下降，气流于地；地气上升，气腾于天。故高下相召，升降相因，而变作矣。"聚与散也是气的运动形式，宋·张载说："太虚不能无气，气不能不聚而为万物，万物不能不散而为太虚"（《正蒙·太和》）。

需要说明的是，我们可以说人体中的气有升、降、出、入四种运动形式，但不要说宇宙中的气也有升降出入的运动形式。因为宇宙无边无垠，出入是不好讲的。

气化，是指气的运动产生的宇宙中各种变化的过程。宇宙万物在形态、性能及表现方式上所出现的各种变化，皆是气化的结果。气化的形式主要有：

（1）气与形之间的转化：无形之气交感聚合成有形之物，是"气生形"的气化过程；有形之物死亡消散，化为无形之气，乃是"形化气"的气化过程。

（2）形与形之间的转化：有形之物在气的推动与激发下亦可相互转化，如自然界的冰化为水、水化为雾霜雨雪等。

（3）气与气之间的转化：无形之气之间也可发生转化，天气下降于地，可变为地气；地气上腾于天，又变为天气。如《素问·阴阳应象大论》说："地气上为云，天气下为雨。"

（4）有形之体自身的不断更新变化：植物的生长化收藏，动物的生长壮老已等变化，皆属有形之体自身不断更新的气化过程。动植物的这些变化是在有形之体的内部与自然界的无形之气之间的升降出入转换中进行的，它们与自然界共处于一个统一体中。

气化过程分为"化"与"变"两种不同的类型。《素问·天元纪大论》说："物生谓之化，物极谓之变。"化，是指气的缓和的运动所促成的某些改变，类似于今之"量变"；变，是指气的剧烈的运动所促成的显著变化，类似于今之"质变"。不管化还是变，皆取决于气的运动。一旦气的运动停止，则各种变化也就终止。

因此，对于气机与气化的关系，可以这样表述：气的运动是产生气化过程的前提和条件，而在气化过程中又寓有气的各种形式的运动。气的运动及其维持的气化过程是永恒的、不间断的，它们是宇宙万物发生、发展与变化的内在机制。

3. 精气是天地万物相互联系的中介

精或气是天地万物生成的本原，天地万物之间又充斥着无形之气，且这无形之气还能渗入有形实体，与已构成有形实体的气进行各种形式的交换活动，因而精或气可为天地万物相互联系、相互作用的中介性物质。

精或气作为天地万物之间的中介，维系着天地万物之间的相互联系，使它们成为一个整体。人为宇宙万物之一，处于天地气交之中，故也是这个整体的一部分。通过气的中介作用，人与天地万物的变化息息相通。

精或气作为天地万物之间的中介，可使万物之间相互感应。感应，是指事物之间的相互感动、相互影响、相互作用。事物间的相互感应是自然界普遍存在的现象，如乐器共振共鸣、磁石吸铁、日月吸引海水形成潮汐，以及日月、昼夜、季节气候变化影响人的生理与病理过程等，皆属于自然感应。有形之物间，有形之物与无形之气间，不论距离远近，以精或气为中介，皆能相互感应。

4. 天地精气化生为人

古代哲学家认为，人为宇宙万物之一，宇宙万物皆由精气构成，那么人类也由天地阴阳精气交感聚合而化生。因此，天地精气是构成人体的本原物质。《素问·宝命全形论》说："天地合气，命之曰人。"

人类与宇宙中的其他物种不同，不仅有生命，还有精神活动，所以古代哲学家认为，人由宇宙本原之气中的精粹部分，也就是"精气"来化生。《淮南子·精神训》说："烦（繁）气为虫，精气为人。"

我这里提醒大家，以上说法仅是古代哲学家的观点，并不是中医学家的认识。中医学认为人体是由父母之精相结合而成，父母的先天之精是构成人体生命的本原物质。例如，《灵枢·天年》说："人之始生……以母为基，以父为楯。"《素问·金匮真言论》说："夫精者，身之本也。"《灵枢·经脉》说"人始生，先成精。"

因此，就人的生命来源的认识，约有两种：一是古代哲学的生命本原说，认为人类与其他生物一样，是由天地精气生成；二是中医学的生命本原说，认为人体生命由父母的生殖之精相合而生。前者是属于古代哲学的说法，而后者则属于古代科学的认识。两种生命本原说适用的学科范畴不同，应注意区别。

三、精气学说在中医学中的应用

古代哲学的精气学说渗透到中医学中，对中医学精气生命理论和整体观念的构建，产生了深刻的影响。

哲学精气学说在中医学中的应用主要有二：一是帮助中医学构建了整体观，二是对中医学的精学说和气学说的建立在方法学方面起到了重要的启发作用。

1. 对中医学整体观念构建的影响

古代哲学的精气学说认为，精或气是宇宙万物的构成本原，是自然、社会、人类及其道德精神获得统一的物质基础，人类为自然万物之一，与自然万物有着共同的化生之源，它们都是同源异构体。运行于宇宙中的精或气，具有传递信息的中介作用，使万物之间产生相互联系，相互感应。这些哲学思想渗透到中医学中，促使中医学形成了同源性思维和相互联系的观点，构建了人与自然万物息息相关的天人相应的整体观念。古代哲学思想是中医学整体观念的思想根源，没有精气学说就没有整体观念。

2. 对中医学精理论和气理论建立的影响

中医学的精理论和气理论，是研究人体内精和气的内涵、来源、分布、功能、相互关系，以及与脏腑经络关系的系统理论。古代哲学精气学说关于精或气是宇宙万物本原的认识，对中医学中精是人体生命之本原，气是人体生命之维系，人体诸脏腑形体官窍由精化生，人体的各种机能由气推动和调控等理论的产生，具有极为重要的影响。中医学的精理论和气理论接纳了古代哲学精气学说的精髓，将其作为一种思维方法引入其中，与其自身固有的理论和实践相融合，创立了独特的中医学精气生命理论。

中医学精气生命理论与古代哲学精气学说有着明显的区别：中医学的精理论和气理论是研究人体内的精和气的内涵、来源、分布、功能、相互关系，以及与脏腑经络关系的系统理论，是关于人体生命的来源和生命的维系的认识。古代哲学的精气学说则是关于精或气是宇宙万物本原的认识。

中医学的精的概念和气的概念与古代哲学中的精的概念和气的概念是有明显区别的：在古代哲学范畴中，精与气的概念大致相同，都是无形而运行不息的极细微物质，都是宇宙万物的构成本原。在中医学中，精与气的概念是不同的：精是液态的精华物质，是人体生命的本原；气是精化生的无形而运行不息的极细微物质和能量，是人体生命活动的维系。

讲到这里，我们画一张简图，以表示古代哲学的精、气、元气与中医学的精、气、元气在概念上的区别：在古代哲学中，精、气、元气的概念是大致相同的，都是宇宙万物的构成本原；在中医学中，人体之精、气、元气都是不同的独立概念。人体之精是生命之本原，人体之气是生命之维系，而人体之元气只是人体之气的一个标示来源于先天的组成部分。（图 1-4）

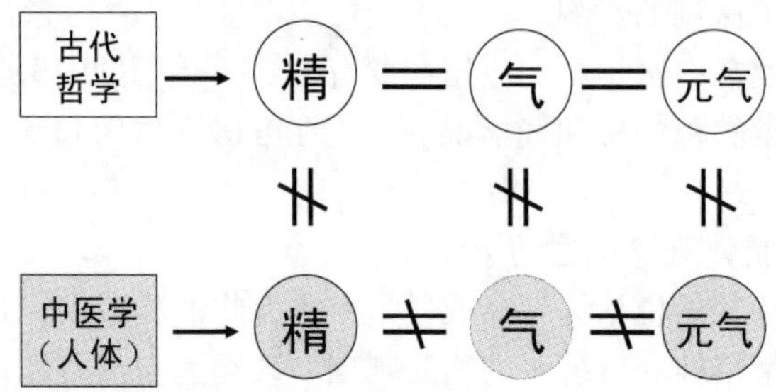

图 1-4　古代哲学中精、气、元气与人体中精、气、元气的关系

有关中医学的精理论和气理论的详细内容，请见下面第二章“精气血津液神”中的有关讲解。

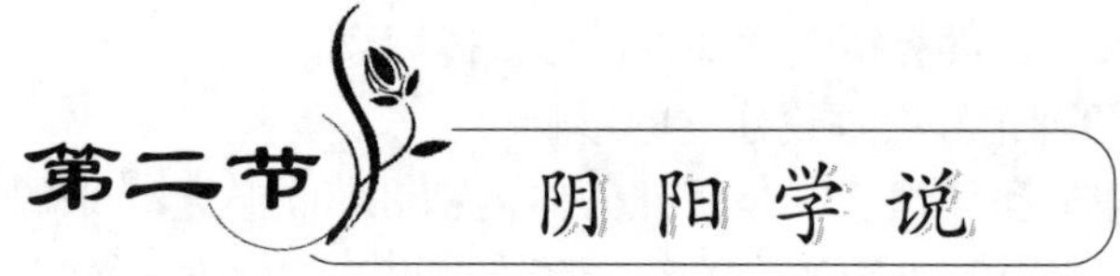

第二节　阴阳学说

讲述内容：

1. 阴阳的概念。
2. 阴阳学说的基本内容。
3. 阴阳学说在中医学中的应用。

讲述要点和难点：

1. 阴阳的基本概念以及阴阳与矛盾的区别。
2. 阴阳的标志性属性。
3. 上下、内外、有无、燥湿、物质与功能的阴阳分属。
4. 事物阴阳属性的相对性和绝对性。
5. 阴阳的两分与三分及其应用。
6. 阴阳对立制约、互根互用及其与消长的关系。
7. 阴阳的互藏与交感。
8. 以阴阳对立互根和消长解释阴阳失调的病理变化。

阴阳学说，是研究阴阳的内涵及其运动变化规律，并用以阐释宇宙间万事万物的发生、发展和变化的一种古代哲学思想，是古人探求宇宙本原和解释宇宙变化的一种世界观和方法论。

阴阳学说和精气学说都是中国古代的哲学思想，也可以说是世界观、方法论。但是精气学说跟阴阳学说有很大的区别：精气学说主要是阐释这个宇宙是什么？宇宙万物的本原是什么？宇宙万物是由什么生成的？而阴阳学说主要是从方法论这个角度阐释宇宙万物为什么能发生和变化。所以说，精气学说更倾向于是一种宇宙观，而阴阳学说更倾向于是一种方法论。

我们讲的这个阴阳学说，主要内容包括三个部分：一是阴阳的概念；二是阴阳学说的主要内容；三是阴阳学说在中医学中的应用。

一、阴阳的概念

这部分内容主要有二：一是阴阳的基本概念，二是事物的阴阳属性。

1. 阴阳的基本概念

阴阳，是对自然界相互关联的某些事物或现象对立双方属性的概括。既可标示两种相互对立的事物或现象，又可标示一事物内部相互对立的两个方面。

阴阳是一对属性，是相对立的事物和现象的属性，但又不是指全部的相对立的事物和现象的属性，只是指某些相互关联的事物和现象的对立双方的属性。阴阳是指自然界中，当然也包括人体当中的一些相关联的事物和现象的对立双方的一对属性。

属性，是一个理性认识，不是指具体的事物和现象。因而阴阳是事物和现象的属性，而非指一对具体的事物或现象。我们可以这么讲，这个事物属于阴，那个事物属于阳，这个现象属于阴，那个现象属于阳。例如白天和晚上，白天属于阳，晚上属于阴。但我们不能反过来说：阳就是白天，阴就是晚上。

阴阳与矛盾，都标示事物或现象的对立相反，但两者之间还有一些明显的区别。矛盾的范畴大于阴阳，如果我把矛盾画成一个大圈的话，其中的一部分就是阴阳。阴阳仅仅是矛盾范畴中的一些特殊的方面。这就是说，有一些事物和现象我们可以用矛盾来归纳它，来说明它，但是不能用阴阳来归纳，来说明。矛盾的内涵小而外延大，阴阳的内涵大而外延小。下面举例解释一下：

在中医学中，有两个常见的概念，一个是标本，一个是正邪。这个标本，从矛盾的角度，我们讲：本，是指矛盾的主要方面；标，是指矛盾的次要方面。标与本，标示矛盾的主和次。但这个标本，用阴阳就不好讲了。我们不能说标属阴，本属阳，或本属阴，标属阳，这都不成立。另一个正邪呢？正气与邪气，肯定是一对矛盾，但是呢，我们也不能说它属阴或属阳。说正属于阳而邪属于阴，或正属于阴而邪属于阳，这都不成立。所以说，正气与邪气，尽管是相互关联的，也是相反的，但不能用阴阳来说，它们之间不构成阴阳关系。若要用阴阳来解说正气与邪气在发病中的作用，可以这样来表述：邪气中可以分为属阴的邪气和属阳的邪气，正气中也可分为属阴的正气和属阳的正气。属阴的邪气侵犯人体，人体中属阳的正气进行抵抗，或属阳的邪气侵犯人体，人体中属阴的正气进行抵抗，这样就产生了邪气与正气之间的矛盾斗争。若邪气战胜正气，则标志着疾病的发生。

阴阳的基本概念已经讲过，下面我们讲讲这个阴阳的基本概念到底是怎么产生的。

经过研究，人们发现，阴阳的最初的含义是非常朴素的，就是指日光的向背：向着太阳的就是阳，背着太阳的就是阴。向着太阳的暖和，那么温热就属阳；背着太阳的清冷，那么寒凉就属阴。向着太阳的活跃，那么动就属阳；背着太阳的沉静，那么静就属阴。向着太阳的光明，那么明亮的就属阳；背着太阳的黑暗，那么晦暗的就属阴。从日光的向背分阴阳推开去，那么外向的、上升的、弥散的、兴奋的，都属阳；而内守的、下降的、凝聚的、抑制的，都属阴。如此不断引申的结果，就几乎把自然界所有的对立相反的事物和现象都划分为阴与阳两个方面。这时的阴阳不再特指日光的向背，而变为一个概括自然界具有对立属性的事物和现象双方的抽象概念。

那么，阴阳的基本概念产生在什么时候呢？就目前的研究资料，我们可以断定，这个阴阳的基本概念，大约发生在西周时期。这有两部书可作为佐证：一部是《诗经》，另一部是《周易》。《诗经·大雅》有“既景乃冈，相其阴阳，观其流泉”的记叙，就是爬到山上观山景，察水流，看看哪面属阳，哪面属阴，当然是向阳的面属阳，背阳的面属阴。这是关于阴阳的最早的文字记叙，也是对阴阳概念比较早的认识。另一部书是《周易》，书中的易卦由阴爻（--）和阳爻（—）组成，阴爻（分开的横线）和阳爻（连起来的横线）分别以符号的形式标示了阴阳的概念。至西周末年，古代先贤开始应用阴阳来分析、阐释一些难以理解或不能直接观察的复杂事物变化的机理。在《国语·周语》就记载伯阳父用阴阳来解释周幽王二年（公元前780年）在陕西发生的大地震，认为“阳伏而不能出，阴迫而不能烝，于是有地震。”地震是由于阴阳双方不协调而发生。

到了春秋战国时期，哲学理论进入了快速发展时期，作为哲学理论的阴阳学说也逐渐形成。这一时期的哲学家们，不但认识到事物内部存在着阴阳两种对立的势力，而且认识到这两种势力是运动变化的、相互作用的，并且认为正是由于阴阳的相互作用，推动着宇宙中一切事物和现象的产生和变化。《管子·乘马》就说：“春秋冬夏，阴阳之推移也；时之短长，阴阳之利用也；日夜之易，阴阳之化也。”《国语·越语》也说：“阳至而阴，阴至而阳，日困而还，月盈而匡。”这就说明四时与昼夜的更替，以及日有升落，月有圆缺，皆是阴阳双方运动变化并相互作用的结果。同时，老子还认为宇宙万物都蕴含着阴阳两个相反的方面，阴阳相互作用所产生的冲和之气是推动事物发生发展变化的根源。《道德经·四十二章》说：“万物负阴而抱阳，冲气以为和。”《周易》则把阴阳学说从哲学高度进行概括，《周易·说卦》指出：“立天之道，曰阴与阳。”《周易·系辞上》说：“一阴一阳之谓道。”此时已经把阴阳的存在及其运动变化视为宇宙的基本规律。

春秋战国时期，医学家开始将阴阳概念应用于医学理论之中。《左传·昭公元年》记载秦名医医和在为晋侯诊病时说：“天有六气，降生五味，发为五色，徵为五声，淫生六疾。六气曰阴、阳、风、雨、晦、明也……阴淫寒疾，阳淫热疾”。指出阴气亢盛则致寒性疾病，阳气亢盛则致热性疾病。成书于战国至秦汉之际的《黄帝内经》运用阴阳学说来阐释医学中的诸多问题以及人与自然界的关系，使阴阳学说与医学密切结合起来，成为中医学的重要思维方法之一。

2. 事物的阴阳属性

怎样对事物的阴阳属性归类？实际上刚才我们有一些已经讲了，凡是运动的、外向的、上升的、温热的，弥散的、明亮的、兴奋的，都属于阳，凡是静谧的、内守的、下降的、寒凉的、凝聚的、晦暗的、抑制的，都属于阴。（表 1-1）

表 1-1　事物阴阳属性归类表

属性	空间（方位）	时间	季节	温度	湿度	重量	性状	亮度	事物运动状态			
阳	上 外 左 南 天	昼	春夏	温热	干燥	轻	清	明亮	上升	运动	兴奋	亢进
阴	下 内 右 北 地	夜	秋冬	寒凉	湿润	重	浊	晦暗	下降	静止	抑制	衰退

上表中，既有以“上下”分阴阳，也有以“内外”分阴阳。这个大家理解起来可能很容易。但是这个简单的问题中藏有大学问，它对中医学理论体系的构建有着很大的影响。在古代哲学中，《周易》以上下分阴阳，上为阳而下为阴，倡导天尊地卑，阳尊阴卑，尊崇阳气，以阳统阴，这对中医学中的扶阳学派的建立和发展，具有深刻的影响。而道家思想与《周易》不同，

是以内外分阴阳，内为阴而外为阳，并且崇阴卑阳，以阴统阳，认为内在的属阴的决定外在的属阳的。这对中医学滋阴学派和补土派的创立与发展，影响深刻。我们学习阴阳，要先把上下内外的阴阳属性分清楚。

上表中，还有春夏属阳而秋冬属阴。春夏阳气渐盛而属阳，其中春为少阳，夏为太阳。秋冬阳气阴气渐盛而属阴，其中秋为少阴，冬为太阴。但还有另一种说法，即冬春属阴而夏秋属阳，其中冬为阴中之阴的太阴，春为阴中之阳的少阳，夏为阳中之阳的太阳，秋为阳中之阴的少阴。这后一种说法就是《周易》中“易有太极，是生两仪，两仪生四象”中的“四象”，也就是四季的阴阳属性。以上两种说法虽可以并存，但从“阴生于阳，阳生于阴”的阴阳相生而成四时的角度来看，还是后面的说法比较合理，并且还有《内经》的相关记述为证。

上表中，有干燥属阳而湿润属阴。这是依据《周易》“水流湿，火就燥”之说来定的。燥与湿相对立，湿属阴而燥就属阳。但在以后的“病因”中就只说湿邪属阴，而没有说燥邪属阳。这其中的原因，可能是有些中医人认为燥邪属阴。大家想一想，燥邪也属阴，湿邪也属阴，这两者对立的关系还成立吗？既然没有对立关系，也就不能说其属阴还是属阳。因此，只说湿邪属阴而不说燥邪的阴阳属性，实际上是不合逻辑的。我的意见是：认为湿邪属阴，也就要明确燥邪属阳；如果不承认燥邪属阳，也就不应说湿邪属阴。

上表中已经删除的，但曾经在表中的，尚有“有与无”，或者说“有形与无形”这一对事物。为何删除呢？是因为“有形与无形”，是不能用阴阳说明它们之间的关系的。大约从六版教材开始，我们的教科书中出现了“有形属阴，无形属阳”的提法，并且引申出“血有形属阴而气无形属阳”的说法。其实这一说法是不确切的，估计可能是对《内经》所说“阳化气，阴成形”的误解。《内经》所说的“阳化气，阴成形”，是说阳气把有形之物变化为无形的气态，阴气把无形的气态凝聚为有形之物。如天气热了，阳气盛了，就把有形的水或冰化为水蒸气；天气冷了，阴气盛了，就把无形的水蒸气凝聚为水滴或冰。这与有形属阴而无形属阳，其实没有多少关联。

我查阅了中国古代哲学中的道家，即老子、庄子这个学派的观点，他们以内外隐显论阴阳，认为看不见的内在的“无”属阴，而看得见的外在的“有”属阳。同时认为“无为有之先”，提出“天下万物生于有，有生于无”的思想。因此，在道家思想体系中，是属阴的“无”产生了属阳的“有”，所谓“无中生有”。这一观点在《内经》中的体现，就是在内的“神藏五”（即五脏）属阴，而在外的“形藏四”（即胃、小肠、大肠、膀胱四腑）属阳，并且在内的属阴的“神藏”，统帅并调控着在外的属阳的“形藏”。属阴的事物决定着属阳的事物，则是道家的“崇阴”思想在中医学理论中的体现。

道家的无形属阴而有形属阳的思想，显然与我们六版教科书中所说的相反。因此，我们不能，也不应该去违背道家观点，非要说有形属阴而无形属阳。道理很简单，中医学的很多理论，本来都源于道家思想。我们反对道家思想，就等于把中医学的根都反掉了。

讲到这里，大家可能就要问：血属阴而气属阳，是中医学的传统认识，既然不能用有形无形来说明，那么应怎样解释？我认为应当这样解释：血与气相比较，血静而气动，故血属阴而气属阳。其实，血与气，精与气，津液与气，脏与腑的关系，不用阴阳也能说清楚。因此，阴阳是有其一定的适用范围的，我们不能把阴阳看成是万能的，也不能试图用阴阳来解决中医学中的所有问题。

上表中，还删除了“物质属阴而功能属阳”的说法，虽然这种说法有相当长一段时间在中医界很盛行。我之所以将此删除，是因为此说法是不成立的，是违背逻辑规律的。物质与功能根本就不是一对相反的事物，我们怎能用阴阳来阐释它们之间的关系？我们都知道，物质的相对面是精神，而功能的相对面是结构，任何物质都有结构和功能，并且此结构与功能是完全统一的，不可能是相反的。因此，物质与功能根本就不是一个层面的相对事物，因而绝对不能用阴阳来阐释它们之间的关系，而且结构与功能之间不可能是相反的，因而也不能用阴阳来解说。“物质属阴而功能属阳”属于悖论。

要记住：寒热、动静、明暗是阴阳的标志性属性。为了说明阴阳的属性，古人找了一对参照物，就是水火。水火是一对实物，水有寒凉的特点，静降的特点，阴暗的特点，而火有温暖的特点，升动的特点，明亮的特点，它两个正好相反。阴阳不可见而水火可见，水火就成为阴阳的标志物。故《素问·阴阳应象大论》说：“水火者，阴阳之征兆也。”

学习阴阳，对于初学中医者来说，是较为困难的。但是你若找到了突破口，还是相对容易的。这个突破口实际上就是上述的用阴阳阐释的三对关系：寒热、动静、明暗。你只要用水火作为参照物，理解了寒热、动静、明暗这三对阴阳的标志性属性，可以说你已经找到了学习阴阳的大门了。

这里需要说明的是，阴阳只是某些相反事物的属性概括，而不能概括所有相反事物的属性。如上面提到的标与本、正与邪，虽然是一对相反的事物，但也不能用阴阳来说明它们之间的关系。

下面我们再讨论一下事物的阴阳属性的相对性和绝对性。

先讲阴阳属性的绝对性。什么叫绝对性？绝对性就是静止不变性。因为阴阳不能与矛盾划等号，阴阳是一些特殊的矛盾范畴。矛盾的内涵小而外延大，抽象得非常彻底，而阴阳的内涵大而外延小，抽象得并不彻底。由于阴阳抽象得不彻底，就会有一些特殊的规定，也就有了绝对性。例如，就水火来说：水属阴而火属阳。但不能反过来说：水属阳而火属阴。水与火的阴阳属性不能反称，是固定不变的，寒热、动静、明暗的阴阳属性也不能反称，也是固定不变的，这与矛盾所认为的一切事物都是运动变化的，都是对立统一的，是有明显不同的，这就是事物阴阳属性的绝对性。

再讲事物阴阳属性的相对性。这个相对性，主要体现在以下三方面：

一是阴阳在一定条件下可以相互转化。即原来属阳的，现在属阴了，阴阳属性转变了。比如说这个患者原来是发高烧的，现在不发烧了，出现四肢发凉，冷汗淋漓了，病证的性质就由原来的属阳变为属阴了。

二是阴阳之中还有阴阳。属性相反的两种事物可以再分阴阳，属阳的事物中可以再分阴阳，属阴的事物中也可再分阴阳。也就是我们经常讲的阴中有阳，阳中有阴。例如：昼为阳，夜为阴。白天的上午与下午相对而言，则上午为阳中之阳（太阳），下午为阳中之阴（少阴）；夜晚的前半夜与后半夜相对而言，则前半夜为阴中之阴（太阴），后半夜为阴中之阳（少阳）。

三是比较的对象不同，阴阳的属性也就发生改变了。事物的阴阳属性是通过比较而确定的。同一层次中的某一事物，其比较的对象不同，阴阳属性就不同。春夏秋冬一年四季中，夏属阳，冬属阴，这没有问题，而春与秋，属阳还是属阴？春与秋两者对比而言，春天因阳气渐长而属阳，秋天因阴气渐多而属阴。但如果单说春天，属阳还是属阴？这当然要看它的比较对象：如果是跟冬天比，那么它属阳，但是如果跟夏天比，它就属阴了。同样，秋与夏相比，属阴，而与冬相比，就属阳了。在太少阴阳体系中，四季的阴阳属性是：夏天属太阳（阳中之阳），秋天属少阴（阳中之阴），冬天属太阴（阴中之阴），春天属少阳（阴中之阳）。其实，少阳就是阴中之阳，少阴就是阳中之阴。春属少阳，就是说春天既有阴又有阳，因而与冬比，因阳气较多而属阳，但与夏比，因阴气较多而属阴。秋属少阴，就是说秋天既有阳又有阴，因而与夏天相比，因阴气较多而属阴，但与冬天相比，因阳气较多而属阳。如此看来，上述说法并无矛盾。

事物的阴阳属性，既有以阴阳两分法标示的，也有以阴阳三分法标示的。下面我们就讲讲阴阳的两分与三分。

所谓阴阳两分，就是把阴阳一分为二，二分为四，四分为八……，即以2为级数不断划分的模式。上述的昼夜时段的划分，和一年四季分属于太阳、少阴、太阴、少阳，就属阴阳的两分模式。《周易·系辞上》所谓“易有太极，是生两仪，两仪生四象，四象生八卦”，也是以阴阳两分模式来说明八卦的生成及其阴阳属性（图 1-5）。

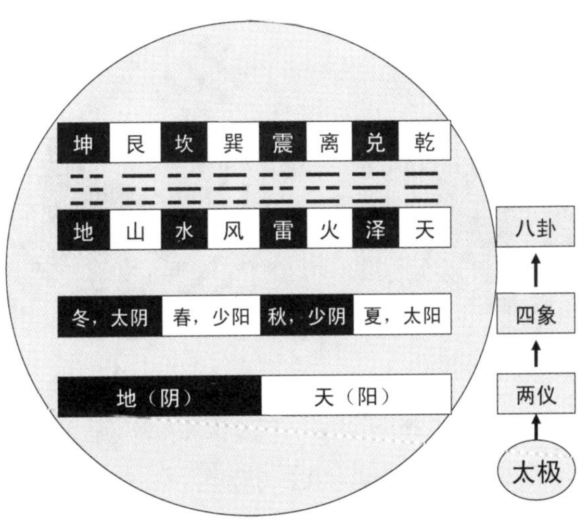

图 1-5　八卦生成图

如上图：什么是太极？太极是宇宙万物之本原。由太极而生成宇宙万物，这是《周易》的说法。但在道家思想体系中，宇宙万物是道、无或无极生成的。太极与无极有什么关系？后人说“无极而太极”，也就是说无极生太极，把道家思想与《周易》思想融合一起。太极，实际上就是一团“气”，也就是道家所说的“道生一”中的“一”，或者说是“无生有”中的“有”。由于这个气是宇宙万物的生成本原，儒家称之为“元气”。这个元气分化成阴气和阳气，这就是所谓的“两仪”。阳气散为天，阴气凝为地，所谓“积阳为天，积阴为地”。这个两仪又各自一分为二，即天也分阴阳，地也分阴阳，就生成了“四象”，也就是四季。其中，阴中的阴是冬天，因阴气旺盛而称太阴；阴中的阳是春天，因阳气从阴初生较少而称少阳；阳中的阳是夏天，因阳气旺盛而称太阳；阳中的阴是秋天，因阴气从阳初生较弱而称少阴。这个四象各自再一分为二：太阴也分阴阳，少阳也分阴阳，太阳也分阴阳，少阴也分阴阳，就产生了八卦。八卦，就是天（乾）、地（坤）、山（艮）、泽（兑）、水（坎）、火（离）、风（巽）、雷（震）这八种自然界中存在的事物。八卦的变化，反映了自然界四面八方、四季及四立二分二至气候的阴阳变化。了解这一点，对我们以后判断疾病的发生、发展并进行防治，是非常有意义的。

八卦方位的排列，有两种不同模式：一是伏羲八卦（先天八卦）方位，

一是文王八卦（后天八卦）方位。（图 1-6）

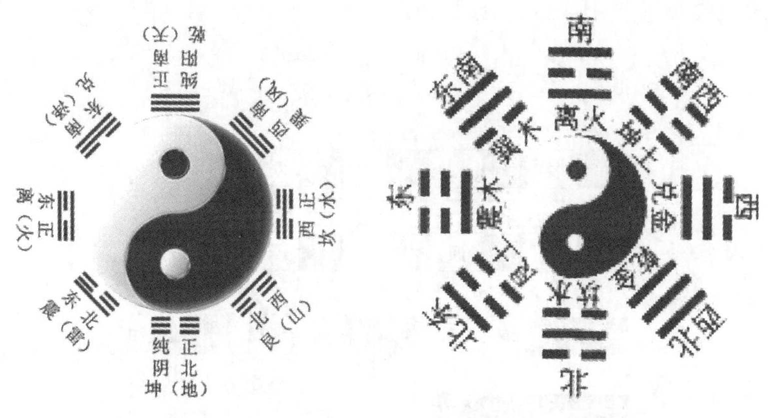

伏羲八卦（先天八卦）　　文王八卦（后天八卦）

图 1-6　八卦方位图

因此，一为太极，即是元气；一分为二，就是两仪；二分为四，就是四象；四分为八，就是八卦。这就是我们所说的阴阳两分模式。由阴阳两分而建立的太少阴阳体系，主要用以阐释四方、四季的阴阳变化，构建四时五脏理论体系和四象体质理论体系。请参见后面所讲的“中土五行”。

所谓阴阳三分，就是把一阴分为三阴，即太阴，少阴，厥阴；把一阳分为三阳，即阳明，太阳，少阳。这一阴阳三分模式，用到命名经脉，就是三阴三阳六经。其中，太阴和阳明是一对，少阴和太阳是一对，厥阴和少阳是一对。由阴阳三分而建立的三阴三阳体系，主要用来说明自然界气候变化的规律，经脉及脏腑的阴阳属性，以及伤寒热病的三阴三阳（六经）辨证体系。

二、阴阳学说的基本内容

阴阳学说的基本内容，主要讨论阴阳的运动规律和运动形式。其中运动规律有：阴阳对立制约，阴阳互根互用，阴阳交感互藏，阴阳自和与平衡等；阴阳的运动形式有阴阳消长和阴阳转化。

1. 阴阳的对立制约

对立制约，指属性相反的阴阳双方在一个统一体中的相互斗争、相互制约和相互排斥。阴阳双方既是对立的，又是统一的，统一是对立的结果。

相互制约是阴阳对立最主要的体现。此处所说的制约，实际上是一种抑制，一种压制，一种限制。也就是说阴阳双方是相互抑制、相互压制的，并由于这种相互抑制或相互压制，维持了事物之间协调平衡和稳定，因而促进了事物的发生发展和变化。《管子》最早提出了阴阳双方的相互制约，如《管子·心术上》说："阴则能制阳矣，静则能制动矣。"下面以自然界四季气候变化与人体相关为例解说阴阳的相互制约。

一年之内，出现春温、夏热、秋凉、冬寒的四季更替，即是阴气与阳气相互制约的结果。春天阳气渐升，制约阴气，阳气越来越多，阴气越来越少，天气就越来越暖。到了夏季以后，阳气最盛，阴气较少，天气酷热。夏至之后，阴气渐升，开始制约阳气，阴气越来越多，阳气越来越少，天气越来越凉。到了冬季，阴气最盛，阳气较少，天气寒冷。冬至以后，阳气又渐多，开始抑制阴气，阳气越来越多，阴气越来越少，天气就又越来越暖。如此周而复始，形成了自然界中的寒热温凉的四季变化。所以《素问·脉要精微论》说："是故冬至四十五日，阳气微上，阴气微下；夏至四十五日，阴气微上，阳气微下。"这里的"四十五日"，指从冬至到立春，或从夏至到立秋的三个节气。一个节气 15 天，三个节气共 45 天。冬至一阳生，所以从冬至到立春，阳气逐渐上升，阴气逐渐下降，至夏至则阳气盛极，阴气伏藏。夏至一阴生，所以从夏至到立秋，阴气逐渐上升，阳气逐渐下降，至冬至则阴气盛极，阳气伏藏。如此循环，年复一年。

天人相应，人体中阴阳也是相互制约的。人体中的阳气能推动和促进机体的生命活动，加快新陈代谢，而阴气能调控和抑制机体的代谢和各种生命活动。正是因为阴阳的相互制约，才维持了平衡协调。如冬至之后，自然界的阳气渐升而阴气渐少，人体内的阳气也渐升而阴气渐少，因而出现精神兴奋，代谢加快，善动而不静，失眠之人容易复发。夏至之后，自然界的阴气渐长而阳气渐少，人体内的阴气也渐长而阳气也渐少，因而出现精神抑制，代谢减缓，善静而不动，失眠之人可得到缓解。体内的阳气盛了，就会抑制阴气；体内的阴气盛了，就会抑制阳气。阴阳双方相互制约而达到协调平衡，则人体生命活动健康有序，即《素问·生气通天论》所谓"阴平阳秘，精神乃治。"

在人体生长发育的过程中，人体的阴阳也是这种变化。人从出生，一直到四十岁之前的这段时间里，一般是人体的阳气较多而阴气较少，相当于春天到夏天。四十岁以前是生长发育阶段，以阳气为主导，阴气随着阳气升，所谓"阳生阴长"。但是四十岁以后，人就进入了更年期，就是由壮年更到老年，相当于秋天到冬天。这个阶段，阳气也少了，阴气也少了，所谓"阳杀阴藏"。这个阶段，以阴气少的居多，所以到这个时候，有的人容易烦躁，发脾气，有的人容易发低烧，这是因阴气少而阳气相对偏多所导致的。还有一部分人是以阳气少为主，表现为天一冷，他就要赶快穿厚点的衣服，一些老年人也是这样。

如果阴阳之间的对立制约关系失调，动态平衡遭到了破坏，则标志着疾病的产生。阴阳双方中的一方过于亢盛，则过度制约另一方而致其不足，即《素问·阴阳应象大论》所谓“阴胜则阳病，阳胜则阴病”，可称为“制约太过”。阴阳双方中的一方过于虚弱，无力抑制另一方而致其相对偏盛，即通常所说的“阳虚则阴盛”“阴虚则阳亢”或“阳虚则寒”“阴虚则热”，可称为“制约不及”。

阴阳的对立相反，还体现在阴阳双方的相互排斥，相互格拒。体内阳气亢盛之极，则排斥阴气于外，称为“阳盛格阴”；体内阴气盛极，则格拒阳气于外，称为“阴盛格阳”。

2. 阴阳的互根互用

阴阳互根，即指阴阳双方相互依存，也就是相互依赖而存在的意思。说得书面化一点，则是：阴和阳任何一方都不能脱离另一方而单独存在，每一方都以相对立的另一方存在为自己存在的前提和条件。说得白一点，就是：阴的存在必须以阳的存在为条件，阳的存在必须以阴的存在为条件，要存在两个都存在，一个不存在了，另一个也就不存在了。比如寒和热，没有寒就没有热，没有热也就没有寒。动静、升降、上下、内外等，也是如此。

阴阳互用，指阴阳双方具有相互资生、相互促进和相互助长的关系。如《素问·阴阳应象大论》说：“阴在内，阳之守也；阳在外，阴之使也。”指出阳以阴为基，阴以阳为偶；阴为阳守持于内，阳为阴役使于外，阴阳相互为用，相互资助，不可分离。王冰注《素问·生气通天论》说：“阳气根于阴，阴气根于阳，无阴则阳无以生，无阳则阴无以化。”说明阴阳双方既相互依存，又相互资生：阳气生于阴，由阴气的资助而化生；阴气生于阳，由阳气的资助而化生。

阴阳的互根互用关系，广泛地用来阐释自然界的气候变化和人体的生命活动。如春夏阳气生而渐旺，阴气也随之增长，天气虽渐热但雨水也渐多，以防过热过燥；秋冬阳气衰而渐少，阴气随之潜藏，天气虽渐寒但降水也较少，以防过寒过湿。如此维持四季气候的相对稳定。这种阴阳相随的增减变化，即是《素问·阴阳应象大论》所谓的“阳生阴长，阳杀阴藏。”反映了阴阳的相互为用关系。

再如人体内的兴奋与抑制两种生理作用，既是相互制约的，又是相互为用的。人与自然界相统一，白天人体阳气随自然界的阴阳变化而旺盛，兴奋占主导地位，精力充沛，但必须以夜晚充足的睡眠，也就是充分的抑制为前提；夜晚人体阴气渐盛，抑制占主导地位，睡眠安和，但必须以白天的充分的兴奋，即充分的工作劳动，充分的精力付出为条件。老年人“昼不精，夜不瞑”（《灵枢·营卫生会》），也就是白天无精神，夜里睡不好，是由于阴阳双方相互为用的关系失调而致。

如果是由于某些原因，阴与阳之间的互根关系遭到破坏，就会导致《春秋繁露·顺命》所说的“独阴不生，独阳不生”，甚则出现“阴阳离决，精气乃绝”而死亡。所谓独阴，即只有阴而没有阳，又称“孤阴”。所谓“独阳”，即只有阳而无有阴，又称“孤阳”。独阴、孤阳是不能发生变化的，所以说“孤阴不生，独阳不长”。

如果阴阳之间的互资互用关系失常，阳气虚而不能资助阴气，或阴气虚而不能资助阳气，就会出现“阳损及阴”或“阴损及阳”的病理变化。

3. 阴阳交感与互藏

阴阳交感，就是阴阳二气在运动中相互感应而交合，发生相摩、相错、相荡的相互作用。阴阳交感的观念源于《周易》，《周易·咸彖》说：“咸，感也。柔上而刚下，二气感应以相与……天地感而万物化生。”指出：咸，即是交感的意思。咸卦是“山上有泽”，即兑上而艮下，上面的泽水下流而滋润山体，下面的山体上承而接受其润，山泽相通而交感融合，因而促进了事物之间的和谐相处与生长发展。因此，阴阳二气的交感合和是宇宙万物赖以生成和变化的根源。

那么阴阳二气是怎样交感的呢？古代哲学家认为，构成宇宙万物的本原之气，由自身的运动分化为相互对立的阴阳二气：阳气升腾而为天，阴气凝聚而为地。然后天气下降，地气上升，天地阴阳二气相互作用，交感合和。

《周易·系辞下》说：“天地氤氲，万物化醇；男女构精，万物化生。”在自然界，天之阳气下降，地之阴气上升，阴阳二气交感，形成云、雾、雷电、雨露，生命得以诞生，从而化生出万物。在阳光雨露的沐浴滋润下，万物才得以成长。在人类，男女构精，新的生命个体诞生，人类得以繁衍。如果没有阴阳二气的交感运动，就没有生命，也就没有自然界。

天气下降，地气上升，天地阴阳二气才能互相作用，交感合和。也就是俗话讲的位于上面的往下降，位于下面的往上升，上下才能交感融合。如咸卦的泽上山下，或既济卦的水（坎）上火（离）下，在上面的泽、水自然向下滋润在下的山、火，而在下的山、火向上承接泽、水的滋润。但天气在上，如何下降？地气在下，如何上升？阴阳二气交感的机制是什么？我们要用阴阳互藏的道理来解释。

阴阳互藏，是说阴阳双方中的任何一方都包含着另一方，即阴中有阳，阳中有阴。宇宙中的任何事物都含有阴与阳两种属性不同的成分，属阳的事物含有阴性成分，属阴的事物也寓有属阳的成分。明代张介宾在《类经·运气类》中说："天本阳也，然阳中有阴；地本阴也，然阴中有阳，此阴阳互藏之道。"

阴阳互藏之道源于古人对自然现象的观察与体悟。如以上下而言，上为阳，下为阴，但上中有下，下中寓上，即阳中有阴，阴中有阳。再以水火言，水暗为阴，火明为阳，但水中内明，火中内暗，即阴中有阳，阳中有阴。按照"气一元论"的观点，气为宇宙之本原，气别阴阳，以成天地。但在"积阳为天"之时，地阴之气已寓其中；在"积阴为地"之际，天阳之气已涵其内。因此，天为阳，但内寓地之阴气；地为阴，但内涵天之阳气。如《素问·天元纪大论》说："天有阴阳，地亦有阴阳……故阳中有阴，阴中有阳。"万物由天地阴阳交感合和而生，故皆寓涵阴阳两种不同属性的成分。

我们观察图1-6先天八卦图，将其中间的部分作为阴阳互藏的示意图：中间的大圆圈表示太极，其中黑色部分表示阴，阴从右降；白色部分表示阳，阳从左升。黑色部分中的小白圆圈为阴中之阳；白色部分的小黑圆圈为阳中之阴。即所谓阴中有阳，阳中有阴。

事物或现象的阴阳属性是依据其所涵属阴与属阳成分的比例大小而定的。阳中涵阴，是说属阳的事物或现象也涵有属阴的成分，而该事物或现象的整体属性仍为阳；阴中涵阳，是说属阴的事物或现象也涵有属阳的成分，而该事物或现象的整体属性仍为阴。一般地说，表示事物属性的成分占绝对大的比例并呈显象状态，而被寓涵于事物或现象内部不得显露的成分占较小的比例，它虽不能代表事物的属性，但有非常重要的调控作用。

阴阳互藏是阴阳双方交感合和的动力根源。阴阳二气升降运动而引起的交感相错、相互作用，是宇宙万物发生发展变化的根源。如《素问·六微旨大论》说："天气下降，气流于地；地气上升，气腾于天。故高下相召，升降相因，而变作矣。"然天之阳气为何能降，地之阴气为何能升？古代哲学家是用"本乎天者亲上，本乎地者亲下"（《周易·乾传》）来解释的。也就是说，天气虽在上，但内涵地之阴气，即阳中有阴，有"亲下"之势，故天气在其所涵地之阴气的作用下下降于地；地气虽居下，但内寓天之阳气，即阴中涵阳，有"亲上"之势，故地气在其所涵天之阳气的鼓动下上升于天，如此则"动静相召，上下相临，阴阳相错，而变由生也"（《素问·天元纪大论》）。可见阴升阳降而致天地二气交感相错的内在动力机制在于阴阳互藏之道：阴中有阳方能升，阳中有阴才能降。《素问·阴阳应象大论》所说的"地气上为云，天气下为雨。雨出地气，云出天气"，也是这一道理。

中医讲的心肾相交，坎离水火既济，也是以阴阳互藏的道理来解释的。离火在上，标示心，坎水在下，标示肾。心有心阴、心阳（心火），肾也有肾阴、肾阳。心火在心阴的牵制下由上下降于肾，肾阴在肾阳的鼓动下由下上济于心，如此心肾相交，水火既济。若肾阳不足，不能鼓动肾阴上升以滋心阴，那么心阴就不足，而心阴不足，就不能牵制心火，心火也就不能下降而上炎。治疗时就要一边用寒凉药清泻心火，一边要用温补肾阳的药以鼓动肾阴上济，可采用交泰丸，其中黄连泻心火，肉桂补肾阳以推动肾阴上济。

阴阳互藏又是构筑阴阳双方相互依存、相互为用关系的基础和纽带。阳中涵阴，因而阳依阴而存在，阳以阴为源而生；阴中寓阳，因而阴依阳而存在，阴以阳为根而化。若阳中无阴，阴中无阳，就变成“孤阴”、“独阳”，其相互依存关系也就被破坏，而“孤阴不生”，“独阳不长”，阴与阳之间也就失去了相互资生与相互促进的关系。

阴阳互藏还是阴阳消长与转化的内在根据。阴中寓阳，阴才有向阳转化的可能性；阳中藏阴，阳才有向阴转化的可能性。阴中寓阳，其阴性成分才能逐渐（或突然）转化为阳性成分而表现为阴消阳长。当此阴性事物或现象在其内部的阴阳消长与伴随的转化中，其阴性成分仍然占较大比例时，此事物或现象的阴阳属性仍属阴。但若在其内部的阴阳消长与转化中，其阳性成分多于阴性成分而成为该事物或现象的主导成分，该事物或现象则转属阳性，此即所谓“阴转化为阳”；反之则“阳转化为阴”。因此阴阳的互藏互寓是事物或现象阴阳属性转化的内在根据，而阴阳的消长运动及与此相伴的阴阳转化，是促使事物或现象总体阴阳属性转化的必要条件。

4. 阴阳消长

所谓阴阳消长，是说阴阳双方不是一成不变的，而是处于不断的增长和消减的变化之中。阴阳双方在彼此消长的运动过程中保持着动态平衡。

阴阳消长是阴阳运动变化的一种形式，而导致阴阳出现消长变化的根本原因在于阴阳之间存在着的对立制约与互根互用的关系。由阴阳对立制约关系导致的阴阳消长变化主要表现为阴阳的互为消长，或表现为阴长阳消，或表现为阳长阴消；由阴阳互根互用关系导致的阴阳消长变化主要表现为阴阳的皆消皆长，或表现为此长彼亦长，或表现为此消彼亦消。

先说阴阳的互为消长。在阴阳双方彼此对立制约的过程中，阴与阳之间可出现某一方增长而另一方消减，或某一方消减而另一方增长的互为消长的变化。前者称为阳长阴消或阴长阳消，后者称为阳消阴长或阴消阳长。如以四时气候变化而言，从冬至春及夏，气候从寒冷逐渐转暖变热，这是“阳长阴消”的过程；由夏至秋及冬，气候由炎热逐渐转凉变寒，这是“阴长阳消”的过程。四时气候的变迁，寒暑的更易，反映了阴阳消长的过程，但从一年的总体来说，阴阳还是处于相对的动态平衡状态的。以人体的生理活动而言，白天阳气盛，故机体的生理机能以兴奋为主；夜晚阴气盛，故机体的生理机能以抑制为主。子夜一阳生，日中阳气隆，机体的生理机能由抑制逐渐转向兴奋，这是“阳长阴消”的过程；日中至黄昏，阴气渐生，阳气渐衰，机体的生理机能也由兴奋逐渐转向抑制，这是“阴长阳消”的过程。由此可以看出，阴与阳之间的互为消长是不断进行着的，是绝对的；而阴与阳之间的平衡则是相对的，是动态的平衡。

再说阴阳皆消皆长。在阴阳双方互根互用的过程中，阴与阳之间又会出现某一方增长而另一方亦增长，或某一方消减而另一方亦消减的皆消皆长的消长变化。前者称为阴随阳长或阳随阴长，后者称为阴随阳消或阳随阴消。如上述的四季气候变化中，随着春夏气温的逐渐升高而降雨量逐渐增多，随着秋冬气候的转凉而降雨量逐渐减少，即是阴阳皆长与皆消的消长变化。人体生理活动中，饥饿时出现的气力不足，即是由于精（阴）不足不能化生气（阳），属阳随阴消；而补充精（阴），产生能量（阳），增加了气力，则属阳随阴长。人体生命过程中，上半生，阴气随阳气的增长而增长，属于阴随阳长；下半生，阳气随阴气的减少而减少，属于阳随阴消。故《素问·阴阳应象大论》说：“年四十而阴气自半也，起居衰矣。”

阴阳消长只是阴阳变化的过程和形式，而其原因则是阴阳的对立制约与互根互用。世界上的事物十分复杂，变化万千，性质各异，因而各类事物中的阴阳关系亦各有侧重。某些事物之间的阴阳关系以互根互用为主，如精与气、气与血等；另一些事物之间的阴阳关系却以对立制约为主，如寒与热、水与火等。诚如明代张介宾《景岳全书·补略》所说：“以精气分阴阳，则阴阳不可离；以寒热分阴阳，则阴阳不可混。”也正因为如此，一旦出现阴阳消长变化失常时，前者多表现为此消彼亦消或此长彼亦长，而后者多表现为此消彼长或此长彼消。

阴阳双方在一定限度内的消长变化，反映了事物之间对立制约和互根互用关系的协调平衡，在自然界可表征气候的正常变化，在人体则表征生命过程的协调有序。若阴阳的消长变化超越了正常的限度，在自然界表征异常的气候变化，在人体则表征疾病的发生。前述的“阳胜则阴病”、“阴胜则阳病”及“阳虚阴盛”、“阴虚阳亢”等，皆属阴阳对立制约关系失常而出现的超过正常限度的此长彼消或此消彼长，而“阴损及阳”、“阳损及阴”及“精气两虚”“气血两虚”等，则属阴阳互根互用关系失常而出现的异常的阴阳皆消。

5. 阴阳转化

阴阳转化，是阴阳运动的另一种基本形式。阴阳之间的转化，是说事物的总体属性在一定情况下可以向其相反的方向转化，即属阳的事物可以转化为属阴的事物，属阴的事物可以转化为属阳的事物。例如一年四季气候的变化，属阳的夏天可以转化为属阴的冬天，属阴的冬天又可以转化成属阳的夏天。人体的病证中，属阳的热证可以转化为属阴的寒证，属阴的寒证又可以转化为属阳的热证。

事物属阴，是说该事物的属阴的成分占了大的比例，但也含有属阳的成分。如果经过事物内部的消长运动，其中属阳的成分占得比例大了，那这个事物就变成属阳。同样道理，本来属阳的事物，在其内部的消长运动中，其中属阴的成分占得比例大了，该事物就转为属阴。也就是说，阴阳双方的消长运动发展到一定阶段，事物内部的属阴与属阳的比例出现了颠倒，则该事物的属性即发生转化，所以说转化是消长的结果。

阴阳相互转化，一般都产生于事物发展变化的“物极”阶段，即所谓“物极必反”。因此，在事物的发展过程中，如果说阴阳消长是一个量变的过程，阴阳转化则是在量变基础上的质变。

《内经》以“重阴必阳，重阳必阴”、“寒极生热，热极生寒”（《素问·阴阳应象大论》）和“物生谓之化，物极谓之变”（《素问·天元纪大论》）来阐释阴阳转化的机理。生、化、极、变，是事物发生发展的规律。任何事物都处在不断地运动变化之中，故《素问·六微旨大论》说：“成败倚伏生乎动，动而不已，则变作矣。”事物的发生发展规律总是由小到大，由盛而衰，即是说事物发展到极点就要向它的反面转化。《素问·天元纪大论》所说的“物生谓之化”，是指事物由小到大的发展阶段；“物极谓之变”，是指事物发展到极点，向它反面转化的阶段。由此可见，任何事物在发展过程中都存在着“物极必反”的规律。“重阴必阳，重阳必阴”的“重”，“寒极生热，热极生寒”的“极”，以及“寒甚则热，热甚则寒”（《灵枢·论疾诊尺》）的“甚”，即阴阳消长变化发展到“极”的程度，是事物的阴阳总体属性发生转化的必备条件。

阴阳的相互转化，也有两种形式：一种是渐变形式，另一种是突变形式。如一年四季之中的寒暑交替，一天之中的昼夜转化等，即属于“渐变”的形式。夏天的炎热渐渐变为冬天的寒冷，属阳转化为阴；冬天的寒冷渐渐变为夏天的炎热，属阴转化为阳。而夏季酷热天气的骤冷和冰雹突袭，急性热病中由高热突然出现体温下降、四肢厥冷等，则属于“突变”的形式。

在疾病的发展过程中，阴阳的转化常常表现为在一定条件下寒证与热证的相互转化。如邪热壅肺的患者，表现为高热、面红、咳喘、气粗、烦渴、脉数有力等，属于具有一派实热性表现的阳证。邪热极盛，耗伤正气，可致正不敌邪，突然出现面色苍白、四肢厥冷、精神萎靡、脉微欲绝等，转化为具有一派虚寒性表现的阴证。这就是中医所说的亡阳，要及时抢救。再如寒饮中阻的患者，本为阴证，但寒饮停留日久，郁滞不行，可以化热，转为阳证。上述两个病例中，前者的热毒极重，后者的寒饮停久，即是促成阴阳相互转化的内在必备条件。

6. 阴阳的自和与平衡

这也属阴阳的运动规律之一。

阴阳自和，是指阴阳双方自动维持和自动恢复其协调平衡状态的能力和趋势。对生命体来说，阴阳自和是生命体内的阴阳二气在生理状态下的自我协调和在病理状态下的自我恢复平衡的能力。

阴阳自和的概念，脱胎于中国古代哲学中的“阴阳贵和”思想。《淮南子·氾论训》中说：“天地之气，莫大于和。和者，阴阳调……阴阳相接，乃能成和。”意思是说阴阳二气的协调就是“和”，阴阳二气相接化物才能达到“和”的要求。“和”是宇宙的最基本的原则。阴阳合和，万物自生，这是中国古代哲学的重要观点。

阴阳自和是阴阳的本性，是阴阳双方自动地向最佳目标的发展和运动，是维持事物或现象协调发展的内在机制。中医学运用阴阳自和的理论来说明人体阴阳自动协调促使病势向愈和机体健康恢复的内在机制，用以阐明人体内的阴阳二气具有自身调节的能力。阴阳自和是阴阳的深层次运动规律，它可以揭示人体疾病自愈的内在变化机制。阴阳自和，说明了人体自身本已具备自我调节、自我修复等自愈能力，吃药治病只是促进了这些调节和修复能力的发挥。如果人体缺乏这种自我调节和自我修复的能力，只凭用药是达不到治愈疾病的目的的。

阴阳平衡，是指阴阳双方在相互斗争、相互作用中处于大体均势的状态，即阴阳协调和相对稳定状态。阴阳双方虽然不断地处在相互斗争、相互排斥、相互作用的运动之中，彼此之间随时发生着消长和转化，但阴阳双方仍然维持着相对稳定的结构关系。

阴阳之间的这种平衡，是动态的常阈平衡。也就是指阴阳双方的比例是不断变化的，但又是稳定在正常限度之内的状态，是动态的均势，而非绝对的静态平衡。维持这种平衡状态的机制，是建立在阴阳对立制约与互根互用基础上的阴阳双方在一定限度内的消长和转化运动。阴阳双方维持动态常阈平衡的关系，在自然界标志着气候的正常变化，四时寒暑的正常更替，在人体标志着生命活动的稳定、有序、协调。故《素问·调经论》说："阴阳匀平，以充其形。九候若一，命曰平人。"

综上所述，阴阳的对立制约、互根互用、交感互藏、自和平衡，是从不同角度来说明阴阳的运动规律及其相互关系的，而阴阳消长和阴阳转化则是阴阳运动的基本形式。阴阳之间的运动规律和运动形式之间并不是孤立的，而是彼此互相联系的。阴阳的对立互根是阴阳最普遍的规律，说明了事物之间既相反又相成的关系。事物之间的阴阳两个方面通过对立制约而取得了平衡协调，通过互根互用而互相促进，不可分离。阴阳交感是万物产生和发展的前提，万物就在阴阳交感过程中产生。阴阳的互藏则是阴阳交感的动力根源，同时也是阴阳消长和转化的内在根据。阴阳消长是在阴阳对立制约、互根互用基础上表现出的量变过程，阴阳转化则是在量变基础上的质变，是阴阳消长的结果。阴阳的动态平衡由阴阳之间的对立制约、互根互用及其消长转化来维系，而阴阳自和表达了其自动维持和自动恢复这一动态协调平衡的能力与趋势。如果阴阳的这种动态平衡遭到了破坏，又失去了自和的能力，在自然界就会出现反常现象，在人体则会由生理状态进入疾病状态，甚至死亡。

三、阴阳学说在中医学中的应用

阴阳学说在中医学中的应用相当广泛，可用来说明人体的组织结构、生理机能、病理变化，并指导养生保健以及疾病的诊断和治疗。

1. 阐释人体的组织结构

即用阴阳学说解说人体脏腑形体经络等组织结构的阴阳属性。

脏腑形体分阴阳：一般用阴阳的二分法来确定脏腑及形体的阴阳属性。就大体部位来说，上部为阳，下部为阴；体表属阳，体内属阴。就其腹背四肢内外侧来说，则背为阳，腹为阴；四肢外侧为阳，四肢内侧为阴。

以脏腑来分，五脏属里，藏精气而不泻，故为阴；六腑属表，传化物而不藏，故为阳。

由于阴阳之中复有阴阳，所以分属于阴阳的脏腑形体组织还可以再分阴阳。如体表组织属阳，然皮肉为阳中之阳，筋骨为阳中之阴。再继续分，则皮肤为阳中之阳，肌肉为阳中之阴；筋为阴中之阳，骨为阴中之阴。

再如五脏分阴阳：心肺居于上属阳，而心属火，主温通，为阳中之阳，即太阳；肺属金，主肃降，为阳中之阴，即少阴。肝、脾、肾居下属阴，而肝属木，主升发，为阴中之阳，即少阳；肾属水，主闭藏，为阴中之阴，即太阴；脾属土，居中焦，为阴中之至阴。故《素问·金匮真言论》说："背为阳，阳中之阳，心也；背为阳，阳中之阴，肺也。腹为阴，阴中之阴，肾也；腹为阴，阴中之阳，肝也；腹为阴，阴中之至阴，脾也。”

《内经》中关于五脏的太少阴阳属性的论述有三处两说：一是《素问·六节藏象论》中以心为阳中之太阳，肺为阳中之太阴，肾为阴中之少阴，肝为阳中之少阳，脾为至阴；二是《灵枢·九针十二原》和《灵枢·阴阳系日月》中以肺为阳中之少阴，心为阳中之太阳，肝为阴中之少阳，肾为阴中之太阴，脾为阴中之至阴。两说的不同主要是肺、肾两脏的阴阳属性不同。依据我们前面所讲的基于《周易》的太少阴阳体系，当以后《灵枢》二篇的说法为准。并且这一说法与上述的《素问·金匮真言论》的说法完全一致。因此，《素问·六节藏象论》所说的“肺为阳中之太阴，肾为阴中之少阴，肝为阳中之少阳”，可能是由于错简而致，不当为凭。

经络系统分阴阳：一般以阴阳的三分法确定十二经脉及其所属的脏腑的阴阳属性和相互关系，以阴阳二分法确定奇经、络脉的阴阳属性。

十二正经中有手足三阴三阳经。属脏而行于肢体内侧面的为阴经，一阴化为三阴，分称为手足太阴、手足厥阴、手足少阴经，分别属肺、脾、心包、肝、心、肾；属腑而行于肢体外侧面的为阳经，一阳分为三阳，因行于上肢与下肢的不同而分称为手足阳明、手足少阳、手足太阳经，分别属大肠、胃、三焦、胆、小肠、膀胱。并且手足太阴与手足阳明为表里，即肺与大肠、脾与胃为表里；手足厥阴与手足少阳为表里，也就是心包与三焦、肝与胆为表里；手足少阴与手足太阳经为表里，即心与小肠、肾与膀胱为表里。

奇经八脉中的跷脉与维脉，行于身之内侧者，称阴跷、阴维；行于身体之外侧者，称阳跷、阳维。督脉行于背，有总督一身之阳经的作用，称为“阳脉之海”。任脉行于腹，有总任一身之阴经的作用，称为“阴脉之海”。络脉中分布于体表及身体上部的称为阳络；分布于内脏、肢体深层及身体下部的称为阴络。

阴阳两分与阴阳三分，都可用来解说五脏的阴阳属性，这就导致了五脏阴阳属性的不一致。例如，就肝来说，在太少阴阳体系中属少阳，而在三阴三阳体系中则属厥阴。心，在太少阴阳体系中属太阳，而在三阴三阳体系中则属少阴。肺，在太少阴阳体系中属少阴，而在三阴三阳体系中则属太阴。肾，在太少阴阳体系中属太阴，而在三阴三阳体系中则属少阴。脾，在太少阴阳体系中属至阴，而在三阴三阳体系中则属太阴。这两种阴阳体系在解说五脏阴阳属性时是不能混淆的，初学中医者应该引起充分注意。

总之，人体脏腑经络及形体组织结构的上下、内外、表里、前后各部分之间，无不包含着阴阳的对立统一。正如《素问·宝命全形论》所说："人生有形，不离阴阳。"

2. 概括人体的生理机能

对于人体的生理活动，无论是生命活动的整体还是就其各个部分，都可以用阴阳来概括说明。

人体的整体生命活动，是由各脏腑经络形体官窍各司其职，协调一致来完成的，而脏腑经络的生理机能，是由贮藏和运行于其中的精与气为基础的。精藏于脏腑之中，主内守而属阴，气由精所化，运行于全身而属阳。精与气的相互资生、相互促进，维持了脏腑经络形体官窍的机能活动稳定有序。

人体的生长壮老已的生命过程，也是由精所化之气来推动和调控的。人体之气，以其不同的作用和运动趋向而分为阴气与阳气两部分：具有凉润、宁静、抑制、沉降等作用和运动趋向的是阴气，具有温煦、推动、兴奋、升发等作用和运动趋向的是阳气。正是由于人体内阴气与阳气的交感相错、相互作用，推动和调控着人体内物质与物质之间、物质与能量之间的相互转化，推动和调控着人体的生命进程。同时又是由于体内阴气与阳气的对立制约、互根互用和消长转化，维系着协调平衡的状态，人体的生命活动才能有序进行，各种生理机能才能得到稳定发挥。若人体内的阴阳二气不能相互为用而分离，人的生命活动也就终止了。故《素问·生气通天论》说："阴平阳秘，精神乃治；阴阳离决，精气乃绝。"阴平阳秘，是从整体上来说，人体阴阳是协调平衡的，但这个平衡是动态上的平衡，也就是允许阴阳双方在一定限度内的消长的平衡，我们称为"动态常阈平衡"。

此外，阴阳学说还用来说明人体生命活动的基本形式。如人体内的阴阳二气，清阳主升，出上窍；浊阴主降，出下窍；清阳主出，发于腠理、四肢；浊阴主入，走于五脏、六腑。人体正是由于阴阳二气的升降出入运动，推动和维持着人的生命活动，也正是阴阳二气升降出入协调平衡，才推动和维持各种生理活动的正常进行。

3. 阐释人体的病理变化

疾病的发生标志着阴阳协调平衡的破坏，阴阳失调是疾病的基本病机之一。阴阳学说用来阐释人体的病理变化，主要表现在以下两个方面：一是分析病因的阴阳属性；二是分析病理变化的基本规律。

病邪可以分为阴、阳两大类："夫邪之生也，或生于阴，或生于阳"（《素问·调经论》）。一般而言，六淫属阳邪，饮食居处、情志失调等属阴邪。阴阳之中复有阴阳：六淫之中，风邪、暑邪、火（热）邪属阳，寒邪、湿邪属阴。

疾病的发生发展过程就是邪正斗争的过程：阳邪侵犯人体，人体正气中的阴气奋而抗之；阴邪侵犯人体，正气中的阳气与之斗争。如此产生了邪正相搏，导致了阴阳失调而发生疾病，故《素问·著至教论》说："合而病至，偏害阴阳。"

阴阳失调的主要表现形式是阴阳的偏盛偏衰和互损。其中用阴阳的对立制约及其导致的互为消长来阐释阴阳的偏胜偏衰，而用阴阳的互根互用及其导致的皆消皆长来解释阴阳的互损。现在结合下图作一解释。（图 1-7）

邪正相搏与阴阳失调

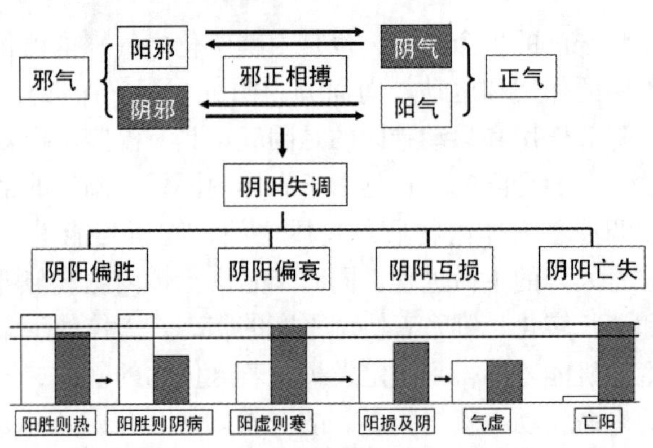

图 1-7　邪正盛衰与阴阳失调示意图

如上图：从发病上来说，人要得病，一般要有邪气的侵犯。邪气侵犯人体，人体的正气进行抵抗，正邪相争，如果邪气战胜正气，疾病就发生了。如果用阴阳来解释，可以这样说：自然界的邪气分为阳邪和阴邪，人体的正气有阴气与阳气两个方面。火邪、热邪属于阳邪，侵袭人体，人体的阴气进行抵抗；寒邪、湿邪属于阴邪，侵犯人体，人体的阳气就会奋起抵抗。如此，阳邪作用于阴气，阴邪作用于阳气，这样就会产生正邪相搏。如果邪气战胜正气，都可引起阴阳失调，标志着疾病的发生。

如上图，阴阳失调，共有四个类型：一是阴阳偏胜，二是阴阳偏衰，三是阴阳互损，四是阴阳亡失。在正常情况下，也就是阴阳协调平衡的情况下，允许人体的阴气、阳气在一定的范围内变化，不得超过上限，也不得超过下限。所以我们上面讲这个阴阳平衡是动态的常阈平衡。

如果是超过了这个上限，就是亢盛，或称偏盛，分别是阳偏盛和阴偏胜。

先说阳偏胜：人体中的阳气因自然界中的阳邪的侵袭而亢盛有余，人体就产生了以发热为主的病证，称为“阳胜则热”的实热证。在阳邪侵犯人体的初期，阴气和津液还没有明显的减少。但是随着疾病的发展，阳气亢盛制约了阴气，伤耗了津液，导致津液和阴气明显减少，这就称作“阳胜则阴病”的实热兼阴虚证。

再说阴偏胜：人体中的阴气因自然界中的阴邪的侵袭而亢盛有余，人体就产生了以寒凉为主的病证，称为“阴胜则寒”的实寒证。在阴邪侵犯人体的初期，人体中的阳气还没有明显的减少。但是随着疾病的发展，阴气亢盛伤耗了阳气，导致阳气明显减少，这就称作“阴胜则阳病”的实寒兼阳虚证。

如上图，如果是超过了这个下限，就是偏衰，分别是阳偏衰和阴偏衰。

下面先讲阳偏衰：阳偏衰就是阳虚，也就是阳气少了，低于下限，而阴气相对增多，就是说没有真的增多，只是在跟阳气比较的情况下，相对的多。阳气虚衰，温煦作用减少，一般会出现寒象，称作“阳虚则寒”的虚寒证。

再说阴偏衰：阴偏衰就是阴虚，也就是阴气少了，低于下限，而阳气相对增多。阴气虚衰，凉润作用减退，一般要出现热象，称作“阴虚则热”的虚热证。

阴阳互损，是在阴阳偏衰的基础上进一步变化：阳气少了，不能资助阴气，阴气也随之减少了，这就称“阳损及阴”，出现的病证，是以阳虚为主的阴阳两虚；若是阴气虚衰，不能资助阳气，阳气也随之减少了，这就称“阴损及阳”，出现的病证，是以阴虚为主的阴阳两虚。

若是阳损及阴或阴损及阳的病理变化继续发展下去，阳气和阴气可能达到同一个水平上，人体既不出现寒的征象，也不出现热的征象，既不恶寒，也不发热，仅有少气乏力等征象，这就是气虚，即阳气与阴气对等的两虚。

如果阴阳的偏胜偏衰和互损的病变继续发展，有可能出现阴阳亡失的病理变化。如果由于某些原因引起人体中的阳气突然大量丢失，导致人体生命机能严重衰竭的病理变化，就称作“亡阳”。临床就会出现四肢发凉、面色苍白、冷汗淋漓、精神萎靡、脉微欲绝等危重征象。如果由于某些原因引起人体中的阴气突然大量丢失，导致人体生命机能严重衰竭的病理变化，就称作“亡阴”。临床就会出现手足虽温而大汗不止、烦躁不安、心悸气喘、体倦无力、脉数疾躁动等危重征象。

综上所述，阴阳偏胜偏衰主要用来说明阴阳对立制约关系失调而出现的寒热性病理变化。“阳胜则热，阴胜则寒”“阳胜则阴病，阴胜则阳病”“阳虚则寒，阴虚则热”，是寒热性疾病的病理总纲。阴阳互损主要用来说明寒热性疾病过程中阴气与阳气的互根互用关系的失调，阐释“阴虚则热”的虚热与“阳虚则寒”的虚寒进一步发展为阴阳两虚的病变规律。若用阴阳消长来说明，则前者属于由阴阳对立制约关系失常而出现的互为消长，后者属于因阴阳互根互用关系失常而表现的阴阳皆消。

需要特别强调的是，阴阳失调是寒热性疾病和动静失常疾病的病机，主要阐释寒热性疾病或亢奋或抑郁性的疾病。对精与气、血与气、津液与气之间的互生互用关系的失常，虽然也可用阴阳互损来阐释，但由于精血津液与气的关系不用阴阳也能阐释清楚，故目前一般不再以阴阳互损来说明。

4. 用于疾病的诊断

《素问·阴阳应象大论》说：“善诊者，察色按脉，先别阴阳。”阴阳学说用于疾病的诊断，主要包括分析四诊所收集的资料和概括各种证候的阴阳属性两个方面。

分析四诊资料：即将望、闻、问、切四诊所收集的各种资料，包括即时的症状和体征，以阴阳理论辨析其阴阳属性。

色泽分阴阳：观察色泽的明暗，可以辨别病情的阴阳属性。色泽鲜明为病属于阳；色泽晦暗为病属于阴。例如黄疸，一般脸色发黄，眼睛发黄，色泽鲜明的，属阳黄，多见于病毒性肝炎，病情急但易治；而脸色发黄，色泽晦暗者，属阴黄，多见于重度肝硬化或肝癌晚期，较为难治。

气息分阴阳：观察呼吸气息的动态，听其发出的声音，可以区别病情的阴阳属性。语声高亢宏亮、多言而躁动者，多属实、属热，为阳；语声低微无力、少言而沉静者，多属虚、属寒，为阴。呼吸微弱，多属于阴证；呼吸有力声高气粗，多属于阳证。

动静喜恶分阴阳：了解患者的动静、喜恶等情况，也可以区分病证的阴阳属性。如躁动不安属阳，蜷卧静默属阴；身热恶热属阳，身寒喜暖属阴等。

脉象分阴阳：辨脉之部位、动态、至数、形状也可以分辨病证的阴阳属性。如以部位分，寸为阳，尺为阴；以动态分，则至者为阳，去者为阴；以至数分，则数者为阳，迟者为阴；以形状分，则浮大洪滑为阳，沉涩细小为阴。

辨别病证的属阴或属阳，是诊断疾病的重要原则。八纲辨证中，表证、热证、实证属阳；里证、寒证、虚证属阴。阴阳是八纲辨证的总纲。

在脏腑辨证中，脏腑精气阴阳失调可以表现出许多复杂的证候，但概括起来，无外乎阴阳两大类。如在心系病证中，有心血虚、心气虚、心阴虚、心阳虚、心火亢盛、心血瘀阻等，前四虚证属阴，后二实证属阳。在四虚证中，心阴虚因有热象而属阳，心阳虚因有寒象而属阴。其他脏腑病证的阴阳归类仿此。

总之，阴阳学说广泛应用于四诊和辨证之中，只有辨清阴阳，才能正确分析和判断疾病的阴阳属性。故《景岳全书·传忠录上·阴阳》说："凡诊病施治，必须先审阴阳，乃为医道之纲领。阴阳无谬，治焉有差？医道虽繁，而可以一言蔽之者，曰阴阳而已。故证有阴阳，脉有阴阳，药有阴阳……设能明彻阴阳，则医理虽玄，思过半矣。"

5. 用于疾病的防治

调整阴阳，使之保持或恢复相对平衡，达到阴平阳秘，是防治疾病的基本原则，也是阴阳学说用于疾病防治的主要内容。

预防疾病，首先要注意养生。养生，又称"摄生"，即保养生命之意。养生的目的，一是延年，二是防病。养生是保持身体健康无病的重要手段。养生的最根本的原则就是要"法于阴阳"，即遵循自然界阴阳的变化规律来调理人体之阴阳，使人体中的阴阳与四时阴阳的变化相适应，以保持人与自然界的协调统一。《素问·四气调神大论》说："夫四时阴阳者，万物之根本也，所以圣人春夏养阳，秋冬养阴，以从其根，故与万物沉浮于生长之门。逆其根，则伐其本，坏其真矣。"对"能夏不能冬"的阳虚阴盛体质者，要注重春夏养阳，或在夏季用温热之药预培其阳，则冬不易发病，即所谓"冬病夏治"；对"能冬不能夏"的阴虚阳亢体质者，要注重秋冬养阴，或在冬季用凉润之品预养其阴，则夏不得发病，所谓"夏病冬养"。

由于阴阳失调是疾病的基本病机，而偏胜偏衰和互损又是其基本表现形式，因而在把握阴阳失调状况的基础上，用药物、针灸等方法调整其偏盛偏衰和互损，恢复阴阳的协调平衡，是治疗疾病的基本原则之一。故《素问·至真要大论》说："谨察阴阳所在而调之，以平为期。"

阴阳偏盛的治疗原则：阴阳偏盛形成的是实证，故总的治疗原则是"实则泻之"，即损其有余。分而言之，阳偏盛而导致的实热证，用"热者寒之"的治疗方法；阴偏盛而导致的寒实证，用"寒者热之"的治疗方法。若在阳盛的同时，由于"阳胜则阴病"而出现明显的阴虚时，即表现为阳盛兼阴虚证，治疗当清热兼滋阴；若在阴盛的同时，由于"阴胜则阳病"而出现明显的阳虚时，也就是表现为阴盛兼阳虚证，治疗当祛寒兼温阳。

阴阳偏衰的治疗原则：阴阳偏衰出现的是虚证，故总的治疗原则是“虚则补之”，即补其不足。分而言之，阴偏衰产生的是“阴虚则热”的虚热证，治疗当滋阴制阳，用“壮水之主，以制阳光”的治法，《内经》称之为“阳病治阴”。阳偏衰产生的是“阳虚则寒”的虚寒证，治疗当扶阳抑阴，用“益火之源，以消阴翳”的治法，《内经》称之为“阴病治阳”。

阴阳互损的治疗原则：阴阳互损导致阴阳两虚，故应采用阴阳并补的治疗原则。对阳损及阴导致的以阳虚为主的阴阳两虚证，当补阳为主，兼以补阴；对阴损及阳导致的以阴虚为主的阴阳两虚证，当补阴为主，兼以补阳。如此则阴阳双方相互资生，相互为用。

阴阳学说用于疾病的治疗，不仅用于确定治疗原则，而且也用来概括药物的性能，作为指导临床用药的根据。治疗疾病，不但要有正确的诊断和治疗方法，还必须熟练地掌握药物的性能。根据确定的治疗原则，选用适宜药物，才能收到良好的治疗效果。

药物的性能，一般地说，主要靠它的气（性）、味和升降浮沉来决定，而药物的气、味和升降沉浮，又皆可以用阴阳来归纳说明。

药性，主要是寒、热、温、凉四种药性，又称“四气”。其中寒凉属阴，温热属阳。一般说来，属于寒性或凉性的药物，能清热泻火，减轻或消除机体的热象，热证多用之；属于热性或温性的药物，能散寒温里，减轻或消除机体的寒象，寒证多用之。

五味，就是酸、苦、甘、辛、咸五种滋味。有些药物具有淡味或涩味，故实际上不止五味，但习惯上仍称为“五味”。

辛味有发散之性，具有解表、行气的作用，例如葱姜都能解表治疗感冒，木香能行气。

甘味能滋补与缓急，具有补气养血、缓急止痛等作用，如黄芪、桂圆、大枣能补气养血，甘草配芍药能缓急止痛。

淡味有渗利作用，如茯苓、通草等能渗湿利水，通利小便。

酸味能收敛固涩，如五味子能敛气止汗，金樱子涩精止遗等。

苦味能泄能降能燥能坚，如黄连清热燥湿，大黄泻下通便，知母、黄柏降火坚阴（即泄火存阴）等。

咸味能软坚和泻下，如芒硝泻下通大便燥结，牡蛎软坚消瘰疬痰核等。

辛、甘、淡三味属阳，酸、苦、咸三味属阴。如《素问·至真要大论》说：“辛甘发散为阳，酸苦涌泄为阴，咸味涌泄为阴，淡味渗泄为阳。”

临床用药过程中，一般都依据证的性质将药物的气与味综合考虑以处方。每味药都具有气与味两个方面的特性，配方时主要根据证的性质来决定是主用其气还是味，还是气味皆用。如苦味药一般有降下等作用，若与温性相配，能降气化痰，痰饮等阴性病多用之；若与寒性相合，能清热泻下，实热等阳证多用之。

升降浮沉，是指药物在体内发挥作用的趋向。升是上升，浮为向外浮于表；升浮之药，其性多具有上升、发散的特点，故属阳。降是下降，沉为向内沉于里；沉降之药，其性多具有降逆、泻下、收涩、重镇的特点，故属阴。升浮药一般是叶或花之类的，例如薄荷、苏叶、金银花、菊花等，都是升浮的，但是有一种花是沉降的，叫旋覆花。“诸花皆升，旋覆独降”。沉降药多是矿物类或贝壳类的药物，常用的有代赭石、龙骨、牡蛎、紫贝齿等，但是也有一些矿物类的具有升浮作用，最常见的是海浮石。

表 1-2　药物阴阳属性归类表

	阴	阳
药　性	寒、凉	热、温
五　味	酸、苦、咸	辛、甘（淡）
升降浮沉	沉、降	升、浮

另外，《素问·阴阳应象大论》说：“味厚者为阴，薄为阴之阳。气厚者为阳，薄为阳之阴。味厚则泄，薄则通。气薄则发泄，厚则发热。”这是以太少阴阳归纳气味厚薄药性：味厚者为太阴，能泄热清火，泻下通便，如大黄、芒硝类；味薄者为阴之阳，即少阳，能通能降，如黄芩、厚朴类；气厚者属太阳，能温能热，如附子、肉桂类；气薄者为阳之阴，即少阴，能升发能外泄，如麻黄、柴胡等。治疗太少阴阳四象疾病时，一般用太阴类药对太阳类病，太阳类药治太阴类病，少阴类药对少阳类病，少阳类药治少阴类病。

总之，阴阳学说在疾病的防治方面具有重要的指导作用。养生防病，须根据四时阴阳的变化情况“法于阴阳”；治疗疾病，则要根据病证的阴阳偏盛偏衰等情况，确定治疗原则：阴阳偏盛者，损其有余；阴阳偏衰者，补其不足。然后再根据药物四气五味和升降浮沉的阴阳属性选择适当的药物，调整疾病过程中的阴阳失调，使之向恢复平衡方面发展，从而达到治愈疾病和减缓病情之目的。

第三节 五行学说

讲述内容：

1. 五行的概念。
2. 五行学说的基本内容。
3. 五行学说在中医学中的应用。

讲述要点和难点：

1. 五行的基本概念。
2. 事物和现象五行归类的依据和方法。
3. 五行的生克乘侮和母子相及。
4. 中土五行的中与四方的主从关系。
5. 根据五行生克确立的治则治法。
6. 中土五行在中医学中的应用。

五行学说，是研究木火土金水五行的概念、特性、生克制化乘侮规律，并用以阐释宇宙万物的发生、发展、变化及相互关系的一种古代哲学思想。五行学说认为，宇宙间的一切事物都是由木、火、土、金、水五种基本物质所构成的，自然界各种事物和现象的发展变化，都是这五种物质不断运动和相互作用的结果。

五行学说作为一种思维方法应用于中医学，用以阐释人体局部与局部、局部与整体、体表与内脏的有机联系以及人体与外在环境的统一。五行学说贯穿于中医学理论体系的各个方面，用以说明人体的生理病理，并指导疾病的诊断和治疗，成为中医学理论体系的重要组成部分。

本节讲述三部分内容：一是五行的概念，二是五行学说的基本内容，三是五行学说在中医学中的应用。

一、五行的概念

本部分内容主要有三：五行的基本概念、五行的特性和事物的五行归属。

1. 五行的基本概念

五行，是木、火、土、金、水五种物质的运动变化，也是归纳宇宙万物并阐述其相互关系的五种基本属性。

这里解释一下：五行，从字面上解释，可以说是木、火、土、金、水五种物质的运动变化。如《尚书正义》说："言五者，各有材干也。谓之行者，若在天，则为五气流注；在地，世所行用也。"但作为中国古代的一种世界观，也可以解释为构成宇宙万物的五种基本元素（five elements），然而这五种基本元素都是由一气分化的，或者说是由元气分化的。我们把五行当作中医学的主要思维方法之一，五行实际上起到了归纳世界万物，包括人体的脏腑形体官窍，并说明它们之间相互关系的作用，五行已经嬗变为五种归纳宇宙中和人体中各种事物的基本属性。

五行最初的涵义与"五材"有关，是指木、火、土、金、水五种基本物质或基本元素。《左传·襄公二十七年》说："天生五材，民并用之，废一不可。"木、火、土、金、水这五种物质是人类日常生产和生活中最为常见和不可缺少的基本物质，如《尚书正义》说："水火者，百姓之所饮食也；金木者，百姓之所兴作也；土者，万物之所资生，是为人用。"由于人类在生产和生活中，经常接触这五种物质，而且认识到这五种物质相互作用，还可以产生出新的事物，如《国语·郑语》说："以土与金、木、水、火杂，以成百物。"

五行一词，最早见于《尚书》。《尚书·周书·洪范》说："鲧堙洪水，汩陈其五行。"并对五行的特性从哲学高度作了抽象概括，指出："五行，一曰水，二曰火，三曰木，四曰金，五曰土。水曰润下，火曰炎上，木曰曲直，金曰从革，土爰稼穑。"此时的五行，已从木、火、土、金、水五种具体物质中抽象出来，上升为哲学的理性概念。古人运用抽象出来的五行特性，采用取象比类和推演络绎的方法，将自然界中的各种事物和现象分归为五类，并以五行之间的关系来解释各种事物和现象发生、发展、变化的规律。因此，五行学说是以木、火、土、金、水五种物质的特性及其运动规律来认识世界、解释世界和探求宇宙变化规律的一种世界观和方法论。

2. 五行的特性

五行的特性，是古人在长期的生活和生产实践中对木、火、土、金、水五种物质的直接观察和朴素认识的基础上，进行抽象而逐渐形成的理性概念，是用以识别各种事物的五行属性的基本依据。一般认为，《尚书·洪范》所说的"水曰润下，火曰炎上，木曰曲直，金曰从革，土爰稼穑"是对五行特性的经典性概括。现分述如下：

"木曰曲直"："曲"，屈也；"直"，伸也。曲直，指树木的枝条具有生长、柔和，能屈又能伸的特性，引申为凡具有生长、升发、条达、舒畅等性质或作用的事物和现象，归属于木。肝具有木的特性，肝气能够曲（屈），也能够伸，肝气中的阳气促进伸展，就是我们中医讲的疏泄，即疏通发泄，而曲（屈）就是肝气中的阴气以柔和来抑制发泄，防止疏泄过度。如果我们有人最近生了闷气，心情不好，有点郁闷，不想吃饭了，晚上睡不好了，就要疏肝气以发泄郁闷。但如果有人经常发火，心情急躁，易发脾气，焦虑不安，失眠多梦，这是肝气疏泄太过，当以滋肝阴以柔肝。

"火曰炎上"："炎"，是焚烧、炎热、光明之义；"上"，是上升。炎上，指火具有炎热、上升、光明的特性。引申为凡具有温热、上升、光明等性质或作用的事物和现象，归属于火。心有火的特性，心的搏动关系着人的体温。但心火亢盛，容易上炎，常见口舌生疮。若把心火泻下来，让其从小便排出，口舌生疮自然能愈。至于怎样才能让心火从小便排出，以后再讲其道理。

"土爰稼穑"："爰"，通"曰"；"稼"，即种植谷物；"穑"，即收获谷物。稼穑，即春天播种庄稼，秋天收获庄稼，泛指人类种植和收获谷物的农事活动。引申为凡具有生化、承载、受纳性质或作用的事物和现象，归属于土。故有"土载四行"、"万物土中生"、"万物土中灭"和"土为万物之母"之说。人体内，脾管着食物的消化、吸收，供应人体营养，维持生命，称为"后天之本"，"气血生化之源"。所以脾属土。

"金曰从革"："从"，顺也；"革"，即变革。从革，指金有刚柔相济之性：金之质地虽刚硬，可作兵器以杀戮，但有随人意而更改的柔和之性。引申为凡具有沉降、肃杀、收敛等性质或作用的事物和现象，归属于金。肺主呼吸，肺气既能收敛沉降，又能宣发。既可以往上升，也可以往下降。往上升有助于浊气向外排，往下降有助于吸进清气。

"水曰润下"："润"，即滋润、濡润；"下"即向下、下行。润下，指水具有滋润、下行的特性。引申为凡具有滋润、下行、寒凉、闭藏等性质或作用的事物和现象，归属于水。

从上述五行的特性可以看出，五行学说中的木、火、土、金、水，已经不是这五种具体物质本身，而是五类物质不同属性的概括。

3. 事物和现象的五行归类

有了五行特性，就能把自然界的事物现象和人身上的事物现象进行五行归类。这种归类的依据，自然是五行特性，而归类的方法则有两种：一个是取象比类法，另一个是推演络绎法。简单地说，就是比类法和演绎法。

取象比类法："取象"，即是从事物的形象（形态、作用、性质）中找出能反映本质的特有征象；"比类"，即是以五行各自的抽象属性为基准，与某种事物所特有的征象相比较，以确定其五行归属。事物或现象的某一特征与木的特性相类似，则将其归属于木；与水的特性相类似，则将其归属于水；其他以此类推。例如：以方位配五行：日出东方，与木升发特性相似，故东方归属于木；南方炎热，与火特性相类似，故南方归属于火；日落于西方，与金之沉降相类似，故西方归属于金；北方寒冷，与水之特性相类似，故北方归属于水；中原地带土地肥沃，万物繁茂，与土之特性相类似，故中央归属于土。当然，比类是说这个事物和那个事物之间有一些相似，但不是完全相同，因此，用比类方法或叫取象比类法所得出的结论，不是必然的，而是或然的。

推演络绎法：即根据已知的某些事物的五行归属，推演归纳其他相关的事物，从而确定这些事物的五行归属。例如：已知肝属木（大前提），由于肝合胆、主筋、其华在爪、开窍于目（小前提），因此可推演络绎胆、筋、爪、目皆属于木；同理，心属火，则小肠、脉、面、舌与心相关，故亦属于火；脾属土，胃、肌肉、唇、口与脾相关，故亦属于土；肺属金，大肠、皮肤、毛发、鼻与肺相关，故亦属于金；肾属水，膀胱、骨、发、耳、二阴与肾相关，故亦属于水。

以五行为中心，以空间结构的五个方位，时间结构的四时或五季，人体结构的五脏为基本框架，将自然界的各种事物和现象以及人体的生理病理现象，按其属性进行归纳，从而将人体的生命活动与自然界的事物或现象联系起来，形成了联系人体内外环境的五行结构系统，用以说明人体以及人与自然环境的统一（表 1-3）。

表 1-3　事物属性的五行归类表

自然界							五行	人体						
五音	五味	五色	五化	五气	方位	季节		五脏	五腑	五官	形体	情志	五声	变动
角	酸	青	生	风	东	春	木	肝	胆	目	筋	怒	呼	握
徵	苦	赤	长	暑	南	夏	火	心	小肠	舌	脉	喜	笑	忧
宫	甘	黄	化	湿	中	长夏 四时	土	脾	胃	口	肉	思	歌	哕
商	辛	白	收	燥	西	秋	金	肺	大肠	鼻	皮	悲	哭	咳
羽	咸	黑	藏	寒	北	冬	水	肾	膀胱	耳	骨	恐	呻	栗

上表中，在“季节”栏中，除了沿用以往的春、夏、长夏、秋、冬五季之外，在土行中增加了“四时”。这是因为《内经》中多篇提到了“土主四时”，“脾主四时”，并构建了“中土五行”模式以阐释脾土与四脏、四方、四时的关系。

在“方位”栏中，用“方位”替代原来的“五方”。这是因为，方位本来就只有“四方一位”，从没有“五方”的说法。“中”是位而不是方，“中”是“太极”，是决定四方的，中与四方应是主从关系，而不是对等关系。

二、五行学说的基本内容

五行学说有两种结构模式：一是五行对等的相生相克模式，简称“生克五行”；二是以土为中心的土控四行模式，简称“中土五行”。

1. 生克五行模式

所谓生克五行，是指木、火、土、金、水五行之间具有对等的既递相资生又间相克制的关系。五行中的每一行既可生他，也可被生；既可克制他行，也可被他行所克制。

生克五行模式的主要内容，包括五行的相生与相克、制化与胜复、相乘与相侮和母子相及四个方面。其中相生相克是指五行间存在着动态有序的资生和制约的关系；五行的制化和胜复，是指五行系统中具有的自我调节机制。由于五行之间存在着相生、相克与制化胜复的关系，从而维持五行结构系统的平衡与稳定，促进事物的生生不息。五行的相乘相侮与母子相及是五行之间异常的生克变化，主要用于阐释某些异常的气候变化和人体的病理变化。

(1) 五行相生：是指木、火、土、金、水之间存在着有序的递相资生、助长和促进的关系。

五行相生次序是：木生火，火生土，土生金，金生水，水生木。在五行相生关系中，任何一行都具有“生我”和“我生”两方面的关系。《难经》将此关系比喻为母子关系：“生我”者为母，“我生”者为子。因此，五行相生，实际上是指五行中的某一行对其子行的资生、促进和助长。如以火为例，由于木生火，故“生我”者为木，木为火之“母”；由于火生土，故“我生”者为土，土为火之“子”。木与火是母子关系，火与土也是母子关系(图 1-8)。

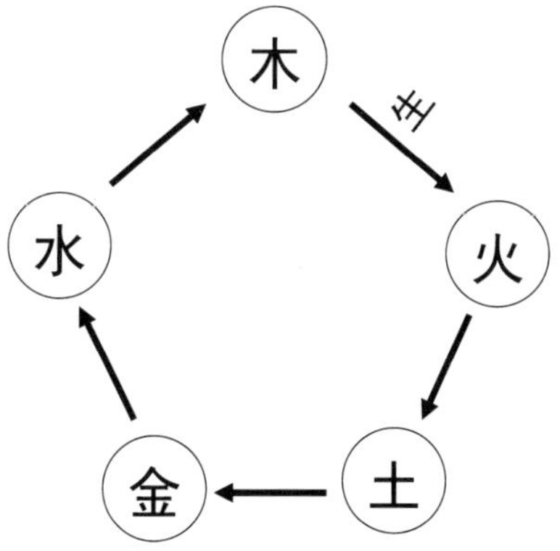

图 1-8　五行相生示意图

（2）五行相克：是指木、火、土、金、水之间存在着有序的递相克制、制约的关系。

五行相克次序是：木克土、土克水、水克火、火克金、金克木。在五行相克关系中，任何一行都具有“克我”和“我克”两方面的关系。《内经》把相克关系称为“所胜”、“所不胜”关系：“克我”者为“所不胜”，“我克”者为“所胜”。因此，五行相克，实为五行中的某一行对其所胜行的克制和制约。如以木为例，由于木克土，故“我克”者为土，土为木之“所胜”；由于金克木，故“克我”者为金，金为木之“所不胜”（图 1-9）。

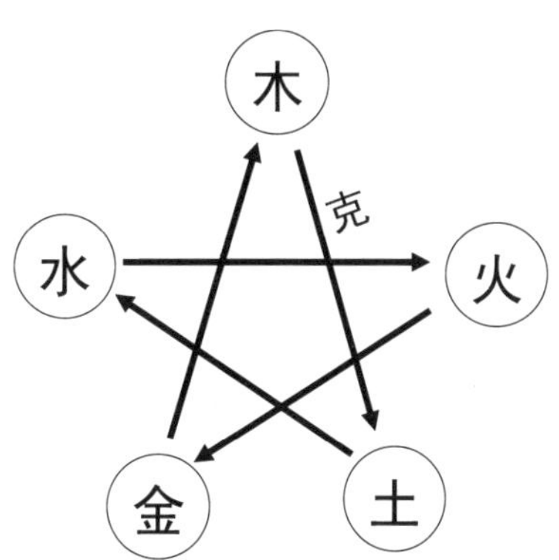

图 1-9　五行相克示意图

（3）五行制化：是指五行之间既相互资生，又相互制约，维持平衡协调，推动事物间稳定有序的变化与发展。《素问·六微旨大论》说：“亢则害，承乃制，制则生化。”五行制化，是五行相生与相克相结合的自我调节。五行的相生和相克是不可分割的两个方面：没有生，就没有事物的发生和成长；没有克，就不能维持事物间的正常协调关系。因此，必须生中有克，克中有生，相反相成，才能维持事物间的平衡协调，促进稳定有序的变化与发展。明代张介宾在《类经图翼·运气上》中说："盖造化之机，不可无生，亦不可无制。无生则发育无由，无制则亢而为害。"

五行制化的规律是：五行中一行亢盛时，必然随之有制约，以防止亢而为害。即在相生中有克制，在克制中求发展。具体地说，生中有克，即木生火，火生土，而木又克土；火生土，土生金，而火又克金；土生金，金生水，而土又克水；金生水，水生木，而金又克木；水生木，木生火，而水又克火。如此循环往复。克中有生，即木能克土，土能克水，但水能生木；土能克水，水能克火，但火能生土；水能克火，火能克金，但金能生水；火能克金，金能克木，但木能生火。如此循环往复。（图 1-10）

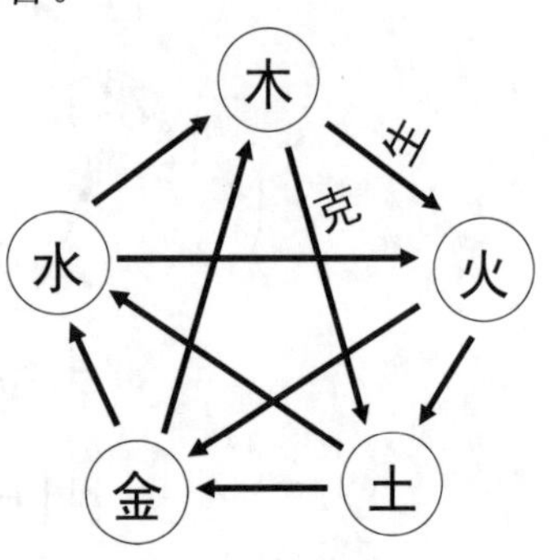

图 1-10　五行生克示意图

五行之间的生克制化关系，构成了一种反馈调节回路。通过五行之间的负反馈效应而使五行系统整体上维持稳定与协调。下面以木行亢盛为例说明五行之间的负反馈调节（图 1-11）。

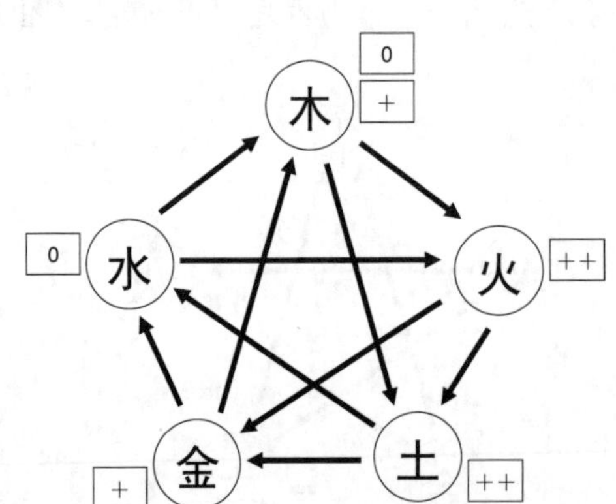

图 1-11　五行制化示意图

上图中，木以（＋）生火，则火得生为（＋＋）；火以（＋＋）生土，则土得生应为（＋＋＋），但木以（＋）克土，土被克则还有（＋＋）；土以（＋＋）生金，金得生则应为（＋＋＋），但火以（＋＋）克金，则金被克还有（＋）；金以（＋）生水，水得生则为（＋＋），但土以（＋＋）克水，则水实为（0）；同时金以（＋）克木，则木原（＋）之亢盛因被克而复得平也为（0）。至此，五行中的每一行都发生了变化，但变化的结果在五行系统的整体是（0），即稳定不变。

五行中的任何一行都受着整体调节，而其本身的变化也影响着整体。五行的这种反馈调节模式，表达了五行系统在运动中维持着整体稳定协调的机制。一旦这一自我调节和控制机制失常，则出现亢害或不及的变化，在自然界表现为异常的气候变化，在人体则表现为疾病状态。

（4）五行胜复：胜，即“胜气”；复，即“复气”，又称“报气”。五行中某一行过于亢盛，或相对偏盛，则引起其所不胜行（即“复气”）的报复性制约，从而使五行系统复归于协调和稳定。这种按相克规律的自我调节，称为五行胜复。

五行胜复，源于《内经》七篇大论的运气学说。胜气的出现，一是由于五行中某一行太过，即绝对偏盛，二是由于五行中某一行不足而致其所不胜行相对偏盛。复气因胜气的出现而产生，即先出现胜气，然后有复气产生，以对胜气进行“报复”，使胜气复平。复气即胜气的所不胜行：若胜气为木行，则复气为金行；若胜气为火行，则复气为水行；若胜气为土行，则复气为木行；若胜气为金行，则复气为火行；若胜气为水行，则复气为土行。

五行胜复的规律是：“有胜则复”（《素问·至真要大论》），“子复母仇”。五行中的某一行的偏盛，包括绝对偏盛和相对偏盛，则按相克次序依次制约，引起该行的所不胜行（即复气）旺盛，以制约该行的偏盛，使之复归于平衡，以致整个五行系统复归于协调和稳定。下面以木行的偏盛为例来说明“复气”的产生和“子复母仇”的过程（图 1-12）。

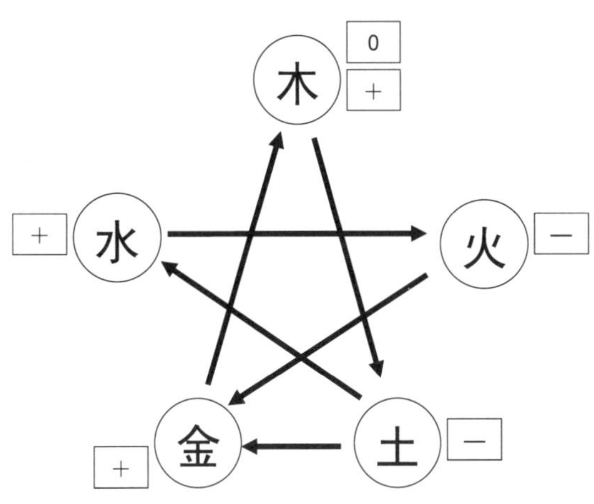

图 1-12　五行胜复示意图

上图中，木亢（＋）乘土引起土衰（－），土衰则不能制水而致水盛（＋），水盛乘火而使火衰（－），火衰则不能制金而致金旺（＋），金旺则乘木而使木行的偏盛得以平复（0）。此处的木行的偏盛是“胜气”，而金行的旺盛为“复气”，金行的旺盛是对木行偏盛的报复。其余四行的偏盛引起的报复，以此类推。如此经过胜复循环，胜气得以抑制，五行系统复归于协调、稳定。

五行胜复，又称为“子复母仇”。因五行的某一行偏盛，即为胜气；该行的所不胜行，是其复气；而此复气又为其胜气的所胜行之子行。复气之母行受其胜气所害，复气制约胜气，为母复仇，故称“子复母仇”。如上述的木行偏盛为胜气，金行旺盛为复气；木亢乘土，金为土之子，金旺则能克木，使木行之偏盛得以平复，则为子复母仇。

因此，五行胜复，子复母仇，实指五行系统内部出现不协调时，系统本身所具有的一种反馈调节机制。这一反馈调节机制，可借以说明自然界气候出现异常时的自行调节，也可借以说明人体五个生理病理系统内部出现异常时的自我调节，并可指导治法的确定和方药的选择。

（5）五行相乘：相乘，即乘虚侵袭之义。五行相乘，是指五行中的一行对其“所胜行”的过度克制和制约，又称“倍克”。五行相乘的次序与相克相同，即木乘土，土乘水，水乘火，火乘金，金乘木。（图 1-9）

导致五行相克异常而出现相乘的原因一般有三：

一是所不胜行过于亢盛，因而对其所胜行的制约太过，使其虚弱。如木行过亢，则过度克制其所胜行土，导致土行虚弱不足，称为“木亢乘土”。临床上所见的剧烈的情志变化引起的脾胃机能失调，一般属此种情况。

二是所胜行过于虚弱，其所不胜行则相对偏亢，故所胜行也受到其所不胜行的加倍的制约而出现相乘。如木行虽然没有过亢，但土行已经过于虚弱不足，木对土来说属相对偏亢，故土行也受到木行的较强的克制而出现相乘，称为“土虚木乘”。临床上所见的慢性胃病因情绪变化的发作，多属此种情况。

三是既有所不胜行的过于亢盛，又有其所胜行的虚弱不足，两者之间的力量的差距拉大，则出现较重的相乘。如既有木行的过亢，又有土行的虚弱不足，则两者之间则出现更为严重的相乘。一般称为“木乘土”。临床上所见的肝气郁结或亢逆，而脾胃之气早已虚弱不足，则易发生较重的“肝气乘脾”病理变化，患者的病情也较重。

（6）五行相侮：相侮，有恃强凌弱之义。五行相侮，是指五行中的一行对其“所不胜行”的反向制约，又称“反克”。五行相侮，实为五行之间的反向克制，故相侮的次序与相克、相乘相反。即木侮金，金侮火，火侮水，水侮土，土侮木。依次循环（图 1-13）。

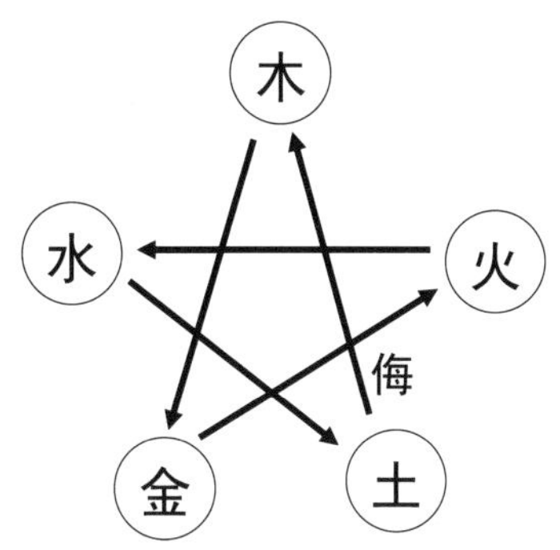

图 1-13　五行相侮示意图

引起五行相克异常而产生相侮的原因，一般也有三：

一是所胜行过于亢盛，不仅不受其所不胜行的制约，反而反向克制其所不胜行，因而出现相侮。如木行过于亢盛，不但不受其所不胜金行的制约，反而欺侮金行，一般称为“木亢侮金”，或“木火刑金”。临床上常见的“左升太过，右降不及”的肝火犯肺证，即属此种情况。

二是所不胜行虚弱不足，而其所胜行则相对偏亢，故所不胜行必然受到其所胜行的反向克制而出现相侮。如金行虚弱不足，而木行相对偏亢，金行不但不能制约木行，反而被木行反向克制，一般称为“金虚木侮”。临床所见的慢性肺病（如肺痨）常因情绪剧烈变化而加重或发作，即属此种情况。

三是既有所胜行的过于亢盛，又有其所不胜行的虚弱不足，两者的力量差距拉大，易出现较为严重的相侮。如既有金行的虚弱不足，又有木行的过于亢盛，两者差距拉大，相侮则较为严重。一般称为“木侮金”。临床所见的既有慢性肺病长期不愈，肺精气已虚，又有较为强烈的情绪刺激，肝气正亢，因而发作为较为深重的病证，一般属于此种情况。

相乘与相侮的概念，皆源于《内经》，是中医学对古代哲学的五行学说的发展。相乘与相侮，都属于不正常的相克现象，既有联系，又有区别。两者的区别在于：相乘是按五行相克次序的克制太过，相侮则是与相克次序相反方向的克制异常。两者的联系在于：发生相乘时，有时也可同时出现相侮；发生相侮时，有时也可同时伴有相乘。两者皆用于阐释疾病的病理变化。如《素问·五运行大论》说：“气有余，则制己所胜而侮所不胜；其不及，则己所不胜，侮而乘之，己所胜，轻而侮之”，既指出了五行相乘与相

侮的产生原因，又说明了相乘与相侮之间的关系。下面以肝为例说明五行相乘与相侮的产生原因及其关系。（图 1-14）

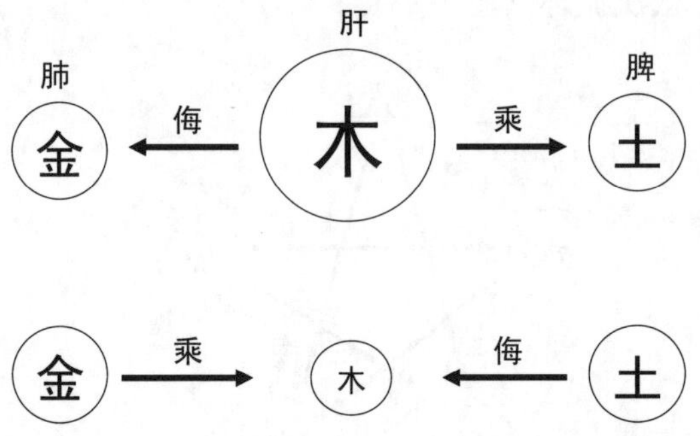

图 1-14　五行相乘与相侮的产生与关系示意图

（7）母病及子：是指五行中的某一行失常，影响到其子行，导致母子两行皆异常的变化。母病及子的一般规律有三：

一是母行虚弱，累及其子行也不足，导致母子两行皆虚。即所谓“母能令子虚”。如水虚不能生木，引起木行也不足，结果水竭木枯，母子俱衰。临床上常见的肾精亏虚，引起肝精肝血不足，或肾阴亏虚引起肝阴不足而肝阳上亢的病变，即属此类。

二是母行过亢，引起其子行亦盛，导致母子两行皆亢。如木行过亢，可引起火行过旺，导致木火俱盛。临床上常见的肝火亢盛引致心火亦亢，出现心肝火旺的病变，即属此类。

（8）子病及母：是指五行中的某一行异常，影响到其母行，导致子母两行皆异常的变化。子病及母的一般规律有三：

一是子行亢盛，引起母行也亢盛，结果是子母两行皆亢，即所谓“子能令母实”，一般可称为“子病犯母”。如临床上可见心火过亢引起肝火亦旺，结果导致心肝火旺的病理变化。

二是子行亢盛，劫夺母行，导致母行虚衰，一般可称为“子盗母气”。如临床上可见肝火太盛，下劫肾阴，导致肝阴肾阴皆虚的病理变化。

三是子行虚弱，上累母行，引起母行亦不足，一般也可称为“子盗母气”。如临床上可见心血亏虚引起肝血亦不足，终致心肝两虚的病理变化。

2. 中土五行模式

中土五行，是指土居中央而木、火、金、水分位东、南、西、北四方的五行模式。这一模式中，五行之间是有主次的，即居中央的土控制分列四方的木火金水四行。

中土五行模式，来源于古人对方位和季节认识的“河图”（图 1-15）。

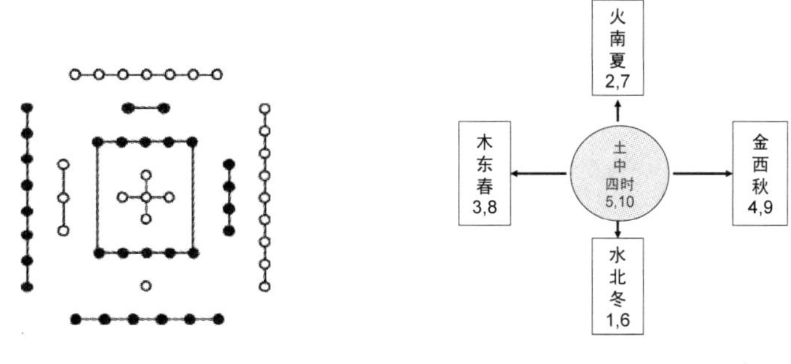

图 1-15　河图　　　　**图 1-16　中土五行的方位和主时**

如上图，上南下北，左东右西，这是古代的方位，是以太阳的出落轨迹来定的，与现在地图中的方位是不同的，是正好相反的。白圆圈是奇数，属阳；黑圆圈是偶数，属阴。

古人以生数和成数来说明木火土金水五行的生成。其中生数言其性，成数言其质。生数加上五则为成数，以合“土生万物”、“土为万物之母”之说。《国语·郑语》也说：“以土与金、木、水、火杂，以成百物。”

在生数和成数前加上“天、地”二字，是表明其阴阳属性：在奇数前加上“天”字，表示属阳；一、三、五、七、九，前面皆冠“天”字。在偶数前加上“地”字，表示属阴；二、四、六、八、十，前面皆冠“地”字。《周易·系辞上》说：“天一地二，天三地四，天五地六，天七地八，天九地十。天数五，地数五，五位相得而各有合。”例如：“天一生水，地六成之”是表示：一为生数，言水之性，如润下、寒凉等；六属成数，言自然可见之水。一为奇数，属阳，故称“天一”；六是偶数，属阴，故称“地六”。其他以此类推。

依据上面的河图：北方是天一生水，地六成之，与冬季通应；南方是地二生火，天七成之，与夏季通应；东方是天三生木，地八成之，与春季通应；西方是地四生金，天九成之，与秋季通应；中位是天五生土，地十成之，与四时通应。如是我们把河图翻译为下面的图型，看起来就比较清晰了（图 1-16）。

河图的文字记载，最早见于《周易》。《周易·系辞上》说：“河出图，洛出书，圣人则之。《易》有四象，所以示也。”河图公诸于世，应该始自宋。宋代道士陈抟，首次将河图与洛书、先天图、太极图一起公诸于世，并由此而引出一场近千年的“图”“书”之争。此千年论战，止于 1977 年安徽西汉汝阴侯墓出土的文物“太乙九宫占盘”。此占盘的刻画与河图洛书完全相符，并与《灵枢·九宫八风》首图完全一致。这就说明《内经》中有关阴阳五行的论述，的确吸收了当时《周易》和河图洛书的相关思想和内容。《内经》吸收了河图和《周易》的思想，构建了中土五行模式，或称河图五行模式。《素问》中的《金匮真言论》、《阴阳应象大论》等篇对中土五行有较详细的论述。

中土五行与生克五行的最重要区别是：前者强调中土的重要性，它与其他四行是主从关系，即中土控制、调节其他四行；后者强调五行之间存在着对等的相生相克关系，它们之间是平等的，无主次的。

在中土五行中，土与木火金水四行的关系是：如上图，土居中央，调节和控制位于东南西北四方的木火金水四行，而位于四方的木火金水四行，则受命于中土。“中”位是标示四方的，与四方不处于同一个层面，有控制四方的意味。居中的土在万物的生成中起了非常重要的作用。《国语·郑语》说：“土与木火金水杂以成百物。”宇宙万物的生成，是土与木火金水相融合的结果，所谓“土生万物”。

中医学将五脏中的脾属土而居中央，脾有主四时而长养和调控肝、心、肺、肾四脏的作用，如《素问·玉机真藏论》说：“脾为孤脏，中央土以灌四傍。”

另外，早期尚有心属土居中央，脾属木位东方，肺属火位南方，肝属金位西方，肾属水位北方的中土五行模式，这一模式强调了心在人体生命活动中的主导作用。心主管精神活动，能调控其他脏腑。《素问·灵兰秘典论》说：“心者，君主之官也，神明出焉……故主明则下安……主不明则十二官危。”《灵枢·邪客》说：“心者，五藏六府之大主也，精神之所舍也。”心属土居中的五行模式，随着时代的发展和知识的更新，在中国国内已被逐渐被淡化。但在朝鲜医学（韩医学）中，是被改造并发扬，发展为具有特色的“四象体质医学”。

在中土五行中，木火金水四行之间存在着递进发展的关系：如上图，木位东方，通于春季，春天的温暖源于冬天的寒冷，属阴中之阳的少阳，其性曲直，柔和而升发。火位南方，通于夏季，夏天的炎热由春天少阳之气逐渐旺盛发展而来，属阳中之阳的太阳，其气炎热而向上。金位西方，通于秋季，秋天的凉爽源于夏天的炎热，属阳中之阴的少阴，其性收降而宣散。水位北方，通于冬季，冬天的严寒由秋天的凉爽发展而来，属阴中之阴的太阴，其性寒凉而闭藏。中医学以此说明肝心肺肾四脏之间的生理病理联系。

三、五行学说在中医学中的应用

五行学说在中医学的应用，主要是以五行的特性来分析归纳人体的脏腑经络形体官窍等组织器官和精神活动，构建以五脏为中心的生理病理系统，进而与自然环境相联系，建立天人一体的五脏系统。并以五行的生克制化规律来分析五脏之间的生理联系，以五行的乘侮和母子相及规律来阐释五脏病变的相互影响，指导疾病的诊断和防治。

1. 生克五行在中医学中的应用

（1）生克五行在生理方面的应用，主要包括以五行特性类比五脏的生理特点，构建天人一体的五脏系统，以生克制化说明五脏之间的生理联系等几个方面。

五行学说以五行的特性来说明五脏的生理特点。如木有生长、升发、舒畅、条达的特性，肝气喜条达而恶抑郁，有疏通气血，调畅情志的生理机能，故以肝属木。火有温热、向上、光明的特性，心主血脉以维持体温恒定，心主神明以为脏腑之主，故以心属火。土性敦厚，有生化万物的特性，脾主运化水谷、化生精微以营养脏腑形体，为气血生化之源，故以脾属土。金性清肃、收敛，肺具有清肃之性，以清肃下降为顺，故以肺属金。水具有滋润、下行、闭藏的特性，肾有藏精、主水功能，故以肾属水。

五行学说以五脏为中心，推演络绎整个人体的各种组织结构与生理机能，将人体的形体、官窍、精神、情志等分归于五脏，构建以五脏为中心的生理病理系统。同时又将自然界的方位、五气、五色、五味等与人体的五脏联系起来，建立了以五脏为中心的天人一体的五脏系统，将人体内外环境联结成一个密切联系的整体。

如以肝为例：《素问·阴阳应象大论》说："东方生风，风生木，木生酸，酸生肝，肝生筋……肝主目。"《素问·金匮真言论》说："东方青色，入通于肝，开窍于目，藏精于肝，其病惊骇，其味酸，其类草木……是以知病之在筋也。"这样把自然界的东方、春季、青色、风气、酸味等，通过五行的木与人体的肝、筋、目联系起来，构筑了联系人体内外的肝木系统，体现了天人相应的整体观念。请参见上面的表 1-3，并横着看，每一列就是一个以脏为中心的天人相应系统。

五行学说运用生克制化理论来说明五脏之间存在着既相互资生又相互制约的关系。

以五行相生说明五脏之间的资生关系：肝生心即木生火，如肝藏血以济心，肝之疏泄以助心行血；心生脾即火生土，如心阳温煦脾土，助脾运化；

脾生肺即土生金，如脾气运化，化气以充肺；肺生肾即金生水，如肺之精津下行以滋肾精，肺气肃降以助肾纳气；肾生肝即水生木，如肾藏精以滋养肝血，肾阴资助肝阴以防肝阳上亢。

以五行相克说明五脏之间的制约关系：肾制约心即水克火，如肾水上济于心，可以防止心火之亢烈；心制约肺即火克金，如心火之阳热，可以抑制肺气清肃太过；肺制约肝即金克木，如肺气清肃，可以抑制肝阳的上亢；肝制约脾即木克土，如肝气条达，可疏泄脾气之壅滞；脾制约肾即土克水，如脾气之运化水液，可防肾水泛滥。

以五行制化说明五脏之间的协调平衡：依据五行学说，五脏中的每一脏都具有生我、我生和克我、我克的生理联系。五脏之间的生克制化，说明每一脏在机能上因有他脏的资助而不致于虚损，又因有他脏的制约和克制而不致于过亢；本脏之气太盛，则有他脏之气制约；本脏之气虚损，又可由他脏之气补之。如脾（土）之气，其虚，则有心（火）生之，其亢，则有肝（木）克之；肺（金）气不足，脾（土）可生之；肾（水）气过亢，脾（土）可克之。这种制化关系把五脏紧紧联系成一个整体，从而保证了人体内环境的统一。

（2）生克五行在病理方面的应用，是以生克乘侮和母子相及来阐释五脏病变的相互影响。

五脏病变的相互传变，可分为相生关系的传变和相克关系的传变两类。这两类传变，上面的五行乘侮和母子相及已经作了讨论，此处不再重复讲述。下面仅就五脏病变的传变规律作一讨论和演示。

五脏病变的传变规律，可用五行的乘侮和母子相及来阐释。如肝脏有病，病传至心，为母病及子；病传至肾，为子病及母；病传至脾，为乘；病传至肺，为侮（图 1-17）。其他四脏，以此类推。

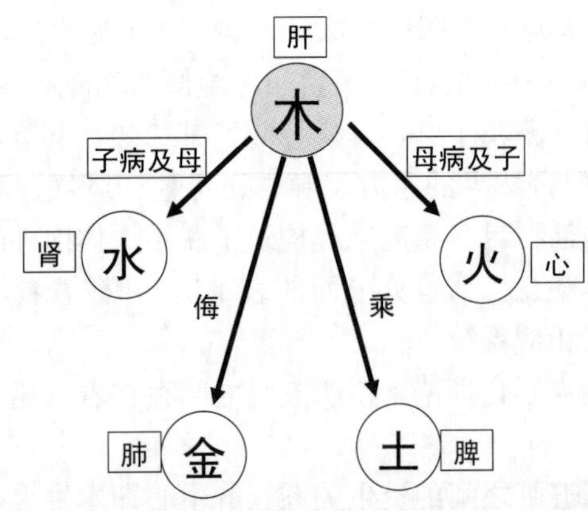

图 1-17　五脏病变的传变规律示意图（以肝为例）

此外，运用五行学说还可以阐释五脏发病与季节的关系。五脏外应五时，所以五脏发病的一般规律，是在其所主之时受邪而发病，即春天多发肝病，夏天多发心病，长夏多发脾病，秋天多发肺病，冬天多发肾病。

（3）生克五行用于指导疾病的诊断：《孟子·告子下》说："有诸内者，必形诸外。"五行学说将人体五脏与自然界的五色、五音、五味等都作了相应联系，构成了天人一体的五脏系统，因而观察分析望、闻、问、切四诊所搜集的外在表现，依据事物属性的五行归类和生克乘侮规律，可确定五脏病变的部位，推断病情进展和判断疾病的预后。也就是《灵枢·本藏》所说的"视其外应，以知其内藏。"

五行学说以五行属性归类和生克乘侮规律确定五脏病变的部位，包括以本脏所主之色、味、脉来诊断本脏之病，以他脏所主之色、味、脉来确定五脏相兼病变。如面见青色，喜食酸味，脉见弦象，是病在肝；面见赤色，口味苦，脉象洪，是心火亢盛。若脾虚患者，而面见青色，为木来乘土，是肝气犯脾；心脏病人，而面见黑色，为水来乘火，多见于肾水上凌于心等。故《难经·六十一难》说："望而知之者，望见其五色，以知其病。闻而知之者，闻其五音，以别其病。问而知之者，问其所欲五味，以知其病所起所在也。切脉而知之者，诊其寸口，视其虚实，以知其病，病在何脏腑也。"

（4）生克五行用于指导疾病的治疗：主要表现在：根据药物的色、味，按五行归属指导脏腑用药；按五行的生克乘侮规律，控制疾病的传变和确定治则治法；指导针灸取穴和情志疾病的治疗等几个方面。

生克五行以药物的五行归类来指导脏腑用药：不同的药物，有不同的颜色与气味。以颜色分，有青、赤、黄、白、黑"五色"；以气味辨，则有酸、苦、甘、辛、咸"五味"。药物的五色、五味与五脏的关系是以天然色味为基础，以其不同性能与归经为依据，按照五行归属来确定的。即：青色、酸味入肝，赤色、苦味入心，黄色、甘味入脾，白色、辛味入肺，黑色、咸味入肾。如白芍、山茱萸味酸入肝经以补肝之精血；丹参味苦色赤入心经以活血安神；石膏色白味辛入肺经以清肺热；白术色黄味甘以补益脾气；玄参、生地色黑味咸入肾经以滋养肾阴等。临床脏腑用药，除色味外，还必须结合药物的四气（寒、热、温、凉）和升降浮沉等理论综合分析，辩证应用。

生克五行以乘侮规律来控制疾病的传变：对五脏病变的治疗，除对所病之本脏进行治疗外，还要依据传变规律，治疗其他脏腑，防止传变。例如，肝气太过，或郁结或上逆，木亢则乘土，病将及脾胃，此时应在疏肝平肝的基础上预先培其脾气，使肝气得平，脾气得健，则肝病不得传于脾。如《难经·七十七难》所说："见肝之病，则知肝当传之于脾，故先实其脾气。"给大家说明白，这里的"实其脾气"，是指在治疗肝病的基础上佐以补脾、健脾，而非不治肝，只补脾。千万不能误解！

疾病的传变与否，主要取决于脏气的盛衰。"盛则传，虚则受"，是五脏疾病传变的基本规律。在临床实践中，我们既要根据五行的生克乘侮关系掌握五脏病变的传变规律，调整太过与不及，控制其传变，防患于未然，同时又要依据具体病情辨证施治，切勿将其作为刻板公式而机械地套用。

生克五行以相生相克规律来确定治疗疾病的原则和方法。

依据五行相生规律确定的治疗原则是：补母和泻子。即所谓"虚则补其母，实则泻其子"（《难经·六十九难》）。

补母，是指一脏之虚证，不仅须补益本脏以使之恢复，同时还要依据五行相生的次序，补益其"母脏"，通过"相生"作用而促其恢复。补母适用于母子关系的虚证。如肝血不足，除须用补肝血的药物如白芍等外，还可以用补肾益精的何首乌等，通过"水生木"的作用促使肝血的恢复。

泻子，是指一脏之实证，不仅须泻除本脏亢盛之气，同时还可依据五行相生的次序，泻其"子脏"，以泻除其"母脏"的亢盛之气。泻子适用于母子关系的实证。如肝火炽盛，除须用清泻肝火的药物如龙胆草、柴胡等外，还可用清泻心火的生地、黄连等，以消除亢盛的肝火。

依据五行相生规律确定的治法，常用的有滋水涵木法、益火补土法、培土生金法和金水相生法四种。

滋水涵木法：是滋肾阴以养肝阴的治法，又称滋肾养肝法、滋补肝肾法。适用于肾阴亏损而肝阴不足，甚或肝阳上亢之证。

益火补土法：是温肾阳以补脾阳的治法，又称温肾健脾法、温补脾肾法。适用于肾阳衰微而致脾阳不振之证。

这里需要说明的是，按五行生克次序来说，心属火，脾属土，火不生土应当是心火不生脾土，而益火补土应当是温心阳以暖脾土。但自命门学说兴起以来，多认为命门之火具有温煦脾土的作用。因此，目前临床上多将"益火补土"法用于肾阳（命门之火）衰微而致脾失健运之证，而少指心火与脾阳的关系。

培土生金法：是健脾生气以补益肺气的治法。主要用于脾气虚衰，生气无源，以致肺气虚弱之证。若肺气虚衰，兼见脾运不健者，亦可应用。

金水相生法：是滋养肺肾之阴的治法，亦称滋养肺肾法。主要用于肺阴亏虚，不能滋养肾阴，或肾阴亏虚，不能滋养肺阴的肺肾阴虚证。

依据五行相克规律确定的治疗原则是：抑强扶弱。

五脏相克关系异常而出现的相乘、相侮等病理变化的原因，不外乎“太过”和“不及”两个方面。“太过”者属强，表现为机能亢进；“不及”者属弱，表现为机能衰退。因而治疗上须同时采取抑强扶弱的治疗原则，并侧重于制其强盛，使弱者易于恢复。若一方虽强盛而尚未发生克伐太过时，亦可利用这一治则，预先加强其所胜的力量，以阻止病情的发展。

抑强，适用于相克太过引起的相乘和相侮。如肝气横逆，乘脾犯胃，出现肝脾不调、肝胃不和之证，称为“木旺乘土”，治疗应以疏肝平肝为主。又如木本克土，若土气壅滞，或脾胃湿热或寒湿壅脾，不但不受木之所克，反而侮木，致使肝气不得疏达，称为“土壅木郁”，治疗应以运脾祛邪除湿为主。抑其强者，则其弱者机能自然易于恢复。

扶弱，适用于相克不及引起的相乘和相侮。如脾胃虚弱，肝气乘虚而入，导致肝脾不和之证，称为“土虚木乘”，治疗应以健脾益气为主。又如土本制水，但由于脾气虚弱，不仅不能制水，反遭肾水之反制而出现水湿泛滥之证，称为“土虚水侮”，治疗应以健脾为主。扶助弱者，加强其力量，可以恢复脏腑的正常机能。

依据五行相克规律确定的治法，常用的有抑木扶土法、培土制水法、佐金平木法和泻南补北法四种。

抑木扶土法：是疏肝健脾或平肝和胃以治疗肝脾不和或肝气犯胃病证的治法，又称疏肝健脾法、调理肝脾法（或平肝和胃法）。适用于木旺乘土或土虚木乘之证。临床应用时，应依据具体情况的不同而对抑木和扶土法有所侧重。如用于木旺乘土之证，则以抑木为主，扶土为辅；若用于土虚木乘之证，则应以扶土为主，抑木为辅。

培土制水法：是健脾利水以治疗水湿停聚病证的治法，又称为敦土利水法。适用于脾虚不运，水湿泛滥而致水肿胀满之证。

佐金平木法：是滋肺阴清肝火以治疗肝火犯肺病证的治法，也可称为“滋肺清肝法”。适用于肺阴不足，右降不及的肝火犯肺证。若属肝火亢盛，左升太过，上炎侮肺，耗伤肺阴的肝火犯肺证，当清肝平木为主，兼以滋肺阴以肃降肺气为治。

泻南补北法：是泻心火补肾水以治疗心肾不交病证的治法，又称为泻火补水法、滋阴降火法。适用于肾阴不足，心火偏旺，水火不济，心肾不交之证。因心属火，位南方；肾属水，位北方，故称泻南补北法。若由于心火独亢于上，不能下交于肾，则应以泻心火为主；若因肾水不足，不能上奉于心，则应以滋肾水为主。

但必须指出，肾为水火之宅，肾阴虚亦可致相火偏旺，也称为水不制火，这属于一脏本身水火阴阳的偏盛偏衰，不能与五行生克中水不克火混为一谈。

生克五行以生克规律指导针灸取穴：在针灸疗法中，针灸学家将手足十二经近手足末端的井、荥、输、经、合“五输穴”，分别配属于木、火、土、金、水五行。在治疗脏腑病证时，根据不同的病情以五行的生克规律进行选穴治疗。如治疗肝脏虚证时，根据“虚则补其母”的原则，取肾经的合穴（水穴）阴谷，或本经合穴（水穴）曲泉进行治疗。若治疗肝脏实证，根据“实则泻其子”的原则，取心经荥穴（火穴）少府，或本经荥穴（火穴）行间治疗，以达到补虚泻实，恢复脏腑正常机能之效。

生克五行以生克规律指导情志疾病的治疗：人的情志活动，属五脏机能之一，而情志活动异常，又会损伤相应内脏。由于五脏之间存在相生相克的关系，故人的情志变化也有相互抑制作用。临床上可以运用不同情志变化的相互抑制关系来达到治疗目的。如《素问·阴阳应象大论》说：“怒伤肝，悲胜怒……喜伤心，恐胜喜……思伤脾，怒胜思……忧伤肺，喜胜忧……恐伤肾，思胜恐。”以悲制怒，以恐胜喜，以怒制思，以喜胜忧悲，以思胜恐，即所谓情志病治疗中的“以情胜情”之法。古代文献中也有不少“以情胜情”的案例：如晋国的文贽以激怒之法治好了齐闵王的忧思病；还有范进中举后高兴得疯了，被岳父打了几个嘴巴，吓唬好了。

以五行生克规律阐释疾病的治疗，有其一定的实用价值，但是并非所有疾病的治疗都能用五行生克规律来解释。临床上既要正确地掌握五行生克规律，又要根据具体病情进行辨证论治。

2. 中土五行在中医学中的应用

主要有：运用中控四方的模式构建中医学的四时五脏阴阳理论体系，说明五脏的生理特性和五脏之间的生理病理联系，指导整体性调理模式的建立和应用，以及构建四象体质理论体系。

（1）中土五行以中控四方的模式构建四时五脏理论体系：中土五行模式是构建中医学四时五脏理论体系的理论基础。依据中土五行模式，将五脏配与方位、四时以及太少阴阳：肝属木，位东方，通于春，属阴中之阳的少阳，用药多辛散；心属火，位南方，通于夏，属阳中之阳的太阳，用药多苦寒；肺属金，位西方，通于秋，属阳中之阴的少阴，用药多苦降；肾属水，位北方，通于冬，属阴中之阴的太阴，用药多辛热；脾属土，居中央，主四时，为阴中之至阴，用药多甘缓。如此则形成了心上肾下、左肝右肺、脾居于中的四时五脏体系（图 1-18）。

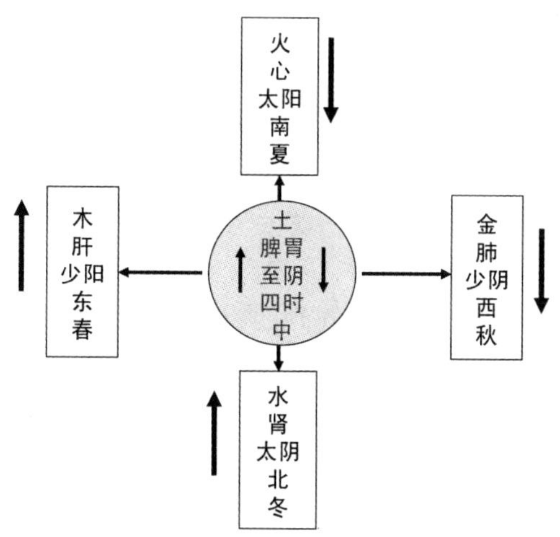

图 1-18　四时五脏理论体系

中医学在以中土五行模式构建四时五脏阴阳理论体系的同时，创立了脾为孤脏，脾为至阴，脾主四时，脾为脏气升降之枢等概念。

脾属阴中之至阴，是因脾居于腹中膈下，属土而居中央。相对于外周的木、火、金、水而言，居于中央的土属阴，脾居中央，故称为至阴。

脾称为"孤脏"，一是因其无所配属：脾属土，居中央，与四时四方无配；二是因其大或重要：土敦厚而生万物，脾属土而为精气血津液的生化之源，长养四脏，充养全身，为后天之本，是人体最大最重要的脏。《素问·玉机真藏论》所说"脾为孤脏，中央土以灌四傍"，是说脾因其属土，居中央，能"灌四傍"而称为孤脏。

脾"主四时"，是说虽肝、心、肺、肾四脏各分主春夏秋冬四时，但都要依靠脾的支持。脾"常以四时长四脏"，"不得独主于时"，而是"各十八日寄治"于四时（《素问·太阴阳明论》）。脾气健旺则四时脏气充足，全身正气充沛，不易受邪气侵袭，即所谓"四季脾王（旺）不受邪"。

（2）中土五行以五行的升降运动说明五脏的生理特性：五脏之气的升降运动与四时气候的温热寒凉变化是一致的。在中土五行模式中，肝属木，应春季，居东方，其气当升；肺属金，应秋季，居西方，其气当降；心属火，应夏季，位南方，其气升已而降；肾属水，应冬季，位北方，其气降已而升；脾胃属土，应四时，居中央，脾气升、胃气降而为脏气升降之枢。

五行学说以五行的升降运动说明五脏之间的生理联系：肝属木，位于人体下部，其气源于肾，柔和而升发，属少阳，体阴而用阳。肝气升发，发展

为心气的旺盛。心属火，位于人体上部，其气得肝气的升发而旺盛，属太阳。然阳气盛极则阴气生，阴气渐长则心气降，故说心气升已而降。心气下降，发展为肺气的收降。肺属金，位于人体上部，其气源于心气，沉降而宣散，属少阴，体阳而用阴。肺气收降，发展为肾气的闭藏。肾属水，位于人体下部，其气得肺气的收降而旺盛，属太阴。然阴气盛极则阳气生，阳气渐长则肾气上升，故说其气降已而升。肾气上升，发展为肝气的升发。脾胃居中，属至阴，主四时，养四脏，脾气升而胃气降，为四脏之气升降的枢纽，斡旋和调节四脏之气的升降运动。

（3）中土五行以中控四方的模式指导五脏病症的整体调理：中土五行模式启示对五脏复杂病症的处理，要综合分析，整体调理，灵活应用脏气升降及脾胃为枢的理论，通过兼治相关脏腑来增强疗效，构建整体调理的配方思路。例如，对下焦虚寒，小腹冷痛，宫寒不孕的患者，依据中土五行模式，不但要温补肾阳，尚要升肝阳、温脾阳，可在温肾阳的药物中加用升肝温脾之药以助肾阳升暖；对失眠多梦、心烦口疮者，依据中土五行模式，在泻心火时可兼清肺胃之火，泻肺清胃之品可助清泻心火。

中土五行模式启示临床调理脏气升降失常时，必须考虑脾胃之气的斡旋和调节作用。脾胃居于中央，是脏气升降的枢纽，脾气健升有助于肝气、肾气的上升，胃气和降有助于肺气、心气的下降。肝气虚而不升时要兼补脾气，肾阳虚而不能鼓动肾阴上济时应兼补脾阳。心火盛而不降时应兼泻胃火，肺阴虚而肺气不降时应兼补胃阴。脾气健升、胃气和降则斡旋脏气的升降运行。

（4）中土五行构建四象体质理论：中土五行模式和太少阴阳体系，联合构建了太少阴阳四象体质理论。太少阴阳四象体质理论源于《内经》，《灵枢·通天》说："有太阴之人，少阴之人，太阳之人，少阳之人，阴阳和平之人。凡五人者，其态不同，其筋骨气血各不等。"

太少阴阳四象，即为四时：春为少阳，位东方，属木；夏为太阳，位南方，属火；秋为少阴，位西方，属金；冬为太阴，位北方，属水（图1-19）。

四象体质的表现与四时方位是一致的，与四时方位所配的脏腑也是相通的。太少阴阳五态人具有不同的人格特征和行为特征，除阴阳和平人外，少阳人、太阳人、少阴人和太阴人，都具有偏倾的人格特征和行为特征。五态人的人格特征和行为特征见后面的"体质学说"。

此四象体质偏倾人的调养，要调养与其所配的脏腑，即少阳人调肝，太阳人调心，少阴人调肺，太阴人调肾。当然，此四象体质偏倾人都可以兼调脾。

火
太阳
南
夏

木
少阳
东
春

土
至阴
四时
中

金
少阴
西
秋

水
太阴
北
冬

图 1-19　中土五行与太少阴阳四象体质

另外，前面已经提过，以心居中的中土五行模式，后经朝鲜人李济马的改造和发扬，发展为现在朝鲜医学（韩医学）中的四象体质医学。但此朝医学中的四象体质，与我们中医学中的四象体质，已经的有了许多不同。朝医学中的四象体质，是将肺属太阳，肝属太阴，脾属少阳，肾属少阴，这明显与中医太少阴阳的五脏配属不同。

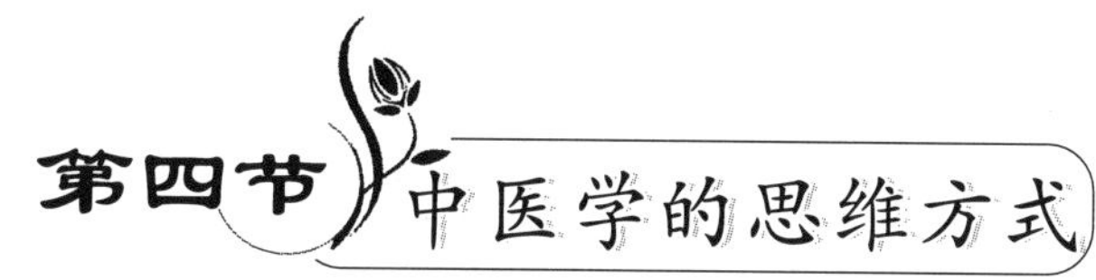

第四节　中医学的思维方式

讲述内容：

1. 中医学思维方式的产生基础。
2. 中医学的常用思维方式。

讲述要点和难点：

1. 思维方式与世界观的关系。
2. 天地人一体的整体思维方式。
3. 形象思维方式。
4. 辩证思维方式。
5. 类推思维方式。

本节内容，原先写作“中医学思维方法的特点”，讲述中医学具有：注重宏观观察，注重整体研究，擅长哲学思维，强调功能联系 4 个思维方法方面的特点，并且讲述了中医学常用的思维方法如中和思维和类比思维等。现在我主编的《中医基础理论》教材上作了改进，改写为“中医学的思维方式”，重点讲述中医学特有的思维方式，以帮助中医初学者更深入地理解中医，更快地踏进中医学的大门。

本节“中医学的思维方式”，主要讲解两个方面的问题：一是为什么中医学有这样独具特色的思维方式？二是中医学常用的思维方式主要有哪些？

一、中医学思维方式的产生基础

中医学思维方式的产生，来源于中国古代特有的世界观，因为世界观是思维方式形成的基础。诞生于中国古代的精气学说、阴阳学说和五行学说等哲学思想，是中国古人建立的独有的世界观和方法论。中医学以精气学说、阴阳学说和五行学说等古代哲学思想作为哲学基础，因而培育了中医学所特有的思维方式。

所谓思维方式，是指思维活动中相对稳定的模式、程序和习惯。思维方式是一个民族、一个社会群体或“科学共同体”的共同的思维框架和稳定的思维传统，是这个民族、社会群体或科学共同体“精神遗传”的最根本内容，同时也制约着或影响着人们的认识以及整个思维活动。

世界观是思维方式产生的本原。世界观为人们认识和把握外部世界提供了思维背景和认识框架，从而决定了人们的思维空间和思维内容。如中国古人用精气学说的观点去观察和认识世界，认为宇宙中的一切事物都是由精或气构成的，精或气是构成天地万物包括人类共同的原始物质，因而形成了中华民族传统的天地人一体的思维方式，这与西方的分析性思维方式完全不同。所以，世界观的不同，思维背景和认识框架的不同，必然导致思维方式的差异。

中医学以古代哲学的精气、阴阳和五行等思想，作为中医科学共同体的世界观，因而产生了天地人一体思维方式、形象思维方式、辩证思维方式和类推思维方式等特有的思维方式。

二、中医学常用的思维方式

中医学常用的思维方式，也是特有的思维方式，主要有：天地人一体的思维方式，形象思维方式，辩证思维方式和类推思维方式四种。

1. 天地人一体思维方式

天地人一体思维方式，是我们常说的“整体”思维方式，是指无论看待何种事物，都将他们置放到由天、地、人三大要素构成的宇宙框架之中去分析，去衡量，以寻找他们的本质和规律，预测他们的未来变化。

中国先民的天地人一体思维方式可上溯至远古。《夏小正》把一年十二个月中天象、气候、物候、社会活动与农事对应起来，把自然界事物的运动与人类的活动视为一个有机协调的整体，具有天地人一体的思维取向。《周易》以天地人一体的思维方式看待自然环境的变化与人的社会活动的关系。其卦画中的五、六两爻代表天，三、四两爻代表人，初、二两爻代表地，说明天、地、人是一个相互联系的有机整体，但又各具不同的特点和规律。对于人来讲，其行动是否能获取成功，关键看他的行为是否与天地之道相符合。所以《周易·系辞上》说："天地变化，圣人效之。"

战国时期，道家黄老学说汇集道、法、儒、墨、名、阴阳、农、兵等众家思想精华，明确提出"天地人一体观"。《黄帝四经·十大经》说："王者不以幸治国，治国固有前道，上知天时，下知地利，中知人事"。天地人一体观，在战国中末期影响了当时各家思想。《荀子·天论》说："天有其时，地有其材，人有其治，夫是之谓能参"。《周易·系辞下》说："《易》之为书也，广大悉备。有天道焉，有人道焉，有地道焉。兼三材而两之"。天地人一体观，一直影响到西汉学术界，战国末期的《吕氏春秋》和西汉时的《淮南子》，都是以天地人一体为理论框架的。

成书于战国至秦汉之际的《黄帝内经》，引进了精气学说、阴阳学说和五行学说等哲学思想，培育了中医学的天地人一体思维方式。精气学说用"精"或"气"来解释天地人宇宙系统的统一，成为天地人一体思维方式的理论基石。阴阳学说则是从物质运动方面，揭示天、地、人的形成、变化、发展以及它们之间的关系，认为阴阳二气的升降、进退、消长是世界万物发展变化的动力和原因，把天地人宇宙系统统一于阴阳二气的变化之中。五行理论把整个宇宙系统看作是一个按五行法则构成的庞大的五行结构系统，这个结构是以五行为中心，以空间结构的方位，时间结构的季节，人体结构的五脏为基本骨架，将自然界天地人的各种事物和现象，按其属性进行归纳，奠定了天地人一体思维方式的结构框架。

天地人一体观作为中医学的特有思维方式，指导着对人体生理、病理的认识，渗透于疾病的诊断和治疗措施中。《素问·著至教论》说："子知医之道乎……而道上知天文，下知地理，中知人事，可以长久。"

所谓"上知天文"，《素问·八正神明论》曾说："凡刺之法，必候日月星辰，四时八正之气，气定乃刺之。"指出针刺治疗疾病，必须考虑日月星辰，四时八正之气等气候因素。

所谓"中知人事"，《素问·疏五过论》曾说，如诊病不问"尝贵后贱……暴乐暴苦，始乐后苦……封君败伤，及欲候王……离绝菀结，忧恐喜怒……皆受术不通，人事不明也”。强调诊断和治疗疾病要了解患者的喜怒哀乐、地位变迁、生活条件等人事情况。

所谓“下知地理”，《素问·异法方宜论》又指出：“故东方之域，天地之所始生也，鱼盐之地，海滨傍水，其民食鱼而嗜咸，皆安其处，美其食，鱼使人热中，盐者胜血，故其民皆黑色疏理，其病皆为痈疡，其治宜砭石。”要求了解患者生存的地理条件、地域环境、饮食起居习惯。

天地人一体的整体思维方式，孕育了中医理论的整体观念，使中医学始终把人体的生理病理变化，放在天文、气象、季节、地理条件、地域环境、民俗民风、饮食起居、喜怒哀乐、性格气质、社会地位、社会责任等天、地、人三大要素构成的宇宙框架之中去分析和权衡，以寻找其本质和规律，预测其发展变化。因此，中医学堪称是庞大的多维的生态医学体系。

例如，中医学对某一种疾病的认识和处理，必先要考察它的发生与四时气候变化的关系，所谓“上知天文”；再要考察它的发生与地域环境的关系，所谓“下知地理”；还要考察它的发生与患者体质的关系，所谓“中知人事”。只有以天地人一体的整体思维方式，把与某种疾病相关的因素都考察全面了，考察透彻了，才能做出正确的诊断，施行合理而有效的治疗。

2. 形象思维方式

形象思维方式，是以事物的形象（表象）为思维材料的一种思维。形象思维也属于理性认识范畴，也是事物的本质和事物之间规律性的关系在人们头脑中间接的、概括性的反映。它具有形象性、概括性、运动性和创造性等特征。

在形象思维活动中，原始的客体形象仅是起点、开端，作为形象思维结果的形象，已不是客体的原样，而是以客体为原型，能触及事物本质的经过提炼加工的新形象了。

经过思维加工的新形象，同客体原样相比，具有逻辑概括性。它通过对感性形象的重组、提炼、加工、取舍，去除了偶然的、琐碎的、枝节的、不重要的形象，保留了典型的、必然的、重要的形象；去除了虚假的、肤浅的形象，揭示出真实的、深刻的形象；把握住了深藏于内的事物本质与外在形象间的逻辑联系。这样的形象，同科学的概念有异曲同工之妙，同样是对事物本质的科学概括。

中国古代的形象思维，滥觞于象形文字。中医学的形象思维，产生于精气学说、阴阳学说、五行学说的构建过程中。对于自然界大气、人的呼吸之气和人体散发出的热气的观察与概括，建立了古代哲学的气的概念，而对自然界的水和人体生殖之精的认识，形成了古代哲学的精的概念；对自然界中日光的向背和动物及人类中雌雄两性的观察和分析，建立了具有显著形象特征的阴阳概念；对于自然界中木、火、土、金、水五种物质的形象、性质和作用的观察与概括，建立了带有显著形象特征的五行学说。

例如，“凡是运动的、外向的、上升的、温热的、明亮的、兴奋的属于阳；相对静止的、内守的、下降的、寒冷的、晦暗的、抑制的属于阴”的属性归纳，木的“生长、升发、条达、舒畅”、火的“温暖、向上、明亮”等五行特性的总结，都带有显著的形象性，都是对原始客体形象概括的结果。

中医学在应用阴阳学说和五行学说分析人体的组织结构、五脏间的关系及脏腑的生理病理联系，进行疾病的诊断和治疗的思维过程中，始终伴随着形象性思维。

中医理论的以象测脏、审症求因、辨证论治等思维过程，都以人体的生理表现、病理形象为思维素材的形象思维过程。

例如，《内经》所说的“视其外应，以知其内藏”的以象测脏，就是依据外在的可见的生理病理征象为思维素材，以测知内脏的生命活动规律的思维过程。这种思维方式，就属于形象思维。

辨证论治，是将四诊所搜集到的所有与疾病有关的资料，包括症状和体征，作为思维素材，进行分析、概括，并确立为某个证的思维过程。这种思维方式，也属于形象思维。

3. 辩证思维方式

辩证思维方式，是以相互联系、相互制约，从矛盾的运动、变化和发展的观点去观察、研究问题的一种思维。辩证思维的特点，是把客观事物及其在人脑中反映的概念，都看成是相互联系、相互制约着的，是运动、变化和发展着的。

中华民族擅长辩证思维，辩证思维渊源于古代的阴阳、五行学说。中医学的辩证思维方式，是运用概括了自然界的对立统一规律的阴阳学说，在古医家对人体微观结构了解甚少的情况下，运用矛盾分析方法，在对立统一中把握生命运动，揭示生命活动的矛盾运动。为中医先哲们回避人体的组织结构，先研究生命运动的过程、疾病变化规律，提供了思维工具和方法。

阴阳学说的对立制约、互根互用、消长转化、动态平衡理论，起到了对立统一思维律样的指导和认识作用。

阴阳的对立制约思想，揭示生命运动中同一思想的内在差异。如对人体内脏的认识，首先区分为脏（阴）与象（阳），脏中有脏（阴）有腑（阳），而脏又有脏阴与脏阳（如心阴与心阳、肾阴与肾阳等），构建了中医学的

"生命就是对立运动"的辩证思维命题。

阴阳的对立互根，把握不同思想间的相互联系。如物质（精气血等）与精神不同，物质属阴，精神属阳，但精神是物质运动的结果，精神对物质运动又有调控作用，揭示了不同思想间互根互用的内在联系。

阴阳的消长转化，认识对立思想在一定条件下相互转化，以此来认识、把握人体生理过程中物质与精神、兴奋性与抑制性的转换，病理过程中的表里、寒热、虚实的转化。

阴阳的动态平衡，使对立思想在一定条件下相互结合为整体。正常的生命活动是机体阴与阳两方既对立制约，又互根互用、相互转化而形成的"阴平阳秘"状态，即阴与阳在对立中达成的统一平衡。

中医理论中的许多概念，如阴阳、藏象、经络、精气、气血、营卫、正邪、标本、升降、出入、表里、寒热、虚实、常变、补泻等。都是反映矛盾对立统一的辩证概念。

五行学说，为中医理论带来了整体性、联系性的辩证思维方式，建立起一个以"五行"为思维起点，以自然界的方位、季节和人体的五脏为基本结构的天地人一体的理论框架。使中医理论自始至终贯穿着以五脏为中心的，多因素、多层次联系和运动变化地考虑人体的生理、病理活动的辩证思维观念。

在生克五行模式中，木火土金水五行之间既递相资生，又间相制约，生中有克，克中有生，维持了五行系统的平衡协调。这一辩证思维方式被中医学用以说明五脏之间既相互资助又相互制约以维持人体生命活动的稳定有序。

在中土五行模式中，居中的土资助、支持、调控四周的木火金水四行，被中医学用作说明居中的脾或心，能够资助和调控其他四脏，以中与四周的主从辩证关系，构建了以脾或心为中心的四时五脏理论体系。

4. 类推思维方式

类推思维方式，是以"类"为基础的由已知推出未知的思维活动。类推，也称作推类，是中国古代逻辑推理的基本形式，与现代逻辑的类比推理有所不同。类推，是根据类的已知情况，推测同类同理事物的未知，达到对未知事物的认识和把握。

古代思想家早已认识到类推的作用，《吕氏春秋·察今》说："有道之士，贵以近知远，以今知古，以益所见，知所不见。故审堂下之阴，而知日月之行、阴阳之变；见瓶水之冰，而知天下之寒、鱼鳖之藏也；尝一脟肉，而知一镬之味、一鼎之调"。强调根据类，由已知推测未知，由现在推理过去，由事物的外在表现推知事物的本质属性。

《素问·五藏生成》说："五藏之象，可以类推"。是指借助五行（类推模式），推理认识五脏之间的生理、病理联系。《素问·标本病传论》说："夫阴阳逆从标本之为道也，小而大，言一而知百病之害，少而多，浅而博，可以言一而知百也。以浅而知深，察近而知远，言标与本，易而勿及"。指出阴阳等作为推理类型，形式简单，但认识事物的作用大，具有以浅知深，察近知远的功效。

后世医家在此基础上，根据对人体的生命运动、疾病变化规律的深入观察和临床实践的反复验证，创建了许多把握了生命运动及疾病变化规律的类推模式，如《伤寒杂病论》的三阴三阳辨证模式、温病学派的卫气营血辨证模式和三焦辨证模式等，丰富和完善了中医学的类推系统。类推，成为中医学由已知（类型）认识未知，以及中医理论发展、创新的重要思维方式。

类推思维方式，是根据"类同理同"原则进行推理的。"理"，是指客观事物的性质、本质及其事物间的内在联系规律。类推思维方式认为，同一类的事物，具有相同的性质、本质特征或共同的联系规律。

例如：五行，是揭示木火土金水五者之间内在联系的模式（类型），五行间存在着生、克、制化、相乘、相侮、母子相及的内在联系规律（理）。由于五脏之间存在着密切的或资助或制约的内在联系，与"五行"同构且同理，中医学在分析五脏间内在联系时，就将五脏代入五行（类型）进行推理，五脏间生理情况下就具有了生、克、制化的内在联系，病理情况下就具有了相乘、相侮、母子相及的内在关系，借此来认识五脏间的生理联系和病理侵害关系。

又如：阴阳，是揭示两种事物或一事物内部的两部分的相反相成、对立统一关系的模式。肺气的宣发与肃降、肝气升发与肺气肃降、脾气上升与胃气下降、心火下降与肾水升腾、肾气的封藏与肝气的疏泄，以及精与气、气与血、气与津液、营气与卫气等既性质对立又密切相关的生命规律，以及疾病过程中的表与里、寒与热、兴奋与抑制等病理变化规律，就可以代入"阴阳"模式，推理认识它们的对立制约、互根互用、消长转化和动态平衡关系。

需要指出，这一类推思维方式，与现代逻辑所说的"类比"推理，有着明确的不同，应注意区别。关于"类比"，上面的"五行学说"已有讲述，可参见。

第二章 精气血津液神

本章讲述人体内的基本物质和精神。构成人体和维持人体生命活动的基本物质，主要有精、气、血和津液，而神是与物质相对的概念，是人体生命活动的主宰和总体现。

本章主要分六个部分讲述：第一节讲精，第二节讲气，第三节讲血，第四节讲津液，第五节讲神，第六节讲它们之间的关系。

我们都知道，在古代哲学与中医学中，都有精、气、神的概念，而精、气、神的涵义在古代哲学范畴中与在人体中是有明显不同的。本章讲述的是人体内的精、气、神，同时也指出它们与古代哲学相类概念的区别。

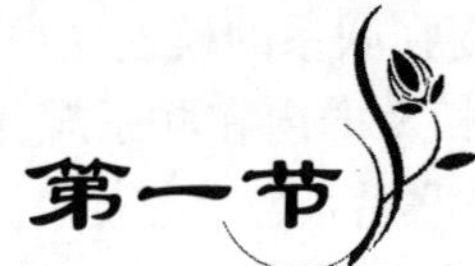

第一节 精

讲述内容：

1. 人体之精的基本概念。
2. 人体之精的代谢。
3. 人体之精的功能。
4. 人体之精的分类。

讲述要点和难点：

1. 人体之精的概念层次。
2. 人体之精与古代哲学的精的区别。
3. 人体之精的施泄和生理作用。
4. 生殖之精和脏腑之精的构成成分。

中医学的精理论，是研究人体之精的概念、生成、代谢、生理功能、病理变化，以及与各脏腑、气血津液等相互关系的学说。

中医学的精理论与古代哲学的精学说有着严格的区别：前者是研究人体

生命来源和维系的理论，属于医学范畴；后者是有关宇宙万物的生成、发展和变化的一种世界观和方法论，属于古代哲学范畴。

在本节中，我们要讨论人体之精的概念及其与古代哲学之精的区别，人体之精的生成和代谢，人体之精的功能，人体之精的分类等四方面的内容。

一、人体之精的基本概念

1. 人体之精的基本概念

人体之精，是指禀受于父母的生命物质与后天水谷精微相融合而形成的一种构成人体和维持人体生命活动的最基本物质。

精是人体生命的本原，如《素问·金匮真言论》说："夫精者，身之本也。"精一般呈液态贮藏于脏腑之中，如《灵枢·本神》说："是故五脏者，主藏精。"精能流动于脏腑之间，如《素问·经脉别论》说："饮入于胃，游溢精气，上输于脾。脾气散精，上归于肺。"

以上讲述的精的概念，是从精的来源、作用、性状等方面来规定的。在此概念中，精与气血津液都作了区分：

精是液态的，有形的，看得见的，藏于脏腑中的，并在脏腑之间流动的精华物质；气是无形的，肉眼看不见的，运行不息的极精微物质。

精与血、津液虽然都是液态的，但精是人体生命的本原，是构成人体和维持人体生命活动的最基本物质，而血和津液仅是构成人体和维持人体生命活动的基本物质。

人体之精，原先说有广义与狭义之分，即广义是指人体内的一切精华物质，包括血和津液，狭义是指生殖之精。但这样的分类显然不太合理，仍然将精与血、津液难以在概念上区分。为此，我们将精的概念分为三个层级：第一层级是广义的精，是指人体内的一切精华物质，包括血和津液；第二层级是一般意义的精，包括先天之精、后天之精、脏腑之精和生殖之精，不含血和津液；第三层级是狭义的精，指生殖之精，即繁衍后代的精微物质。本节所讲的精，是指一般意义的精，即与血和津液并列的精。

人体之精的概念，产生于古人对生殖之精的认识。生殖之精是精的本始含义，是中医学精的概念产生的始基。

2. 人体之精与古代哲学的精的区别

人体之精不属于古代哲学中的精，自然也不是宇宙万物的构成本原。两者的区别主要有以下几个方面：

①人体之精是人体生命的本原，是构成人身各脏腑形体官窍的根本；古代哲学范畴的精是构成宇宙万物的本原。

②人体之精来源于父母和后天获得；古代哲学范畴的精是存在于宇宙中的，或说是由道或太易产生的。

③人体之精是一个下位的具体的概念，主要源于对生殖之精的认识；古代哲学范畴的精是一个上位的极为抽象的概念，主要源于对水的认识和推理。

④人体之精是以液态形式存在于脏腑之中并在脏腑之间流动的；古代哲学范畴的精或精气有两种存在形式：一是以弥散无形的状态存在，二是以凝聚为形质的状态存在。

⑤人体之精与人体之气在中医学中是严格区分的概念；古代哲学中的精、气、精气，是一个大致相同的概念，都是宇宙万物的构成本原。

讲到这里，可能有人要问，精与精气的涵义有无区别？回答是这样的：精与精气，在古代哲学中，其概念内涵是一致的，都是指的气，是构成宇宙万物的本原。但在中医学中，精与精气的涵义是有区别的。精气本身就是一个涵义不清的术语。我检索了《内经》，共检出“精气”二字连读者 40 处。分析其涵义：

一指人体中的精。如《素问·上古天真论》说：“二八……精气溢泻。”《素问·五藏别论》说：“所谓五脏者，藏精气而不泻也。”此两处的精气是指精（以《灵枢·本神》所说的“五脏者，主藏精”为证）。

二指人体之气，包括正气，如《素问·痹论》说：“荣者，水谷之精气也。”“卫者，水谷之悍气也。”《素问·评热病论》说：“邪气盛则实，精气夺则虚。”以上精气与悍气相对，是指水谷之气的一部分，是水谷之精中富有营养的那部分所化的气；精气与邪气相对，是指人体中的正气，是一身之气在对抗邪气时的称谓。

三指人体中精与气的合称，如《灵枢·大惑论》说：“五藏六府之精气，皆上注于目。”此处应是泛指五脏六腑的精和气。

四指宇宙万物本原之精气，概念内涵同气。如《素问·五运行大论》说：“虚者，所以列应天之精气也。”

五指自然界之清气。如《素问·上古天真论》说：“呼吸精气。”此处精气是指肺所吸入的自然界清气。

因此，《内经》中的“精气”二字，有时指精，有时指气，有时是精与气的合称。《内经》中“精气”二字的涵义不那样明确，这是时代的原因，需要我们认真辨析，不可再在没有明晰其概念内涵的基础上来混用。

由于历史的原因，原先某些教科书中使用了“先天之精气”、“后天之精气”、“水谷之精气”、“肾中精气”等词语来表述“精”，也来表述“气”：在精的生成中，由先天之精气与后天之精气相结合而生成；在气的生成中，也是由先天之精气与后天之精气的结合。有人就会问了：先天之精气与后天之精气结合在一起，到底是生成了精，还是生成了气？从逻辑分析看来，这既不能生成精，也不能生成气，只能生成精气。可见，上述表述的精的生成和气的生成中，都存在着逻辑错误。因此，用“精气”表述精，表述不清；表述气，也表述不明。究其原因，是由于“精气”二字本身就是一个含混不清的词语之故。我们不能再以“水谷精气”来表述“水谷之精”，因“水谷精气”在《内经》中只表述“营气”和“神”。也不能再用“肾中精气”这一含混词语来表述肾精。因肾精、肾气是不同的概念：肾精属于精的范畴，肾气属于气的范畴。因此，我们建议，除“精气”二字是表述“精”与“气”的合称外，不可再用其表述单一涵义的精或单一涵义的气。在我主编的七版、八版和九版《中医基础理论》教材中，已经注意了并解决上面讲的这些问题。

二、人体之精的代谢

人体之精的代谢过程，包括精的生成、精的贮藏、精的施泄这三个相关联的阶段。

1. 精的生成

精的生成，就是讲人体之精是怎么来的：人体之精是由先天之精和后天之精相融合而生成。先天之精是父母给的，所谓“禀受于父母”；后天之精是由脾胃化生饮食水谷而吸收的水谷精微，也可以称“水谷之精”。先天之精加上水谷之精，融合在一起就是人体之精，也有称“一身之精”的，以与后面讲的“一身之气”相匹配。

2. 精的贮藏

精的贮藏，也就是精藏在哪儿？先后天之精融合而生成的一身之精，藏在脏腑之中，故《内经》有“五脏六腑之精”的说法。但《内经》又一再强调“五脏主藏精”，并有“脾精”、“心精”等说法，因此中医学一般只论“五脏之精”，不说“六腑之精”。原先可能有些说法不确切，如认为一身之精都藏在肾，其他四脏不藏精而藏血，等等。

我们应该建立一些合理的符合逻辑的观念，并且一定是在研究《内经》等古代医籍的基础上建立的，而不是凭空想象的。在研读《内经》及其他大量古代医学书籍之后，我们提出了这样的认识：

五脏中的每一脏都藏先天之精和后天之精，但是成分比例不同。其中，肾所藏的精，也就是肾精，主要成分是先天之精，但也有后天之精的存在；

其他四脏所藏的精，主要是后天之精，但也有先天之精的存在。换句话说，就是五脏的肾主要藏先天之精，其他脏腑主要藏后天之精。实际上，人体中的任何一个脏腑、任何一个器官，都藏着先天之精和后天之精，只是中医目前还不这样讲而已。但是中医特别强调：人的先天之精主要藏于肾。这是因为肾主生殖之故。

3. 精的施泄

精的施泄，也就是精的代谢，主要有四种形式：一是分藏于全身各个脏腑当中，濡养各脏腑；二是化为生殖之精，有序的排泄以繁衍生命；三是化气以推动和调控各个脏腑的生理机能；四是化血以融合于血脉之中；五是化神以充养精神，并为情志活动的物质基础。（图 2-1）

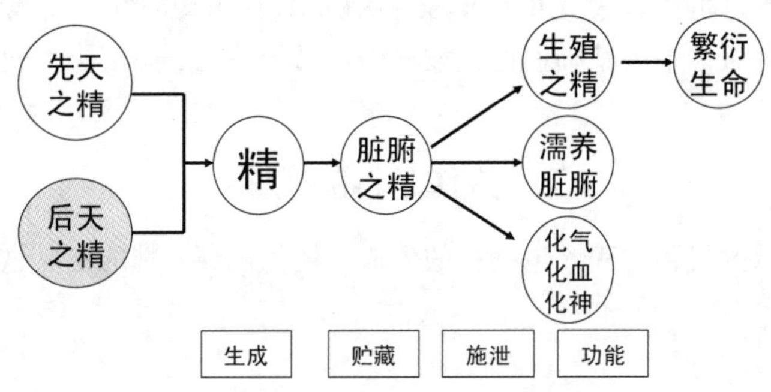

图 2-1　人体之精的代谢与功能示意图

三、人体之精的功能

人体之精有繁衍后代、濡养脏腑和化气、化血、化神等生理作用。

1. 繁衍后代

这是人体之精最重要的生理作用。它是通过生殖之精完成的。生殖之精是由肾藏的先天之精为主体，在部分后天之精的充养下合化而成的，也就是由肾精的一部分化生的。各位千万不能有“所有的肾精都化成了生殖之精”的想法，因为肾精还有化气、濡养等其他生理作用。父母的生殖之精相合，则可能形成一个新的生命。父母的生殖之精具有遗传功能，生成的子代则禀受了父母的生命特质。因此，中医讲的“禀赋”，是指禀受上一代的，并赋予即传给下一代，与生物学讲的“遗传”，是个相同的概念。由于子代的生命源于父母生殖之精的结合，父母的生命物质也就遗传给了子代，因而父母之精也是子代体质类型的决定者。

2. 濡养脏腑

藏于各脏腑的精，濡养各脏腑及其所属的形体官窍。在肾的精就濡养肾及膀胱、骨、耳、齿、发等，在肝的精就濡养肝及胆、筋、目、爪等，在脾的精就濡养脾及胃、肌肉、口唇等，在心的精就濡养心及小肠、脉、舌、面等，在肺的精就濡养肺及大肠、肺系（气管、喉咙）、鼻子、皮毛等。

3. 化血作用

精的化血作用体现在两个方面：一是精可以转化为血，如藏于肾的肾精，一部分可循经脉进入肝而转化为肝血；藏于脾的脾精，即水谷之精，可循经脉进入心脉而化为心血。二是精可融于血液中，如藏于心的精，可以融于心血中而为心血；藏于肝的精可以融于肝血中而为肝血。

4. 化气作用

《素问・阴阳应象大论》说："精化为气。"先天之精可以化生先天之气（元气），水谷之精可以化生谷气，再加上肺吸入的自然界清气，综合而成一身之气。因此，精是气的化生本原。

藏于各脏的精，其中的一部分可以化为相应的脏气：肾精化为肾气，脾精化成脾气，肝精化为肝气，心精化为心气，肺精化为肺气。各脏腑之精充足，则化生的脏腑之气自然充沛。

5. 化神作用

一身之精的一部分可化神，精足人的精神就旺，精不足人的精神就会萎靡不振。《灵枢・平人绝谷》说："神者，水谷之精气也。"《素问・上古天真论》有"积精全神"之论。

藏于各脏的精，其中的一部分可化生相应的神：心精是化生神、喜的物质基础，肝精是化生魂、怒的物质基础，脾精是化生意、思的物质基础，肺精是化生魄、忧悲的物质基础，肾精是化生志、恐的物质基础。

四、人体之精的分类

一身之精，由先天之精和后天之精相融合而成。分藏于各脏腑，则为脏腑之精；施泄以繁衍生命，则为生殖之精。

1. 先天之精与后天之精

人体之精从生成来源来说，有先天之精与后天之精之分。先天之精禀受于父母，源于父母的生殖之精，是构成胚胎的原始物质，是生命产生的本原。因此，先天之精，又可称为"元精"或"真精"。"元"或"真"，就是表述源于先天父母的意思。后天之精源于饮食水谷，由脾胃吸取的饮食精华而产生，是维持人体生命活动的重要物质。以先天之精为基础，与后天之精相融合，则生成一身之精。

2. 生殖之精

生殖之精源于肾精，是在天癸的促发作用下，由肾藏的先天之精在水谷之精的资助充养下合化而成，起着繁衍后代的作用。因此，生殖之精中，既有先天之精，也有后天之精，但以先天之精为主体。人们在生殖活动过程中，通过生殖之精的交合将生命物质遗传给下一代。男女双方生殖之精结合成为胚胎，产生了新的生命体。

3. 脏腑之精

一身之精分藏于各脏腑，则为脏腑之精。脏腑之精，是指脏腑所藏的具有濡养本脏腑及其所属的形体、官窍等作用的液态精华物质。脏腑之精中既有先天之精的成分，又有后天之精的成分。但各脏腑之精中所含先天之精与后天之精的比例是不同的：肾精的成分主要是先天之精，但需要后天之精的不断充养；其他脏腑之精的成分主要是后天水谷之精，但也含有部分先天之精。(图 2-2)

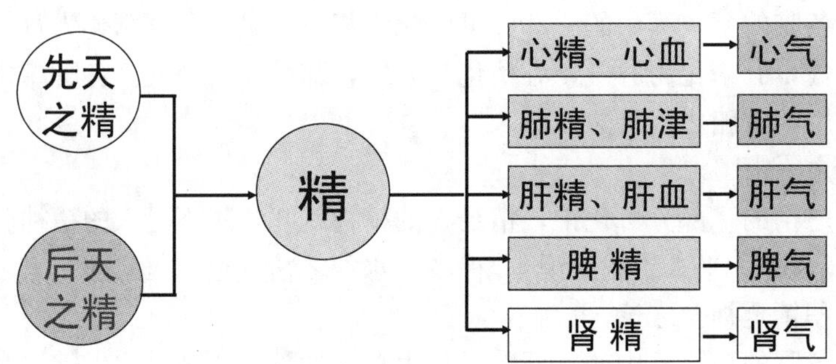

图 2-2　五脏之精与五脏之气

各脏之精具有不同的存在形式：

心精的概念源于《素问·大奇论》“脉至如火薪然，是心精之予夺也。”心精以与心血相融合的形式贮存于心内，起到濡养心脏、血脉和心神的作用。

肝精的概念源于《素问·经脉别论》“散精于肝，淫气于筋”之论，肝精以与肝血相融合的形式贮存于肝内，发挥濡养肝脏及其筋目的作用。

肺精的概念源于《素问·经脉别论》“输精于皮毛”之论，肺精以与脾转输至肺的水谷之精和津液相融合的形式贮藏于肺中，具有滋养肺脏及皮毛的作用。

脾精的概念源于《素问·示从容论》“四肢解堕，此脾精之不行也”，实为水谷之精。脾精由脾气输布到其他四脏，化为该脏之精。《素问·厥论》说：“脾主为胃行其津液。”《素问·玉机真藏论》说：“中央土以灌四傍。”

《素问·经脉别论》说："脾气散精，上归于肺。"脾精还有化生气血，生长肌肉的作用。

肾精的概念来源于《素问·上古天真论》"肾者主水，受五脏六腑之精而藏之"之论，肾精由禀受于父母的先天之精，加之部分输于肾的水谷之精的充养而生成。肾精主要有濡养肾脏，化生生殖之精以繁衍生命，化髓通脑以养神等作用。

脏腑之精不仅濡养各脏腑，而且化生脏腑之气，推动和调控脏腑的生理机能。如：

心精、心血化生心气，推动和调控心脏搏动、血脉的舒缩以及精神活动；

肺精、肺津化生肺气，推动和调控呼吸运动和水液的输布；

肝精、肝血化生肝气，疏泄气机，调畅情志，促进精血津液的运行；

脾精化生脾气，推动和调控着水谷和水液的运化、血液的生成和运行；

肾精化生肾气，推动和调控人体的生长发育和生殖以及水液代谢、呼吸运动。

有关人体之精，就讲这么多。

下面画一张图说明精理论的层次结构（图 2-3）：

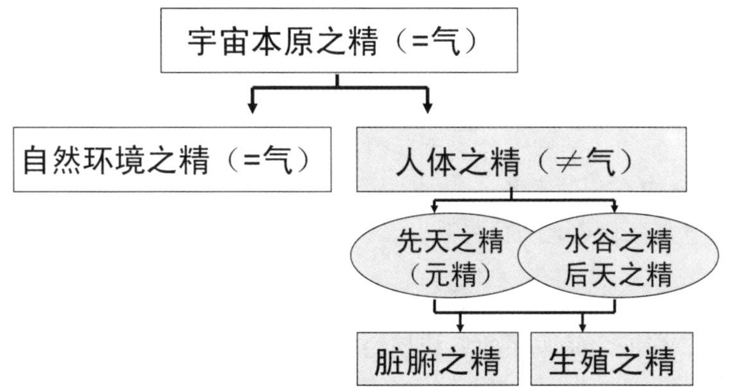

图 2-3　精理论的结构示意图

宇宙本原之精，同于宇宙本原之气，位于最高层次。

人体之精与自然环境之精位于第二层次，其中自然环境的精等同于自然环境的气，即指大气，但人体之精与人体之气是不同的概念。

在人体之精的范畴中，人体之精，也就是一身之精，是最高层次；其次是构成一身之精的先天之精和后天之精，其中先天之精又称元精、真精，后天之精是指水谷之精；再次是脏腑之精和生殖之精，它们由先天之精和后天之精按不同的成分比例组成，并藏于不同的脏腑中。

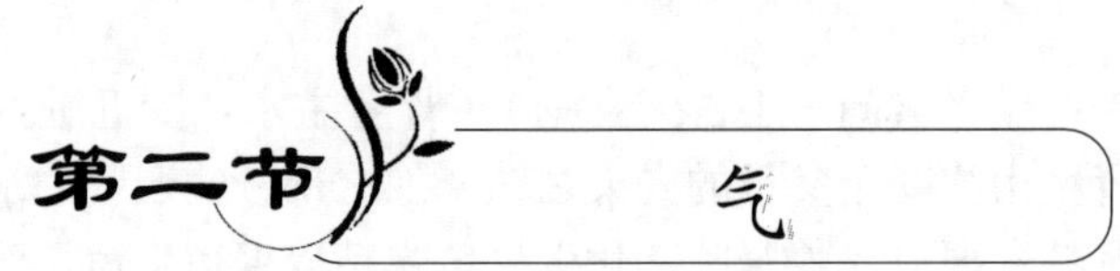

第二节　气

讲述内容：

1. 人体之气的基本概念。
2. 人体之气的生成。
3. 人体之气的运动与气化。
4. 人体之气的功能。
5. 人体之气的分类。

讲述要点和难点：

1. 人体之气的基本概念。
2. 人体之气与古代哲学的气的区别。
3. 人体之气与人体之精的区别。
4. 脏腑之气的升降出入运动。
5. 气化的概念及其与气机的关系。
6. 人体之阳气与阴气的不同作用。
7. 人体之气的层次结构。
8. 人体之元气与古代哲学之元气的区别。
9. 营气与卫气的关系。
10. 五脏精气阴阳之间的关系。

中医学的气学说，是研究人体之气的概念、生成、分布、功能及其与脏腑、精、血、津液之间关系的系统理论，与古代哲学的气学说有着明显的区别。

一、人体之气的基本概念

人体之气的基本概念可以这样表述：气是人体内活力很强运行不息的极精微物质，是构成人体和维持人体生命活动的基本物质之一。

这里面两个关键词：一个是运动，一个是活力很强。活力就是生命力，活力非常强，就是生命力非常强。人体之气，就是人体内活动力非常强、非常善于运动，或说运行不息的这样的一些非常细微的物质。气运行不息，推动和调控着人体内的新陈代谢，维系着人体的生命进程。气的运动停止，则意味着生命的终止。

人体之气的概念，可能源于古人对人体生命现象的观察。古人通过对呼吸时气的出入的观察，对活动时蒸蒸热气随汗而出的观察，逐渐产生了对气的朴素而直观的认识，认为气是流动的看不见形质的非常细微的东西，加之在气功锻炼中体悟到的气在自体内的上下内外的流动，于是推测人体之内存在着能上下内外流动的非常细微的物质，产生了人体之气的基本概念。

各位同学，大家在初学中医时，对人体之内存在着流动的细微物质的气，认知起来确实是有些困难的。不过，我请大家先了解我们的呼吸之气，先认识自然界中流动的大气，然后再理解人体内的流动的气，可能就能认知了。你看，我们的呼吸之气是流动的细微物质，虽然用肉眼看不见，但是我们都能体验到它的客观存在的。然后再在此基础上，推测和体悟也有一些极细微物质不断地在人体内上下流动，以维持人体的生命活动。因此，体悟呼吸之气，是认知体内之气流动运行的途径。

人体之气的概念的形成，也受到古代哲学气学说的渗透和影响。古代哲学中认为的气是运动不息的细微物质，气的升降聚散运动推动和调控着宇宙万物发生发展和变化等思想，对人体之气是运行不息的非常细微物质这一概念的形成，对人体之气的升降出入运动能推动和调控人体生命活动等理论的构建，都具有重要的方法学意义。

但是，我们千万不能说：人体之气的概念源于古代哲学的气的概念，反而应该说：古代哲学的气的概念源于古人对人体之气的认识。道理是这样的：从认知规律来说，一般是先认识具体的，后在此基础上认识抽象的。人体之气是具体的概念，古代哲学范畴的气是抽象的概念。哪一个先认知呢?当然是先认识具体的人体之气了。在认识人体之气的概念的基础上，加上对自然现象的观察和推理，才逐渐得出了古代哲学之气是宇宙万物的构成本原的概念。因此，“人体之气的概念源于古代哲学的气的概念”的说法是不妥的，是本末倒置的。

我们要把人体之气的概念与古代哲学范畴的气严格区别开来。精气的区别主要有以下几点：

①人体之气是指在人体内运行以维系人体生命活动的一类极细微物质，是一个相对具体的下位概念，主要源于对呼吸之气和人体热气的认识；古代哲学范畴的气是指存在于宇宙之中的运行不息的极精微物质，是宇宙万物的构成本原，是一个极为抽象的上位概念，主要源于对大气或云气的观察和推理。

②人体之气不是人体生命的生成本原，只是构成人体和维持人体生命活动的基本物质之一；古代哲学的气是宇宙万物，包括人类的构成本原，这就是所谓的“气一元论”。

③人体之气由人体之精化生，并与呼吸之清气相融合而成；古代哲学范畴的气是一开始就存在于宇宙中的，或是由道或太易产生的。

④人体之气只有一种存在形式，即以无形而运动的状态存在于人体之中，即所谓“气充形，形寓气”；古代哲学范畴的气有两种存在形式：一是处于无形而运动的状态，二是凝聚而成形质。

⑤人体之气可人力操控，可补可散，可上可下；古代哲学范畴的宇宙本原之气则非人力所能操控。

我们已经告别了“精气不分”的年代，我们要把人体之气的概念与人体之精的概念严格区别开来。精气的区别主要有以下几点：

①精是构成人体的最基本物质，气是由精化生的运行不息的极细微物质；精是人体生命的本原，气是人体生命的维系。

②精为脏腑机能活动的物质基础，气是推动和调控脏腑生理机能的动力。

③精是有形的液态精华物质，气属无形的、流动的、更细微的物质。

④精的生成来源有二：一是禀受于父母的生命物质，即所谓先天之精；二是出生后自身获得的水谷精微物质，即所谓后天之精。气的生成来源有三：一是先天之精化生的先天之气，即所谓元气或真气；二是水谷之精化生的水谷之气，简称谷气；三是肺吸入的自然界清气。

人体之气，含有阴气与阳气两个部分：人体之阴气是气中具有寒凉、抑制特性的部分，人体之阳气是气中具有温热、兴奋特性的部分。气中的阴阳两部分对立互根，协调共济，则冲和畅达，推动和调控机体的生命进程。

人体之气分阴阳两部分的理论，可能源于古人的类比思维。在古代哲学范畴中，宇宙本原之气，也就是元气，分为阴阳两部分：属阳的部分，即阳气，弥散而为天；属阴的部分，即阴气，凝聚而为地。此即《内经》所说的“积阳为天，积阴为地”。在自然环境中，流动的大气也分为阴阳两部分：属阴的部分是主寒凉的阴气；属阳部分是主温热的阳气。夏天阳气盛而天热，冬天阴气盛而天寒。人体之气类比宇宙本原之气和自然环境之气，自然也可分为阴阳两部分。

这里需要强调的是：阳气是气的一部分，不是气的全部。所谓“气属阳而称阳气”的说法，是不成立的。阴气也是气的一部分，既不是阴液，也不是阴血。与阳气相对的是阴气，不是阴液。与阴液相对的是阳液，不是阳气。如果阳气与阴液相对是成立的，那么，阴气与阳液相对也是成立的。

二、人体之气的生成

人体之气，由精化生，并与肺吸入的自然界清气相融合而成。一身之气的生成，是脾、肾、肺等脏腑的综合协调作用的结果。（图 2-4）

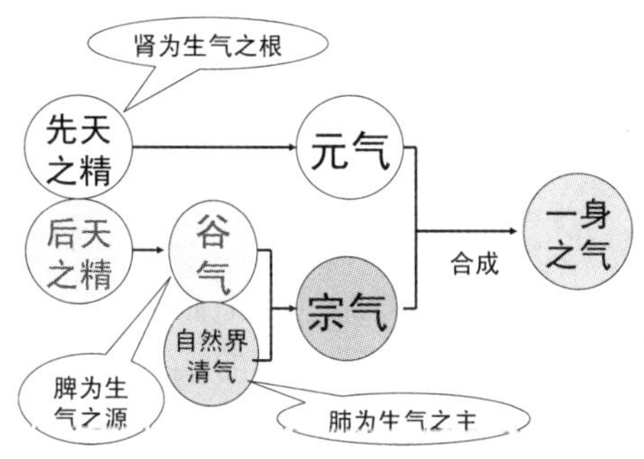

图 2-4　人体之气的生成

如上图，人体之气来源于先天之精所化生的元气、水谷之精所化生的水谷之气和自然界的清气，后两者又合称为宗气，三者结合而成一身之气，《内经》称为“人气”。

一身之气的生成之源有三：

一是由先天之精，又称元精或真精，所化生的气，就是元气或真气，属先天之气。

二是由水谷之精，也就是后天之精，化生的气，称水谷之气，简称为谷气，属后天之气。

三是从自然界中吸进肺的清气。

人身中的气，就这三个来源：元气、谷气、清气。这三种气融合在一起，就是一身之气，简称“人气”。

同样，与气的生成相关的脏腑也主要有三个：

一是肾，肾为生气之本。因为先天之精主要藏在肾，先天之精化生的气称元气，元气是由肾精化生的，所以说肾为生气之本。

二是脾胃，脾胃为生气之源。饮食水谷的消化和精微物质的吸收都由脾气和胃气的协同作用来完成：饮食水谷化成水谷之精，水谷之精化成水谷之气，必须通过脾胃之气的受纳和运化作用的协调，所以说脾胃是生气之源。

三是肺，肺为生气之主。气的生成来源中，先天之气、后天之气、水谷之气，这些都是非常重要的，但还需要清气的加入。清气吸进来，浊气呼出去，主要是肺气的作用，所以说肺为生气之主。

总之，肾与先天之气的生成关系密切，脾胃和肺与后天之气的生成关系密切，诸多脏腑的协调配合，则人体之气的生成来源不断，人体之气得以充足旺盛。如果先天之气不足，一般与肾有关；后天之气不足，一般与脾肺两脏有关。

三、人体之气的运动与气化

1. 人体之气的运动

气的运动，称为气机。人体之气的运动形式有升降出入四种。所谓升，是指气自下而上的运行；所谓降，是指气自上而下的运行；所谓出，是指气由内向外的运行；所谓入，是指气自外向内的运行。

例如：元气自脐下的下气海（又称下丹田），向上运行，宗气自胸中的上气海（又称中丹田），向下运行，就属于气的升降运动。白天营气随卫气由体内运行于体表，夜间卫气随营气由体表运行于内脏，则是营卫二气的出入运动。人体的浊气自下而升至肺并呼出自然界，体现了肺气的向上宣发运动；自然界的清气由肺吸入并下纳于肾，体现了肺气的向下肃降运动。

人体之气的运动形式与古代哲学中宇宙本原之气的运动形式，也有一定区别：人体之气的运动形式，可以说是升降出入，而宇宙本原之气的运动形式，只能说作升降聚散。宇宙是无边无垠的，因而不可能有出入的运动形式。而人体之气是与自然界的大气是相通的，故有出入的运动形式。

那么，何谓气运动的正常状态？人体之气的运动正常状态，称为"气机调畅"，必须具备以下两点：一是气的运行必须畅通无阻；二是气的升降出入之间必须协调平衡。

人体之气的升与降、出与入的协调一致的矛盾运动，推动和调控着机体的新陈代谢，维持着人体的生命进程。气的升降出入运动一旦停息，也就意味着生命活动的终止。故《素问·六微旨大论》说："出入废则神机化灭，升降息则气立孤危。故非出入，则无以生长壮老已；非升降，则无以生长化收藏。是以升降出入，无器不有。"

人体的脏腑、经络、形体、官窍，都是气的升降出入运动的场所。气的升降出入运动，也只有在脏腑、经络、形体、官窍的生理活动中，才能得到体现。

脏腑之气的升降运动有一定的规律。这个升降运动规律的归纳，来源于古人对河图五行模式和太少阴阳理论体系的认识和运用。

心肺位置在上，其气宜降：心属火，位南方，应夏季，属阳中之阳的太阳，其气升已而降；肺属金，位西方，应秋季，属阳中之阴的少阴，体阳而用阴，其气当从右下降。

肝肾位置在下，在下者宜升：肾属水，位北方，应冬季，属阴中之阴的太阴，其气降已而升；肝属木，位东方，应春季，属阴中之阳的少阳，体阴而用阳，其气当从左上升。

脾胃属土，居中央，主四时，养四脏，脾气上升而胃气下降，斡旋四脏之气的升降运动，所谓脾气升则肾肝之气升，胃气降则心肺之气降，故称之为脏气升降运动之枢纽。

脏腑之气升降协调，如肝气升发与肺气肃降协调，肾气上升与心气下降协调，脾气上升与胃气下降协调，则各脏腑机能得以正常发挥，从而维持着整个人体生命活动的协调平衡。其中，脾胃之气的升降协调最为重要，因为这是脏气升降之枢纽。如果脾胃之气的升降失调，则枢转不灵，斡旋失职，不仅影响饮食物的消化和水谷精微的吸收，导致气血化生无源，而且可阻滞中焦，导致其他四脏之气的升降运动失常而出现心肾水火不济、肝肺左升右降不和等病理状态。（图 2-5）

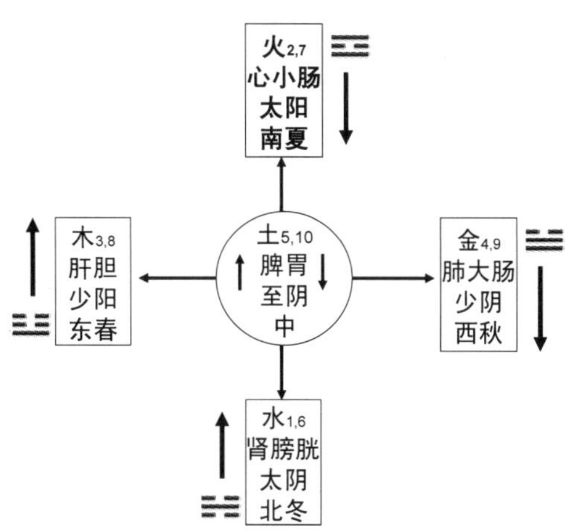

图 2-5 脏气升降示意图

如上图，心气应离卦，阳中有阴，阳是心火，阴是心阴，心火在心阴的牵制下，化为心气下降于肾。肾气应坎卦，阴中有阳，阴是肾阴，阳是肾阳，也称相火，肾阴在肾阳的鼓动下，化为肾气上升于心。如此心气下降，肾气上升，两者交感，就是心肾相交，也叫水火既济。如果心火亢盛，而心阴不足，或因肾阴不足，不能上济心阴，以致心阴不足，不能制约心火，导致心火不降而上炎，上扰心神，则致睡眠不好，心烦意乱。治疗要补心阴，滋肾阴，泻心火。

如上图，肝气应震卦，阴中有阳，阴是肝阴，阳是肝阳。肝阴在肝阳的作用下合化为肝气，从左侧上升，就是我们常说的肝气升发。如果肝阴不足，而肝阳亢盛，肝火上炎，升发太过，临床常见失眠、焦虑等症，治疗应滋肝阴，清肝火，以平肝气。如果肝阳不足而肝阴偏盛，升发不及，常见心境低落的抑郁症，治疗应补肝阳以升发肝气。肺气应兑卦，阳中有阴，阳是肺阳，阴是肺阴。肺阳在肺阴的牵制下合化为肺气，从右侧下降，就是我们常说的肺气肃降。肺阴不足，阴不制阳，虚火内生，肺气不降，反而上逆，可见咳嗽、喘息、咯血等症，治疗宜滋养肺阴以降肺气。

气的升降出入运动失常，称为“气机失调”。气机失调有多种表现。例如：气的运行受阻而不畅通，称作“气机不畅”；受阻较甚，局部阻滞不通的，称作“气滞”或“气结”，常见的有肝气郁结或肝气郁滞、脾胃气滞、肺气郁滞等；气的上升太过或下降不及，称作“气逆”，常见的有肝气上逆、肺气上逆、胃气上逆等；气的上升不及或下降太过，称作“气陷”，常见的有脾气下陷或中气下陷；气的外出太过而不能内守，称作“气脱”；气不能外达而郁结闭塞于内，称作“气闭”。

2. 气化

什么是气化？气的运动所产生的各种变化都称气化。气化是一个新陈代谢的过程，不是一项“功能”。因此，我们在“气的功能”中删除了这一条。

中医学中讲的气化与古代哲学中讲的气化，在概念上是有明显区别的。在中医学中，气化是指由人体之气的运动而引起的精气血津液等物质与能量的新陈代谢过程，这是生命最基本的特征之一。古代哲学中所讲的气化，是指宇宙万物的发生发展与变化。

气化与气机有什么关系呢？它们之间的关系可以概括为两点：

一是气化过程由气的升降出入运动所产生和维持。如果气的运动停止，气化过程也就止息，人的生命活动也就停止了。因此气的运动是气化过程产生的前提和根本。

二是气的升降出入运动又在气化过程中得以体现。如果人体内的新陈代谢过程是有序进行的，那么我们说元气与宗气的升降运动、营气与卫气的出入运动以及脏腑之气的升降运动都是正常有序的。

气化的形式是怎样的呢？有哪些具体体现呢？《素问·阴阳应象大论》说："味归形，形归气；气归精，精归化；精食气，形食味；化生精，气生形……精化为气。"指出了气化的基本形式，是人体内的精气血津液各自的代谢及其相互转化。如精的生成，包括先天之精的充盛和后天水谷之精的化生；精化为气，包括先天之精化生元气和后天之精化生谷气，以及谷气分化为营卫二气；精化为髓，髓充骨而化血或汇脑而化神；精与血同源互化；津液与血同源互化；血的化生与其化气养神；津液的化生与其化汗化尿；气的生成与代谢，包括化为能量、热量以及生血、化精、化神，并分化为脏腑之气和经络之气。如此等等，皆属气化的具体体现。

四、人体之气的功能

气是构成人体的基本物质之一，又是推动和调控脏腑机能活动的动力，从而起到维系生命进程的作用。因此，《难经·八难》说："气者，人之根本也。"《类经·摄生类》说："人之有生，全赖此气。"人体之气的生理作用可归纳为以下五个方面：

1. 推动与调控作用

气的推动作用，是指气中属阳部分，即阳气的激发、兴奋、促进等作用。主要体现于：

①激发和促进人体的生长发育及生殖机能；

②激发和促进各脏腑经络的生理机能；

③激发和促进精血津液的生成及运行输布；

④激发和兴奋精神活动。

气的调控作用，是指气中属阴部分，即阴气的减缓、抑制、宁静等作用。主要体现于：

①抑制和减缓人体的生长发育及生殖机能；

②抑制和宁静各脏腑经络的生理机能；

③抑制和减缓精血津液的生成及运行输布；

④抑制和宁静精神活动。

人体的各种机能活动的协调平衡和稳定有序，是一身之气中阳气部分的推动作用与阴气部分的调控作用相反相成的结果。若阴气不足，宁静、抑制等作用减弱，阴不制阳，阳气相对亢盛，激发、兴奋作用过亢，则脏腑机能虚性亢奋，精气血津液的生成、输布、运行、代谢加快，消耗过多，精神亢奋，可见遗精、多汗、出血、烦躁、失眠等症。反之，若阳气不足，激发、兴奋等作用减退，阳不制阴，阴气相对过盛，宁静、抑制等作用过亢，则脏腑机能减弱，精气血津液的生成、输布、代谢减缓，运行不畅，精神抑制，可见精瘀、血瘀、痰饮、精神委顿等病症。

讲到这里，有人可能提出疑问：原先只讲气的推动作用，为何又加了一个调控作用？我的解释是，加调控作用，是与推动作用构成一对阴阳相反相成的关系，这样能够合理地解释人体的各种生理机能和生理现象。例如：就人体的生长发育和生殖机能而言，阳气可以激发和促进，阴气则能抑制和减缓，两者达成协调，人体的生长发育和生殖机能才能正常。如果只有阳气的推动作用，就会出现生长发育加速，早熟，如果阴气偏盛，抑制作用太强，那就会出现发育减缓。再如血液的正常运行，既要有阳气的推动作用，又要有阴气的抑制作用，这两种作用相反相成，血液的流动才能维持一个正常的速率，既不过快，也不过缓，有序而稳定。如果只有阳气的推动而没有制约，血液的流动就会不断加速而失常。精神活动也是如此，只有兴奋而没有抑制，只有推动而没有调控，是不可想象的，是不能解释人的正常的精神活动的。

2. 温煦与凉润作用

气的温煦作用，指气中属阳部分（阳气）的促进产热，消除寒冷，使人体温暖的作用。气的温煦作用对人体有重要的生理意义：

①温煦机体，维持相对恒定的体温；

②温煦各脏腑、经络、形体、官窍，助其进行正常的生理活动；

③温煦精血津液，助其正常施泄、循行、输布，即所谓“得温而行，得寒而凝”。

气的凉润作用，指气中属阴部分（阴气）的抑制产热，消除热量，使人体寒凉的作用。气的凉润作用对人体有重要的生理意义：

①凉润机体，维持相对恒定的体温；

②凉润各脏腑、经络、形体、官窍，防其生理机能过亢；

③凉润精血津液，防其过度代谢和运行失常。

人体体温的恒定、脏腑机能的稳定发挥及精血津液的正常运行输布，是一身之气中阳气部分的温煦作用和阴气部分的凉润作用对立统一的结果。若阳气不足，温煦作用减退，产热过少，可见虚寒性病变，表现为畏寒肢冷，脏腑生理活动减弱，精血津液代谢减弱、运行迟缓等。若阴气不足，凉润作用减退，产热相对增多，可出现低热、盗汗、五心烦热、遗精、出血、脉细数等脏腑机能虚性亢奋、精血津液代谢加快的虚热性病变。

例如：就体温恒定而言，阳气让体温上升，阴气使体温下降，阴阳二气协调，体温维持恒定。如果阳气过亢而阴气不足，温煦有余而凉润不足，则见体温升高而发热；反之，阳气不足而阴气有余，则见体温偏低而畏寒怕冷。就血液的运行来说，既要有阳气的温煦和推动作用，又要有阴气的凉润和抑制作用，这两类作用相反相成，血液的流动才能维持一个正常的速率，既不过快，也不过缓。如果体内阳气亢盛，温暖和推动作用过强，而阴气虚少，凉润和制约作用不足，血液的流动就会不断加速，甚至逸出脉外而为出血。《素问·生气通天论》说："阴不胜其阳，则脉流薄疾。"如果阴气亢盛，凉润和抑制作用过强，而阳气不足，温暖和推动作用过弱，则致血流减缓，甚至凝滞不行而为血瘀。所谓血"得寒则凝"。就精的代谢来说，如果阴气虚衰而阳气偏亢，凉润和抑制作用不足而温暖和推动作用过强，则致精的代谢加速，可见遗精、早泄等；如果阳气不足而阴气偏盛，温煦不足而凉润过强，则致精的代谢减缓，施泄障碍，可见精少、精瘀等。

3. 防御作用

一身之气，针对邪气时，则称为正气。正气既能护卫肌表，防御外邪入侵，也可以祛除已经侵入人体内的病邪。

《素问遗篇·刺法论》说："正气存内，邪不可干。"说明气的防御功能正常，则邪气不易入侵。若正气的防御作用低下，邪气易于入侵而发生疾病，故《素问·评热病论》说："邪之所凑，其气必虚。"正气的防御功能决定着疾病的发生、发展和转归。

邪气有阴邪、阳邪之分，人体正气含有阴气、阳气两部分。正气中的阳气部分能抵抗寒冷等阴邪的入侵，并能祛除已侵入的阴邪；正气中的阴气部分能抵抗火热等阳邪的入侵，并能祛除已侵入的阳邪。这对临床用药具有重要启示：想要让人体内的阴邪祛除，必须要补充人体的阳气；想要让人体内的阳邪祛除，必须要补充人体的阴气。

人体内的阴气不足，易招致暑热等阳邪的入侵而发为热性病变；人体阳气不足，易招致寒湿等阴邪的入侵而发为寒性病变。而预先保养好阴气，则不易发生热性病；预先保养好阳气，则不易发生寒性病。

4. 固摄作用

所谓固摄作用，是指气对体内血、津液、精等液态物质的统摄和控制，防止其无故流失的作用。气的固摄作用主要表现为以下三个方面：

①统摄血液，使其在脉中正常运行，防止其逸出脉外；

②固摄汗液、尿液、唾液、胃液、肠液，控制其分泌量、排泄量，使之有度而规律地排泄，防止其过多排出及无故流失；

③固摄精液，防止其妄泄。

若气虚少，固摄作用减弱，则可能导致体内液态物质的大量丢失。例如，气虚而不摄血，可引起各种出血症；气虚而不摄津，可引起自汗、多尿、小便失禁、流涎、呕吐清水、泄泻滑脱等症；气虚而不固精，可引起滑精、早泄等病症。在治疗这类病症时，应在补气的同时加用收涩性和酸敛性的药物，以止血、涩精、敛汗。

5. 中介作用

气的中介作用，是说气能感应传导信息以维系机体的整体联系。气充斥于人体各个脏腑组织器官之间，是感应传递信息之载体，彼此相互联系的中介。人体内各种生命信息，都可以通过在体内升降出入运行的气来感应和传递，从而构建了人体各个部位之间的密切联系。外在信息感应和传递于内脏，内脏的各种信息反映于体表，以及内脏各种信息的相互传递，皆以人体内无形之气作为信息的载体来感应和传导。

例如，脏腑精气盛衰可以通过气的负载和传导而反映于体表相应的组织器官；内部脏腑之间可以通过经络或三焦等通道，以气为载体传递信息，加强联系，维护协调。

再如，针灸、按摩或其他外治方法等刺激和信息，也是通过气的感应运载而传导于相应的内脏，达到调节机体生理活动协调的目的。运行在经络里的气，即是经络之气，简称经气。针刺后有酸、麻、胀的感觉，称为“得气”。得气就是感觉到气汇流到扎针的穴位下，聚积到这里，产生酸、麻、胀的感觉。得气，说明经络中的经气已经负载感受到的刺激和信息，沿着经络到达有病的地方，所谓“气至病所”，这就有了治疗作用。所以针灸和推拿，都强调得气，所谓“气至而有效”。

以气的中介作用来解释针灸、推拿之所以能治病的道理，是我们经过多年的研究和思考而得出的创新性的理论。

以上讲了气的五个方面的生理作用。大家可能已经发现了，这与以往讲的有许多不同的地方。以往讲气的生理功能有五个方面，即温煦、推动、防御、固摄、气化，现在讲的比以往增加了凉润、调控、中介，删除了气化。大家可能问为什么这样修改？我的解释是：由于人体之气包含阴气与阳气两部分，你讲阳气的温煦、推动作用，就必须也讲阴气的凉润、调控作用。阴气与阳气的作用相反相成，对立协调，才是冲和之气具有的正常作用。只讲阳气的推动、温煦，显然有失偏颇，也不利于临床上对该理论的运用。至于删除了气化，是因为气化是一个新陈代谢过程，本身就不属功能。我们总不能把本不属功能的概念硬拉过来贴上气的功能的标签吧。增加了气的中介作用，让一些中医、针灸等方面的疑难问题得到了解决，我认为应算作创新之举。

理解并认识气的上述功能，首先要把气的阴阳属性搞清楚。我在这里讲：气是中性的，既不属阳，也不属阴。气本身含有阴气与阳气两部分，阴气的作用与阳气的作用是对立相反的。有人可能要问了：气不是应该属阳吗？怎么又成了中性的了？我的解释是：事物的阴阳属性是相比较而定的。气与血相比较，气动而血静，气属阳而血属阴。但如果气没有比较对象，也就不能说它属阴还是属阳了，只能是中性的了。

五、人体之气的分类

人体之气，与自然环境中的气处于同一层级，它们的上一层级是宇宙本原之气。（图 2-6）

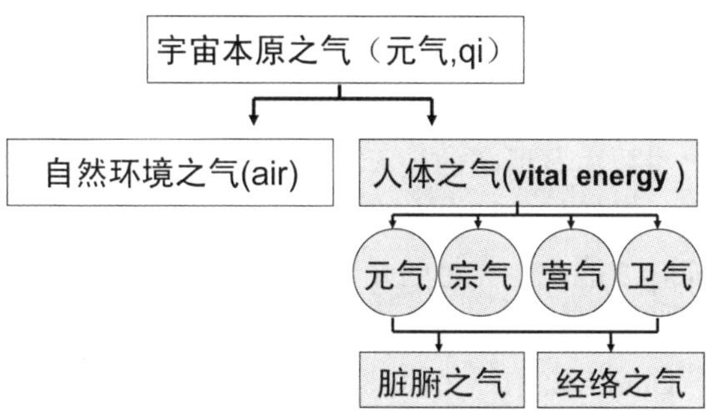

图 2-6　气理论结构示意图

如上图，人体之气可从三个层次进行分类：第一层次是人身之气，亦即一身之气；第二层次是元气、宗气、营气和卫气，都属一身之气的组成部分；第三层次是脏腑之气和经络之气，它们都由先天元气和后天宗气来构成。

一身之气、人身之气、人气，是在全身运行不息的非常细微的物质。人身之气还有另一说法叫正气，正气是相对邪气而言。人身上的气在抵抗病邪时就称作正气，所以说正气也就是一身之气。人身之气从生成来源而言，先天之精化生为元气，水谷之精化生为谷气。人身之气从分布部位而言，其行于脉中为营气，行于脉外为卫气；谷气与自然界清气相聚于胸中者为宗气；分布于脏腑、经络者称为脏腑之气、经络之气。

1. 元气

元气，是人体中最根本、最重要的气，是人体生命活动的原动力。元气在《难经》中称“原气”,《内经》中无“元气”或“原气”之称，但有“真气”之说。“元”、“真”、“原”，本来为儒家术语或道家术语，中医学借用之，来表述先天禀赋。因此，元气、原气、真气，三者的内涵是同一的，都是由先天之精，也就是元精、真精所化生的先天之气。气推动和调控人体的生命活动，是人体生命活动的动力，而元气是人体之气中的先天来源的部分，因而称元气是人体生命活动的原动力。

人体之元气与古代哲学中的元气，在概念内涵上有着严格的区别：

①人体之元气，是运行于人体之内的具有推动和调控人体生命活动等具体作用的元气，是具有特殊结构和功能而被称为人体生命活动的原动力的元气；古代哲学所说的元气是客观存在于宇宙之中的一种无形可见的极细微物质，是宇宙万物包括人类的共同构成本原。

②人体之元气由人体内的先天之精化生；古代哲学中的元气，是一开始就存在于宇宙中的。

③人体之元气，只是一身之气的先天来源的部分，并不能代表一身之气；古代哲学中的元气，即是宇宙本原之气。

人体之元气，主要由肾所藏的先天之精化生。肾中所藏的先天之精禀受于父母的生殖之精，胚胎时期即已存在，出生之后，必须得到脾胃化生的水谷之精的滋养补充，方能化生充足的元气。因此，元气充盛与否，不仅与来源于父母的先天之精有关，而且与脾胃的运化、饮食营养及化生的后天之精是否充盛有关。若因先天之精不足而导致元气虚弱者，也可以通过后天的培育补充而使元气充实。如《景岳全书·论脾胃》说：“故人之自生至老，凡先天之有不足者，但得后天培养之力，则补天之功，亦可居其强半，此脾胃之气所关于人生者不小。”

元气通过三焦（这里是指部位三焦）流行于全身。《难经·六十六难》说：“三焦者，原气之别使也，主通行三气，经历于五脏六腑。”元气化于肾精，根于命门，以三焦为通路，循行全身，内而五脏六腑，外而肌肤腠理，无处不到，发挥其生理功能，成为人体最根本、最重要的气。（图 2-7）

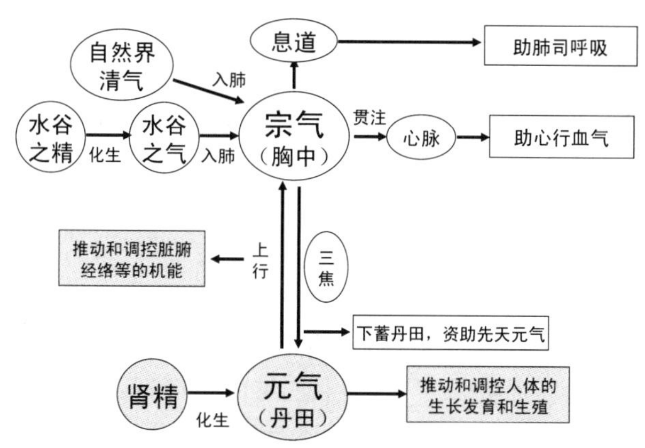

图 2-7　元气、宗气生成分布功能示意图

元气的生理功能主要有两个方面：

一是推动和调节人体的生长发育和生殖机能；

二是推动和调控各脏腑、经络、形体、官窍的生理活动。

元气的盛衰变化体现于机体生、长、壮、老、已的自然规律。人从幼年开始，肾精以先天之精为基础，得到后天之精的补充而渐渐充盛，化生元气，促进生长发育。经过一段时期，从婴幼儿成长到青壮年，此时由于肾精充盛到一定程度，化生充足的元气，使机体发育，形体壮实，筋骨强健，同时具备了生殖能力。待到老年，由于生理和病理性消耗，肾精渐衰，化生元气渐渐减少，形体出现衰老之象，生殖机能也随之衰退，直至元气衰亡，生命终止。因此，元气不足则易于出现生长发育迟缓、生殖机能低下及未老先衰的病理改变。

元气含有元阴、元阳，为一身阴阳之根，脏腑阴阳之本。元气既能发挥推动、兴奋、温煦等属于元阳的功能，又能发挥宁静、抑制、凉润等属于元阴的作用。元阴与元阳协调平衡，元气则能发挥推动和调控各脏腑的生理机能、人体的生长发育和生殖机能。元气根于命门，故《景岳全书·传忠录下》说："命门为元气之根，为水火之宅，五脏之阴气非此不能滋，五脏之阳气非此不能发。"

这里需要说明的是：元气由肾精化生，肾气也由肾精化生，元气与肾气实际上是相同的概念。肾精的主体成分是先天之精，也就是元精或真精，因而肾精化生的元气、肾气，也主要是先天之气。明白了这一点，也就理解了为什么肾气中的肾阴又称元阴、真阴，肾阳又称元阳、真阳了。

2. 宗气

宗气是由谷气与自然界清气相结合而积聚于胸中的气，属后天之气的范畴。宗气在胸中积聚之处，《灵枢·五味》称为“气海”，又名为“膻中”。

宗气的生成有两个来源：一是脾胃运化的水谷之精所化生的水谷之气，一是肺从自然界中吸入的清气，二者相结合生成宗气，积于胸中气海。因此，脾的运化和肺的司呼吸是否正常，对宗气的生成和盛衰有着直接的影响。（图 2-7）

宗气的布散有三种途径：一是上出于肺，循喉咙而走息道，推动呼吸；二是贯注心脉，推动血行。如《灵枢·邪客》所说：“宗气积于胸中，出于喉咙，以贯心脉，而行呼吸焉。”三是沿三焦向下运行于脐下丹田，以资先天元气。此外，《灵枢·刺节真邪》中还指出宗气可由气海向下注入气街（足阳明经脉的腹股沟部位），再下行于足。

宗气的生理功能主要有三个方面：

一是宗气上走息道，助肺而行呼吸。因此，凡是呼吸、语言、发声皆与宗气有关。《读医随笔·气血精神论》说：“宗气者，动气也。凡呼吸、语言、声音，以及肢体运动，筋力强弱者，宗气之功用也。”宗气充盛则呼吸徐缓而均匀，语言清晰，声音洪亮。反之，则呼吸短促微弱，语言不清，发声低微。

二是宗气贯注于心脉，助心而行血气。因此，凡血液的运行、心搏的力量及节律等皆与宗气有关。宗气充盛则血运有序，脉搏徐缓，节律一致而有力。宗气不足则血行瘀滞，脉来躁急，节律不规则，或微弱无力。顺便说一句，言宗气行血气可以，说宗气行气血则不可。为何？在中医学中，“血气”二字，多指血；“气血”二字，一般指气和血。宗气行血，讲得通；宗气行气，则不通。因此，不要将“血气”改为“气血”。

三是宗气下蓄丹田，以资先天元气。借三焦为通道，宗气自上而下分布，蓄积于脐下丹田，以资助和充养先天元气。元气则自下而上运行，散布于胸中，以促后天之宗气；先天与后天之气相合，则成一身之气。由于禀受于父母的先天之精的量是有限的，其化生的元气也是一定的，因而一身之气的盛衰，主要取决于宗气的生成，而宗气的生成，又取决于脾、肺两脏的机能是否正常及饮食营养是否充足。因此，一身之气的不足，即所谓气虚，在先天主要责之肾，在后天主要责之脾肺。

在哪里可测知宗气的盛衰？古人经过观察，认为左乳下的虚里之脉，也就是心尖搏动处可候宗气的盛衰常变。《素问·平人气象论》说：“胃之大络，名曰虚里，贯膈络肺，出于左乳下，其动应衣，脉宗气也。”若虚里之脉搏动正常，是宗气充盛之象；若搏动躁急，引衣而动，是宗气大虚；若搏动消失，是宗气亡绝。目前，临床上中医在虚里处候宗气盛衰的诊断方法已基本不用，更多的是从脉象来测知宗气的盛衰。

宗气与肺气、心气关系非常密切。可以认为，宗气的一部分上出肺中，成为肺气的组成部分；另一部分贯注于心和血脉之中，成为心气的组成部分。这样，宗气的行呼吸与肺气的司呼吸是一致的，宗气的行血与心气的运血也是统一的。

3. 营气和卫气

我们将营气和卫气对比来讲述。

先说营气和卫气的概念：营就是营养全身，卫就是保卫机体。行于脉中而具有营养作用的气是营气；行于脉外而具有保卫作用的气是卫气。两者比较，营气不善流动，在脉内以营养脏腑，属阴；卫气运动迅速，行脉外以保卫机体，属阳。所以有的书本把营气称作营阴，将卫气称作卫阳。

营气和卫气的生成与分布：营气与卫气都来源于脾胃运化的水谷精微。水谷之精化为水谷之气，其中的精华部分化生营气，并进入脉中运行全身；其中的悍烈部分，也就是慓悍滑利的部分化生卫气。《素问·痹论》说："荣者，水谷之精气也，和调于五脏，洒陈于六腑，乃能入于脉也，故循脉上下，贯五脏，络六腑也。"可见营气由水谷之精所化生，进入脉中，循脉运行全身，内入脏腑，外达肢节，终而复始，营周不休。《素问·痹论》又说："卫者，水谷之悍气也。其气慓疾滑利，不能入于脉也。故循皮肤之中，分肉之间，熏于肓膜，散于胸腹。"因此，卫气由水谷之精化生，运行于脉外，不受脉道的约束，外而皮肤肌腠，内而胸腹脏腑，布散全身。

营气与卫气的生理功能：营气的生理功能有化生血液和营养全身两个方面。卫气的生理功能有防御外邪、温养全身和调控腠理三个方面。

营气注于脉中，化为血液。《灵枢·邪客》说："营气者，泌其津液，注之于脉，化以为血。"营气与津液调和，共注脉中，化成血液，并维持血量充盈。

营气循血脉流注于全身，营养五脏六腑、四肢百骸。如《灵枢·营卫生会》说："此所受气者，泌糟粕，蒸津液，化其精微，上注于肺脉，乃化而为血，以奉生身，莫贵于此，故独得行于经隧，命曰营气。"

卫气有防御外邪入侵的作用。卫气布达于肌表，抵抗外来邪气的入侵。《医旨绪余·宗气营气卫气》说："卫气者，为言护卫周身……不使外邪侵犯也。"因此，卫气充盛则护卫肌表，不易招致外邪侵袭，卫气虚弱则常常易于感受外邪而发病。

卫气具有温养全身的作用。卫气温养脏腑肌肉皮毛，从而保证了脏腑肌表的生理活动得以正常进行。卫气虚亏则温养之力减弱，易致风寒湿等病邪乘虚侵袭肌表而出现寒性病变。但若卫气在局部运动受阻，郁积化热可出现热性病变。故《读医随笔·气血精神论》说："卫气者，热气也。凡肌肉之所以能温，水谷之所以能化者，卫气之功用也。虚则病寒，实则病热。"

卫气能够调节控制腠理的开阖，促使汗液有节制地排泄。通过汗液的正常排泄，使机体维持体温相对恒定，从而保证了机体内外环境之间的协调平衡。《景岳全书·杂证谟·汗证》说："汗发于阴而出于阳。此其根本则由阴中之营气，而其启闭则由阳中之卫气。"因此，当卫气虚弱时，则调控腠理开阖失职，可见无汗、多汗或自汗等病理现象。

营气与卫气的关系：营气与卫气，既有联系，又有区别。我们说"营卫同源"，就是说营气和卫气都来源于水谷精微，营气和卫气之间还可以相互化生。营卫的分界线就是脉管的内外：在脉内的营气逸出脉外，就是卫气；在脉外的卫气进入脉内，则又变为营气。因此，营气与卫气，是分之则二，合之为一。故说"营卫同源"。但是营气与卫气又有不同：营气性质精纯，富有营养；卫气性质慓疾滑利，易于流行。营气行于脉中，卫气行于脉外。

关于营气和卫气的运行，《内经》中的说法是不同的：有的篇章说营气沿着十二经脉运行，卫气则昼行于阳而夜行于阴；有的篇章说：营气在脉中，卫气在脉外，营卫相偕而行。那么我们应怎样认识营气与卫气的运行呢？从临床上看，营气与卫气相偕而行的理论临床上用得多，对疾病治疗具有重要的指导意义。营卫怎样相偕而行呢？我经过多年研究分析《内经》中关于营气和卫气运行分布的各种记述，最后得出了这样的营卫相偕而行的理论：即白天以卫气为主导，营气随卫气由体内行于体表，营气在脉中行而卫气在脉外行；夜间以营气为主导，卫气随营气由体表行于内脏，同样是营气在脉中行而卫气在脉外行。营卫相偕而行的理论可以解释《内经》的"昼不精夜不瞑"，即白天无精神，夜里睡不着。一般老年人易出现"昼不精夜不瞑"，这是营卫不和的表现：白天卫气应该运行于体表而营气随之，老年人卫气少或运行迟缓，故出现白天无精神。夜间营气应该入里而卫气随之，老年人营气不足，吸引力不够，卫气就不愿随营气进入内脏，故出现翻来覆去睡不着，入睡困难。治疗老年人的这类失眠，就要调和营卫，用桂枝汤加龙骨汤。

营气有化生血液和营养全身的功能，卫气有防卫、温养和调控腠理的功能。由于机体内部的阴阳双方必须相互协调，故营卫和调才能维持正常的体温和汗液分泌，人体才能有旺盛的抗邪力量和脏腑的正常生理活动。如果营卫不调和，易出现恶寒发热等症，若伴有微汗，要用桂枝汤，桂枝汤有桂枝、芍药、生姜、甘草、大枣，能够调和营卫，治疗感冒。

关于卫气的来源，《内经》中的说法也不同：《素问·痹论》说："卫者，水谷之悍气也。"是说卫气是由水谷之精化生的。而《灵枢·营卫生会》说："卫出下焦。"就是说卫气的生成与肾精肾气有关。所以有人综合了《内经》中的说法，提出了："卫气生于中焦，根于下焦，开发于上焦"。开发于上焦，是说卫气通过肺气的宣发运动输送到全身皮毛来发挥保卫作用。所以说老年人、久病的人易感冒，不仅仅要补养脾肺之气，还要在这个基础上补肾气，补肾气就是补元气，以让卫气充足，分布于体表，保卫机体，防御外邪的入侵。

4. 脏腑之气、经络之气

脏腑之气和经络之气是全身之气的一个部分。一身之气分布到某一脏腑或某一经络，即成为某一脏腑或某一经络之气。

我们先讲述脏腑之气。

脏腑之气在以往是不单独讲的。因而脏腑之气的概念，来源和作用也无明确的表述。但《内经》有许多篇章记述了心气、肺气、肝气、脾气、胃气、肾气等的作用。为了明确脏腑之气的概念、来源和逻辑关系，我画了一张示意图，称为"脏腑精气阴阳理论体系"。（图 2-8）

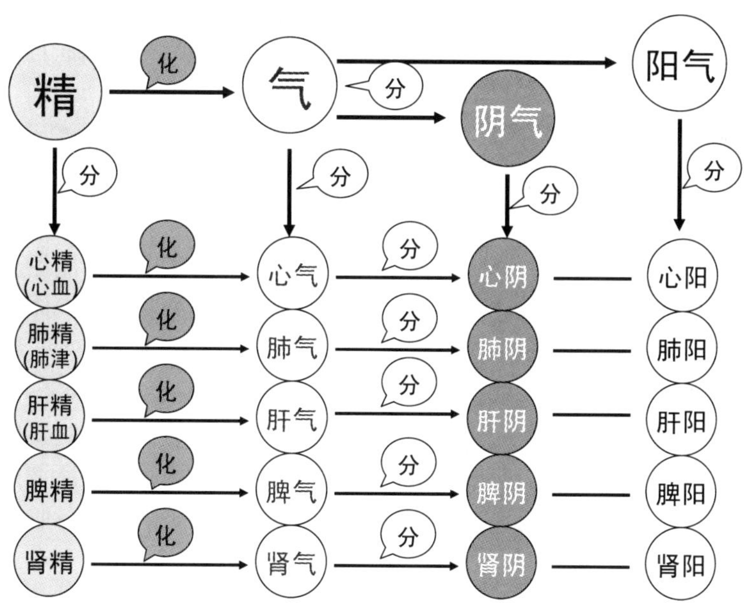

图 2-8　脏腑精气阴阳理论体系

如上图：一身之精化一身之气，一身之气分为一身之阴气和一身之阳气。脏腑所藏之精由一身之精分化，脏腑之气各由脏腑之精化生，也可以说是一身之气分布到各脏腑的部分。一身之气含有阴气与阳气两个部分，因而各脏腑之气也含有阴气与阳气两个部分：脏腑之阴气，是脏腑之气中具有凉润、宁静、抑制等作用的部分；脏腑之阳气，是脏腑之气中具有温煦、推动、兴奋等作用的部分。在正常情况下，脏腑之阴气与脏腑之阳气维持着协调平衡关系，因而脏腑之气冲和畅达，运行有序，各发挥其应有的作用。

如上图：心气由心精、心血化生，含有心阴与心阳两个部分：心阳具有温煦心脉、推动和加速心脏的搏动和血脉的舒缩的作用，促进血液的运行；心阴具有凉润心脉、宁静和减缓心脏的搏动和血脉的舒缩的作用，抑制血液的运行。心阳与心阴协调，则心脏搏动稳定有序，血脉舒缓有度，血液运行通畅。如果心动过缓，一般是心阳气不足，治疗就要补心阳；如果心动过快呢，心慌，这就是心的阴气少而阳气多了，治疗就要滋养心阴以制约阳气。如果心动既不过慢也不过快，但一活动就心慌，这就是心气不足，补心气就行了。

肺气由肺精、肺津化生，含有肺阴与肺阳两个部分：肺阳主温煦、宣发；肺阴主凉润、肃降。肺阴与肺阳协调，则宣发与肃降相反而相成，呼吸均匀，水精四布。

肝气由肝精、肝血化生，含有肝阴与肝阳两个部分：肝阳主温煦、升发；肝阴主凉润、柔和。肝阴与肝阳对立互根，协调共济，则肝气冲和条达。

脾气由脾精化生，含有脾阴与脾阳两个部分：脾阳能温煦、推动水谷的运化；脾阴能凉润、抑制水谷的运化。脾阴与脾阳协调，则水谷化为精微，输布全身。

肾气由肾精化生，含有肾阴与肾阳两个部分：肾阳主温煦，能促进和推动人体的生长发育生殖和水液代谢；肾阴主凉润，能宁静和抑制人体的生长发育生殖和水液代谢。肾阴与肾阳协调共济，则维持人体正常的生长发育和生殖，并使水液代谢稳定有度。

由于肾气由肾精所化，而肾精的主体是先天之精，故肾气也主要属于先天之气，其所含有的肾阴、肾阳分别是各脏阴气与阳气的根本，所谓“五脏之阴气，非此不能滋”“五脏之阳气，非此不能发”。各脏阴气和各脏阳气亏损日久，必累及肾阴和肾阳，故有“久病及肾”之说。

脏腑之气不足，如心气虚、肺气虚、脾气虚、肝气虚、肾气虚等，一般出现推动、调控、固摄、防御等作用减退的虚弱无力的病证。

脏腑之阴气不足，如心阴虚、肺阴虚、脾阴虚、胃阴虚、肝阴虚、肾阴虚等，一般出现因凉润、宁静等作用减退而产生的虚热性病证和虚性亢奋的病证。

脏腑之阳气不足，如心阳虚、肺阳虚、脾阳虚、胃阳虚、肝阳虚、肾阳虚等，一般出现因温煦、推动等作用减退而产生的虚寒性病证和抑制太过的病证。

各脏腑精气阴阳的概念和生理作用的详细表述，请见藏象章中的五脏和六腑两节。

接下来我们讲述经络之气。

经络之气，是一身之气运行于经络系统的极细微物质，是各种刺激、信息的感应、负载和传导者。经络之气在经络系统中运行，感应、负载和传导各种刺激、信息（如针灸、推拿、拔罐等）到达病所，因而起到调整和治疗作用。

需要提醒各位：气是流动的极细微物质，不是功能。道理很简单，如果气是功能，那么气的功能就是“功能的功能”。功能的功能怎么讲？因此，对气的正确表述是：气是运行不息的极细微物质，有其特定的结构和功能。结构与功能是统一的，不是相反的，因而不能用阴阳来解说。例如，元气与宗气的构成成分是不同的，因而功能也就不同。一种气，如果它的结构中有两种构成成分，那它可能就有两种不同的功能。各脏腑之气和经络之气也是运行不息的极细微物质，不是功能。它们也有相对特异的结构和功能。以往书本或教材上所讲的“经气即经络的功能”“心气是心的功能”等说法，是不可取的。

第三节 血

讲述内容：

1. 血的基本概念。
2. 血的生成。
3. 血的运行。
4. 血的功能。

讲述要点和难点：

1. 血的基本概念。
2. 血液化生的途径和相关脏腑。

3. 血液运行的相关因素和相关脏腑。

血是中医学的一个重要概念。本节主要讲述血的基本概念、血的生成、血的运行和血的功能等四方面内容。

一、血的基本概念

血，即血液，是循行于脉中而富有营养的红色液态物质，是构成人体和维持人体生命活动的基本物质之一。《素问·调经论》说："人之所有者，血与气耳。"可见血与气，对人体生命活动来说，是同等重要的。

血必须在脉中运行，所以将脉称为"血府"。脉起着约束血液运行而不逸出脉外的作用，所以《灵枢·决气》说："壅遏营气，令无所避，是谓脉。"如果因外伤等原因，血液不在脉中运行而逸出脉外，则形成出血，就称为"离经之血"。离经之血，若不能及时排出或消散，就会变为瘀血。

二、血的生成

水谷精微和肾精是血液化生的基础物质。在脾胃、心、肺、肾等脏腑的共同作用下，经过一系列气化过程，化生为血液。（图 2-9）

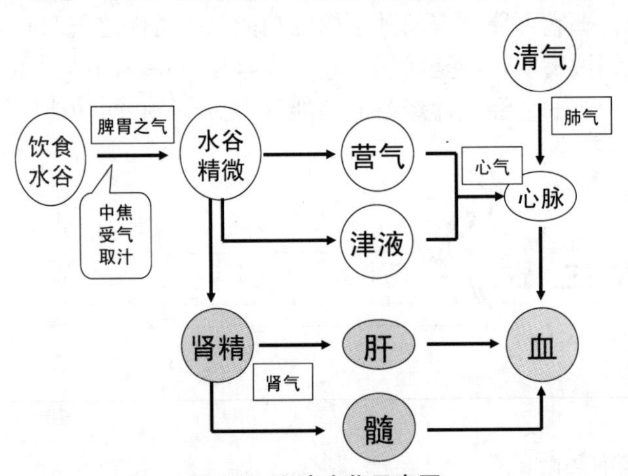

图 2-9　血液生化示意图

见上图，血液化生的途径有二：

一是通过水谷精微化血。脾胃受纳运化饮食水谷，吸取其中的精微物质，化为营气和津液，二者进入脉中，变化而成红色的血液。《灵枢·决气》说："中焦受气取汁，变化而赤，是谓血。""受气"之"气"，本作"氣"，是指饮食物。中焦脾胃受纳运化饮食水谷，吸取其中的精微物质，即所谓

"汁"，其中包含营气和津液，二者进入脉中，化为血液。因此，由水谷之精化生的营气和津液是化生血液的主要物质，也是血液的主要构成成分。

二是通过肾精化血。精与血之间存在着相互资生和相互转化的关系，因而肾精充足，则可化为肝血以充实血液。如《张氏医通·诸血门》说："精不泄，归精于肝而化清血。"另外，心精以融入心血的形式存在，肝精以融入肝血的形式存在，是否也可以认为是精化血？请大家自己评判。

因此，血液以水谷之精化生的营气、津液以及肾精为生化之源。

见上图，参与血液化生的脏腑，主要有五个：

首先是脾胃。营气和津液是血液化生的主要物质基础，而营气和津液都是由脾胃运化的饮食水谷精微所产生的。我们把脾胃称为"血液生化之源"。临床上治疗血虚，就要调理脾胃，促进它的运化能力以化生血液。

其次是心和肺。脾胃运化水谷精微所化生的营气和津液，由脾气向上升输于心、肺，在肺中与肺吸入的清气相结合，然后贯注于心脉，在心气的作用下变化而成为红色血液。

再一个是肾。肾藏精，肾精充足，则有一部分注于肝内而化肝血。这是传统的中医说法。前些年出现了一种新的说法：肾藏精，精生髓，精髓是化生血液的基本物质之一。肾精充足，肾气充沛，则血液化生有源。这实际上是把西医的骨髓造血之说融入了中医的肾精化血之中。这一新说法启发中医用补肾精、补肾气的方药，治疗骨髓造血不能的再生障碍性贫血，并取得了一定的疗效，遂逐渐被认同。因此，我们也将此作为血液化生的一条途径，纳入了中医理论中。从另一方面讲，肾精充足，肾气充沛，还可以促进脾胃之气的受纳运化，有助于水谷精微的化生，让血液的化源充足。而肾精不足，或肾不藏精而失精，往往导致血液生成不足。

三、血的运行

血液的正常运行受着多种因素的影响，同时也是多个脏腑机能共同作用的结果。

1. 影响血液运行的因素

影响血液运行的因素，主要有以下四方面：

（1）与气的作用有关。《医学正传·气血》说："血非气不运。"血液的正常运行，需要气的推动作用与宁静作用的协调、温煦作用与凉润作用的平衡。若气中阳气部分的推动、温煦作用减弱，而阴气部分的宁静、凉润作用偏强，则可见血运迟缓、四肢发凉；若阴气部分的宁静、凉润作用太弱，而阳气的推动、温煦作用偏亢，则可见血液的流动过速，脉流薄疾。因此，气中的阴阳两部分的协调平衡，方可促使血液运行不息，并保持一定的速度。

血的运行还需要气的固摄作用。清·沈明宗《金匮要略编注·下血》说："五脏六腑之血，全赖脾气统摄。"因此，气能统摄血行脉中。

(2) 与脉道的状态有关。血液的运行亦需要脉道的完好无损与通畅无阻。血行脉中，脉为"血府"。《灵枢·决气》称脉有"壅遏营气，令无所避"的功能。因此，脉道的完好和通畅也是保证血液正常运行的重要因素。

(3) 与血液的本身状态有关。血的运行还与血液的清浊及黏稠状态相关。若血液中痰浊较多，或血液黏稠，可致血行不畅而瘀滞。

(4) 与病邪的侵入或内生有关。阳邪侵入，或内生火热，可发生阳热亢盛的病理变化，阳盛则推动血行力量太过，血液妄行，易致血逸出脉外而出血。阴邪侵袭，或寒从中生，也可发生阴寒偏盛的病理变化，阴盛则脉道涩滞不利，易使血行缓慢，甚至出现瘀血。

气的推动与固摄作用之间、温煦与凉润作用之间的协调平衡，是保证血液正常运行的主要因素。气的推动能力减弱就会导致瘀血，气的固摄能力减弱就会导致出血。

2. 与血液运行相关的脏腑

血液的正常运行，与心、肺、肝、脾等脏腑的生理机能密切相关。

心主血脉，心气推动和调控血液在脉中运行全身。心气的充足，心阴的宁静、凉润与心阳的推动、温煦作用的协调，在血液循行中起着主导作用。

肺朝百脉，主治节，辅助心脏主管全身血脉。肺气的宣发与肃降，调节全身的气机，随着气的升降运动而推动血液运行至全身。宗气的贯心脉而行血气的功能，也体现了肺气在血行中的促进作用。

肝主疏泄，调畅气机，是保证血行通畅的一个重要环节。肝有贮藏血液和调节血量的功能，可以根据人体各个部位的生理需要，在肝气疏泄作用的协调下，调节脉道中循环的血量，维持血液循环及流量的平衡。同时，肝藏血的生理机能也可以防止血逸脉外，避免出血的发生。

脾主统血，脾气健旺则能控摄血液在脉中运行，防止血逸脉外。

由上可见，心阳的推动和温煦、肺气的宣发与肃降、肝气的疏泄是推动和促进血液运行的重要因素；心阴的宁静与凉润、脾气的统摄、肝气的藏血是控制和固摄血液运行的重要因素。心、肝、脾、肺等脏生理机能的相互协调与密切配合，共同保证了血液的正常运行。其中任何一脏的生理机能失调，都可以引起血行失常的病变。例如，心气不足，血运无力，可以形成血瘀；心阴不足，宁静作用减退，可致心动过速，血行加快；心阳虚衰，推动作用减弱，可致心动缓慢，血行迟滞。肺气不足，宣降失司，也可导致血瘀；脾气虚弱，统摄无力，可以产生多种出血病证；肝失疏泄，肝气上逆可致出血，抑郁不畅可致血瘀等。《温病条辨·治血论》所说："故善治血者，不求之有形之血，而求之无形之气。"确是临床治疗血行失常的指导原则。

四、血的功能

血的功能主要有两个方面：一是濡养，二是化神。

1. 濡养作用

血液由水谷精微所化生，含有人体所需的丰富的营养物质。血在脉中循行，内至五脏六腑，外达皮肉筋骨，不断地对全身各脏腑组织器官起着濡养和滋润作用，以维持各脏腑组织器官发挥生理机能。《难经·二十二难》提出"血主濡之。"《素问·五藏生成》也说："肝受血而能视，足受血而能步，掌受血而能握，指受血而能摄。"血的不足，可导致脏腑器官失养，主要表现在面色、肌肉、皮肤、毛发、感觉和运动等方面，常见面色苍白、皮肤枯槁、肌肉瘦小、毛发干枯、肢体麻木、运动无力失灵等征象。

2. 化神作用

血是机体精神活动的主要物质基础。《素问·八正神明论》说："血气者，人之神，不可不谨养。"《灵枢·平人绝谷》说："血脉和利，精神乃居。"

人体的精神活动必须得到血液的营养，才能产生充沛而舒畅的精神活动。血液亏耗，就会出现精神方面的病症，如精神疲惫，健忘，失眠，多梦，烦躁，惊悸，甚至神志恍惚，谵妄，昏迷等。

提醒各位：血液不足，称为血虚，但血虚不是阴虚。阴虚是阴气不足，不是血液不足，也不是津液不足。血液不可称为阴血，虽然血与气相比较属阴。"血属阴而称为阴血"是悖论。阴血的相对面是阳血，不是阳气。将血液分为阴血与阳血两部分，就理论与临床看来，目前尚无必要。

除了血是化神的主要物质外，精也是精神活动的物质基础，气和津液也能生神。由于神生于心而心又主血，故将血作为化生精神活动的主要物质，其次是精，再次是气和津液。

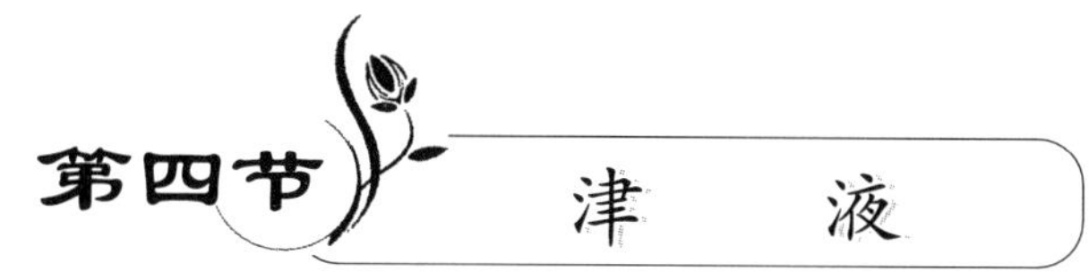

第四节 津液

讲述内容：

1. 津液的基本概念。

2. 津液的代谢。
3. 津液的功能。

讲述要点和难点：

1. 津液的基本概念。
2. 津液的生成输布排泄及其相关脏腑机能。
3. 津液的功能。

津液，与精、气、血都是中医学中的重要概念，也是构成人体的基本物质之一。津液、精、血，与气相较，可以说前者因静而属阴，后者因动而属阳。但近些年来，更趋向于不以阴阳来说明精血津液与气的属性及其作用，这是因为，即便不用阴阳，也能将它们的概念和作用说明白。

本节讲述津液的基本概念、津液的生成输布排泄、津液的功能等三部分内容。

一、津液的基本概念

津液，是机体一切正常水液的总称，包括各脏腑形体官窍的内在液体及其正常的分泌物。津液是构成人体和维持生命活动的基本物质之一。

津液所包括的内容非常广泛。可以这样说，人体内除了藏于脏腑中的精和运行于脉管内的血之外，其他所有正常的液体，包括各脏腑形体官窍的内在液体及其正常的分泌物，都属于津液的范畴。

津液是津和液的总称。津和液二者之间在性状、分布和功能上都有所不同：质地较清稀，流动性较大，布散于体表皮肤、肌肉和孔窍，并能渗入血脉之内，起滋润作用的，称为津；质地较浓稠，流动性较小，灌注于骨节、脏腑、脑、髓等，起濡养作用的，称为液。《灵枢·决气》说："腠理发泄，汗出溱溱，是谓津。""谷入气满，淖泽注于骨，骨属屈伸，泄泽补益脑髓，皮肤润泽，是谓液。"

津与液虽有一定的区别，但两者同源于水谷，生成于脾胃，并可相互渗透，相互补充，所以津液常并称，在生理状态下不作严格区分。但在津液损耗的病理过程中，一般要区分"伤津"与"脱液"两种病理变化，因为这对临床治疗有重要意义。

二、津液的代谢

津液的代谢，是包括生成、输布和排泄等一系列生理活动的复杂过程。这一过程涉及多个脏腑的生理机能，是多个脏腑相互协调配合的结果。《素问·经脉别论》对此作了简要的概括："饮入于胃，游溢精气，上输于脾，脾气散精，上归于肺，通调水道，下输膀胱，水精四布，五经并行。"（图 2-10）

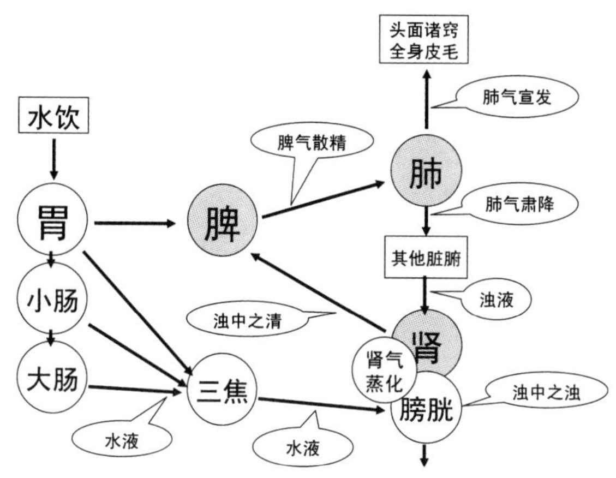

图 2-10　水液代谢示意图

1. 津液的生成

津液来源于饮食水谷，津液的生成，主要与脾、胃、小肠、大肠等脏腑的生理活动有关。

胃主受纳腐熟，"游溢精气"而吸收饮食水谷中的水液和部分精微。

小肠泌别清浊，将水谷精微和水液大量吸收后，并将食物残渣下送大肠。

大肠主津，在传导过程中吸收食物残渣中的水液，促使糟粕成形为粪便。

胃、小肠、大肠所吸收的水液和部分水谷精微，一部分上输于脾，通过脾气的转输而上输于肺，再由肺气的宣降运动而布散全身；另一部分则直接经过三焦而下输膀胱。

2. 津液的输布

津液的输布，主要是依靠脾、肺、肾、肝和三焦等脏腑的协调配合来完成的。

（1）脾气转输布散津液。脾气输布津液，据《内经》所论，有四条途径或方式：

一是脾气将津液上输于肺，即《素问·经脉别论》所谓"脾气散精，上归于肺"。

二是脾气可将津液直接向四周布散至其他脏腑，即《素问·玉机真藏论》所谓"中央土以灌四傍"。

三是脾气还可将胃、小肠、大肠中的部分水液经过三焦（作为六腑之一的三焦）水道直接输送到膀胱，成为尿液生成之源。

四是脾气居中枢转津液，使全身津液随脾胃之气的升降运动而上腾下达。若脾失健运，津液输布障碍，可致水液停聚，或为痰饮，或为水肿。故《素问·至真要大论》说："诸湿肿满，皆属于脾。"

（2）肺气宣降以行水。肺接受脾转输来的津液，一方面通过肺气的宣发，将津液向身体外周体表和上部布散；一方面通过肺气的肃降，将津液向身体下部和内部脏腑输布，并将脏腑代谢后产生的浊液向膀胱输送。如果肺气宣发和肃降运动失常，津液输布出现障碍，水液停聚于肺或气道，则发为痰饮，甚则水泛皮肤而为水肿。

（3）肾气升腾蒸化水液。肾气的升腾蒸化作用，表现在两方面：

一是肾气及肾阴、肾阳支持脾、肺、三焦的输布水液的作用。因肾气是脾气和肺气的根，肾阴、肾阳是脾阴脾阳和肺阴肺阳的本，所以脾、肺、三焦的输布水液作用，都受到肾气和肾阴肾阳的支持。

二是肾脏本身也是参与津液输布的一个重要脏腑。由脏腑代谢产生的浊液，通过肺气的肃降作用向下输送到膀胱，经过肾气的蒸化与升腾，将其中的清者重新吸收而参与全身水液代谢，而将其浊者化为尿液排泄。

（4）肝气疏泄促水行。肝主疏泄，调畅气机，气行则水行，促进了津液的输布。若肝失疏泄，气机郁结，往往影响津液的输布，水液停滞，可产生痰饮、水肿以及痰气互结的梅核气、瘿瘤、臌胀等病症。

（5）三焦决渎利水道。位于腹中的六腑之一的三焦，是胃肠水液吸收后下渗膀胱的通路；部位三焦是水液和诸气上下运行的通路。三焦水道的通利，保证了津液输布的通畅。若三焦水道不利，也会导致水液停聚为患。

因此，津液在体内的输布主要依赖于脾气的升转、肺气的宣降、肾气的蒸化、肝气的疏泄和三焦的通利。津液的正常输布是多个脏腑生理机能密切协调、相互配合的结果，是人体生理活动的综合体现。

3. 津液的排泄

津液的排泄，主要通过排出尿液和汗液来完成。除此之外，呼气和粪便也将带走一些水液。与津液的排泄相关的脏腑主要有肾、肺、脾。由于尿液是津液排泄的最主要途径，因此肾的生理机能在津液排泄中的地位最为重要。

（1）尿液的排泄：肾气的升腾蒸化，将下输到膀胱的水液分为清浊两个部分：清者重新吸收布散至全身，浊者则成为尿液。所以尿液的产生依赖于肾气的蒸化作用。而尿液贮存与排泄，取决于肾气的推动与调控作用的协调。若肾气的升腾蒸化作用失常，则可引起尿少、尿闭、水肿等津液排泄障碍的病变，正如《素问·水热穴论》说："肾者，胃之关也。关门不利，故聚水而从其类也。上下溢于皮肤，故为胕肿。"

（2）汗液的排泄：汗液的排出是津液排泄的另一重要途径。肺气宣发，将津液外输于体表皮毛以滋润皮毛，其中一部分津液在卫气的激发下化为汗液，由汗孔排出体外。中医学把汗孔称作"气门"，说明汗液的排泄在呼吸调节和气的升降出入运动中具有重要作用。

（3）粪便的排泄：大肠排出粪便时，也随糟粕带走一些残余的水分，但正常情况下粪便中所含水液的量很少。若脾胃运化及肠道吸收失常，水谷中的精微与糟粕俱下，则粪便稀薄，胃肠中的水液也随之丢失，引起体内津液的损耗，发生伤津或脱液的病变。

（4）呼气：肺在呼气时也会随之带走一些水液，也是津液排泄体外的一个途径。

综上所讲，津液的生成、输布和排泄过程，是诸多脏腑相互协调、密切配合而完成的，其中尤以脾、肺、肾三脏的综合调节为首要。

三、津液的功能

津液的生理功能主要有三个方面：一是滋润濡养，二是充养血脉，三是调节体温。

1. 滋润濡养

津液是含有营养的液态物质，具有滋润和濡养作用。由于津的质地较清稀，布散于体表能滋润皮毛肌肉，输注于孔窍的能滋润鼻、目、口、耳等官窍；而液的质地较浓稠，渗入体内的能濡养脏腑，渗注骨、脊、脑，能充养骨髓、脊髓、脑髓，流入骨节，使关节滑利，屈伸自如。如若津液不足，可致皮毛、肌肉、孔窍、关节、脏腑失去滋润而出现一系列干燥的病变。

2. 充养血脉

津液入脉，成为血液的重要组成部分。津液有调节血液浓度的作用：当血液浓度增高时，津液就渗入脉中稀释血液，并补充了血量；当机体的津液亏少时，血中之津液可以从脉中渗出脉外以补充津液。由于这种脉内外的津液互相渗透，机体因而可以根据生理病理变化来调节血液的浓度，这样就保持了正常的血量，并起到了滑利血脉，使血流通畅的作用。

3. 调节体温

汗液的排泄，能调节机体体温以适应自然环境的气温变化。当天气炎热或体内发热时，津液化为汗液向外排泄以散热；当天气寒冷或体温低下时，津液因腠理闭塞而不得外泄，如此则可维持人体体温相对恒定。

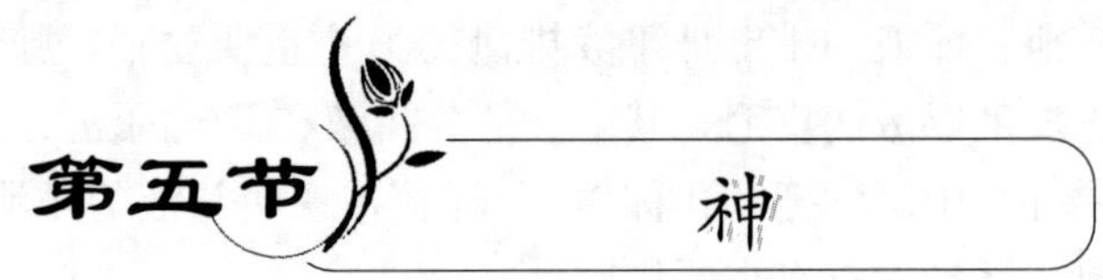

第五节 神

讲述内容：

1. 人体之神的基本概念。
2. 人体之神的生成。
3. 人体之神的分类。
4. 人体之神的作用。

讲述要点和难点：

1. 人体之神的基本概念。
2. 人体之神与哲学之神的区别。
3. 人体之神的生成。
4. 元神、欲神、五神、情志、思维的概念。

本节主要讲述人体之神的概念、生成、作用及其与脏腑的关系，并将人体之神与古代哲学范畴的“神”相区别。

一、人体之神的基本概念

人体之神，是指人体生命活动的主宰及其外在总体表现的统称。人体之神的含义，有广义与狭义之分：广义之神，是指人体生命活动的主宰和总体现，包括形色、眼神、言谈、表情、应答、举止、神志、情绪、声息、脉象等方面；狭义之神，是指人的意识、思维、情感等精神活动。

人体之神的概念，源于古人对生命的认识。古人在生殖繁衍的过程中，观察到男女生殖之精相结合，便产生了新的生命，认为这即是神的存在。《灵枢·本神》说：“两精相搏谓之神。”生命之神产生后，还需要得到水谷精微和津液的不断滋养才能维持下去。如《素问·六节藏象论》说：“五味入口，藏于肠胃，味有所藏，以养五气。气和而生，津液相成，神乃自生。”随着认识的深化，在比类古代哲学中神为宇宙万物之主宰的基础上，又确立了神为人体生命之主宰的概念。

人体之神与古代哲学中的神，在概念内涵和生成来源上是有严格区别的：人体之神，是有关人体生命的认识，它的产生有着物质依赖性，由精化生，由气培养，但其概念内涵与精、气等物质有明显不同；古代哲学范畴中的神，是指宇宙的主宰及规律，是有关宇宙万物发生发展变化的认识。

二、人体之神的生成

人的精神活动，是脏腑精气对自然环境和社会环境的事物和刺激应答的结果。这就是说，人体之神的产生，以人体内的精气血津液为物质基础，以自然环境和社会环境的事物和刺激为必要条件。

1. 人体内的精气血津液是神产生的物质基础

《素问·八正神明论》说："血气者，人之神。"《素问·六节藏象论》说："气和而生，津液相成，神乃自生。"这都说明了精气血津液，不仅是构成人体的基本物质，而且还是神所赖以产生的基本物质。

五脏藏精，精可化气生血，精气血又能化生和涵养神、魂、魄、意、志五神，故有"五神脏"之称。如《灵枢·本神》说："肝藏血，血舍魂……脾藏营，营舍意……心藏脉，脉舍神……肺藏气，气舍魄……肾藏精，精舍志"。五脏的精气血充盛，则五神安藏守舍而见神识清晰、思维敏捷、反应灵敏、运动灵活、睡眠安好、意志坚定、刚柔相济；五脏的精气血亏虚，不能化生或涵养五神，可见五神的各种不同病变。

中医诊病以望神为首要。通过观察神的盛衰得失，以了解脏腑精气血是否充实，以及机体生命活动的强弱，并预后疾病的吉凶。即所谓"得神则昌，失神则亡。"

2. 周围环境的事物或刺激是神产生的必要条件

周围环境，是说周围的自然环境和社会环境。周围环境的各种事物，各种突发事件的刺激，都能作用于人体内的精气血，而体内的脏腑精气对周围环境的各种事物、各种突发事件的刺激作出应答，便产生了意识、思维、情感等精神活动。因此说，周围环境的各种事物或刺激，是神产生的必要条件。这一点对临床有重要意义。如对一个植物人来说，我们的家人悉心照顾和亲情呼唤，重现原先美好的生活场景，对他产生一种反复的有益的刺激，有助于早日唤醒他。

心是接受周围环境的事物和刺激而作出应答，并产生精神活动的脏腑，故《灵枢·本神》说："所以任物者，谓之心。"自然环境与社会环境的各种事物或刺激，作用于心及其他脏腑，这些脏腑的精气血对各种不同的事物或刺激作出相应的反应，则产生了相应的情绪、意识、思维、认知、感觉等精神活动。

三、人体之神的分类

1. 人体之神有先天与后天之分

先天之神即是元神，由先天之精化养，与生俱来，是人体一切生理活动和心理活动的主宰。先天之神藏于脑中，故称“脑为元神之府”。

后天之神，称为识神，又称欲神，是在后天的生命过程中，由心的精气血接受到自然环境和社会环境的信息刺激而产生，主要是指生活中出现的各种欲望、情感等心理活动。后天欲神受先天元神的控制和调节：元神立则欲神灭。所以养生家强调修心养性，保持元神的强大，以抵御各种欲望和不良情绪的产生。

2. 人体之神有广义与狭义之分

广义之神和狭义之神的含义上面已讲述，现在只讲述狭义之神中的五神、情志和思维。

（1）五神：即神、魂、魄、意、志，是对人的感觉、意识等精神活动的概括。五神分属于五脏，如《素问·宣明五气》所说：“心藏神，肺藏魄，肝藏魂，脾藏意，肾藏志。”魄是与生俱来的感知觉和运动能力；魂是人的意识活动；意、志是人类特有的理智、理性等精神活动。心神统率魂、魄、意、志诸神，是精神活动的主宰，故张介宾说：“心为五脏六腑之大主，而总统魂魄，兼赅意志。”

（2）情志：包括七情、五志，亦是精神活动的表现，属于神的范畴。七情，是喜、怒、忧、思、悲、恐、惊七种情志活动的概括。根据五行学说，情志分属于五脏：心在志为喜，肝在志为怒，肺在志为忧，脾在志为思，肾在志为恐，合称五志。情志是脏腑机能活动的表现形式，脏腑精气是情志活动产生的物质基础。如《素问·阴阳应象大论》说：“人有五脏化五气，以生喜怒悲忧恐。”五志虽分属五脏，但受心神统摄调节。

（3）思维：思维活动，《内经》概括为意、志、思、虑、智，是对客观事物的整个认识过程。《灵枢·本神》说：“所以任物者谓之心，心有所忆谓之意，意之所存谓之志，因志而存变谓之思，因思而远慕谓之虑，因虑而处物谓之智。”这说明：外界事物的信息通过耳目等感官进入心，心接受外界事物的信息进行思维活动；通过心的忆念活动形成对事物表象的认识，称为意；将忆念保存下来，即通过记忆来累计事物表象认识，形成志向，称为志；在此基础上酝酿思索，反复分析、比较事物的过程，称为思；在反复思索的基础上，由近而远地估计未来的思维过程称为虑；最后在上述基础上，准确处理事物，支配行为对事物作出适当反应的措施，称为智。当然，整个思维过程是以心神为主导的各脏腑的机能活动协调的结果。

四、人体之神的作用

人体之神是生命活动的主宰，对精气血津液的代谢具有重要的调节作用。(图 2-11)

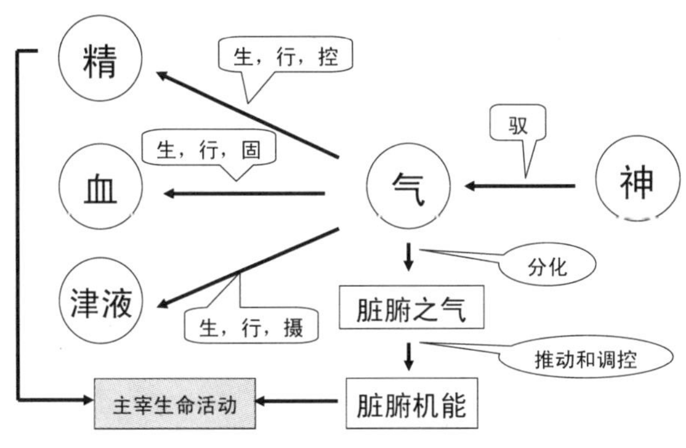

图 2-11　神的作用示意图

1. 主宰人体的生命活动：心神是人体生理活动和心理活动的主宰。《素问·灵兰秘典论》说："心者，君主之官也，神明出焉。"《素问·六节藏象论》说："心者，生之本，神之变（处）也。"说明心神在生命活动中具有主宰地位。精、气、血、津液的充盈与运行有序，物质转化与能量转化的代谢平衡，脏腑机能的发挥及相互协调，情志活动的产生与调畅，心理状态的宁静怡然，却病延年的养生之道，都离不开心神的统率和调节。

2. 调节精气血津液的代谢：神既由精、气、血、津液等作为物质基础而产生，又能反作用于这些物质。神具有统领、调控这些物质在体内进行正常代谢的作用。《类经·摄生类》说："虽神由精气而生，然所以统驭精气而为运用之主者，则又在吾心之神。"

3. 调节脏腑的生理机能：神通过对脏腑之气的统率和驾驭来调节脏腑的生理机能。脏腑的各种生理机能，都是由脏腑之气的运行来完成的。如肺气的宣发和肃降运动调节呼吸出入和津液的布散，脾胃之气的升降调节着饮食物的运化和水液的输布等。神能驾驭气的运行，心神能统率调控脏腑之气的升降运动，因而能调节脏腑的生理机能。《灵枢·邪客》说："心者，五脏六腑之大主也，精神之所舍也。”

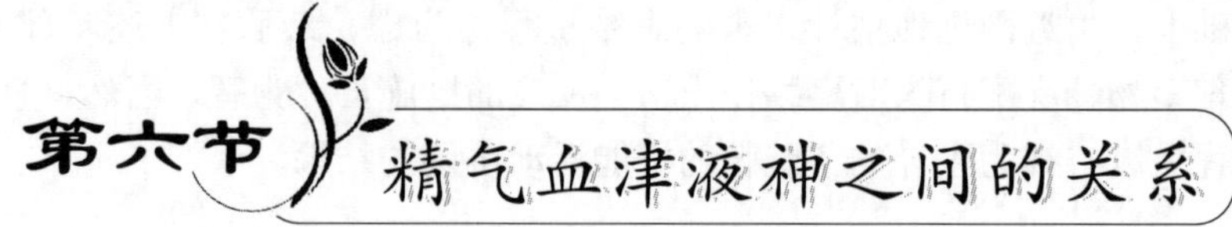

第六节 精气血津液神之间的关系

讲述内容：

1. 气血之间的关系。
2. 气与津液的关系。
3. 精血津液之间的关系。
4. 精气神之间的关系。

讲述要点和难点：

1. 形神之间的关系。
2. 气为血之帅，血为气之母。
3. 精血同源，津血同源。
4. 精气生神，神驭气统精。

精、气、血、津液、神之间，有着相互资助和相互为用的关系。精、气、血、津液均是人体内的精微物质，是构成人体和维持人体生命活动的基本物质，皆归属为“形”。而人体生命的主宰及总体现，包括意识、思维、情志等精神活动，概称之为“神”。形与神二者之间相互依附而不可分割：无形则神无以附，无神则形无以活；形为神之宅，神为形之主。形神统一是生命存在的根本保证。

精是生命产生的本原，气是生命维系的动力，神是生命活动的主宰。精、气、神三者为人身之“三宝”，可分而不可离。如《类证治裁·内景综要》说：“一身所宝，惟精气神。神生于气，气生于精，精化气，气化神。故精者身之本，气者神之主，形者神之宅也。”

精气血津液神之间的关系较为复杂，为了便于理解，我在这里分为：气与血的关系、气与津液的关系，精血津液之间的关系，精气神之间的关系，一共四部分来讲述。

一、气与血之间的关系

气与血相对而言：气有运动的特性，属阳，有推动等作用；血有静谧的特性，属阴，有濡养等作用。《难经·二十二难》说：“气主呴之，血主濡之。”“呴”，同“吹”，“推动”之意，不是“温煦”的意思，不要曲解成“气主煦之”。气与血之间的关系，可以概括为：气为血之帅，血为气之母。

1. 气为血之帅

帅就是统帅的意思，也就是气是血的统帅，包含着生血、行血和统血三个方面的含义。

气能生血：气能促进血液的生成，促进血液的化生。如果血液不足了，除了补血外，也可以通过补气生血来达到补血的目的。如当归补气汤，当归和黄芪的比例是 1∶5，是用黄芪补气生血以达到补血的目的。

气能行血：气的运动能够推动和调控血液的稳定运行。如果气少了，推动力减退了，无力促进的血液流动而出现瘀滞，这就称气虚血瘀，治疗就要用补气行血的方子，如补阳还五汤等。年龄大的老年人，常见气偏少而血液的黏稠度偏大，出现血流迟缓或瘀阻。这种情况也要用补气活血的方药调理，可用黄芪、西洋参、三七等。如果生闷气了，情志抑郁不畅，肝气郁滞，气的运行不通畅，也可导致血的运行瘀滞，这就是气滞血瘀，治疗就要行气活血，可用血府逐瘀汤。如果是暴怒，引起肝气上逆，那么血就随气上逆，可致气血上涌，发为中风或吐血，治疗当平肝降逆。

气能摄血：气能控制血液在脉中正常循行而不逸出脉外。也就是说，气能固摄血液而防止出血。如果气虚，固摄力不足，控制力不够，血液就易逸出脉外而发生出血。所以出血的时候可以用补气摄血的方法治疗。

2. 血为气之母

血为气之母，是说血是气的化生之源，又是气的载体。

血能生气：血能够化生气，血能够滋养气。如果出现气虚了，除了补气外，也可以通过补血生气而达到补气的目的。

血能载气：血是气的载体，血载着气而运行全身，气依附于血而存在体内。如此，则血走到哪儿气就走到哪儿。如果大出血，血大量丢失了，气就跟随血一起丢失了，这就称作“气随血脱”。治疗这个“气随血脱”，应该怎么办呢？按道理应该马上止血，并大量补充血液以保住气，使其不再继续流失。但这个止血加大量补血的办法，当时确实难以做到。由于气的流失迅速，极易出现气脱，并且气越少就越难止血，患者很快进入生命垂危状态。此时，固气保命成为首先解决的问题，急用独参汤补气固脱。气得固了，又能摄血而止血。所以古人用自己的智慧，针对“气随血脱”者提出了“有形之血难以速生，无形之气所当急固”的应急处理方案。

二、气与津液之间的关系

气与津液相对而言，气有运动的特性，属阳；津液有静谧的特性，属阴。气与津液的关系，与气与血的关系十分相似：气能促进津液的生成，输布，并控制排泄；而津液又是气的化生和存在于体内的基础。

1. 气能生津

气能生津，是说气能够促进津液的化生。如脾胃之气的升降运动，能够化水谷为津液。如果脾胃之气虚衰，可致人身上的津液不足，出现一系列干燥失润的症状，如口鼻干燥、皮肤干燥、小便短赤、大便干结等，治疗时，除补充足够的津液化生之源外，如多饮水，用一些多汁润燥的食品和药物，也可以通过调理脾胃之气来促进津液的化生。这就是所谓的补气生津。

2. 气能行津

气能行津，是说气能推动和调控津液的有序运行。前面已经讲了，脾气、肝气、肾气的升降运动，都能输布水液。如果脾气虚衰，不能运化水液，可致水液停积而发为痰饮水湿，甚至水肿。治疗就要健脾利湿，补气行水。如果肝气不舒，气机郁滞，气不行则津液不布，停积在某处而成痰饮水肿。治疗当用疏肝理气，行气利水。曾见一肝硬化腹水患者，自述由于夫妻吵架，心情不好，腹水增加迅速，现在已经腹大如鼓，端坐呼吸，表情痛苦。病为水臌，先用健脾利水治疗，效果不显，后改用疏肝理气兼以健脾利水的逍遥散加味治疗，两剂而见腹水消，呼吸趋于平稳。

3. 气能摄津

气能摄津，是说气能固摄和控制津液及其代谢物的排泄，以防无故流失。津液的代谢产物主要有汗和尿。它们的排泄都由气来控制。汗的生成和排泄由卫气控制，而卫气的产生和分布与脾气和肺气相关。如果有的人一活动就出汗，还特别怕风，这是因为身体虚弱，气虚不能固汗之故。或是由于感冒后吃退烧药过量，导致了这种情况的发生。调理时就要补气固汗，用玉屏风散。其中黄芪可补气，白术可健脾，防风可祛风。尿的排泄主要由肾气控制。老年人由于肾气不足，容易出现尿失禁。这就要补气以摄津，既可用人参、黄芪来直接补气，也可用肾气丸的阴阳合化来补气。肾气丸由六味地黄加肉桂、附子组成。其中的六味地黄滋肾阴，肉桂、附子补肾阳。阴阳合化，则生肾气。我们既要知道一气可以分为阴气与阳气，也应该知道阴气与阳气合化则为一气。此方既滋肾阴又补肾阳，肾阴与肾阳合化为肾气，故称之为肾气丸。这里强调一下：肾气丸，既不是单补肾阳的，也不是单补肾阴的，而是阴阳合化以补肾气的。

4. 津能生气

津能生气，是说津液能化生气。津液也是化生气的来源之一。津液不足，也可以导致气的化生不足而气虚。津能生气，气也能生津。如果说话过多，运动过量，出现口干舌燥，少气乏力，这就是气津两亏，既有津液不足，又有气虚，调理时就要补点水或喝些粥，补充上津液，再吃点人参片以补充气。请注意：出现上述症状的是气与津液的两亏，但绝不可称之为“气阴两虚”。因“气阴两虚”实际上是不存在的，查古代医籍中都没有记载，可能是近几年一些好事者提出的没由头的悖论。关于此悖论，以后还要专门论述。

5. 津能载气

津液也是气的载体，气也要依附于津液而存在体内。因此，津液存在，气就存在；津液大量丢失，气也就大量丢失。例如，人拉了一天肚子，水样便，津液大量丢失，气也随之大量丢失，人就一点力气无有了，少动懒言，这就是“气随津脱”，所谓“吐下之余，定无完气”。治疗应该大量补充津液，津液补上气就有了。夏天出汗过多，也可引起气虚，少动懒言，可适量喝些淡盐水以调理之。

三、精血津液之间的关系

精血津液之间存在着相互化生和相互资助的关系。我们将精与血的互化互资关系称为“精血同源”，把血液与津液的互化互资关系称为“津血同源”。所谓“同源”，是说它们的来源相同，而由于来源相同，它们之间也就有了相互化生和相互资助的关系。（图 2-12）

1. 精血同源

精血同源，是说精与血都由饮食水谷中的精微物质化生或充养，并且又能相互化生和资助。一身之精由先天之精和后天之精相合而成，而后天之精即水谷之精。一身之精中虽有先天之精的成分，但必须有后天水谷精微的补充才能合成。全身之血液，是由水谷之精分化的营气和津液化生。因此，一身之精和全身血液的生成，都离不开饮食水谷中的精微物质，都以水谷精微物质为源。又，一身之精的一部分可以化为血，这前面已经讲过；而在全身流动的血液也可以充养藏于脏腑中的精，即精血可以相互化生。基于以上两点，我们把精与血的关系，概括为“精血同源”。临床上，精虚时，在补精的同时，可用补血的药物生精；血虚时，在补血的同时，也可用补精的药物生血。精血不足时，补精的药物与补血的药物常常同时并用。有好多药物具有补精与补血的双重作用，如胎盘、熟地、阿胶等，精虚时用它们，血虚时也用它们。

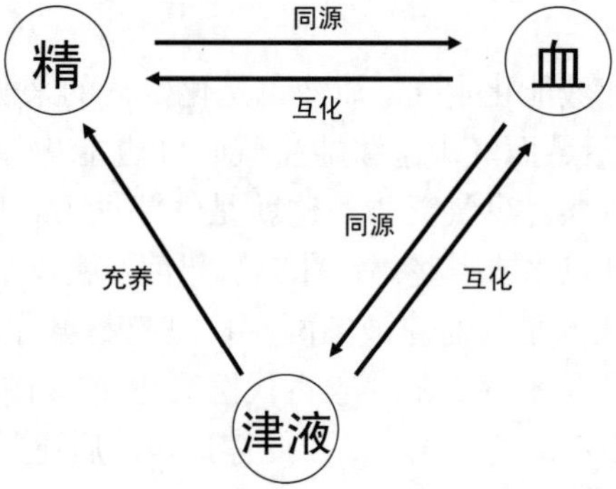

图 2-12　精血津液之间的关系示意图

由于精主要藏于肾，血主要藏于肝，故精血同源，主要体现于肾精与肝血的互化互资关系，因而有时把精血同源称为“肝肾同源”。但我们必须清楚，肾精与肝血之间的关系，仅是一身之精与全身之血相互关系的一个组成部分，也仅是肝肾两脏之间关系的一个方面。我们不能以肾精与肝血之间的关系替代一身之精与全身之血的关系，也不能以此替代肝肾之间的全部关系。在精血同源的内涵中，还应包含脾精与心血，脾精与肝血，肾精与心血等的互化互资关系。

2. 津血同源

津血同源，是说津液和血都由饮食水谷中的精微物质化生或充养，并且又能相互化生和资助。津液，又称水精，是水谷精微中的一部分，即水液部分；血液，是水谷精微中的精华部分所化的营气，与津液一同进入脉中化成的。因此，津液和血液都是由水谷精微化生的，都同源于水谷精微。津血之间还可以互化：津液分布在脉外，脉外的津液进入脉内，就变成血液的组成部分，我们称作津液入脉化血；血液里的水液，渗出脉外后就变成津液。根据这个道理，如果脉外的津液多了，可以进入脉内，变成血液的组成部分，随着血液的流动而流到另一个地方。如果在这个部位，脉外面的津液偏少，那么血液里的水液就能渗出脉外，变成津液。脉内的血液实际上起到了运输水液的作用，所以我们称血脉是水液运行输布的第二通道。我们把津液与血液之间的既同源又互渗互化的关系，概称为“津血同源”。由于汗液由津液所化，故又有“汗血同源”之说。

根据汗血同源的道理，汗出过多必然耗伤津液，进而损耗血液，故对大汗之后的人，不可再用放血疗法损伤血液，以免出现津液与血液一起耗竭的恶性后果。此即《灵枢·营卫生会》所说的“夺汗者无血”。这个“无血”，不是没有血，而是“勿”用放血等损伤血液的治疗方法。同样道理，失血过多，津液必少，故对大出血的人，不能再用发汗法损伤津液，以免出现血液与津液一同耗竭的恶性后果。此即《灵枢·营卫生会》所说的“夺血者无汗”。这个“无汗”，不是没有汗，而是“勿”用发汗等损伤津液的治疗方法。普及一点古文知识：上两处的“无”，都通“勿”，是副词；其后面的“血”“汗”，都属名词活用作动词。

四、精气神之间的关系

精、气、神三者之间存在着相互资生，相互为用的关系（图 2-13）。

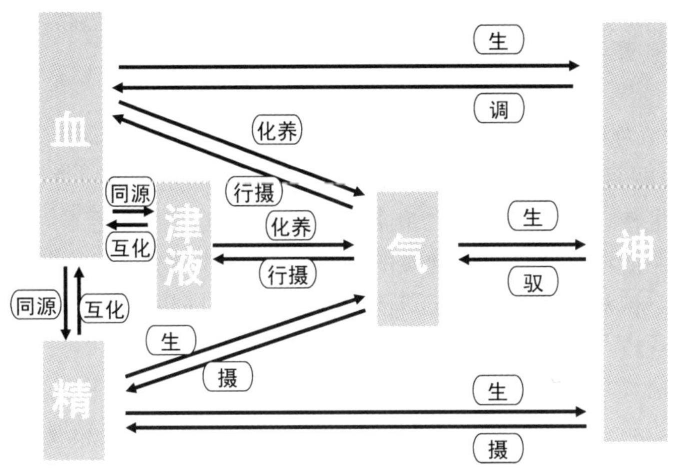

图 2-13 精气血津液神之间的关系示意图

1. 气能生精摄精

脾胃之气充足，升降协调，可以运化吸收饮食水谷之精微，以充盈脏腑之精，脏腑之精利用后的剩余部分，流注于肾而充养先天之精，合为肾精。气充足及升降协调，则生精充足；气虚及升降失调，则不能化精而致精亏。故说：气能生精。

气不但能促进精的化生，而且又能固摄精，防止其无故流失。脾气充足，可固摄水谷之精，防止从大小便流失。肾气充足，能固摄肾精及其化生的生殖之精，防止无故流失。因此，气虚不仅可致精的化生不足而出现精亏，而且可致精不固聚而出现失精等病证。临床常见的乳糜尿、蛋白尿等，一般是因脾气虚衰而不固摄所致；滑精、早泄，一般是因肾气虚衰不能固摄所致。治疗精虚，应在补精的同时，兼用补气药以生精。而治疗失精，当用补气固精的方法，或健脾补气，或补肾气，随病机而定。

2. 精能化气

一身之精分布于五脏六腑，成为脏腑之精。各脏之精化生各脏之气，而藏于肾中的先天之精化为元气，水谷之精化为谷气。精为气化生的本源，精足则人身之气得以充盛，分布到各脏腑经络，则各脏腑经络之气亦充足；各脏之精充足则各脏之气化生充沛，自能推动和调控各脏腑形体官窍的生理活动。故精足则气旺，精亏则气衰。临床中，精虚及失精患者常常同时见到气虚的病理表现。

3. 精气化神

精与气都是神得以化生的物质基础，神必须得到精与气的滋养才能正常发挥作用。精盈则神明，精亏则神疲，故《内经》倡导“积精全神”以养生。气充则神明，气虚则神衰，故称气为“神之母”。

4. 神驭精气

神以精气为物质基础，但神又能驭气统精。明・汪绮石《理虚元鉴》说：“夫心主血而藏神者也，肾主志而藏精者也。以先天生成之体质论，则精生气，气生神；以后天运用之主宰论，则神役气，气役精。”人体脏腑形体官窍的机能活动及精气血等物质的新陈代谢，都必须受神的调控和主宰。形是神之宅，神乃形之主；神安则精固气畅，神荡则精失气衰。故有“得神者昌，失神者亡”之说。

总之，精气与神的关系是物质与精神的对立统一关系。中医学的形神统一观是养生防病、延年益寿，以及诊断治疗、推测病势的重要理论依据。因此，《素问・上古天真论》说：“故能形与神俱，而尽终其天年。”

讲到这儿，本章就讲完了。本章中，精、气、神三者，有人体的，也有哲学的，我们在讲述中作了区别。这对各位学通中医理论具有重要意义。你如果至今仍分不清人体的精气神与古代哲学的精气神的概念，还不能说你学明白了中医。

第三章 藏 象

藏象，是中医学理论体系的核心内容，比较重要，内容丰富，包括第一节概论，第二节五脏，第三节六腑，第四节奇恒之腑，第五节脏腑之间的关系。

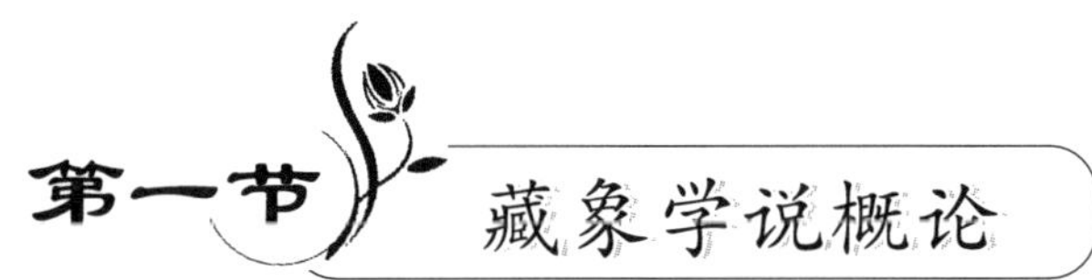

第一节 藏象学说概论

讲述内容：

1. 藏象的基本概念。
2. 藏象学说的形成。
3. 藏象学说的特点。
4. 五脏、六腑、奇恒之腑的生理特点。
5. 脏腑精气阴阳的概念和相互关系。

要点和难点：

1. 藏象的概念，藏与脏器的区别。
2. 五脏、六腑、奇恒之腑的生理特点。
3. 脏腑精气阴阳的概念。

藏象学说，是研究藏象的概念，各脏腑的形态结构、生理功能、病理变化及其与精气血津液神之间的相互关系，以及脏腑之间、脏腑与形体官窍及自然社会环境之间的相互关系的学说。可见，藏象学说主要研究：①藏象的内涵，也就是藏象说的是什么？②各个脏腑的形态结构、生理机能、病理变化是怎样的？③各个脏腑与精气血津液神之间是什么关系？这个很重要，我们解释脏腑的生理机能，必须用精气血津液神的理论。④脏腑之间的关系，五脏与形窍的关系，五脏与社会环境和自然环境的关系是怎样的？中医学的藏象理论，大致就包括这些内容。所以说，藏象理论是中医学理论的核心部分。

在本节概论中，我们要解决这么几个问题：一是藏象的基本概念，二是藏象学说的形成，三是藏象学说的特点，四是五脏六腑和奇恒之腑的生理特点，五是脏腑精气阴阳的概念和相互关系。

一、藏象的基本概念

什么是藏象？“藏”，是指内脏，藏于体内的内脏。“象”，是表现于外的生理病理征象及与自然界相通应的事物和现象。藏象，就是藏于体内的内脏及其表现于外的生理病理征象及与自然界相通应的事物和现象。

“藏”，包括五脏的心、肝、脾、肺、肾，六腑的胆、胃、小肠、大肠、三焦、膀胱，奇恒之腑的脑、髓、骨、脉、胆、女子胞，一共是 17 个内脏，扣除重复的胆，还有 16 个内脏。有人说是 17 个，那就是五脏中加上了心包就成为六脏，这样算来是 17 个内脏。也就是 17 个脏腑。中医讲的藏有一个特点，就是以五脏为中心，六腑和奇恒之腑从属于五脏，五脏是人体所有脏腑的中心。有人可能问了：五脏之中有没有“中心”？我的回答是有“中心”，但说法不尽相同。关于这一点，我们在下面讨论。

“象”的含义有两个：一个是脏腑表现于外的生理病理现象，另一个是脏腑与自然界相通应的事物和现象，又称为“比象”。为什么叫比象？就是五脏与自然现象事物相比类得出的象。这是什么呢？举一个例子说明：《内经》上讲的“心气通于夏”，就是心与夏季相比类得出的“比象”，对于我们认识心脏病的发病季节非常有帮助。心脏病什么季节容易发病？就是夏季容易发病。中医说天人相应，心脏病的发生与季节和环境的关系比较密切。作为脏腑的外在生理病理表现，大家都容易看得清楚，也容易理解，但是与自然环境相通应的“比象”，就不太容易理解。这也是中医学的特色。

“藏”就是脏腑，“象”就是表象和比象，把它们合起来就是藏象，是藏于体内的内脏及其表现于外的生理病理征象及与自然界相通应的事物和现象的综合。讲藏象，不能只讲藏而不讲象，也不能只有象而没有藏。这是因为没有藏就没有象，藏是根本，象是藏的反映。以往把藏象解释为“内脏的外在表象”，是只讲象而不讲藏，是片面的，不可取的。

我们怎样认识内在的“藏”呢？有两种方法：一是通过解剖来直接观察内在的脏腑，二是通过分析外在的“象”来认识内脏。第一种方法比较直接，好理解；第二种方法理解起来就比较困难。我这里打一个比方，你就理解了。“以象测藏”的认识方法，就是依据我们观察到的生理病理现象来分析推测内脏的方法，这与我们买西瓜时的“拍西瓜以知生熟”的方法相似，现在称之为“黑箱”方法。这是先给它输入一些信息，然后分析它的反馈回来的信息，来推测内在情况的一种认识方法。例如拍西瓜，根据反馈出的声音可判定它的生熟。认识心脏，通过解剖，可知心脏的形态，并推测出它的主司血液运行的机能；通过“以象测藏”，可逐渐认识心的主精神活动，以及心与季节的关系。认识其他脏腑，也是用的这两种方法。

我们要把“藏”和“脏器”的概念做个区分。脏器，是西医学的一个形态学概念，是指机体内外的器官而言。就其结构来说，属一个纯形态学的或实体性的结构，而其机能是通过直接对该器官的解剖分析而获得。藏，是中医学特有的概念，在其概念内涵中，既有形态性结构部分，又有功能性结构的部分。

中医学的整体观察或“以象测藏”的认识方法，决定了“藏”的结构，是一个在形态性结构框架的基础上，赋予了功能性结构的成分，而形成的形态功能合一性结构。什么意思呢？就是中医学所讲的五脏六腑和奇恒之腑，与西医的脏器既有区别，也有相同之处。相同点就是都有形态结构，不同点就是中医学的脏腑还有功能性结构的特点。

例如，心主血脉，这和西医的循环系统的心是大致相同的，但中医学还认为心与人的精神活动有关，就是把精神活动由心来承担。这样，中医学的心就有两个作用：一是主血脉，另一个是主管精神活动。中医学的心和西医的心脏一样吗？虽有相同点，但区别是明显的。即便中医的心主血脉与西医的心主血液循环看似相同，但中医在解释心主血脉的机理时，在处理这个机能失常出现的疾病时，都是用中医学特有的心的精气阴阳理论来解释的。当心的主血脉机能失常出现疾病时，也是用调理心的精气阴阳的失常来治疗的。这都与西医学的理论体系大不相同。因此，可以说中医学的脏腑和西医学的脏器是完全不同的概念，切勿对号入座。

前些年，有人提出了“气化脏腑”的说法，以说明中医的脏腑与西医的脏器的不同。但我认为“气化脏腑”的说法是不成立的。因“气化脏腑”排除了脏腑的形态性结构，认为脏腑只是由气的运动而构成的功能性结构。也就是说脏腑没有形态，只有机能。实际上这是不可能的：没有形态，哪有机能？如果所有的脏腑都没有形态，整个人体不也就成了无形的了？因此，我们根据《内经》的有关论述，提出：脏腑既有形态性结构，又有功能性结构，是在形态性结构的基础上，赋予了一些功能性的成分而形成的形态与机能的合一性结构。

二、藏象学说的形成

藏象学说形成的基础，大致有这么几个方面：一是古代解剖学的认识，二是长期生活实践的观察，三是古代哲学思想的渗透，四是医疗实践经验的积累。

1. 古代解剖学的认识

古代获得的解剖学知识，不仅为藏象学说的产生奠定了形态学基础，而且在已知形态学知识基础上，进一步认识了内脏的某些机能。例如心主血脉、肺主呼吸，都是在观察了心、肺的形态结构的基础上而形成的认识。中国古代的解剖学是相当先进的，尤其是在汉代以前，《内经》记载的解剖知识比西方要先进得多。

2. 长期生活实践的观察

这是形成藏象理论的主要方法。观察的方法有两种：一是直接观察法，即上面讲解剖方法；二是整体观察法，也就是上面讲的以象测藏方法。虽然古代解剖学是相当先进的，但对人体复杂深奥的生理病理现象，还是难以作出明确的解释。因此，古人通过对人体生命现象的整体观察，分析人体对不同环境条件和外界不同刺激所作出的不同反映，来认识人体的生理、病理规律，并将观察到的人体的一些复杂机能分别赋予各个脏腑，如思维归心，情绪归肝，消化归脾，生殖归肾，决断归胆等。整体观察，是用“视其外应，以知其内脏”的方法来认识人体的脏腑。如在已知肺司呼吸的基础上，发现人体体表受寒时，会出现鼻塞、打喷嚏、咳嗽等症状，从而得出“肺主皮毛”“开窍于鼻”的推理。秋天咳嗽痰多、憋气喘息的病最容易发作，从而得出“肺气通于秋”的推理。如果痰液特别多，也启发人们去考虑体内的水液是否与肺也有某些联系，逐步得出“肺行水”的理论。又如观察分析人在悲哭时出现抽泣，大喜时心胸舒畅，发怒时面红目赤，思虑过度时食欲减退，恐惧过度时小便失禁等现象，可推理得出悲与肺相关、喜与心相关、怒与肝相关、思与脾相关、恐与肾相关的五志分属五脏的理论。通过以上两种观察方法，逐渐建立了藏象理论的雏形。

3. 古代哲学思想的渗透

以精气、阴阳、五行学说为代表的古代哲学思想渗透到中医学中，对藏象学说的形成及其系统化起到了关键作用。

在古代哲学精气学说关于“精为宇宙万物本原”思想的启迪下，中医学建立了以精为脏腑身形生成之源的理论；而气无形且运行不息的观念，又促使中医学构建起脏腑之气不断运动以推动和调控脏腑的生理机能，并维持各脏腑机能协调的理论。

阴阳学说广泛地应用于藏象理论的构建中，脏腑可分阴阳，气血可分阴阳，精气亦可分阴阳，气本身也可分阴阳。近年来基于“精化为气，气分阴阳”所建立的“脏腑精气阴阳”理论模型，充实和发展了藏象学说，对临床辨证论治有着重要指导意义。

五行学说促进了五行藏象体系和四时五脏体系的建立。五行藏象体系是古代医家借助生克五行建立的以五脏为中心的宏观整体模式，四时五脏体系是古代医家借助中土五行建立的人与自然环境相统一的整体模式。它们都将复杂的人体，以五脏为中心，联系六腑、五官、九窍（七窍）、五体、五神、五志，划分为五个系统，体现了人体机能活动的整体性和形神的统一性。同时将这五个系统与自然界的方位、季节、五色、五味等相联系，体现出人与自然界的统一性。四时五脏体系和五行藏象体系的建立，使脏腑概念中的形态学结构部分被逐渐淡化，功能性结构部分被逐渐强化。这就是中医学的脏腑之所以重机能而轻形态的缘由。

4. 医疗实践经验的积累

古人在长期临床实践中积累了丰富的经验，最终感性认识上升到理性认识，进而升华为医学理论。在医疗实践中，临床疗效的反馈进一步探索和反证了脏腑的生理机能和病变机理，使藏象学说得以不断充实、丰富、修正和完善。如食用动物肝脏可治夜盲，多次重复的经验则萌生“以脏补脏”观念，同时佐证“肝在窍为目”理论等。而某些对临床欠缺指导意义的理论，则经过实践的检验，或被淘汰，或予以修正。如依据五行相生规律，火生土本指心火温煦脾土。但自明代命门学说兴起后，临床发现命门之火（肾阳）对脾土温煦作用更为显著，于是，益火补土治法的内涵遂演变为温肾阳以暖脾土。当然，这也超越了五行相生的范畴，当归于中土五行模式中的肾阳上升温煦脾阳。近年来在临床实践中发掘出的中土五行模式，不但为四时五脏理论和四象体质理论的建立找到了理论基础，而且对一些多脏腑失调的疑难疾病的治疗，对失眠、抑郁症等疑难病的整体调理方案的设计，都具有重要的指导意义。

总之，藏象学说是古代医家在长期生活医疗实践中，以解剖学知识为基础，运用以表知里（司外揣内）、取象比类等整体观察方法，通过对内在脏腑反映于外的各种征象的观察，经过概括、抽象、推理而逐步归纳出的医学理论。

三、藏象学说的特点

藏象学说的主要特点，用一句话来概括，就是以五脏为中心的整体观，包括了以五脏为中心的人体自身的整体性，以及五脏与自然环境的统一性两个方面。我们在绪论中讲过，就不再重复了。

需要进一步讨论的问题是：五脏之中，以谁为主？是心？是脾？是肾？《内经》中各个学派的说法是不同的，各个时代的说法也是有侧重的。

在《内经》中，有"心者，五脏六腑之大主"，"心者，君主之官也"等说法。因此，心是五脏六腑之主，是已经确定无疑的。但《内经》也特别重视脾，认为脾属土，居中央，"中央土以灌四傍"而营养支持其他四脏，似乎也应称为五脏之主。心或脾为主，都与"中土立极"的思维方式，也就是河图的思维方式有关。心或脾，哪一个居中，哪一个就是主。前面我们讲了，在河图五行中，或说中土五行中，又有两种模式：一是脾属土居中的模式，一是心属土居中的模式。脾居中的模式已在临床中发掘并应用，心居中的模式已在朝韩医学的四象体质医学中应用多年。

《内经》还特别强调肾的重要性，认为肾精肾气主司人体的生长壮老已的生命过程和生殖机能。肾关系到人类生命的延续，能说不重要？强调肾的重要性，可能与肾藏精，属水，而水为万物之原的联想有关。这无疑与老庄道家的"上善曰水"崇阴思想有关。

另外，《内经》中尚有肺为"脏之长"的说法。肺主气，司呼吸，与人体之气的生成密切相关。肺的呼吸维系着人体的生命活动。从某种意义上说，肺是维系人体生命活动的最重要的一个脏。呼吸一旦停止，人的生命活动则终止，能说肺不重要？

因此，五脏六腑是一个整体。五脏之中，缺一不可。五脏六腑各司其职，相互协调，人体的生命活动才能稳定有序。

四、五脏、六腑、奇恒之腑的生理特点

五脏、六腑、奇恒之腑各有不同的生理特点。生理特点实际上包括形态和机能两个方面的特点。中医学依据这个生理特点对脏腑进行分类。

中医学把脏腑分为脏、腑和奇恒之腑三类。脏有五个，即心、肺、脾、肝、肾，在经络学说中，心包有单独的经络，也是脏，所以也可以说六脏。腑有六个，胆、胃、小肠、大肠、膀胱、三焦。奇恒之腑有六个，包括脑、髓、骨、脉、胆、女子胞。其中胆既是六腑之一，又是奇恒之腑之一。

脏腑分类的依据是什么呢？中医学以生理特点的不同作为区分脏与腑的

主要依据。五脏的共同生理特点：在形态上是实体性的脏器，在机能上是化生和贮藏精气。化生也就是产生。精气，此处指精，是人体生命活动所需要的精微物质。精不仅由五脏产生，而且还要在五脏中贮藏起来，干什么用呢？濡养五脏，并可化气、化血、化神。人在生命过程中所需要的精微物质主要来源五脏中的脾肾，并分布到五脏中贮藏。五脏因为藏精化神而称为“五神脏”，是藏象理论的核心。

六腑的共同生理特点：从形态上讲是中空有腔的脏器，在机能上是受盛和传化水谷。因为六腑都具有一定的容积，所以能够受盛水谷，为了保证人体不断地摄入新的饮食物，停留在六腑中的水谷要传导，在传导的过程中消化，吸收精微，排泄糟粕。所以六腑有受盛和传化水谷的作用。

《素问·五藏别论》说：“所谓五脏者，藏精气而不泻也，故满而不能实。六腑者，传化物而不藏，故实而不能满也。”简明地概括了五脏、六腑各自的生理特点和主要区别。所谓“满而不实”，是强调五脏之精宜充满，然精应化气流通布散；所谓“实而不满”是指六腑水谷宜充实，然水谷应不断传输变化以保证虚实更替的状态。王冰注云：“精气为满，水谷为实。五脏但藏精气，故满而不实；六腑则不藏精气，但受水谷，故实而不能满也。”

奇恒之腑的生理特点是：在形态上是中空有腔的，与六腑相同；在机能上是贮藏精气，与五脏相同。例如脑里有脑髓、脉中有血气、女子胞孕育胎儿，它们所盛的东西与六腑不一样，都是精微物质。奇是奇特，恒是正常，奇恒之腑就是异常的腑，也就是与正常六腑不一样的腑。

脏腑的生理特点，对临床认识处理脏腑病变有重要指导意义。五脏的生理特点是静，以藏精气为主，所以五脏的病变多属藏精化气不足的虚证，所谓“脏病多虚”。例如肾的病变主要有肾精虚、肾气虚、肾阴虚、肾阳虚，实性病变很少见；心的病变主要有心血虚、心气虚、心阴虚、心阳虚，但也有实性病变如心火亢盛、心血瘀阻等，这可能是由于心在五脏中是属火的阳脏之故。六腑的生理特点是动，要不停地传化水谷，因而病变多是水谷停滞不传，阻滞不通，这称为实证。所以说“腑病多实”。治疗上，五脏的精和气常见不足，所以就要补养，即所谓“五脏宜补”。六腑的水谷容易出现阻滞不通，所以要疏通泻下，即所谓“六腑宜泻”，“六腑以通为用”。

刚才已经提到，五脏也有实证，治疗时就要用泻法。如心火亢盛就要泻心火，肝火亢盛就要泻肝火。心为肝之子，泻心火就能泻肝火。而怎样泻心火？可以通过利小便来泻心火，也可以通大便来泻心火。这是中医从整体考虑的具有特色的治疗方法。学习中医者一定要将这些中医特色的东西学到家，才能真正理解中医。

其实，六腑也有虚证，如胃有胃津不足，还有胃阴虚、胃阳虚；肠有津液不足的肠燥便秘，还有泄泻滑脱；膀胱有不约的尿失禁等。但这些虚证又大多归到五脏之中，如上面的胃阳虚一般归于脾阳虚，泄泻滑脱一般归于脾气虚或脾阳虚，尿失禁一般归于肾气虚而不摄。

五、脏腑精气阴阳的概念和相互关系

在精气学说、阴阳学说等古代哲学思想的影响下，中医学以“脏腑藏精”、“精化为气”和“气含阴阳”等理论，构建了“脏腑精气阴阳”的理论模型。

脏腑之精是一身之精在脏腑的分藏。精藏于脏腑之中，濡养脏腑，是脏腑生理机能的物质基础。

脏腑之气是由脏腑之精所化生的运行不息的极细微物质，也可以说是一身之气在脏腑的分布。脏腑之气推动和调控脏腑机能的正常发挥，是脏腑生理机能得以发挥的动力。

脏腑之阴气是脏腑之气中具有凉润、抑制、宁静等作用的部分，能够抑制、宁静脏腑机能；脏腑之阳气是脏腑之气中具有温煦、兴奋、推动等作用的部分，能够兴奋、促进脏腑机能。脏腑之阴气与脏腑之阳气，两者协调共济，则脏腑之气冲和畅达，脏腑机能稳定、有序、协调。

脏腑精气阴阳理论体系，是各脏腑生理机能和病理变化的解释性模型。我们用这一模型，既可解释通过整体观察而赋予各脏腑的生理机能，如心主神志、肺主行水、脾主运化、肝主疏泄、肾藏精主生长发育生殖等，又可阐释通过解剖分析而获得的脏腑生理机能，如心主血脉、肺主呼吸、肝主藏血等。

各脏腑之精、气、阴、阳的概念和生理作用，分别在下面的五脏和六腑的各脏腑下讲述。

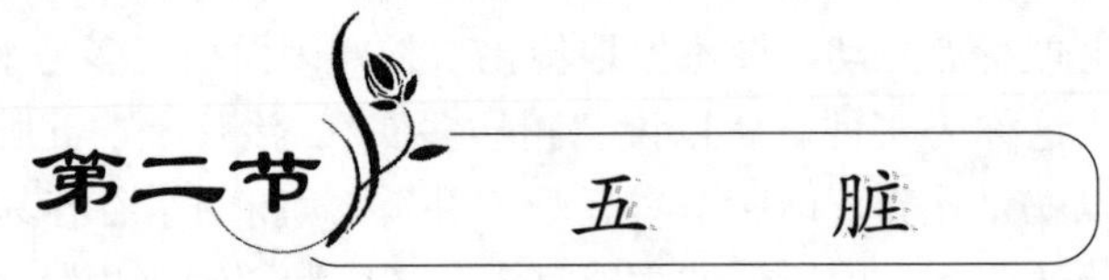

第二节　五　脏

讲述内容：

1. 五脏中各脏的生理机能。
2. 五脏中各脏的生理特性。
3. 五脏中各脏的形窍志液时。

4. 五脏中各脏的精气阴阳的生理作用。
5. 心包、命门。

要点和难点：

1. 心为五脏六腑之大主的道理。
2. 心血、心气、心阴、心阳的生理作用。
3. 肺主一身之气的道理。
4. 肺气宣降的生理意义。
5. 肺津、肺气、肺阴、肺阳的生理作用。
6. 脾为孤脏，脾主四时的意义。
7. 脾气主升的生理意义和脾气下陷的病理变化。
8. 脾精、脾气、脾阴、脾阳的生理作用。
9. 肝气疏泄的生理意义和疏泄失常的病理变化。
10. 肝血、肝气、肝阴、肝阳的生理作用。
11. 肾藏精的生理意义。
12. 肾精、肾气、肾阴、肾阳的生理作用。

五脏，即心、肝、脾、肺、肾的合称。在经络学说中，心包络也作为脏，故又称为六脏。五脏都有藏精、化气、藏神的生理特点，五脏的生理活动与自然环境和社会环境的变化是密切相关的。

本节主要讲述心、肝、脾、肺、肾五脏的主要生理机能，生理特性，与形体、官窍、情志、五液、季节等的关系。除此以外，还要讲述各脏的精气阴阳的概念和生理作用，以指导临床对五脏病症的辨证治疗，为后续的《中医诊断学》中的脏腑辨证奠定理论基础。

一、心

心，位于胸中，两肺之间，膈膜之上，外有心包。心在《内经》中被称为“君主之官”，“五脏六腑之大主”，说明了心在人体中的重要地位。心被称为君主，是由心的生理机能决定的。

明代有一本书叫《医学入门》，是李梴所著。书中提到人体内的心有两个：一个就是位于胸腔中跳动的血肉之心，另一个就是主宰人体精神活动的神明之心。前一个是西医讲的心脏，第二个是指的大脑。所以，中医学的心是以血肉之心为形态学基础，加上赋予的部分大脑的机能而构成。这个心实际上具有血液循环系统和中枢神经系统的部分机能，既担当运血的生理机能，又主司意识、思维和情感等精神活动。

在讲述心的生理机能和生理特性之前，请思考以下几个问题：

①心脏病的心悸、真心痛应怎样认识?

②精神疾病、失眠、焦虑应该怎样认识?

③心悸、真心痛、失眠、焦虑症与夏季有何关系?

下面我们讲述心的生理机能、生理特性，以及与夏季的关系等，顺便解答上面3个问题。

1. 心的主要生理机能

心的主要生理机能有二：一是主血脉，二是藏神。

（1）主血脉：心主血脉，是指心气具有产生血液，并能推动和调控血液在脉管中稳定运行的作用。因此，心主血脉包括心主血和心主脉两个方面。

心主血，也有两方面的含义：一是化血，二是运血。

心化血，古称“奉心化赤”。饮食水谷经脾胃之气的运化，化为水谷之精，水谷之精再化为营气和津液，营气和津液入脉中化为赤色血液。营气要化生为血液，必须经过心气和心阳的作用。为什么呢？因为心属火，而血液也是红色的，所以古人就取象比类，认为心气、心火，即心的阳气，具有化血生血的作用。

心运血，是指心气能推动和调控血液的运行。“诸血者，皆属于心”，是说人体内所有的血液都要流经于心，在心气的推动与调控的协调作用下，再输送到全身各个脏腑形体官窍以濡养之。

心气包括两个部分：心阴和心阳。心阳可以加速心脏的搏动，心阴可以减缓心脏的搏动。心阴和心阳的作用协调，才能维持心脏的稳定搏动。若心气不足，则心脏搏动无力；若心阴不足，心阳相对亢盛，可致心脏搏动过快而无力，伴有手足心热等征象；如果心阳不足，可见心脏搏动迟缓而无力，伴有手足发凉等征象。心气虚、心阴虚、心阳虚三者，均可导致心脏搏动异常，而引起血液的运行失常。心动过快而无力，伴有手足心热者，治疗要补心阴，可用生脉散。心动过缓而无力，伴有手足发凉者，治疗要补心阳，可用参附汤或桂枝人参汤。如果只见心慌无力但无手足寒热之象的，属心气虚少，治疗就要补养心气，可用独参汤。

心主脉，是指心气推动和调控心脏的搏动和脉管的舒缩，使脉道通利，血流通畅。心气充沛，心脏有规律的搏动，脉管有规律的舒缩。心阳与心阴协调共济，则脉管舒缩有度，血流通畅，既不过速而致妄行，又不过缓而致瘀滞。若心气不充或心阴心阳失调，可致血脉壅塞不通，舒缩失常，不能正常地输送血液，人体得不到血液濡养，常见心悸怔忡或心胸憋闷疼痛，唇舌青紫，脉细涩或结代等症。

这里作一说明：心主脉，属心的生理机能之一，不属形态结构，因而不能用“心与脉直接相连，形成一个密闭循环的管道系统”来阐释。我们对心主血脉的诠释，对临床心脏病的治疗，对心藏象的理论研究，都有重要的理论指导意义。

心、血、脉三者密切相连，构成一个血液循环系统。血液在脉中正常运行，需要以下几个条件：一是心气充沛，心阴和心阳的协调。二是血液充盈，即心血充足。心血有两个概念：大概念是说凡是血脉中流动的血液，都属心血；小概念是指在心脏本身血脉中流动的血液。三是脉道通利，即全身血脉通畅，也包括了心脏本身的血脉通畅。心、血、脉三位一体，如果心气充沛，血液充盈，脉道通利，才能维持正常的血液运行，使血液运行通畅而无瘀滞。其中心气能推动和调控心脏的搏动和血脉的舒缩，因而对血液的稳定有序的运行，起着主导作用。

（2）藏神：心藏神，又称心主神志，是指心主宰人体生命活动和意识、思维等精神活动的作用。《素问·灵兰秘典论》说：“心者，君主之官也，神明出焉。”《灵枢·邪客》说：“心者，五脏六腑之大主也，精神之所舍也。”

上一章已经讲过，人体之神的涵义，有广义与狭义之分：广义之神，指整个人体生命活动的主宰和总体现；狭义之神，指人的意识、思维、情感等精神活动。心所藏之神，既是广义之神，又包括了狭义之神。

人体的脏腑、经络、形体、官窍，各有不同的生理机能，但都必须在心神的主宰和调节下分工合作，共同完成整体生命活动。心神正常，各脏腑机能协调有序，则身心康泰。

心神怎样主宰人体生命活动？机理是这样的：神能驭气控精，并调节血液和津液的运行输布，而精藏于脏腑之中而为脏腑之精，脏腑之精所化之气为脏腑之气，脏腑之气则推动和调控着脏腑的机能。因此，心神通过驾驭协调各脏腑之精和气，以达到调控各脏腑机能的目的。

同时，心具有接受外界客观事物和各种刺激并作出反应，进行意识、思维、情感等活动的机能。如《灵枢·本神》说：“所以任物者谓之心。”这一复杂的精神活动实际上是在“心神”的主导下，由五脏协作而共同完成的。由于心为藏神之脏，故情志所伤，首伤心神，次及相应脏腑，导致脏腑气机紊乱。

心主血脉与藏神机能密切相关。血是神志活动的物质基础之一，《灵枢·营卫生会》说：“血者，神气也。”而心藏神，又能驭气以调控心血的运行。病理状态下，两者也常相互影响。如心血不足，心神失养，可致心神失常，而见精神恍惚、心悸失眠等症；心神异常，亦可影响心主血脉机能。

2. 心的生理特性

心的生理特性有二：一是心为阳脏而主通明，二是心气下降。

（1）心主通明。是说心脉以通畅为本，心神以清明为要。心位于胸中，在五行属火，为阳中之阳的太阳，称为“阳脏”或“火脏”。这说明心主要以阳气为用：心阳有推动心脏搏动，温通全身血脉，兴奋精神，以使生机不息的作用。但心阳必须与心阴相协调，才能维持心主血脉与藏神的正常机能，才能使心脉畅通，心神清明。若心阳不足，失于温煦、鼓动，既可导致血液运行迟缓，瘀滞不畅，又可引起精神委顿，神识恍惚；而心阴不足，失于凉润、宁静，则可导致血液运行加速与心神不宁，出现心慌、心烦、失眠等症。

（2）心气下降。心位于人体上部，其气宜下降。心气中含有心阴与心阳两部分：心阴牵制心阳（心火），化为心气下行以助肾阳，制约肾阴，使人体上部不热，下部不寒，维持人体上下的寒温平衡与动静协调。若心火虚衰，不能下行资助肾阳，出现血流迟缓，腰以下寒凉，当补心阳；若因心阴不足，不能牵制心火下降，出现上热下寒，当滋心阴以降心火。

3. 心与形、窍、志、液、时的关系

（1）心在体合脉，其华在面

脉，又称经脉或血脉。在古代医学书籍中，对经脉、血脉不作区分。但在临床应用中，又需要对经脉、血脉的内涵作出界定。为此，我们将经脉与血脉的内涵作如下界定：经脉，一般指经络系统中的经脉，是经气运行的通路，所以针灸、推拿等作用于经络，强调“得气”；血脉，专指血管，是血液运行的通道，即所谓“脉为血之府”。全身的血脉统属于心，由心主司，故称心在体合脉。

面部的色泽，可以反映心血、心气的盛衰及其机能的强弱，故称心之华在面。其机理在于全身血气皆上注于面，正如《灵枢·邪气藏府病形》所说：“十二经脉，三百六十五络，其血气皆上于面而走空窍。”心气旺盛，血脉充盈，则面色红润光泽。心气不足，可见面色㿠白；心血亏虚，则见面色无华；心脉痹阻，则见面色晦滞；心火亢盛，则见面色红赤。所以《素问·五藏生成》说：“心之合，脉也；其荣，色也。”

（2）心在窍为舌

望舌是中医诊断的重要内容，舌可以反映五脏六腑的机能特点，心为五脏六腑之大主，主管全身的生命活动，所以，心在窍为舌，心之精气盛衰及其机能常变可从舌的变化得以反映。因而观察舌的变化可以了解心的主血脉及藏神机能是否正常。

舌为心之窍的理论依据有四个：①心与舌体通过经脉相互联系。《灵枢·经脉》说："手少阴之别……循经入于心中，系舌本。"指出手少阴心经的别络连舌根部，但不要误解为手少阴心经连舌本。②舌色能灵敏地反映心主血脉的机能状态。心血不足可见舌质淡，心火亢盛则舌尖红。③舌具有感受味觉的功能。心主血脉，心之气血通过经脉上荣于舌，使之发挥鉴别五味的作用。《灵枢·脉度》说："心气通于舌，心和则舌能知五味矣。"④舌与言语、声音有关。舌体运动及语言表达功能依赖心神的统领。故《灵枢·五阅五使》说："舌者，心之官也。"

需要说明的是，舌本为口中的实体感觉器官，并非为"窍"，与耳、目、鼻、口等孔窍性器官不同。心本有窍，《素问·金匮真言论》所谓"南方赤色，入通于心，开窍于耳"，是说耳之听声与心神相关。人们在生活和医疗实践中发现，耳之听声，不仅与心神有关，而且与肾精肾气的盛衰似乎更为密切。因此，把本为心之窍的耳，更为肾之窍。并把本不是窍的舌来作为心之窍。如《素问·阴阳应象大论》说"心主舌……在窍为舌。"舌除了与心相关外，还通过经络与脾、肝、肾等脏也有联系，这正与心为五脏六腑之大主的说法相合。所以，舌为心之窍的说法也就以《素问·阴阳应象大论》所说为准而固定下来。古代医学书籍中为了避开舌非窍的尴尬，称舌为"心之苗"，又有"心之苗窍"之称。

（3）心在志为喜

喜，是心精、心血、心气对外界刺激的应答而产生的良性情绪反应。心精、心血、心气的充沛，心阴与心阳的协调，是产生喜乐情绪的内在基础。如果心的阳气亢盛而阴气不足，易发为精神亢奋的喜笑不休；若心的阳气不足而阴气过盛，则易发生神情低落的悲伤欲哭。如《素问·调经论》说："神有余则笑不休，神不足则悲。"

喜乐愉悦有益于心主血脉的机能，所以《素问·举痛论》说："喜则气和志达，营卫通利。"但喜乐过度则可使心神受伤，如《灵枢·本神》说："喜乐者，神惮散而不藏。"

另外，心为神明之主，不仅喜能伤心，而且五志过极均能损伤心神。所以《灵枢·邪气藏府病形》说："愁忧恐惧则伤心。"

（4）心在液为汗

汗是五液之一，是津液经阳气蒸化后，由汗孔排泄于体表的液体。如《素问·阴阳别论》说："阳加于阴谓之汗。"

汗液的生成、排泄与心血、心神的关系十分密切。心精、心血为汗液化生之源，故称心在液为汗。《素问·宣明五气》有"五脏化液：心为汗"

之说。

心主血脉，心血充盈，血中之津液渗出脉外则为津液。而津液充足，则化汗有源。汗出过多，津液大伤，必然耗及心精、心血，可见心慌、心悸之症。故又有“汗血同源”、“汗为心之液”之说。（图 3-1）

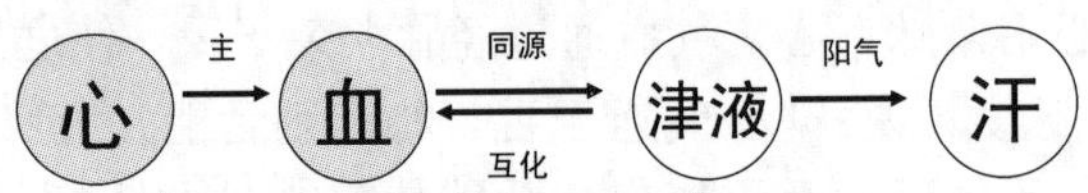

图 3-1　汗为心之液示意图

此外，汗液的生成与排泄又受心神的主宰与调节，所以情绪激动、劳动、运动及气候炎热时均可见汗出现象。如《素问·经脉别论》说：“惊而夺精，汗出于心。”由此可见，心以主血脉和藏神机能为基础，主司汗液的生成与排泄，从而维持了人体体温的相对恒定及对外在环境的适应能力。

汗由津液所化，津液是气的载体，大汗可大量耗散津液，致心气或心阳无所依附而亡失，出现心气脱失或心阳暴脱的危候。

（5）心与夏气相通应

夏季是一年之中最热的季节，自然界一派炎热之象，属阳中之阳的太阳。心为火脏，阳气最盛。同气相求，故心与夏气相通应。

人体的阴气和阳气，随着自然界阴阳之气的升降而发生相应的变化。夏季阳气盛而天气热，人体的阳气也相应地旺盛，同样，心的阳气也就相应旺盛。因此，心阳虚衰类的心脏疾患和情志病，其病情往往在夏季缓解，自觉症状也有所减轻。但阴虚阳盛之体的心脏病和情志病，病情又往往在夏季加重。如《素问·阴阳应象大论》说“阳胜则身热……能冬不能夏。”“能”，音义同“耐”。失眠和精神类疾病在夏天也容易发生或复发。

心脏疾患在夏季应怎样预防和治疗？依据“心气通于夏”的理论，我们在预防上应该重视因时调摄，要求在夏季三个月，也就是阴历四五六三个月，要做到“夜卧早起，无厌于日”，尽量延长户外活动时间，使人的身心符合阳气隆盛状态，使心的机能达到最大限度的扩展，发挥生命的潜能。

在治疗上，可应用“冬病夏治”的理论来调理和治疗阳虚性心脏疾患。阳虚性心脏病在冬季易于发作，我们在夏季人体内外阳气都相对隆盛之时，给以适当调理，补养心阳，可收到事半功倍的效果。而对阴虚阳盛之体的心脏病和失眠、焦虑症，一般应滋养心阴，清心泻火为治疗方法。

4. 心精、心血、心气、心阴、心阳的概念和生理作用

心精，是一身之精分藏于心的部分，有的医家称其为“心液”。一般说来，心精可以与心血融合的形式存在于心脉之内。

心精的化源主要是水谷之精中的精华部分，即化生营气的部分，也有在发育过程中先天之精分布到心脏的部分，故心精的构成成分主要是后天获得的水谷之精，但也有部分先天之精。

“心精”一词，最早见于《素问·大奇论》：“脉至如火薪然，是心精之予夺也。”另外，《素问·经脉别论》所说“惊而夺精，汗出于心”句中的“精”也是指的“心精”，故王冰注云：“惊夺心精，神气浮越，阳内薄之，故汗出于心也。”

心精与心血的概念是有明显的区别的：心精，是指心脏组织中具有遗传特性和濡养作用的精微物质，是心脏机能的物质支撑。心血，是指在心和血脉中流动的血液，如《素问·五藏生成》说：“诸血者，皆属于心。”换句话说，除了肝所藏的血外，都可称为“心血”。心血可由心精、营气及津液化生。这是广义的心血概念。心血，有时特指在心脏本身血脉内流动的血液，如“心血瘀阻”中的“心血”即指此而言。这是狭义的心血概念。

心精、心血具有濡养心脏及其形体官窍的生理作用，也是化生心神的基本物质。心精、心血充足，则能濡养心脏本身及其血脉、面部、舌体等形体官窍，并能使人精神饱满，意识清楚，思维敏捷。

心精、心血不足，濡养和化神作用减退，常见心悸怔忡、失眠多梦、健忘、眩晕、面色淡黄或淡白、口唇色淡、舌质淡白、脉细弱等症。治当补益心血，用炙甘草汤等。

心气由心精、心血化生，也是一身之气分布于心、脉的部分，是推动和调控心脏搏动、脉管舒缩及精神活动的一类极细微物质。心气充沛，则心脏搏动有力，脉管舒缩有度，血运通畅，精神振奋，思维敏捷。

心气虚，是指心气不足及其推动和调控血液运行、精神活动等能力减退的病理变化。临床常见心悸怔忡，胸闷气短，活动后加重。伴有精神疲惫，少气懒言，面白自汗，舌淡苔白，脉细弱。治当补益心气，用养心汤等。

心阴与心阳是心气的两种不同属性的部分：心阴是心气中具有凉润、宁静、抑制作用的部分；心阳是心气中具有温煦、推动、兴奋作用的部分。心阴能制约心阳，防止心火过亢，并抑制心脏的搏动和精神活动。心阳能制约心阴，防止心阴过盛，并激发心脏的搏动和精神活动。心阴与心阳协调，则心气冲和畅达，心脏搏动和精神活动稳定有度。

心阴虚，是指心之阴气不足，凉润、宁静、抑制等作用减退，虚热内生的病理变化。临床常见心悸（多为心动过速）、心烦、失眠多梦、五心烦热、午后潮热、盗汗等症，舌红少苔或无苔，脉细数。治当滋补心阴，如天王补心丹之类。

心阳虚，是指心之阳气虚衰，温煦、推动、兴奋等作用减退，虚寒内生的病理变化。临床常见心悸气短，心胸憋闷或作痛，动则尤甚，畏寒肢冷。伴有神疲乏力，少气懒言，自汗，面色苍白，或多寐，舌淡胖嫩，脉迟无力，或结代。治当补益心阳，用桂枝人参汤等。

心阳暴脱，是指心之阳气突然大量脱失而致全身机能严重衰竭的病理变化，临床常见心悸怔忡，胸闷气短，或心胸憋闷作痛，突然面色苍白，四肢厥冷，冷汗淋漓，呼吸微弱，口唇青紫，神志模糊甚至昏迷，舌淡紫，脉微细欲绝。治当回阳救逆，用参附汤等。

这里需要强调的是：心精、心血、心气、心阴、心阳都是内涵相对独立的概念，各有不同的生理作用和病机特征。一般说来，心精亏虚和心血亏虚，可见濡养和化神不足的征象。心阴虚，必见热象和虚性亢奋征象；心阳虚，必见寒象和迟滞征象。若是心阴与心阳对等的虚少，既无寒象又无热象，但有气虚的征象，当属心气虚。

附：心包络

心包络，简称心包，亦称“膻中”，是心脏外面的包膜，有保护心脏的作用。在经络学说中，手厥阴心包经与手少阳三焦经为表里，故心包络属脏的范畴，与五脏合称为六脏。但在马王堆汉墓出土的帛书《足臂十一脉灸经》和《阴阳十一脉灸经》中，只有五脏六腑的“十一脉”，没有心包经的记述。这可能是古人早期的认识，到了《内经》，才发展为包含心包经在内的六脏六腑十二经。

关于心包的作用，《内经》提出了心包“代心受邪”的说法。《灵枢·邪客》指出：“心者……邪弗能容也。容之则心伤，心伤则神去，神去则死矣。故诸邪之在于心者，皆在于心之包络。”古代医家认为，心为人身之君主，不得遭受邪气的侵害。如果外邪侵犯心脏，则由心包络当先受病。这就是所谓的心包“代心受邪”。明清温病学派受“心不受邪”思想的影响，将外感热病中神昏谵语等心神失常的病理变化，称之为“热入心包”或“痰热蒙蔽心包”。实际上，心包受邪所出现的病证，就是心的病证，心与其他脏腑一样，都可受邪气的侵害。

二、肺

关于肺的形态，有这样的表述：肺位于胸腔，左右各一，覆盖于心之上。肺有分叶，左二右三，共五叶。肺经肺系与喉、鼻相连，故称喉为肺之门户，鼻为肺之外窍。肺系，是中医学特有的术语，是指气管、支气管等肺与喉、鼻相连的器官。

肺的主要生理机能是主气司呼吸，主行水，朝百脉，主治节。肺的生理特性主要有肺为华盖、肺为娇脏与肺气宣降。肺有“气之本”、“相傅之官”、“脏之长”等称谓。

肺在体合皮，其华在毛，在窍为鼻，在志为悲（忧），在液为涕。肺与大肠由手太阴肺经与手阳明大肠经的相互属络而成表里关系。肺在五行属金，为阳中之阴的少阴，与自然界秋气相通应。

在讲述肺的生理机能和生理特性之前，请大家思考这么几个问题：

①肺的呼吸是怎样维持的？

②全身水肿与肺有关吗？

③咳嗽喘息，伴有痰多或痰少，应该怎样处理？

④声音嘶哑应怎样处理？

带着以上四个问题，我们学习讨论肺的生理机能和生理特性，以及肺与喉、鼻、皮毛、秋季等的关系。学习完成后，则对上述问题找到了答案。

1. 肺的主要生理机能

肺的主要生理机能有三：一是主气司呼吸；二是主水；三是肺朝百脉，主治节。

（1）主气司呼吸

这一机能包括：肺主呼吸和肺主一身之气的生成运行两个方面。

肺主呼吸，有的书本称作肺主呼吸之气。是指肺有吸入清气和呼出浊气的机能。肺是气体交换的场所，通过肺的呼吸作用，不断吸进清气，排出浊气，吐故纳新，实现机体与外界环境之间的气体交换，以维持人体的生命活动。

肺之所以能司呼吸，是由于肺气的宣发与肃降运动的协调。肺气宣发，是肺气的向上的运动，浊气得以呼出；肺气肃降，是肺气下降的运动，清气得以吸入。因此，肺司呼吸是通过肺气的升降运动而实现的。如果呼多吸少，咳嗽喘息，这是由于肺气不降，反而上逆；如果胸闷气短，可能是因为肺气不得升宣。所以，肺司呼吸的关键是肺气的宣发与肃降运动的协调。

肺主一身之气，是说肺主司一身之气的生成和运行。关于一身之气的概念，前面已经学过，是指充满全身而运行不息的极细微物质。

肺主司一身之气的生成，主要体现为宗气的生成。一身之气主要由先天之气和后天之气构成。宗气属后天之气，由肺吸入的自然界清气，与脾胃运化的水谷之精所化生的谷气相结合而生成。宗气在肺中生成，积于胸中“气海”，能上走息道促进肺的呼吸，也能贯注心脉助心推动血液运行，还可沿三焦下行脐下丹田以资助先天元气。在宗气的生成中，肺司呼吸起到了极为重要的作用。只要肺能吸入清气而呼出浊气，宗气就能在肺中生成。由于先天之气在出生后基本是变化不大的，因而宗气生成的多少也就决定了一身之气的盛衰。肺既为宗气的生成提供场所，又能在宗气的生成中提供吸入的清气，因此说肺主司一身之气的生成。

肺调节一身之气的运行，是说肺能通过肺气的宣发和肃降运动，调节肺的呼吸出入，并通过呼吸出入，调节全身之气的升降出入运动。肺气与肝气相比较，肝气主从左升发，肺气主从右肃降，古人称为“龙虎回环”。古人认为，肝位于左侧的东方青龙之位，肺位于右侧的西方白虎之位，肝气左升而肺气右降，就喻作“龙虎回环”。肝气与肺气升降协调，共同调理全身之气的升降出入运动。古人有“肝升则脾肾皆升，肺降则胃心皆降”之说。

肺主司一身之气的生成和运行的理论，对吐纳、气功养生有一定的指导意义。这也可能是称肺“脏之长”的主要原因。

(2) 主行水

肺主行水，是指肺气的宣发与肃降运动，推动和调节全身水液的输布和代谢。由于肺在人体最高位置，又能行水，所以把肺称为“水之上源”。

那么肺行的水是从哪里来的呢？主要是由脾气的转输作用，把脾运化的水谷精微中的轻清部分，也就是津液，输送到肺里去的。另外，还有一来源，就是膀胱内的水液经肾气蒸化，其中可回吸收而重新利用的部分，也由脾气转输至肺。

肺行水的机理是什么？肺接受脾气转输来的津液，通过肺气的宣发和肃降运动，把津液输布到全身。其中，肺气的宣发运动，将脾气转输至肺的津液，向上向外布散，上至头面诸窍，外达全身皮毛肌腠以濡润之；输送到皮毛肌腠的津液在卫气的促动下化为汗液，并在卫气的调控作用下有节制地排出体外。肺气的肃降运动，将脾气转输至肺的津液，向内向下输送到其他脏腑以濡润之，并将脏腑代谢所产生的浊液，即废水，下输至膀胱，成为尿液生成之源。

由上可见，不仅肺的呼吸，需要肺气的宣发和肃降运动的协调，而且肺的行水，也要依靠肺气的宣发和肃降运动的相反相成。如果肺气的宣发与肃降运动失常，就会引起津液代谢障碍，出现痰饮积肺或全身水肿。

脾气转输至肺的津液，不能正常输布，积聚在肺中，则形成痰饮。痰饮分寒热，分别称作寒饮和痰热。例如慢性气管炎和哮喘遇冷发作，就会出现咳喘痰多清稀，伴有怕冷和四肢发凉，这属寒饮蕴肺，可用小青龙汤温寒化饮。若寒饮蕴肺，入里化热，可发展为痰热。痰热，也可由感冒引发，又称肺热，常见咳喘痰多而黄稠，伴有发热，可用麻杏石甘汤清热化痰。

由肺气宣发布散到全身皮肤的津液，如果在化汗过程中因受风邪侵袭不能排泄而积聚于皮下，就会发生水肿。这就是《内经》中所讲的“风水”。这个风水，虽然不影响肺的呼吸，与呼吸也没有多少关系，但与肺气的宣发失常有关，所以也要通过宣发肺气以利水的方法治疗。这种治疗方法即《内经》所谓的“开鬼门”之法，古人喻为“提壶揭盖”，也有的称为“开上源以利下流”的，即通过宣发肺气，达到水液排泄的目的。这是治疗“风水”的常法，方如越婢加术汤等。临床上，急性肾小球肾炎、肾病综合征、神经血管性水肿，都常出现“风水”的症状，都可用宣肺利水的方法治疗。

有人可能要问，为什么用“肺主行水”而不用以往书本上讲的“肺主通调水道”？我的解释是这样的：肺主行水，内涵清楚，简明扼要，应当采用；肺主通调水道，内涵有些分歧，所以不用。通调水道，一般解释为“疏通调节水道”，而中医藏象理论中，水道是指三焦而言，那么肺主通调水道的含义，就成了肺主司疏通调节三焦了。但能够疏通调节三焦的，中医认为并不是肺，而是肝。这样通调水道的内涵就产生了歧义。再说，通调水道由哪一脏腑主管，中医界内的意见也不太统一：有的认为是肺，还有的认为是脾。认为是脾的，理由是脾主运化水液，脾气能将胃肠道中的部分水液吸收并通过三焦输送到膀胱。基于以上的分析，我认为，用肺主行水而不用肺主通调水道，是合理的。

（3）肺朝百脉，主治节

肺朝百脉，是指全身的血液都通过百脉流经于肺，经肺的呼吸，进行体内外清浊之气的交换，然后再通过肺气宣降运动，将富有清气的血液通过百脉输送到全身。

“肺朝百脉”一语，出自《素问·经脉别论》。现在一般解释为“百脉朝会于肺”，也就是全身的血液通过血脉而“流经”于肺，再由肺气的运动将这些血液输送到全身。我这里为什么将“朝”字用“流经”来解释，而不用以往讲的“汇聚”来解释？自然是有一些原因的。请大家想一想，如果全身的血液都汇聚到肺，那不成了肺瘀血了？实际上，“朝”字的本义也不是“汇聚”，而是有聚有散的。也正如进入肺的血液，也是有聚有散的。

“肺朝百脉”，表明了肺在血液循环运行中的重要作用。在“肺朝百脉”的过程中，肺不仅为血液提供了新鲜的清气，使血液富有营养；而且肺气的宣降运动，又将这些新鲜血液输送到全身各脏腑形体官窍，表明了肺气的运血作用。其实，在《内经》时代，古人认为肺的呼吸与心脏的搏动和血液的流动是密切相关的，肺的呼吸促进心脏的跳动和血脉的流动。所谓“一呼脉再动，一吸脉亦再动”。如果呼吸停止，心跳也就停止。呼吸运动由肺气的宣降运动来维系，因而推理出心脏的搏动和血液的循环流动也与肺气的宣降运动密切相关。肺即是辅助心这个“君主之官”的“相傅之官”。《素问·灵兰秘典论》说：“肺者，相傅之官，治节是焉。”

肺主治节，是说肺具有治理调节呼吸运动及全身之气、血、水的作用。这是对肺为相傅之官职责的延伸，表现在四个方面：一是治理调节呼吸运动：肺气的宣发与肃降运动维持通畅均匀的呼吸，使体内外气体得以正常交换。二是调理全身气机：通过呼吸运动，调节一身之气的升降出入，保持全身气机调畅。三是治理调节血液的运行：肺朝百脉，肺气的宣降运动，促进和调节富有清气的新鲜血液运行全身。四是治理调节津液代谢：通过肺气的宣发与肃降，治理和调节全身水液的输布与代谢。因此，肺主治节，实际上是对肺的生理机能的高度概括。

2. 肺的生理特性

（1）肺为华盖

“华盖”，原指古代帝王车驾的顶盖。称肺为华盖，是指五脏之中，肺的位置最高，像伞一样覆盖于五脏六腑之上。《灵枢·九针论》说：“肺者，五脏六腑之盖也。”

肺居高位，又主行水，故称之为“水之上源”。

肺覆盖于五脏六腑之上，司呼吸而主一身之气的生成和运行，又能宣发卫气于体表，以保护诸脏免受外邪侵袭，故称之为“脏之长”。

（2）肺为娇脏

娇脏，是与刚脏相对而言：肺为娇脏，肝为刚脏。肝肺两者相较，一般就会发生肝气恃强凌弱而伤肺，即所谓：肝气左升太过，肺气右降不及。

称肺为娇脏，有两方面的理由：一是肺体清虚娇嫩，性喜滋润，不耐寒热风燥诸邪之侵，也不容异物在内；二是肺外合皮毛，在窍为鼻，与外界相通，外感六淫邪气从皮毛或口鼻而入，最常犯肺而为病。

根据肺为娇脏的生理特性，临床上治疗肺脏疾患，以轻清、宣散为要。过寒过热过燥之剂，皆所不宜。

（3）肺气宣降

“金曰从革”，是说金有刚柔相济的特性。比类肺气，肺气则有能敛降又能升宣的运动特性。

肺气宣发，是指肺气具有向上升宣和向外周布散的运动趋势；肺主肃降，是指肺气具有向内向下清肃通降的运动趋势。宣发与肃降运动协调，维持着肺的司呼吸、主行水等生理机能。

肺气宣发，主要体现在三个方面：一是呼出体内浊气；二是将脾转输至肺的水谷精微和津液上输头面诸窍，外达皮毛肌腠，以润泽之；三是宣发卫气于皮毛肌腠，以温分肉，充皮肤，肥腠理，司开阖，并将津液化为汗液排出体外。若肺失宣发，则可出现呼吸不畅，胸闷喘咳，以及卫气被遏、腠理闭塞的鼻塞、喷嚏、恶寒、无汗等症状。如果体表排汗太多，多是由于卫气虚而不固，当用补肺气以补卫气的方法来治疗，方用玉屏风散。

肺气肃降，也主要体现在三个方面：一是吸入自然界清气，并将宗气下行布散至脐下丹田，以资元气；二是将脾转输至肺的水谷精微和津液向下布散于其他脏腑以滋润之；三是将脏腑代谢后产生的浊液下输于膀胱，成为尿液生成之源。若肺失肃降，常出现呼吸短促、咳喘逆气等症。

肺气的宣发和肃降，是相互制约、相互为用的两个方面。宣发与肃降协调，则呼吸均匀通畅，“水精四布”，也就是津液在人体得以正常布散。

外感和内伤诸因素，都可导致肺气的宣发与肃降失调。一般说来，外邪侵袭，多影响肺气的宣发，导致肺气不宣为主的病变；内伤及肺，多影响肺气的肃降，导致肺失肃降为主的病证。所以对肺的外感性疾病，治疗要注重宣肺解表。对肺的内伤性疾病，则要注重清肃肺气。

肺气的宣发与肃降失常又是相互影响，同时并见的。如外感风寒，首先导致肺的宣发运动障碍而出现胸闷鼻塞、恶寒发热、无汗等症，同时也可引起肺的肃降运动失常而伴有咳嗽喘息。

肺气的肃降与宣发运动协调，有赖于肺阴与肺阳的协调，以及肺津的正常输布。肺阴主凉润、肃降，肺阳主温暖、宣发。肺阴不足，凉润、肃降不及，易导致虚热虚火内生、咳喘气逆的病变；肺阳虚衰，温暖、宣发不及，易发生寒饮蕴肺而咳喘的病变。肺津充足，则肺气易于肃降；若肺津虚少，肺不得滋润，则致肺气不降而见干咳无痰；若肺中津液不得布散而积聚于肺内，则变为痰饮，阻塞气道，致肺气宣降失常，出现胸闷憋气、咳喘痰多等症。

3. 肺与形、窍、志、液、时的关系

(1) 在体合皮，其华在毛

皮毛，包括皮肤、汗腺、毫毛等组织，是一身之表。肺与皮毛相合，是指肺与皮毛的相互为用关系。

肺对皮毛的作用，主要有两个：一是肺气宣发，宣散卫气于皮毛，发挥卫气的温分肉，充皮肤，肥腠理，司开阖及防御外邪侵袭的作用；二是肺气宣发，输精于皮毛，即将津液和部分水谷之精向上向外布散于全身皮毛肌腠以滋养之，使之红润光泽。若肺津亏、肺气虚，既可致卫表不固而见自汗或易患感冒，又可因皮毛失养而见枯槁不泽。

皮毛对肺的作用，也有两个：一是皮毛能宣散肺气，以调节呼吸。《内经》把汗孔称作“玄府”，又叫“气门”，是说汗孔不仅是排泄汗液之门户，而且也是随着肺气的宣发和肃降进行体内外气体交换的部位。二是皮毛受邪，可内合于肺。如寒邪客表，卫气被郁遏，可见恶寒发热、头身疼痛、无汗、脉紧等症，若伴有咳喘等症，则表示病邪已伤及肺脏。故治疗外感表证时，解表与宣肺常同时并用。

依据肺合皮毛的理论，我们在临床上可以解决两个问题：一是肺津、肺气不足与皮肤干燥粗糙，毛发枯槁不泽密切相关，润肺补气可以治疗这类皮肤病；二是肺气宣发失常与水肿产生有关，宣散肺气是治疗“风水”类的水肿的常法。

（2）在窍为鼻

鼻为呼吸之气出入的通道，与肺直接相连，所以称鼻为肺之窍。鼻为呼吸道之最上端，通过肺系（喉咙、气管等）与肺相连，具有主通气和主嗅觉的机能。鼻的通气和嗅觉，均依赖肺津的滋养和肺气的宣发。《灵枢·脉度》说：“肺气通于鼻，肺和则鼻能知臭香矣。”肺津充足，肺气宣畅，鼻窍得养而通利，嗅觉灵敏；肺津亏虚，肺失宣发，则鼻窍失润而干燥，或鼻塞不通，嗅觉迟钝。故临床治疗鼻干生疮、嗅觉失常，多用滋养肺津以润燥之法；治疗鼻塞流涕、嗅觉失常，多用辛散宣肺之法。

喉位于肺系的最上端，为呼吸之门户，发音之器官。若各种外邪袭肺，导致肺气宣降失常，郁滞不畅，可见声音嘶哑、重浊，甚或失音，称为“金实不鸣”，治疗应该宣散肺气以祛邪：病因风寒邪气所致的，治用杏苏散等；病因风热所致者，可用银翘散等；病因风燥所致者，当用桑杏汤类。如果是内伤疾病或过用，损伤了津液和肺气，导致的声音嘶哑、低微，则称为“金破不鸣”，治疗应当润肺加补气，方用清燥救肺汤合四君子汤。这里提醒各位，润肺加补气，治疗的是津液不足伴肺气不足的津气两虚，而非“气阴两虚”。

（3）在志为忧或悲

忧是忧伤，悲是悲伤。两者大同小异。忧和悲同属肺志。悲忧皆为人体正常的情绪变化，由肺精、肺气所化生，是肺精、肺气对外界环境刺激的应答而产生的情绪反应。悲忧过度，则可损伤肺精、肺气，或导致肺气的宣降运动失调，出现呼吸气短等现象。如《素问·举痛论》说：“悲则气消。”反之，肺精气虚衰或肺气宣降失调，机体对外界刺激耐受能力下降，也易于产生悲忧的情绪变化。

(4) 在液为涕

涕，即鼻涕，为鼻黏膜的分泌液，有润泽鼻窍的作用。鼻涕由肺津所化，由肺气的宣发作用布散于鼻窍。肺津、肺气的作用是否正常，亦能从涕的变化中得以反映。肺津、肺气充足，则鼻涕润泽鼻窍而不外流。如果寒邪袭肺，肺气失宣，肺津被寒邪所凝而不化，则鼻流清涕；肺热壅盛，热灼肺津，可见流涕黄浊；若燥邪犯肺，伤耗肺津，则又可见鼻干而痛。

(5) 与秋气相通应

秋季，暑去而凉生，草木皆凋，属阳中之阴的少阴；人体之肺气清肃下降，同气相求，故与秋气相应。肺气应秋而旺，清肃敛降。时至秋日，人体气血运行也随"秋收"之气而内敛，并逐渐向"冬藏"过渡。故养生家主张秋三月，即七八九三月，要做到"早卧早起，与鸡俱兴"，使心志安宁，神气收敛。治疗肺病时，秋季不宜过于发散，而应顺其清肃敛降之性。此外，秋季气候多清凉干燥，而肺为清虚之脏，喜润恶燥，故秋季易见肺燥病症，临床常见干咳无痰、口鼻干燥、皮肤干裂等，应该多食用润燥的瓜果或中药，如梨、罗汉果、杏仁、百合、黄精等。

4. 肺精、肺津、肺气、肺阴、肺阳的概念和生理作用

肺精，是一身之精分藏于肺的部分，由发育过程中分藏于肺的先天之精与脾转输至肺的水谷之精组成。

肺津，即脾转输至肺的津液。肺精以与肺津融合的形式存在肺中，统称肺之精津。肺津依靠肺气的宣发与肃降运动而上布头面诸窍，外"输精于皮毛"，下输各脏腑以濡润之。故涕、汗皆由肺津所化。

肺津亏虚，不但本脏不得滋养，呼吸运动失常，而且大肠、皮肤、毛发、鼻喉亦失其滋养而见肠燥便秘、皮肤粗糙、毛发枯槁稀疏或声音嘶哑等异常表现。治当补养肺津，药如黄精、山药、阿胶、胡桃、杏仁、沙参、麦冬等，方如清燥救肺汤等。

肺气，是一身之气分布于肺的部分，也可以说是由肺精、肺津化生，并与宗气中上出息道司呼吸部分相合而成的，能推动和调控肺机能活动的一类极细微物质。肺气的宣发与肃降运动，主司呼吸，调节水液的输布和血液的运行。

肺气虚，是指肺气不足及其推动和调节呼吸、输布水液、布散卫气以防御等作用减退的病理变化。临床常见咳喘无力，气少不足以息，动则益甚，痰液清稀，声音低怯，面色淡白或㿠白，神疲体倦，或有自汗，畏风，易于感冒，舌淡苔白，脉虚。治宜补益肺气，用玉屏风散或六君子汤加减。

肺阴与肺阳，都是肺气中的不同部分：肺阴是肺气中具有凉润、肃降等

作用和运动趋向的部分；肺阳是肺气中具有温煦、宣发等作用和运动趋向的部分。肺阴能凉润肺脏，使肺气肃降；肺阳能温暖肺脏，使肺气升宣。肺阴与肺阳的作用协调，则肺气的宣发与肃降运动相反相成，呼吸均匀，和缓有度，“水精四布，五经并行”。

肺阴虚，是指肺之阴气不足，凉润、宁静、肃降等作用减退，虚热内生的病理变化。临床常见形体消瘦，午后潮热，五心烦热，盗汗，颧红，或咯血，舌红少苔，脉细数。治宜滋养肺阴，方选沙参麦冬汤、百合固金汤等。

肺阳虚，是指肺之阳气虚衰，温煦、推动、宣发等作用减退，虚寒内生的病理变化。临床常见咳喘无力，咳吐涎沫，量多质清稀，面色㿠白，形寒肢冷，背寒如掌大，神疲少气，声音低怯，气短息微，口不渴，舌淡胖，苔白滑润，脉迟缓。治宜温补肺阳，化痰平喘，方选小青龙汤加人参、黄芪。

肺精、肺津、肺气、肺阴、肺阳都是内涵相对独立的概念，各有不同的生理作用和病机特点。肺阴虚必见热象，肺阳虚必见寒象，二者一般都兼有气虚的表现。若肺阴与肺阳对等的虚少，不见寒热征象而见少气不足以息，则属肺气虚；若只见干燥失润而无寒热征象，则属肺津不足。

肺阴与肺阳相对，有肺阴必有肺阳，那种认为只有肺阴而无肺阳是不合逻辑的。肺阴不是肺精，不是肺津，也不是肺之“阴津”，而是肺之阴气，是肺气中属阴的部分，故不能与肺气相对。那种将肺阴与肺气阴阳相对，或将肺阴当作肺津，将肺阳当作肺气的全部，因混淆了概念之间的逻辑关系，已不适应临床应用，应该扬弃。

三、脾

脾位于腹中，在膈之下，与胃相邻。《素问·太阴阳明论》说：“脾与胃以膜相连。”脾“形如刀镰”，是对脾脏的形态描述。

脾的主要生理机能有主运化与主统血两个方面。人出生后，生命过程的维持及其所需精气血津液等营养物质的产生，均依赖于脾（胃）运化所产生的水谷精微，故称脾（胃）为“后天之本”、“气血生化之源”。

脾的生理特性主要有脾气健升、喜燥恶湿和脾为孤脏三个方面。

脾在体合肌肉而主四肢，其华在唇，在窍为口，在志为思，在液为涎。脾在五行属土，居中央，为阴中之至阴，通应长夏或四时。

在讲述脾的生理机能和生理特性之前，请大家先思考这么几个问题：

①食欲不振、腹胀腹泻、营养不良、消瘦、疲乏无力，何脏之过？

②口甘黏腻、舌苔厚腻、全身水肿，何脏之过？

③出血，尤其是下部出血，何脏之过？

④脱肛、子宫脱垂等与脾气有关吗？

⑤为什么说四季脾旺不受邪？

⑥脾气转输水谷之精和津液的方式和途径是什么？

接下来一一讲述。

1. 脾的主要生理机能

脾的主要生理机能有二：一是主运化，二是主统血。

（1）脾主运化

化，就是转化、变化、消化。运，就是运输，转输。因此，脾主运化，是指脾气具有把饮食水谷转化为水谷精微和津液，并把水谷精微和津液吸收、转输到全身各脏腑的生理作用。

脾运化水谷，有先后两个阶段：先是在脾气的作用下，化水谷为精微，也就是将水谷化为谷精和水精。谷精，是指饮食物中的营养部分；水精，是指水液部分，也就是津液部分。水精与谷精合称水谷之精，或称水谷精微。水谷精微化生后，在脾气的作用下，运输到全身各个脏腑中，又称转输水谷精微。整个运化过程中的前阶段是“化”，后阶段是“运”。

为了更好地理解脾气运化水谷的具体作用和过程，我们将其分为运化食物和运化水液两个方面来讲述。

先讲述脾气运化食物。

所谓运化食物，是指脾气促进食物的消化和吸收并转输其精微，即谷精的作用。食物经胃的受纳和腐熟，被初步消化后，变为食糜，下送于小肠作进一步消化。食物的消化虽在胃和小肠中进行，但必须经脾气的促进、激发作用，食物才能被消化，分解。由胃传入小肠的食糜，经脾气的作用，进一步消化后，则分为精微和糟粕两部分。其精微部分，经脾气的激发作用由小肠吸收，再由脾气的转输作用输送到其他肺、心、肝、肾四脏，分别化为精、气、血、津液，内养五脏六腑，外养四肢百骸、皮毛筋肉。（图 3-2）

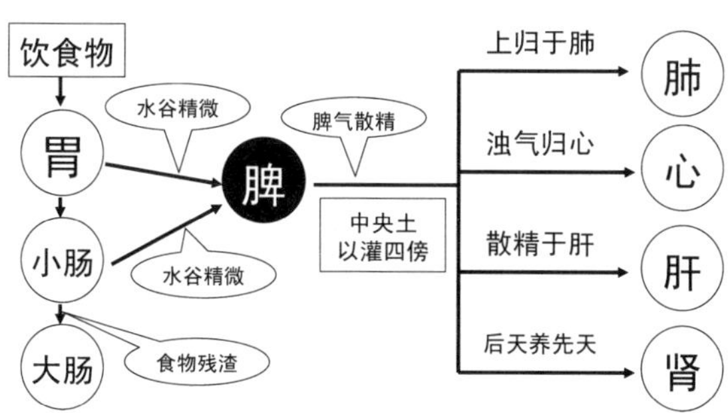

图 3-2　脾运化水谷示意图

这一过程，《内经》上称“脾主为胃行其津液”和“中央土以灌四傍”。“行”和“灌”，包括了化和运，但此“津液”，是泛指水谷精微，不是单指水液。若脾气的运化作用减退，称为“脾失健运”，必然会影响到食物的消化和水谷精微的吸收，从而出现腹胀、便溏、食欲不振，以致倦怠、消瘦等精气血生化不足的病变。

再讲脾气运化水液。（图 3-3）

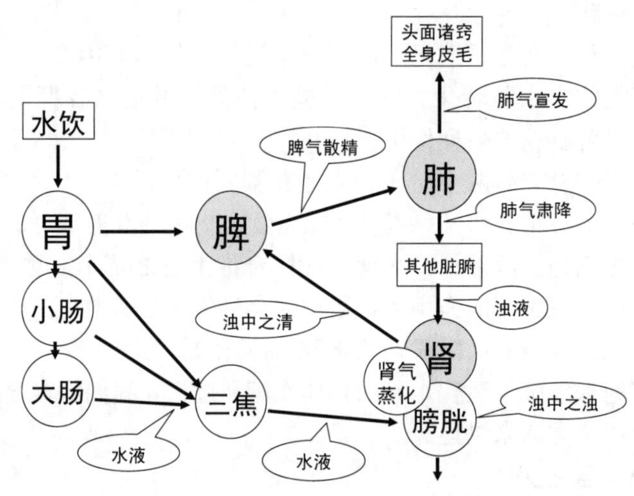

图 3-3 脾气运化水液示意图

所谓运化水液，是指脾气的吸收、转输水精，调节水液代谢的作用。脾气运化水液，主要表现在两个方面：一是脾气将胃和小肠消化吸收的津液，大肠吸收的水液，以及由肾气的蒸化作用回吸收的水液，一部分经脾气的转输作用上输于肺，再由肺的宣发肃降运动输布于全身。一部分由脾气直接布散于四脏，“中央土以灌四傍”，使“水精四布，五经并行”。还有一部分则由脾气的转输作用经三焦（六腑之一的三焦）下输膀胱，成为尿液生成之源。二是在水液的代谢过程中起枢转作用。凡水液的上腾下达，均赖于脾气的枢转。脾气散精，将水精和部分谷精一同上输于肺，其中清纯部分经肺的宣发运动，输布于皮毛、肌腠和头面诸窍而润泽之；浓厚部分由肺的肃降运动，下行濡润五脏六腑。输送到皮肤肌腠的津液被利用后可化汗排出体外。输送到脏腑的水精，被脏腑利用后化为浊液下归于膀胱，经肾气的蒸化作用，浊中之清上升，由脾气之转输上达于肺，再次参与水液代谢；浊中之浊变为尿液排出体外。由于脾气在水液的升降布散运动中发挥着枢转作用，使之上行下达，畅通无阻，从而维持了水液代谢的平衡。若脾气运化水液的作用失常，必然导致水液在体内停聚而产生水湿痰饮等病理产物，甚至导致水肿和痰饮水湿。故《素问·至真要大论》说：“诸湿肿满，皆属于脾”。临床治疗此类病证，一般采用健脾燥湿和健脾利水之法。

我们总结一下，脾气转输水液的途径及方式主要有四：一是上输于肺，通过肺气宣降输布全身；二是向四周布散，“以灌四傍”，发挥其滋养濡润脏腑的作用；三是将胃、小肠、大肠中的部分水液经过三焦下输膀胱，成为尿液生成之源；四是居中枢转津液，使全身津液随脾胃之气的升降而上腾下达，肺之上源之水下降，膀胱水府之津液上升。

这里作一说明：脾气的运化食物和运化水液，是脾主运化的两个方面，二者是同时进行的，只是我们为了理解方便才分开讲述。

饮食物是人类出生后所需营养的主要来源，是生成精、气、血、津液的主要物质基础，而饮食物的消化及其精微的吸收、转输都由脾所主，脾气不但将饮食物化为水谷精微，为化生精、气、血、津液提供充足的原料，而且能将水谷精微吸收并转输至全身，以营养五脏六腑、四肢百骸，使其发挥正常生理机能，并能充养先天之精，促进人体的生长发育，是维持人体生命活动的根本，故称为“后天之本”。水谷精微上输于肺，在肺中化成气，合成宗气；水谷精微上注于心，在心中化生为血液。故称之为“气血生化之源”。

脾为“后天之本”的理论，对养生防病有着重要意义。在日常生活中注意保护脾胃，使脾气充实，运化机能健全，则正气充足，一年四季都不易受到邪气的侵袭，所以有“四季脾旺不受邪”之说。当然，这一说法的产生，与脾属土，居中央，中央支持和控制四方的思想有关。若脾失健运，气血亏虚，正气不充，人体易病。所以李杲认为：“百病皆由脾胃衰而生也。”创立了补土派，强调补养脾胃。

（2）脾主统血

脾主统血，是指脾气有统摄、控制血液在脉中正常运行而不逸出脉外的生理作用。实际上这是气的固摄作用的体现。气能摄血，脾为气血生化之源，脾气健运，一身之气自然充足，气足而固摄作用健全，血液则循脉运行而不逸出脉外。若脾气虚弱，运化无力，气生无源，气衰而固摄功能减退，血液失去统摄而导致出血。只是由于脾气有升举的特性，并与肌肉有密切的关系，把下部和肌肉皮下出血，如便血、尿血、崩漏及肌衄等，称为脾不统血。脾不统血由气虚所致，属虚性出血，一般出血色淡质稀，如为便血，可呈黑色柏油样，并有气虚见症。

2. 脾的生理特性

（1）脾气健升

脾气的运动特点，以上升为健，故说脾气健升。脾气健升，是说脾气具有向上运动以维持水谷精微的上输和内脏位置相对稳定的生理特性。具体表现为升清和升举内脏两方面。

所谓升清，是指脾气将胃肠道吸收的水谷精微上输于心、肺等脏，通过心、肺的作用化生气血，以营养濡润全身。此处的“清”，是指水谷精微等营养物质。

脾气的升清作用，实际上是脾气运化作用的表现形式。脾气升清与胃气降浊相对而言，二者相互为用，相反相成。所谓“脾宜升则健，胃宜降则和”。若脾气虚弱而不能升清，浊气亦不得下降，则上不得精气之滋养而见头目眩晕，精神疲惫；中有浊气停滞而见腹胀满闷；下有精气下流而见便溏、泄泻。如《素问·阴阳应象大论》说：“清气在下，则生飧泄；浊气在上，则生䐜胀。”

所谓升举内脏，是指脾气上升能起到维持内脏位置的相对稳定，防止其下垂的作用。脾气上升而胃气下降，升降协调平衡，是维持脏器位置相对恒定的重要因素。由于脾气是主升的，因而脾气上升是防止内脏位置下垂的重要保证。若脾气虚弱，无力升举，反而下陷，可导致某些内脏下垂，如胃下垂、肾下垂、子宫脱垂（阴挺）、脱肛（直肠脱垂）等。临床治疗内脏下垂病证，常采用健脾升陷的补中益气汤治之。

“中气”是脾胃二气的合称，是升降协调的冲和之气。中气下陷主要责之脾气不升，故中气下陷也称为脾气下陷。但不能把脾气称为中气，因脾气只是中气中的上升运动的部分。

（2）脾喜燥恶湿

脾之所以有喜燥恶湿的特性，是与其运化水液的生理作用分不开的。若脾气虚衰，运化水液的作用障碍，痰饮水湿内生，称为“脾生湿”；水湿产生之后，又反过来困遏脾气，致使脾气不升，脾阳不振，称为“湿困脾”。外在湿邪侵入人体，困遏脾气，致脾气不得上升，也称为“湿困脾”。由于内湿、外湿皆易困遏脾气，致使脾气不升，影响正常功能的发挥，所以说“脾喜燥而恶湿”。临床上，对脾生湿，湿困脾的病证，一般是健脾与利湿同治，所谓“治湿不理脾，非其治也。”

据脾的以上两个生理特性，可以推测脾气下陷的病机主要有二：一是脾气虚衰，无力升举，又称为中气下陷，当以健脾益气治之；二是脾气为湿所困，不得上升反而下陷，治当除湿与健脾兼用。

（3）脾为孤脏

孤，一般有二义：一是独而无配，二是大而无比。心肾肝肺四脏与四时分别相配，但脾与四时无配。脾与四季的关系，一说脾主四时，二是脾主长夏。但长夏是从夏秋之交中人为地分出的一个“季节”，不属于四时之一。所以说脾实际上与四季中的哪一个季节也无相配，也就是《内经》所说的“脾不主时”，符合“独而无配”之义，因此古人称脾为“孤脏”。更为重要的是，脾属土而居中，主运化而为后天之本，灌四傍而养四脏，在五脏中作用最为重要，符合“大而无比”之意，故称脾为“孤脏”。

3. 脾与形、窍、志、液、时的关系

（1）脾在体合肉，主四肢

脾在体合肉，是指脾气的运化与肌肉的壮实及其机能发挥之间有着密切的联系。全身的肌肉，都有赖于脾气运化的水谷精微的营养滋润，才能壮实丰满，并发挥其收缩运动的机能，脾气的运化作用失常，水谷精微及津液的生成和转输障碍，肌肉得不到水谷精微的营养和滋润，就会出现四肢不能随意运动，软弱无力，甚至痿废不用，如西医说的重症肌无力、肌营养不良症等，中医称为痿证。在治疗时，健脾生精益气是治疗此类痿证的基本原则，《内经》有“治痿独取阳明”之论。此处的“阳明”，本指足阳明胃经，也就是针灸足阳明胃经的穴位以治疗痿证。引申为健脾益胃以生精益气之法治疗痿证。

（2）脾在窍为口，其华在唇

脾开窍于口，是指人的食欲、口味与脾气的运化作用密切相关。脾气健旺，则食欲旺盛，口味正常。若脾失健运，湿浊内生，则见食欲不振，口味异常，如口淡乏味、口腻、口甜等。可以用藿香、佩兰之类的药物调理。

脾之华在唇，是指口唇的色泽可以反映脾精、脾气的盛衰。如《素问·五藏生成》说：“脾之合，肉也；其荣，唇也。”《灵枢·五阅五使》说：“口唇者，脾之官也。”脾气健运，精气血津液充足，则口唇红润光泽；脾失健运，则精气血津液衰少，口唇淡白不泽。

（3）脾在志为思

脾在志为思，是指脾的生理机能与思志相关。思即思虑，思虽为脾志，但与心神有关，故有“思出于心，而脾应之”之说。思虑过度，或所思不遂，则会影响机体正常的生理活动，并且主要影响脾胃之气的运动，导致脾胃之气结滞，脾气不能升，胃气不能降，因而妨碍饮食物的运化，影响精微物质的吸收和转输，出现不思饮食、脘腹胀闷、头目眩晕等症。

（4）脾在液为涎

涎为口津，即唾液中较清稀的部分。涎具有保护口腔黏膜，润泽口腔的作用，在进食时分泌旺盛，以助谷食的咀嚼和消化。涎由脾精、脾气化生并转输布散，故说“脾在液为涎”。在正常情况下，脾精、脾气充足，涎液化生适量，上行于口而不溢于口外。如果脾胃不和，或脾气不摄，则导致涎液化生异常增多，可见口涎自出。

(5) 脾与长夏或四时之气相通应

与脾相通应的季节，有两种说法：一是脾气通应夏秋之交的长夏，二是脾气通旺四时。

在生克五行中，脾属土，与长夏相通应。长夏（夏至～处暑）之季，气候炎热，雨水较多，天气下迫，地气上腾，湿为热蒸，蕴酿生化，万物华实，合于土生万物之象；而人体的脾主运化，化生精气血津液，以奉生身，类于“土爰稼穑”之理，故脾与长夏，同气相求而相通应。长夏之湿虽主生化，而湿之太过，反困其脾，使脾运不展。故至夏秋之交，脾弱者易为湿伤，诸多湿病由此而起。又因时逢炎夏，湿与热兼，湿热交相为病，多见身热不扬、肢体困重、脘闷不舒、纳呆泄泻等湿热交结不解的症状。治疗时应重在除湿，所谓“湿去热孤”之法。

在中土五行中，脾属土，居中央，主四时。《素问·太阴阳明论》说：“脾者土也，治中央，常以四时长四藏，各十八日寄治，不得独主于时也。”提出脾主四季之末的各十八日，表明四时之中皆有土气，而脾不独主一时。人体生命活动的维持，依赖脾胃所化生的水谷精微的充养；心肺肝肾的生理机能，赖脾气及其化生的精微物质的支持。脾气健运，则四脏得养，机能正常发挥，人体康健，正气充足，不易得病，既病也易于康复，即所谓“四季脾旺不受邪”。这是“脾主四时”的意义所在。

4. 脾精、脾气、脾阴、脾阳的概念和生理作用

脾精，是一身之精分藏于脾的部分，由发育过程中分藏于脾的先天之精与脾吸收的水谷之精融合而成。脾精一词，最早见于《素问·示从容论》：“四肢解堕，此脾精之不行也。”脾精由脾气的转输而分布到其他四脏，化为该脏之精，故《素问·厥论》有“脾主为胃行其津液者也”，《素问·玉机真藏论》有“脾为孤脏，中央土以灌四傍”之说。其中脾精之浓重者化营化血，轻清者化卫化气，故又有“脾藏营”，脾为“后天之本，气血生化之源”，以及“荣者，水谷之精气也”，“卫者，水谷之悍气也”（《素问·痹论》）之论。涎为脾精所化，故云脾“在液为涎”。四肢、肌肉皆赖脾转输其精以濡养之，故说脾主肌肉、四肢。脾精不得转输，从大小便排出，可见腹泻、蛋白尿、乳糜尿等。

脾精虚，是指脾中水谷之精不足及其濡养等作用减退的病理变化。临床常见消瘦面黄，四肢乏力，食欲不振，食不消化，腹胀泄泻，舌淡脉弱。类

似于营养不良。治当补益脾精，增加饮食营养，多以食补。

脾气，是一身之气分布于脾的部分，也可以说是由脾精所化的具有推动和调控脾机能活动的一类极细微物质和能量。脾气化水谷为精微，化水饮为津液，并转输水谷之精与津液于全身各脏腑形体官窍。脾气以升为健，既体现于将水谷之精与津液上输心肺，化生气血以养全身，又体现于维持内脏位置的稳定而不下垂，还体现于统摄血液运于脉中而不逸出，控制水谷之精输布于脏腑而不无故随大小便排出。

脾气虚，是指脾气不足，推动和调控饮食物和水液运化等作用减退的病理变化。临床常见腹胀，食后尤甚，纳少，大便溏薄，形体消瘦或浮肿、肥胖。伴有肢体倦怠，神疲乏力，少气懒言，舌淡苔白，脉缓弱。治当补益脾气，用参苓白术散等。

脾气下陷，是指脾气虚衰，升提无力而致内脏下垂的病理变化。临床常见脘腹重坠作胀，食后益甚，肛门重坠，甚则脱肛，子宫下垂，便意频数，久泄不止，小便混浊如米泔，或蛋白尿。治当健脾升提，用补中益气汤等。

脾阴即脾气中的具有凉润、宁静等作用的部分，脾阳是脾气中具有温煦、推动等作用的部分。脾阴与脾阳协调统一，维护着脾脏机能的正常发挥。

脾阴虚，是指脾之阴气不足，凉润、宁静、抑制等作用减退，虚热内生的病理变化。临床常见善饥多食或饥不欲食，胃中嘈杂，食后腹胀，肌肉消瘦，体倦乏力，唇干色红，或兼有低热，五心烦热，舌红苔少，脉细数。治当补养脾阴，用养胃汤等。

脾阳虚，是指脾之阳气不足，温煦、推动、兴奋等作用减退，虚寒内生的病理变化。临床常见脘腹冷痛，喜温喜按，大便溏泻或完谷不化，或浮肿，小便不利，或妇女带下清稀量多。伴畏寒肢冷，口淡不渴，舌淡胖或有齿痕，苔白滑，脉沉迟无力。治当补益脾阳，用理中汤或附子理中汤等。

脾精、脾气、脾阴、脾阳的内涵都是相对独立的，生理作用和病机特点也各有不同。脾精不足常见营养不良的征象；脾气虚常见运化动力不足和升举无力的表现，但无寒热征象；脾阴虚必见热象；脾阳虚必见寒象。脾阴虚与脾阳虚一般都兼有脾气虚的表现。

四、肝

肝位于腹腔，横膈之下，右胁之内。

肝的主要生理机能是主疏泄与主藏血。

肝的生理特性主要有肝气升发和肝为刚脏。《素问·灵兰秘典论》说："肝者，将军之官，谋虑出焉。"

肝在体合筋，其华在爪，在窍为目，在志为怒，在液为泪。

肝在五行属木，为阴中之阳的少阳，体阴而用阳，与春气相通应。

在讲肝的生理机能和生理特性之前，请大家思考以下几个问题：

①心情不舒畅，抑郁症与肝有何关系？

②情绪亢奋，烦躁易怒，上部出血，中风昏厥，与肝有何关系？

③食欲不振、腹胀腹痛腹泻、嘈杂吞酸，与肝有关吗？

④胆汁分泌排泄失常，应怎样处理？

⑤月经不调，不孕，或排精不畅、不育，与肝有关吗？

下面逐一讲述并解答上述问题。

1. 肝的主要生理机能

肝的主要生理机能有二：一是主疏泄，二是主藏血。

（1）肝主疏泄

疏就是疏通，泄就是发散。疏泄就是疏通畅达的意思。肝主疏泄，是指肝气具有疏通、畅达全身气机，进而促进精血津液的运行输布，协调脾胃之气的升降，促进胆汁的分泌排泄，以及舒畅情志。这里，肝主疏泄的第一层含义就是疏通气机；第二层含义就是通过疏通气机来促进精血津液的运行输布，协调脾胃之气的升降，促进胆汁的分泌排泄，以及舒畅情志。

气机，即气的升降出入运动。肝气的疏泄作用，调畅全身气机，使脏腑经络之气的运行通畅无阻。肝气的疏泄，对各脏腑经络之气升降出入运动的协调平衡，起着重要的调节作用。

肝气的疏泄作用失常，称为肝失疏泄，出现三种情况：

一是肝气的疏泄作用太过而致"肝气上逆"。常因暴怒伤肝，或气郁日久化火，导致肝气亢逆，升发太过的病理变化。多表现为急躁易怒，失眠头痛，面红目赤，胸胁乳房常走窜胀痛，或使血随气逆而吐血、咯血，甚则猝然昏厥。

二是肝气的疏泄失职而致"肝气郁结"。常因抑郁伤肝，肝气不舒，疏泄失职，气机不得畅达，形成气机郁结的病理变化。临床表现多见闷闷不乐，悲忧欲哭，胸胁、两乳或少腹等部位胀痛不舒等。

三是肝气虚衰而无力疏泄，从而导致"肝气郁结"。这正是"肝气疏泄

不及”而致的气机郁结，临床表现为忧郁胆怯，时常太息，两胁虚闷，懈怠乏力等症。（图 3-4）

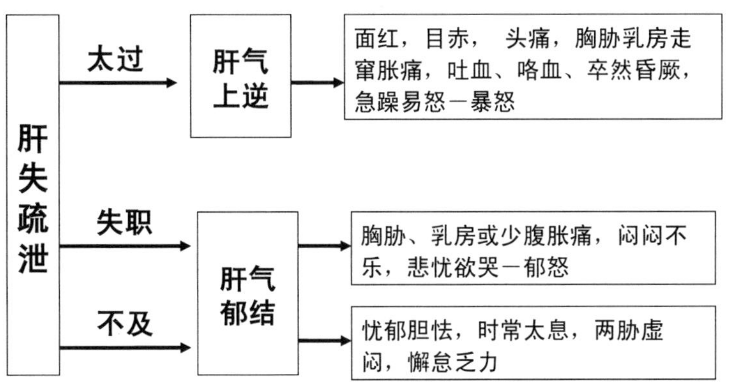

图 3-4 肝失疏泄的病理变化

讲到这里，对“肝气郁结”要作一简要阐释：原先把抑郁伤肝导致的肝气郁结，说成是“肝气疏泄不及”所致，这是不妥的。因“肝气疏泄不及”是虚，而“抑郁伤肝”所致病证多属实。两者有虚实之分，不可混淆。真正的“肝气疏泄不及”而致的肝气郁结，应该因于肝气虚衰，无力疏泄，而不可能是“抑郁伤肝”。因此，我们可以这样认为：导致“肝气郁结”的原因有二：一是抑郁伤肝，疏泄失职而郁结，属实；二是肝气虚衰，升发无力而郁结，属虚。

肝气疏泄，调畅气机的作用，主要表现在以下几个方面。（图 3-5）

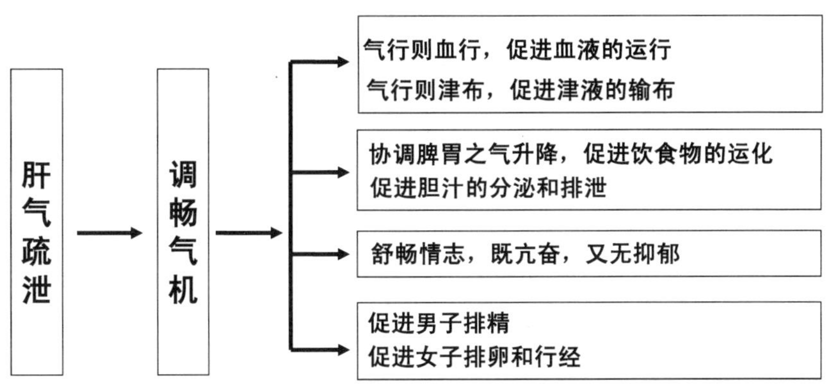

图 3-5 肝气疏泄的生理作用

如上图：

一是促进血液的运行与津液的输布：肝气疏泄，畅达气机，气行则血行，因而调畅了血液的运行。若气机郁结，则血行障碍，血运不畅，血液瘀滞停积而为瘀血、癥积、肿块，在女子可出现经行不畅、经迟、痛经、经闭等。若肝气上逆，迫血上涌，又可使血不循经，出现呕血、咯血等出血，或女子月经过多、崩漏不止等症。若肝气虚弱，疏泄无力，也可致血行不畅，出现气虚乏力，时见太息，月经衍期等。临床上，调理肝气、复其疏泄之职在瘀血内阻以及出血性病证中广为应用。相对于健脾升陷是治疗下出血的常用方法，平肝降气是治疗上出血的首要方法。

肝气疏泄，畅达气机，气行则津液布散，因而调畅了津液的输布。《济生方·痰饮论治》说："人之气贵乎顺，顺则津液流通，绝无痰饮之患。"若肝气疏泄功能失常，气机郁结，亦会导致津液的输布代谢障碍，形成水湿痰饮，出现水肿、痰核等病症。因此，疏肝理气是治疗痰饮水湿内停的常法。对情志抑郁兼有气虚的水臌（如肝硬化）患者，用疏肝加补气利水的方法治疗，往往能收到意想不到的效果。

二是促进脾胃的运化和胆汁的分泌排泄：肝气疏泄，调畅气机，有助于脾胃之气的升降，使脾气健升，胃气和降，从而促进脾胃之气对饮食物的运化。另一方面，饮食物的消化和精微的吸收还要借助于胆汁的分泌和排泄，因为胆汁是参与饮食物消化和吸收的"精汁"，在有油脂类食物的消化中起重要作用。胆汁由肝精、肝血在肝气的推动作用下化生，胆汁的分泌和排泄受肝气疏泄作用的调控。

如果肝气的疏泄作用失常，影响脾胃之气的升降，可导致脾气不能升清，胃气不能降浊。若影响到脾，导致脾失健运，谷食不化，可出现胸胁胀满、腹胀腹痛等症，称为"肝脾不调"或"肝脾不和"；若引起脾气不升，则致"清气在下，则生飧泄"，可出现肠鸣、腹泻等症。治宜疏肝健脾，肝脾同调之法。若影响到胃，导致胃失受纳腐熟，可出现胸胁脘腹胀满或疼痛、纳呆等症，称为"肝气犯胃"或"肝胃不和"；若引起胃气不降，反而上逆，则致"浊气在上，则生䐜胀"，可出现嗳气、恶心、呕吐、泛酸等症。治宜疏肝和胃之法。若肝病影响胆腑，胆汁排泄失常而出现瘀滞，则见腹痛腹胀、饮食不化等症，重者可见高热、潮热、腹部绞痛；胆汁瘀滞日久，则易生结石。治疗当疏肝理气以促进胆汁的分泌排泄。

三是舒畅情志：情志活动，指人的情感、情绪变化，是精神活动的一部分。前面讲过心主神明，是与心主血脉密切相关的。而血液的正常运行，又要依赖于气机的调畅。肝气疏泄，调畅气机，所以具有舒畅情志的作用。肝气的疏泄作用正常，气机畅达，能使人心情舒畅，既无亢奋，也无抑郁。若肝气的疏泄作用失职，或肝气虚而升发不及，导致肝气郁结，可见心情抑郁不乐，悲忧善虑，或体倦乏力，善太息；若肝气郁而化火，或大怒伤肝，肝气上逆而化火，则致肝火上炎，可见烦躁易怒，亢奋易激动，或焦虑不安。

四是促进男子排精与女子排卵、行经：女子的排卵与月经来潮，男子的排精等，与肝气的疏泄作用密切相关。朱丹溪曾说："主闭藏者肾也，司疏泄者肝也。"男子的排精通畅，女子的按时排卵与月经来潮，实际上是肝肾二脏之气的闭藏与疏泄作用的相互协调的结果。肝气的疏泄作用发挥正常，气机调畅，则精液排泄通畅有度；肝失疏泄，则排精不畅而见精瘀。治疗精瘀，疏肝理气为第一要法。肝气的疏泄作用正常发挥，气机调畅，则月经周期正常，经行通畅，并能定时排卵以受孕；若肝失疏泄，肝气郁结，可见月经周期紊乱，经行不畅，甚或痛经，不孕。若肝气亢逆，或肝火亢盛，疏泄太过，血不循经，常致月经前期、量多，崩漏等。此类病证的治疗，以调肝为法。属肝气郁结的，当疏肝理气；属肝气亢逆的，当平肝降气。由于肝气的疏泄作用对女子的生殖机能尤为重要，故有"女子以肝为先天"之说。

（2）肝主藏血：是指肝脏具有贮藏血液、调节血量和防止出血的生理机能。主要表现在以下三个方面：

一是贮藏血液：肝藏血，有"血海"之称。肝贮藏血液的生理意义，主要概括为以下4个方面：①濡养肝及其形体官窍。肝内贮藏的血液，即"肝血"，除濡养肝脏本身外，还输布到肝的形体官窍，濡养筋、爪、目等，维持其正常的机能。《素问·五藏生成》云："肝受血而能视，足受血而能步，掌受血而能握，指受血而能摄。"若肝血不足，濡养作用减退，筋、爪、目的机能则易出现异常：血不荣筋则致肢体麻木、筋脉拘挛、肌肉颤动、手足瘈疭等；血不养目则见目涩、目花、目珠刺痛等；血不荣爪则见爪甲脆薄、干枯、易于折断等。②为经血生成之源。女子月经来潮，与冲脉充盛、肝血充足及肝气畅达密切相关。冲脉起于胞中而通于肝。肝血充足、肝气畅达则肝血流注冲脉，冲脉血海充盛则月经按时来潮，故说肝血为经血之源，并将肝与冲脉并称为"血海"。若肝血不足，常致月经量少，甚或闭经。③化生和濡养肝气。肝内贮藏充足的血液，能够化生和濡养肝气，维护肝气的充沛及冲和畅达，使之发挥正常的疏泄作用。若肝血不足，则致肝气的化生不足，出现疏泄不及的病证。④化生和濡养魂，维持正常神志及睡眠。魂乃神之变，属神志活动的范畴。《类经·藏象类》云："魂之为言，如梦寐恍惚、变幻游行之境，皆是也。"魂由肝精、肝血化生和涵养，《灵枢·本神》说："肝藏血，血舍魂。"肝血充足，则魂有所舍而不妄行游离。若肝血不足，血不养魂，则魂不守舍，而见失眠、多梦、梦魇、梦游、梦呓或幻觉等症。

二是调节血量：一般情况下，人体各部分血量是相对恒定的，但又随着机体活动量、情绪、外界气候等因素的变化而变化。如剧烈运动或情绪激动时，外周血流量增加；而在安静或休息时，外周血液分配量则减少。《素问·五藏生成》说："人卧则血归于肝"，唐代王冰注解说："肝藏血，心行之，人动则血运于诸经，人静则血归于肝脏。何者？肝主血海故也。"当然，这种肝内外血量的自行调节，是通过肝的疏泄与藏血的协同作用来实现的。

肝能够调节血量的分配，是以其贮藏血液为前提的。只有充足的血量贮备，才能有效地进行调节。而肝血的外流诸经和回归肝脏，又受肝气疏泄作用的调节。

三是防止出血：肝为藏血之脏，具有收摄血液、防止出血的生理机能。沈金鳌在《杂病源流犀烛·肝病源流》指出：肝的职能是"主藏血而摄血。"

肝能防止出血的机理，概括起来，大致有三个方面：①肝气能收摄血液。肝气充足，则能固摄肝血而不致出血。②肝气疏泄，畅达气机，维持血液运行通畅而不出血。若肝气亢逆，疏泄太过，血随气逆，可导致出血。③肝主凝血。肝之阴气主凝敛，肝阴充足，肝阳被涵，阴阳协调，则能发挥凝血作用而防止出血。明·章潢《图书编》曾说："肝者，凝血之本。"

肝藏血机能失职而引起的出血，称为"肝不藏血"。"肝不藏血"的病机大致有三个方面：①肝气虚弱，收摄无力。如《丹溪心法·头眩》说："吐衄漏崩，肝家不能收摄荣气，使诸血失道妄行。"②肝火亢盛，灼伤脉络，迫血妄行。③肝阴不足，不能凝敛血液于肝脏，反而虚火内扰，引起出血。肝不藏血可见吐、衄、咯血，或月经前期、崩漏等出血征象。以上三种"肝不藏血"而出血病机，可从出血的多寡、血出之势及兼症等方面加以鉴别。其中气虚者宜补肝气，兼补脾气；火旺者宜清肝火，降肝气，兼降心火；肝阴虚者宜滋养肝阴，兼滋肾阴，以制肝阳。

肝的疏泄和藏血是相辅相成、相互为用的。肝气疏泄关系到人体气机的调畅，肝藏血关系到血液的贮藏和调节，故二者密切的关系就体现为气与血的和调。肝气疏泄，气机调畅，血运通达，藏血才有保障；肝藏血正常，则发挥血的濡养作用，保持全身气机疏通畅达。若因肝气虚衰而疏泄作用减退，或因情志抑郁而肝气疏泄失职，则致肝气郁结，可导致血瘀证的发生；肝气郁久化火，迫血妄行，或肝气上逆，血随气逆，则可见吐衄或妇女崩漏等出血证。肝阴不足，失其柔和凉润之能，可致肝阳升泄太过，甚或导致阳亢风动等病变。肝血亏虚，失其濡养之能，可致筋目失养的病变。

2. 肝的生理特性

(1) 肝为刚脏：肝为刚脏，是与肺为娇脏相对而言。肝为刚脏，是指肝具有刚强躁急的生理特性。肝在五行属木，木性曲直，故肝气具有柔和与伸展畅达之能；肝气疏泄，畅达全身气机，性喜舒畅而恶抑郁；肝内寄相火，主升主动。以上皆反映了肝为刚脏的生理特性。临床上，肝病多见因阳亢、火旺、热极、阴虚而致肝气升动太过的病理变化，如肝气上逆、肝火上炎、肝阳上亢和肝风内动等，从而出现眩晕、面赤、烦躁易怒、筋脉拘挛，甚则抽搐、角弓反张等症状，也反证了肝气的刚强躁急特性。治疗多用镇肝补虚、泻火滋阴、以柔克刚等法，以合木之曲直特性。

古代医家中曾有“肝无虚证肾无实证”的说法。我想我们要正确理解这一说法。我认为，该说法的本意是“肝病多见实证而肾病多见虚证”，而不是说肝病绝对没有虚证而肾病绝对没有实证。否则，肝血虚，肝气虚，肝阴虚，肾精瘀等，都是临床常见病证，又该怎样讲呢？

（2）肝气升发：肝气升发，指肝气向上升动、向外发散以调畅气机的生理特性。肝在五行属木，通于春气。春为四季之始，阳气始发，内孕生升之机。比类春天树木生长伸展、生机勃发之性，肝亦具有生长升发、条达舒畅的特性。肝气升发能启迪诸脏，使诸脏之气生升有由，则气血冲和，五脏安定，生机不息。如沈金鳌在《杂病源流犀烛·肝病源流》中说：“肝和则生气，发育万物，为诸脏之生化。”

肝气升发有度，有赖于肝阴与肝阳的协调。肝阴主凉润、柔和，肝阳主温暖、升动。肝阴与肝阳协调，肝气才能柔和而升发，发挥疏泄、畅达气机之能。肝阴不足，易导致肝阳偏盛而升发太过，出现肝火上炎或肝气亢逆的病变；肝阳不足而肝阴偏盛，易发生升发不足，出现肝脉寒滞的病变。

清代医学家叶天士为了表述肝气的易升易动，喜畅达而恶抑郁的生理特性，提出了“肝体阴而用阳”之说。但对于怎样解释“肝体阴而用阳”，为什么说肝是“体阴”，又是“用阳”？以往的书本上的解释大致是这样的：肝藏血，血属阴，故曰体阴；肝气疏泄，升发属阳，故曰用阳。如果这样解释是合理的，确切的，那么肾藏精，精属阴，也可称为体阴；肾寄相火，为一身阳气之根，也可称为用阳。如此，五脏中的任何一脏，都可称为“体阴而用阳”，“体阴而用阳”已经成为五脏的共有的生理特性，那么“肝体阴而用阳”的说法还能成立吗？显然以“形态或物质属阴”而“机能或功能属阳”的解释是牵强的，不妥的，不能说服人的。并且由于物质与功能不是同一层面的概念，不能分称阴阳，形态与机能一定是统一的而不可能是相反的，也不能分称阴阳，因此上述对“肝体阴而用阳”的解释，不仅牵强，而且是悖论。

那么，对“肝体阴而用阳”应该怎样解释才是合理的确切的呢？我认为，应该从五脏与四时的关系来解释。肝位于人体的下部，在五行属木，通于春气，位于东方，属阴中之阳的少阳。肾也位于人体的下部，而在五行属水，通于冬气，位于北方，属阴中之阴的太阴。水生木，冬季之后是春天，春之少阳生于冬之太阴，肝之少阳源于肾之太阴。春季属阴中之阳的少阳，如八卦中的震卦（☳）。此震卦本就是阴阳合体：阴气是体，阳气是用，源于坤卦（☷）。比类人体中的肝，肝也属阴中之阳的少阳，此少阳本也是阴阳合体：肝阴是体，源于肾阴；肝阳是用，根于肾阳。肝阴柔润，肝阳升动。肝阴与肝阳相反相成，合化为冲和升发之肝气。因此，肝属少阳，既柔润又升发，故称“体阴而用阳”。以往可能是我们中医界对“肝属少阳”的认识不到位，因而曲解了“肝体阴而用阳”。我们以肝为少阳来解释“肝体阴而用阳”，用肝阴与肝阳的协调来解释肝气的疏泄和升发，对临床调理治疗肝气疏泄升发失常所致的病症，具有重要的指导意义。肝气升发不及的要疏肝或补肝，而肝气升发太过的一定要滋阴柔肝以平肝。前者可用柴胡疏肝散或四逆散加参芪；后者则用逍遥散或丹栀逍遥散，并重用滋养肝阴的药物。临证中掌握好疏肝药与柔肝药的合理搭配，方能取得好的治疗效果。

对于初学中医的学生或读者来说，理解上面的说法有点难。为了帮助初学者理解，我权作以下解释：肝位于人体下部，而其气升发，故说“体阴而用阳”。这样讲，虽不确切，但不违背逻辑规律。

与肝相对，肺属阳中之阴的少阴，位于人体上部，而其气肃降，当属“体阳而用阴”。

3. 肝与形、窍、志、液、时的关系

（1）在体合筋，其华在爪

筋，即筋膜，包括肌腱和韧带，附着于骨而聚于关节，是连接关节、肌肉，主司关节运动的组织。人体的运动依赖筋的收缩、弛张。筋的功能依赖于肝精肝血的濡养。肝精肝血充足则筋力强健，运动灵活，能耐受疲劳，并能较快地解除疲劳，故称肝为“罢极之本”。如果肝精、肝血亏虚，筋脉得不到很好的濡养，则筋的运动能力就会减退。老年人动作迟缓，运动不灵活，动则容易疲劳，就是由于肝精、肝血衰少，不能养筋之故。

爪，包括指甲和趾甲，是人体筋在体外的延续，所以有“爪为筋之余”的说法。爪甲亦赖肝精、肝血的濡养，因而肝之精血的盛衰，可以影响到爪的荣枯，而观察爪甲的荣枯，又可以测知肝的生理机能正常与否。肝精、肝血充足，则爪甲坚韧，红润光泽；若肝精、肝血不足，则爪甲萎软而薄，枯而色夭，甚则变形、脆裂。

（2）在窍为目

目为视觉器官，具有视物的作用，故又称“精明”。目之所以具有视物作用，依赖肝精肝血之濡养和肝气之疏泄。《素问·五藏生成》说：“肝受血而能视。”《灵枢·脉度》说：“肝气通于目，肝和则目能辨五色矣。”肝的经脉上连目系，肝之精气血循此经脉上注于目。《灵枢·经脉》说：“肝足厥阴之脉……连目系。”若肝精肝血不足，则会导致两目干涩、视物不清、目眩、目眶疼痛等症；肝经风热则目赤痒痛；肝风内动则目睛上吊、两目斜视；因情志不畅，致肝气郁结，久而火动痰生，蒙阻清窍，可致二目昏蒙，视物不清。

目的视物功能的发挥，还依赖于五脏六腑之精的濡养。五脏六腑之精气，上注于眼窠部位，分别滋养眼的各个组织。《灵枢·大惑论》说：“五脏六腑之精气，皆上注于目而为之精，精之窠为眼，骨之精为瞳子，筋之精为黑眼，血之精为络，其窠气之精为白眼，肌肉之精为约束。”后世在此基础上发展为“五轮”学说，为眼科疾病的辨证论治奠定了理论基础。

（3）在志为怒

怒是人在情绪激动时的一种情志变化，由肝之精气对外界刺激的应答而产生。怒是人体正常的情志反应，但大怒或郁怒不解，对于机体是一种不良的刺激，既可引起肝气郁结，气机不畅，精血津液运行输布障碍，生成痰饮瘀血，又可致肝气上逆，血随气逆，发为出血或中风昏厥，所以称“怒伤肝”。

怒以肝之精气为生理基础，故肝之精气血的失调常可引起怒的异常改变。《素问·调经论》说：“血有余则怒。”《灵枢·本神》说：“肝气虚则恐，实则怒。”当肝气过亢，或肝阴不足、肝阳偏亢时，常可表现出易于激动，情绪失控，发生忿怒。肝气虚、肝血不足，则易于产生郁怒之变。临床上，治怒当调肝：郁怒以疏肝之法，大怒以平肝之法。《杂病源流犀烛》指出：“治怒为难，惟平肝可以治怒，此医家治怒之法也。”

（4）在液为泪

泪由肝精肝血所化，泪从目出，肝开窍于目。泪有濡润、保护眼睛的功能。在正常情况下，泪液的分泌，是濡润而不外溢。在病理情况下，可见泪液分泌异常。如肝血不足，泪液分泌减少，常见两目干涩；如风火赤眼，肝经湿热，可见目眵增多，迎风流泪等。

（5）与春气相通应

春季，阳气始生，生机萌发，万物欣欣向荣，属阴中之阳的少阳。人体之肝气升发，疏泄，喜条达而恶抑郁，故与春气相通应。肝气随春而盛，升发而畅达。春季养生，在精神、饮食、起居诸方面，都必须顺应春气的生发和肝气的畅达之性：保持情志舒畅，力戒暴怒忧郁。春季天气转暖而风气偏胜，人体之肝气应之而旺，故素体肝气偏旺、肝阳偏亢或脾胃虚弱之人在春季易发病，可见眩晕、烦躁易怒、中风昏厥，或情志抑郁、焦虑，或两胁肋部疼痛、胃脘痞闷、嗳气泛恶、腹痛腹泻等症状。

4. 肝精、肝血、肝气、肝阴、肝阳的概念和生理作用

肝精，是一身之精分藏于肝的部分，由发育过程中分藏于肝的先天之精及脾气“散精于肝”的水谷之精相合而成。肝精主要以与肝血相融合的形式存于肝内。

肝血，即肝所藏之血。肝精、肝血是肝生理活动的物质基础，又是化生胆汁（精汁）的本原。肝精化泪以濡目，目受肝精、肝血的濡养而能视。肝精、肝血濡养筋、爪，筋得滋养而能耐劳，故肝被称为“罢极之本”。魂与怒亦肝精、肝血所化生和涵养，魂得其濡养而舍于肝，怒志得其濡养则涵敛而不妄发。肝血在人的生命过程中呈动态变化：“人动则血运于诸经，人静则血归于肝脏”。

肝血虚，是指肝血不足及其濡养作用减退的病理变化。临床常见眩晕耳鸣，爪甲不荣，视物模糊或雀盲，胁肋隐痛或肢体麻木，关节拘急不利，手足震颤，肌肉瞤动，或妇女月经量少色淡，甚则闭经，面白无华，唇淡，舌淡苔白，脉弦细。治当补养肝血，可用四物汤之类。

肝气乃肝精所化，亦即推动和调控肝脏机能活动的一类流动的极细微物质。肝气有升发、疏泄、条达的特性，能调畅全身气的运行，进而促进血液与津液的运行输布，促进饮食物的消化吸收，促进胆汁的分泌与排泄，并使人心情舒畅而无抑郁。女子月经、排卵，男子施泄排精等，也是肝气疏泄作用的体现。

肝气的疏泄作用失常有三：一是疏泄失职，称肝气郁结，表现为胸脘满闷、忧郁不乐、经前乳房少腹胀痛，或见梅核气，脉弦细，治当疏肝解郁，用四逆散或柴胡疏肝散类；二是疏泄太过，称肝气上逆，表现为头胀痛、头晕目眩、心烦易怒、或面红目赤等，治当平肝柔肝，用逍遥散或丹栀逍遥散；三是肝气虚衰，疏泄不及，表现为忧郁胆怯、懈怠乏力、两胁虚闷、不得太息、脉弱，治当补养肝气，用逍遥散加人参、黄芪等药。

肝阴是肝气中具有凉润、宁静、抑制作用的部分，肝阳是肝气中具有温煦、推动、兴奋作用的部分。肝阴抑制肝阳，以防肝阳上亢；肝阳制约肝阴，以防肝经寒气太盛。肝阴与肝阳协调，肝气冲和条达。

肝阴虚，是指肝之阴气不足，凉润、宁静等作用减退，虚火内生或虚风内动的病理变化。临床常见眩晕耳鸣，两目红赤，面部烘热，胁肋灼痛，五

心烦热，潮热盗汗，舌红少苔，脉弦细数等症，若化风又可见掉摇、抽搐等症。治当滋养肝阴，用滋水清肝饮之类。若见风动之象，治当滋阴潜阳，用六味地黄汤加龙骨、牡蛎、龟板、钩藤、菊花等。

肝阳虚，是指肝之阳气不足，温煦、推动等作用减退，虚寒内生的病理变化。临床常见形寒肢冷，囊缩阴冷或阳痿，少腹冷痛，巅顶疼痛，腹胀如鼓，四肢肿胀，大便溏薄，体倦乏力，舌淡苔白滑，脉沉缓等症。治当温补肝阳，用暖肝煎之类。

肝精、肝血、肝气、肝阴、肝阳都是内涵相对独立的概念，其生理作用和病机特征也各有不同。肝精、肝血不足常见筋目不得濡养的表现；肝气不足常见疏泄不及的表现；肝阴虚常见虚热及虚性亢奋的表现；肝阳虚则见虚寒及筋脉拘急的表现。

五、肾

肾左右各一，位于腰部脊柱两侧。《素问·脉要精微论》说："腰者，肾之府。"

肾的主要生理机能是主藏精，主水，主纳气。

肾藏先天之精，主生殖，为人体生命之本原，故称肾为"先天之本"。肾精贵藏，故称肾为"封藏之本"。

肾精化肾气，肾气含阴阳，肾阴与肾阳能资助一身脏腑之阴阳，故称肾为"五脏阴阳之本"。

肾的生理特性是主蛰守位与肾气上升。

肾在体合骨，生髓，通脑，其华在发，在窍为耳及二阴，在志为恐，在液为唾。肾在五行属水，为阴中之阴的太阴，与冬气相通应。

在讲肾的生理机能和生理特性之前，请大家思考以下问题：

①人体的生长发育及衰老与肾有关吗？

②人的生殖机能与肾有何关系？

③肾精、肾气、肾阴、肾阳之间的关系如何？肾精与肾阴，肾气与肾阳的概念有无区别？

④为什么说"久病及肾"？

⑤尿的生成与肾有关吗？水肿与肾有关吗？

⑥喘息无力与肾有关吗？

⑦人的精神、智慧和体力与肾有关吗？

⑧耳聋、脱齿、发白、脱发与肾有关吗？

⑨何谓相火，相火与君火的关系如何？

接下来我们一一讲述，并顺便解答上述问题。

1. 肾的主要生理机能

肾的主要生理机能有三：一是主藏精；二是主水；三是主纳气。

（1）肾藏精，主生长发育生殖与脏腑气化

肾的这一生理机能，点明了肾藏精是其根本，肾因其藏精而有主生长发育、生殖和脏腑气化作用。下面用一张图来说明。（图 3-6）

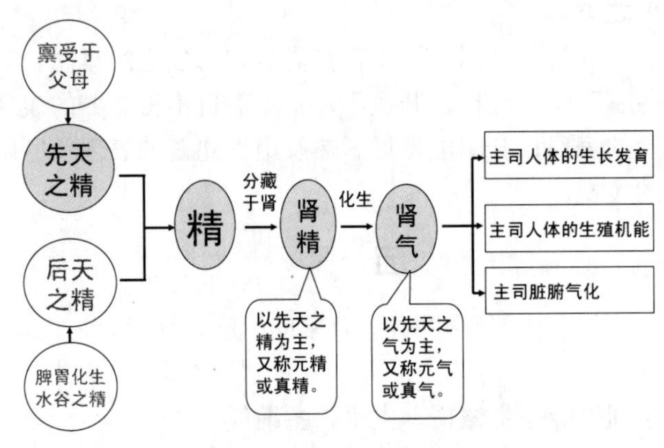

图 3-6　肾藏精示意图

所谓肾藏精，是指肾具有贮存、封藏精以主司人体的生长发育、生殖和脏腑气化的生理机能。《素问·六节藏象论》说：“肾者，主蛰，封藏之本，精之处也。”

精，在《内经》有时又称“精气”，是构成人体和维持人体生命活动的最基本物质。有先天、后天之分：先天之精来源于父母的生殖之精，与生俱来。出生之前是形成生命（胚胎）的重要物质，是生命的本原；出生之后，则是人体生长发育和生殖的物质基础。后天之精来源于脾胃化生的水谷之精。人出生后，机体由脾胃的运化作用从饮食物中摄取的营养物质，称为“后天之精”。肾精的构成，是以先天之精为基础，加之部分后天之精的充养而化成。先天之精是肾精的主体成分，后天之精仅起充养作用，因而肾精所化的肾气，也主要属先天之气，即元气。

先、后天之精相互资助，相互为用。出生之后，“后天之精”有赖于“先天之精”的活力资助，先天之精也须依赖脾胃所化后天之精的不断培育和充养，才能日渐充盛，以充分发挥其生理效应。

肾精闭藏于肾，其中一部分在生殖机能成熟时化为生殖之精有节制地施泄。生殖之精有节制地施泄是肾阴敛藏与肾阳激发相协调的结果，也是肾气封藏与肝气疏泄相协调的结果。若肾阴不足，相火偏亢，敛藏不及而激发太过，可见遗精、梦交等；若肾阳不足，阴气偏盛，激发不及而敛藏太过，可见精冷不育，或宫寒不孕等。肾气虚衰，闭藏失职，可出现滑精、早泄等失精的病变；肝气郁结，疏泄失常，可见精瘀等排精不畅的病变。

肾藏精的生理效应主要有以下两方面：一是主司人体的生长发育与生殖；二是推动和调节脏腑气化。

先讲：主司人体的生长发育与生殖。

肾精、肾气有促进机体生长发育与生殖机能成熟的作用。《素问·上古天真论》记述了肾气由稚嫩到充盛，由充盛到衰少继而耗竭的演变过程，说："女子七岁，肾气盛，齿更发长。二七而天癸至，任脉通，太冲脉盛，月事以时下，故有子。三七，肾气平均，故真牙生而长极。四七，筋骨坚，发长极，身体盛壮。五七，阳明脉衰，面始焦，发始堕。六七，三阳脉衰于上，面皆焦，发始白。七七，任脉虚，太冲脉衰少，天癸竭，地道不通，故形坏而无子也。丈夫八岁，肾气实，发长齿更。二八，肾气盛，天癸至，精气溢泻，阴阳和，故能有子。三八，肾气平均，筋骨劲强，故真牙生而长极。四八，筋骨隆盛，肌肉满壮。五八，肾气衰，发堕齿槁。六八，阳气衰竭于上，面焦，发鬓颁白。七八，肝气衰，筋不能动，天癸竭，精少，肾藏衰，形体皆极。八八，则齿发去。"

肾藏精，精化气，肾精足则肾气充，肾精亏则肾气衰。机体生、长、壮、老、已的生命过程，可分为幼年期、青年期、壮年期和老年期等若干阶段，而每一阶段的机体生长发育状态，均取决于肾精及肾气的盛衰，并从"齿、骨、发"的变化中体现出来。出生之后，机体随着肾精及肾气的逐渐充盛，到幼年期，则表现出头发生长较快、日渐稠密，更换乳齿，骨骼逐渐生长而身体增高；青年期，肾精及肾气隆盛，表现为长出智齿，骨骼长成，人体达到一定高度；壮年期，肾精及肾气充盛至极，表现出筋骨坚强，头发黑亮，身体壮实，精力充沛；老年期，随着肾精及肾气的逐渐衰少，表现出面色憔悴，头发脱落，牙齿枯槁等。肾精、肾气不足，在小儿则为生长发育不良，五迟，即站迟、语迟、行迟、发迟、齿迟，五软，即头软、项软、手足软、肌肉软、口软；在成人则为早衰。

机体生殖器官的发育，性功能的成熟与维持，以及生殖能力等，同样取决于肾精及肾气的盛衰。出生之后，由于肾精及肾气的不断充盈，天癸随之产生。天癸，是肾精及肾气充盈到一定程度而产生的，具有促进人体生殖器官发育成熟和维持人体生殖机能的一种精微物质。天癸来至，女子月经来潮，男子精气溢泻，性器官发育成熟，具备了生殖能力。其后，肾精及肾气的日趋充盈，维持着天癸的产生和充盈，维持着机体的日益旺盛的生殖机能。中年以后，肾精及肾气逐渐衰少，天癸亦随之衰减，以至竭绝，生殖机能逐渐衰退，生殖器官日趋萎缩。最后，生殖机能丧失而进入老年期。

临床上，防治某些先天性疾病、生长发育迟缓、生殖机能低下或一些原发性不孕、不育症，以及优生优育、养生保健、预防衰老等，也多从补益肾精和肾气着手。

再讲：推动和调节脏腑气化。

脏腑气化，是指由脏腑之气的升降出入运动，推动和调控着各脏腑的生理机能，进而推动和调控着机体精气血津液各自的新陈代谢及其与能量的相互转化的过程。

肾气由肾精所化，肾气分为肾阴与肾阳两部分：肾阴是肾气中具有凉润、宁静、抑制等作用的部分，肾阳是肾气中具有温煦、推动、兴奋等作用的部分。(图 3-7)

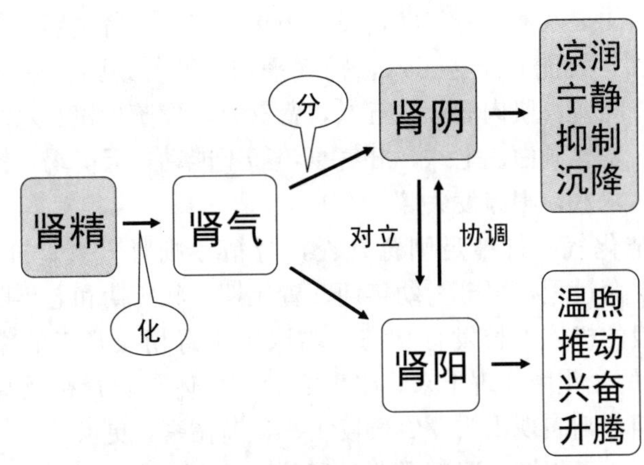

图 3-7　肾精肾气肾阴肾阳之间的关系示意图

肾阴为一身阴气之源，“五脏之阴气，非此不能滋”，能抑制和调控脏腑的各种生理机能，凉润全身脏腑形体官窍，进而抑制机体的新陈代谢，减缓精血津液的化生及运行输布，产热相对减少。若肾阴不足，抑制、宁静、凉润等作用减退，则致脏腑机能虚性亢奋，发为虚热性病证。

肾阳为一身阳气之本，“五脏之阳气，非此不能发”，能推动和激发脏腑的各种生理机能，温煦全身脏腑形体官窍，进而加速机体的新陈代谢，促进精血津液的化生和运行输布，产热相对增多。若肾阳虚衰，推动、温煦等作用减退，则脏腑机能减退，发为虚寒性病证。

肾精以先天之精为主，可称为元精或真精。肾气为肾精所化，与元气、真气的概念大致相同。肾气所分化的肾阴称为元阴、真阴，肾阳称为元阳、真阳。“真”、“元”等，本是道家术语，中医学借用之，是对先天禀赋的表述。肾因藏先天之精而备受重视，故将肾精、肾气及其分化的肾阴、肾阳称为机体生命活动的根本，肾阴肾阳又称为“五脏阴阳之本”。（图 3-8）

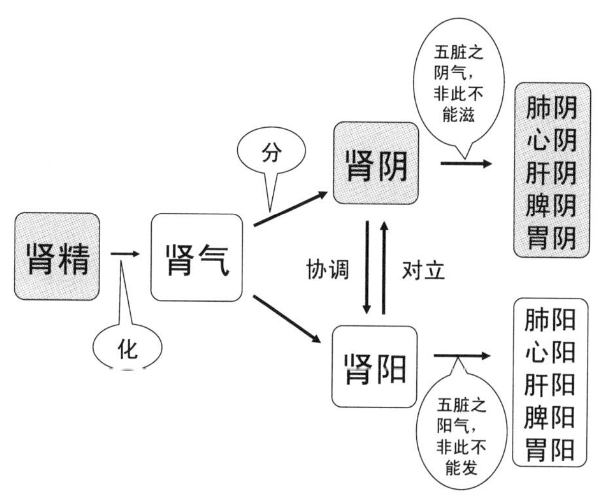

图 3-8　肾为脏腑阴阳之本示意图

肾之精、气、阴、阳与他脏之精、气、阴、阳之间可相互影响。肾之精、气、阴、阳能够资助其他各脏之精、气、阴、阳，因而各脏之精、气、阴、阳的虚衰，最终必然会累及到肾之精、气、阴、阳，故有“久病及肾”的说法。

（2）主水

肾主水，是指肾气具有主司和调节全身水液代谢的作用。这主要体现在两个方面：

一是肾气对参与水液代谢脏腑的促进作用：肾气及肾阴肾阳，对水液代谢过程中各脏腑之气的作用，尤其是脾肺之气的运化和输布水液，具有促进和调节作用。机体水液的输布与排泄，是在肺、脾、肾、胃、大肠、小肠、三焦、膀胱等脏腑的共同参与下完成的。但各脏腑之气必须在其阴阳协调平衡的状态下才能正常参与水液代谢，而肾气分化的肾阴、肾阳是各脏腑阴阳的根本。肾气及肾阴肾阳通过对各脏腑之气及其阴阳的资助和调控作用，主司和调节着机体水液代谢的各个环节。

二是肾气自身的生尿和排尿作用：水液代谢过程中，各脏腑形体官窍代谢后产生的浊液（废水），通过三焦水道下输于膀胱，在肾气的蒸化作用下，分为清浊：清者回吸收，由脾气的转输作用上腾于肺，重新参与水液代谢；

浊者则化为尿液，在肾气的推动作用下排出体外。

尿液的生成和排泄在维持机体水液代谢平衡过程中，起着极其关键的作用。膀胱是人体贮尿和排尿的器官，但尿液的生成和排泄都必须依赖于肾气的作用。只有肾阴与肾阳的推动和调控作用协调，肾气的蒸化和固摄作用协调，膀胱开合有度，尿液才能正常地生成和排泄。肾阳虚衰，激发和推动作用减弱，可致津液不化而为尿少水肿；肾阴不足，相火偏亢，抑制作用减退，可见虚火内炎的尿频而数。肾气虚衰而失其固摄，则见尿失禁。

（3）主纳气

肾主纳气，是指肾气有摄纳肺所吸入的自然界清气，保持吸气的深度，防止呼吸表浅的作用。

人体的呼吸机能，由肺所主，其中呼气主要依赖肺气的宣发作用，吸气主要依赖肺气的肃降作用。但吸入的清气，由肺气的肃降作用下达于肾，必须再经肾气的摄纳潜藏，使其维持一定的深度，以利于气体的交换。

肾的纳气机能，实际上是肾气的封藏作用在呼吸运动中的具体体现。肺吸入的清气必须下达于肾，实际上是强调肺的呼吸在肾气的封藏作用下维持一定的深度，有利于清浊气体的内外交换。所以《类证治裁·喘证》说："肺为气之主，肾为气之根。"若肾精亏虚，肾气衰减，摄纳无力，肺吸入之清气不能下纳于肾，则会出现呼吸表浅，或呼多吸少，动则气喘等病理表现，称为"肾不纳气"。

肾的上述机能中，藏精是其基本机能。其主生长发育和生殖，主水及主纳气等，都是肾藏精生理机能的延伸。在认识肾的各种机能时，必须把藏精作为最根本的机能来理解和把握。

2. 肾的生理特性

肾的生理特性，主要有二：一是主蛰守位，二是肾气上升。

（1）主蛰守位

主蛰，喻指肾有潜藏、封藏、闭藏之生理特性，是对其藏精机能的高度概括。肾的藏精、主纳气、主生殖、主二便等机能，都是肾主蛰藏生理特性的具体体现。

守位，是指肾中相火（肾阳）涵于肾阴中，潜藏不露，以发挥其温煦、推动等作用。古人以坎卦（☵）来比象肾气：其中的两阴爻标示肾阴，中间的一阳爻标示肾阳。肾阳，即是肾中的阳气，也就是相火，必须潜藏于肾阴之中，才能发挥它的温煦、推动、激发等作用，才能与肾阴合化为肾气，自下而上运行以资助其他脏腑之气，推动脏腑气化过程。这提示我们在滋养肾阴的基础上，佐以温补肾阳，才能合化为肾气，观金匮肾气丸的组成即可悟到其中的道理。

相火与君火相对而言：君火，即心之阳气，心之生理之火，又称心火。古人以离卦（☲）来比象心气：其中的两阳爻标示心阳，中间的一阴爻标示心阴。心阳在心阴的作用下，合化为心气下降，以资助肾阳，并使心火不亢。这提示我们在泻心火时要注意佐以滋养心阴，如黄连阿胶汤。

相对于心火，其他脏腑之火皆可称为相火。生理状态下是各脏腑的阳气，称为“少火”；病理状态下是各脏腑的亢盛之火，称为“壮火”。相火以其所在脏腑的不同而有不同的称谓：肝之相火又称为“雷火”，肾之相火又称为“龙火”。（图 3-9）

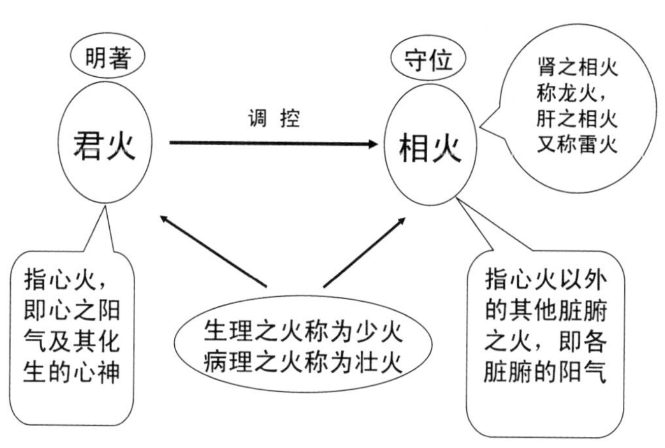

图 3-9 君火与相火的关系示意图

君火与相火的关系是：“君火以明，相火以位”。即君火在心，主发神明，以明著为要；相火在肝肾，禀命行令，以潜藏守位为要，即所谓“龙潜海底，雷寄泽中”，即肝之相火寓于肝阴中，肾之相火藏于肾阴中。心神清明，机体的生命活动有序稳定，相火自然潜藏守位以发挥其温煦、推动作用；肾阴充足，涵养相火，相火则潜藏于肾中而不上僭。

（2）肾气上升

肾位于人体之下部，其气当升。肾气中含有肾阴、肾阳两部分。肾阳鼓动肾阴，化为肾气以上升，与位于人体上部的心气交感互济，维持人体上下的协调。若肾阴不足，不能上济心阴以制约心火，可致心火偏亢；若肾阳虚衰，无力鼓动肾阴上济心阴以制心火，也可致心火偏亢，临床常见心烦、不寐等症。前者当补肾阴，后者则应补肾阳。

3. 肾与形、窍、志、液、时的关系

（1）肾在体合骨，生髓，其华在发

肾藏精，精生髓，髓居于骨中称骨髓，骨的生长发育，有赖于骨髓的充盈及其所提供的营养。只有肾精充足，骨髓生化有源，骨骼得到髓的滋养，才能坚固有力；若肾精不足，骨髓生化无源，不能营养骨骼，便会出现小儿囟门迟闭，骨软无力，以及老年人骨质脆弱，易于骨折等。

髓分骨髓、脊髓和脑髓，皆由肾精化生。肾精的盛衰，不仅影响骨骼的发育，而且也影响脊髓及脑髓的充盈。脊髓上通于脑，脑由髓聚而成，肾精充足，髓海得养，脑发育健全，则思维敏捷，精力充沛；反之，肾精不足，髓海空虚，脑失所养。

齿与骨同出一源，亦由肾精充养，故称“齿为骨之余”。牙齿松动、脱落及小儿齿迟等，多与肾精不足有关。温热病中望齿的润燥和有无光泽，又是判断肾精及津液盛衰的重要标志。

发的生长，赖血以养，故称“发为血之余”。但发的生机根源于肾。肾藏精，精化血，精血旺盛，则毛发粗壮而润泽，由于发为肾之外候，所以发之生长与脱落，润泽与枯槁，常能反映肾精的盛衰。青壮年精血旺盛，发长而润泽；老年人精血衰少，发白而脱落，皆属常理。但临床所见的未老先衰，年少而头发枯萎，早脱早白等，则与肾精不足有关，应考虑从肾论治。

(2) 肾在窍为耳及二阴

耳是听觉器官，耳的听觉功能灵敏与否，与肾精、肾气的盛衰密切相关。若肾精及肾气虚衰，则髓海失养，出现听力减退，或见耳鸣，甚则耳聋。人到老年，由于肾精及肾气衰少，则多表现为听力减退。临床常以耳的听觉变化，作为判断肾精及肾气盛衰的重要标志，故说肾开窍于耳。

二阴，指前阴和后阴。前阴是指排尿和生殖的器官；后阴是指排泄粪便的通道。二阴主司二便。尿液的贮藏和排泄虽在膀胱，但尿液的生成及排泄必须依赖于肾气的蒸化和固摄作用协调。肾气之蒸化及固摄作用失常，则可见尿频、遗尿、尿失禁、尿少或尿闭等小便异常的病证。粪便的排泄，本属大肠的传化糟粕机能，但亦与肾气的推动和固摄作用有关。若肾气不足，则推动无力而致气虚便秘，或固摄无权而致大便失禁，久泄滑脱。

《素问·水热穴论》说：“肾者，胃之关也，关门不利，故聚水而从其类也，上下溢于皮肤，故为胕肿。胕肿者，聚水而生病也。”饮食水谷虽然入于胃，但其代谢产物，即便尿的排泄则由肾气调控，故说肾为“胃之关”。

前阴是人体的外生殖器，其生殖机能与肾精、肾气的关系密切，故前阴性器官又有“外肾”之称。前阴，在男子是精窍与溺窍合而为一的阴茎，在女子则有阴户、阴道之分，以主房事和生殖。肾精、肾气的生理功能失常，则可导致人体性器官的发育不良和生殖能力减退，从而导致男子阳痿、早泄、少精、滑精、遗精、精瘀及不育等，女子则见梦交、月经异常及不孕等。（图 3-10）

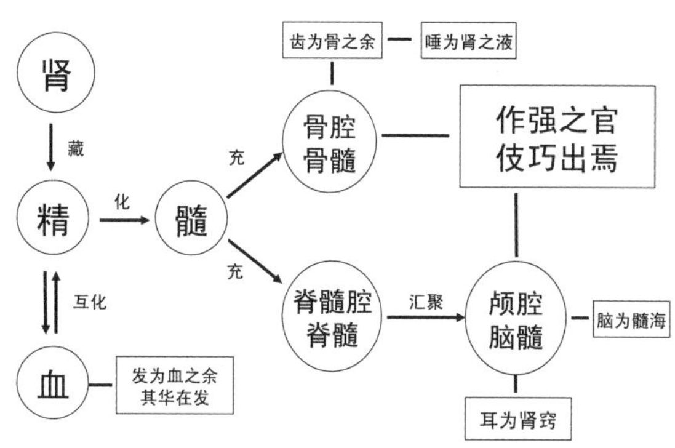

图 3-10　肾与形窍志液时的关系示意图

（3）肾在志为恐

恐，是一种恐惧、害怕的情志活动，与肾的关系密切。由于肾藏精而位居下焦，肾精化生的肾气，必须通过中上二焦，才能布散全身。恐使精气却而不上行，反而令气下走，使肾气不得正常地布散，所以说“恐伤肾”，“恐则气下”。

恐与惊相似，都是指处于一种惧怕的心理状态。但两者又有区别：恐为自知而胆怯，乃内生之恐惧；惊为不自知，事出突然而受惊慌乱，乃是外来之惊惧。恐和惊，是人体对外界刺激的生理和心理反应，人人皆有。过度的惊恐，则损伤脏腑精气，导致脏腑气机逆乱。

（4）肾在液为唾

唾，是唾液中较稠厚的部分，多出于舌下，有润泽口腔，滋润食物及滋养肾精的功能。唾由肾精化生，经肾气的推动作用，沿足少阴肾经，从肾向上经过肝、膈、肺、气管，直达舌下之金津、玉液二穴，分泌而出。由于唾源于肾精，若咽而不吐，则能回滋肾精；若多唾久唾，则能耗伤肾精。故古代养生家主张“吞唾”以养肾精。

（5）肾与冬气相通应

冬季是一年中气候最寒冷的季节，一派霜雪严凝，冰凌凛冽之象。自然界的物类，则静谧闭藏以度冬时。人体中肾为水脏，有润下之性，藏精而为封藏之本。同气相求，故以肾应冬。冬季气候寒冷，水气当旺，若素体阳虚，或久病阳虚，多在阴盛之冬季发病；若患阳虚性慢性疾病如肺病、心脏病、胃肠病、骨关节病等，则易在冬季寒冷时复发。

4. 肾精、肾气、肾阴、肾阳的概念和生理作用

肾精，是一身之精分布于肾的部分，由禀受于父母的先天之精，加之部分水谷之精的充养而生成。肾藏的部分先天之精在后天水谷之精的资助下合化为生殖之精，藏于肾而为胚胎生成之本，生命产生之原。故《素问·上古天真论》有“肾者主水，受五脏六腑之精而藏之，故五脏盛乃能泻”之论，《医宗必读》称肾为“先天之本”。肾精的盛衰决定着人体的生长发育与生殖机能。肾精化髓充骨养齿，肾精充足则骨骼强壮，牙齿完坚，故有“肾者，作强之官”，“齿者，肾之标”之说。肾精化髓通脑，“脑为髓之海”，肾精充盛则脑髓充满，精力充沛，思维敏捷，故“伎巧出焉”。

肾精虚，是指肾中所藏之精的虚亏及其濡养、繁衍功能减退的病理变化。临床常见小儿发育迟缓，身体矮小，囟门迟闭，智力低下，动作迟钝，骨骼痿软；男子精少不育，女子经闭不孕，性功能减退；成人早衰，发脱齿摇，耳鸣耳聋，健忘恍惚，足痿无力，神情呆钝。治当补益肾精，用河车大造丸之类。

肾气，即一身之气分布于肾的部分，也可以说是由肾精所化的具有推动和调控人体的生长发育、生殖、呼吸、水液代谢等作用的一类极细微物质或能量。由于肾精的成分主要是先天之精，而先天之精所化之气为元气，故肾气与元气的内涵类同。肾气推动和调控人体的生长发育，使人具备生殖能力，促进与调节全身水液的代谢，并使肺吸入的清气下纳于肾以维持呼吸的深度。

肾气虚衰，是指肾气不足，推动、调控、防御、固摄等作用减退的病理变化。临床常见胎儿发育迟缓，小儿发育迟缓，成人未老先衰，性机能减退，滑精或早泄，腰膝酸软，体乏无力，精神委顿，或易感冒，舌淡苔白，脉虚无力。治当补益肾气，用金匮肾气丸。

肾气不固，是指肾气虚衰，固摄作用减退而致精、津流失的病理变化。临床常见腰膝酸软，神疲乏力，小便频数而清，或尿后余沥不尽，或遗尿，小便失禁，夜尿频多，男子滑精、早泄，女子带下清稀，胎动易滑，舌淡苔白，脉弱。治当补益肾气以固精津，用金锁固精丸之类。

肾阴与肾阳是肾气的两种不同属性的部分：肾阴主凉润、静谧，肾阳主温煦、推动。肾阴与肾阳协调共济，则合化为冲和之肾气，推动和调控肾的各种生理机能。

肾阴虚，是指肾之阴气虚衰，凉润、宁静、抑制等作用低下，虚热内生的病理变化。临床常见腰膝酸痛，头晕耳鸣，失眠多梦，男子阳强易举，遗

精，妇女经少闭经，或崩漏，形体消瘦，潮热盗汗或骨蒸潮热，五心烦热，咽干颧红，舌红少苔或无苔，脉细数。治当滋养肾阴，药如何首乌、山萸肉、百合、地黄、女贞子、龟板、鳖甲、元参等，方用六味地黄丸或知柏地黄丸之类。

肾阳虚，是指肾之阳气虚衰，温煦、推动、兴奋等作用减退，虚寒内生的病理变化。临床常见腰膝酸软冷痛，或男子阳痿，早泄，精冷，妇女宫寒不孕，性欲减退，或大便久泄不止，完谷不化，五更泄泻，面色㿠白或黧黑，畏寒肢冷，精神萎靡，小便清长或夜尿频，舌淡胖苔白滑，脉沉迟无力或沉弱。治当温补肾阳，药如附子、肉桂、仙茅、淫羊藿、巴戟天、补骨脂、海狗肾、海马等，方用真武汤、四神丸之类。

肾气与元气、真气的内涵类同，在人体生命活动中起着极为重要的作用。肾气所分化的肾阴又称为元阴或真阴，肾阳又称为元阳或真阳。肾阴是一身阴气之源，肾阳是一身阳气之根，所谓“五脏之阴气，非此不能滋；五脏之阳气，非此不能发”。

肾精、肾气、肾阴、肾阳都是内涵相对独立的概念，其虚性病机也各有特点。肾精虚与肾阴虚有别：前者属精虚而无热象；后者属肾气中属阴的部分虚少，必见热象。肾气虚与肾阳虚不同：前者属肾阴与肾阳对等的虚少，无寒热之象；后者属肾气中属阳的部分不足，当见寒象。

附：命门

命门一词，最早见于《内经》，是指眼睛。《灵枢·根结》说：“太阳根于至阴，结于命门。命门者，目也。”

命门，作为内脏之一，则首见于《难经》。以后各代都有发挥，明清两代的研究尤为深入，出现了各种不同见解。归纳起来，其分歧主要有以下几个方面。

1. 命门的形态

综合各家对命门形态的认识，分“有形”与“无形”之论。

（1）认为命门“有形”的医家

《难经》认为命门有形，肾即命门。如《难经·三十九难》说：“肾两者，非皆肾也，其左为肾，右为命门。”

张介宾认为命门为子宫，为精室，亦属有形。《类经附翼·求正录》说：“子宫之下有一门，其在女者，可以手探而得，俗人名为产门；其在男者，于精泻之时，自有关阑知觉。请问此为何物？客曰：得非此即命门耶？曰：然也。”

(2) 认为命门“无形”的医家

孙一奎认为命门无形。他在《医旨绪余·命门图说》中说：“命门……若谓属水、属火、属脏、属腑，乃是有形之物，则外当有经络动脉而形于诊，《灵》《素》亦必著之于经也。”

赵献可也认为命门无形。他在《医贯·内经十二官论》中说：“命门……无形可见。”

2. 命门的部位

对于命门所在的部位，历代有右肾、两肾及两肾之间的区别。

(1) 右肾为命门说

《难经》首先提出右肾为命门说。《难经》之后，王叔和、李梴等均认为右肾为命门。其中，李梴《医学入门·命门赋》对命门部位和生理作用的论述尤详，说：“命门下寄肾右……配左肾以藏真精，男女阴阳攸分，相君火以系元气，疾病生死是赖。”

(2) 两肾总号为命门说

滑寿首倡此说，认为“命门，其气与肾通，是肾之两者，其实一耳。”虞抟在《医学正传·医学或问》中则明确提出：“两肾总号为命门”，否定了左肾右命门的说法。

(3) 两肾之间为命门说

赵献可首倡此说。他在《医贯·内经十二官论》中说：“命门即在两肾各一寸五分之间，当一身之中，《内经》曰‘七节之旁，中有小心’是也，名曰命门，是真君真主，乃一身之太极，无形可见，而两肾之中，是其安宅也。”赵氏之说对后世影响很大，清代医家陈士铎、陈修园、林珮琴等皆认为命门部位在两肾之间。

3. 命门的生理作用

关于命门的生理作用，有主火、共主水火、非水非火为肾间动气之不同。

(1) 主火说

赵献可认为命门即是真火，主持一身阳气。他在《医贯·内经十二官论》中说：“余有一譬焉，譬之元宵之鳌山走马灯，拜者舞者飞者走者，无一不具，其中间唯是一火耳……夫既曰立命之门，火乃人身之至宝。”陈士铎的《石室秘录》也认为：“命门者，先天之火也。”

(2) 共主水火说

张介宾强调命门之中具有阴阳水火二气，从而发挥对全身的滋养、激发作用。他在《景岳全书·传忠录》中提出：“命门为元气之根，为水火之宅。

五脏之阴气，非此不能滋；五脏之阳气，非此不能发。”

（3）非水非火说

孙一奎认为命门非水非火，只是一种元气发动之机，为生生不息造化之机枢，即《难经·八难》所谓的“肾间动气”。他在《医旨绪余·命门图说》中指出：“命门乃两肾中间之动气，非水非火，乃造化之枢纽，阴阳之根蒂，即先天之太极。”

综观以上各种认识，虽对命门的形态、部位有不同见解，但关于命门与肾息息相通的认识又是基本一致的。历代医家大多认为命门与肾同为五脏之本，内寓真阴真阳。明代命门学说的兴起，进一步促进了“重肾”理论的发展，正如《医旨绪余·命门图说》所说：“追越人两呼命门为精神之舍，元气之系，男子藏精，女子系胞者，岂漫语哉！是极归重于肾为言，谓肾间原气，人之生命，故不可不重也。”因此，目前多数医家认为：肾阳即命门之火，肾阴即命门之水。肾阴、肾阳，即是真阴、真阳，或元阴、元阳。古代医家之所以称之“命门”，亦即“生命之门”，无非是强调肾气及肾阴、肾阳在生命活动中的重要性。

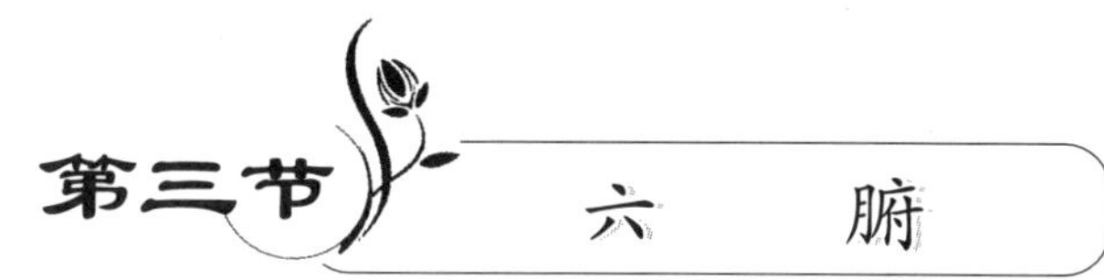

第三节 六腑

讲述内容：

1. 六腑中各腑的形态和生理机能。
2. 胃的生理特性和胃津胃气胃阴胃阳的生理作用。
3. 三焦的概念。

要点和难点：

1. 六腑以通为用的临床意义。
2. 七冲门的部位。
3. 胃气下降的生理意义。
4. 胃津胃气胃阴胃阳的生理作用。
5. 利小便可以实大便的道理。
6. 膀胱汇聚水液。
7. 六腑三焦、部位三焦和辨证三焦的概念。

在讲述六腑之前，先请大家思考以下几个问题：

①六腑以通为用有何临床意义？

②利胆为何必疏肝？排石为何要兼降胃气？

③便秘主要为哪些腑之过？

④胃气的概念应怎样认识？

⑤利小便可以实大便，而通大便能否利小便？

⑥膀胱为水府？尿脬？心火亢盛为何会出现尿频尿急尿痛？

⑦三焦是六腑之一还是人体上中下部位的划分？

接下来我们一一讲述，并解答上述问题。

六腑，是胆、胃、小肠、大肠、膀胱、三焦的总称。它们共有的生理机能是“传化物”或“传化水谷”，共同的生理特点是“泻而不藏”，“实而不能满”，因而六腑之气具有通降下行的运动趋向，所以有“六腑以通为用”的说法。这也就是说，六腑一定要保持通畅，饮食物的传导和代谢物的排泄要通畅有度。

六腑的病证，一般都是饮食水谷及其代谢产物郁滞不通的实证，常见大小便不通或者是胆道、泌尿系结石。大便不通叫做便秘，小便不通叫做癃闭。大小便承担着排泄人体废物的作用，所以对于人体生命活动至关重要，对于五脏的生理机能的正常发挥，也有重要的协助作用。因而《内经》有“魄门亦为五脏使”的说法。

饮食物在其消化吸收和糟粕的传导排泄过程中，须通过消化道的七道门户，《难经》称为“七冲门”。如口唇为飞门，牙齿为户门，会厌为吸门，胃上口为贲门，胃下口为幽门，大肠小肠交会处为阑门，下极为魄门，也就是肛门。《难经·四十四难》说：“唇为飞（扉）门，齿为户门，会厌为吸门，胃为贲门，太仓下口为幽门，大肠小肠会为阑门，下极为魄门，故曰七冲门也。”

一、胆

胆为六腑之一，又属奇恒之腑。

胆位于右胁下，附于肝之短叶间。

胆与肝由足少阳胆经与足厥阴肝经相互属络而成表里关系。

1. 胆的主要生理机能

胆的主要生理机能有二：一是贮藏和排泄胆汁；二是主决断。

（1）贮藏和排泄胆汁

胆汁来源于肝，由肝精肝血化生，或由肝之余气凝聚而成。胆汁生成后，注入胆腑，由胆腑浓缩并贮藏。胆汁的分泌和排泄需要肝气的疏泄作用的协助，流注入肠道，以促进饮食水谷，尤其是油脂类食物的消化和吸收。

肝气的疏泄失常，可致胆汁的分泌和排泄受阻，从而影响脾胃对饮食物的受纳腐熟和运化，出现厌食、腹胀、腹泻等症状。若湿热蕴结肝胆，以致肝失疏泄，胆汁外溢，浸渍肌肤，则发为黄疸，出现目黄、身黄、小便黄等症状。治疗胆汁的分泌和排泄异常，都要运用疏肝以利胆的方法。尤其是胆汁郁积化为结石，阻塞胆道，出现黄疸之时，疏肝利胆以排石更是主要的治疗方法。

（2）主决断

胆主决断，是指胆在精神活动中，具有判断事物、作出决定的机能。《素问·灵兰秘典论》说：“胆者，中正之官，决断出焉。”胆的决断能力取决于胆气的强弱：胆气强者勇敢果断；胆气弱者则数谋虑而不决。胆气虚怯之人，在受到不良精神刺激的影响时，则易于形成疾病，出现胆怯易惊、善恐、失眠、多梦等精神异常的病变。

另外，《素问·六节藏象论》有“凡十一脏，皆取决于胆”的说法。至于这一说法提出的缘由，为什么十一脏皆取决于胆，而不是取决于君主之官的心，先天之本的肾，后天之本的脾？至今仍没有明确的解释。历代医家，大多从“胆心相通”来解释，也就是让胆与心相通，借心主神明而起到决断十一脏的作用。如宋代严用和在《济生方》中说：“惊悸者，心虚胆怯之所致也……心者，君主之官，神明出焉；胆者，中正之官，决断出焉。心气安逸，胆气不怯，决断思虑得其所矣。”但也有的医家从胆主春生之气来解释，认为春天万物复苏，生生不息，胆气旺于春，自能促进十一脏的生理机能。

以上两种解释，都不十分确切，都有迂回曲解之嫌。我觉得“胆决十一脏”，似乎与胆的形态结构和被称为奇恒之腑有某些关系。

2. 胆为奇恒之腑

胆是中空的囊状器官，内盛胆汁。古人认为胆汁是精纯、清净的精微物质，称为“精汁”，故胆有“中精之府”、“清净之府”或“中清之府”之称。胆的形态结构与其他五腑相同，皆属中空有腔的管状或囊状器官，故为六腑之一；但内盛精汁，与五脏“藏精气”的生理特点相似，且与饮食水谷不直接接触，只是排泄胆汁入肠道以促进饮食物的消化和吸收，故又为奇恒之腑之一。

“胆决十一脏”，可能与胆通过胆道与肠胃相通，胃肠中的水谷精微可借此通道而汇聚于胆的认识有关。当然，现在我们都认为不是这样的，但在《内经》时代，这样的认识也是有可能存在的。如此，胆内所藏的精汁，实际上就是水谷精微的汇聚，因而胆在脏腑中的地位，超越了五脏，而有“决十一脏”作用。

二、胃

胃与脾同居中焦，“以膜相连”。胃腔称为胃脘，分为上、中、下三部：胃的上部为上脘，包括贲门；胃的下部为下脘，包括幽门；上下脘之间的部分称为中脘。贲门上连食道，幽门下通小肠，是饮食物进出胃腑的通道。

胃是机体对饮食物进行消化吸收的重要脏器，有受纳和腐熟水谷的生理机能，又有“太仓”、“水谷之海”等别名。

胃与脾由足阳明胃经与足太阴脾经相互属络而成表里关系。

1. 胃的主要生理机能

胃的主要生理机能有二：一是主受纳水谷，二是主腐熟水谷。

（1）主受纳水谷

胃主受纳水谷，是指胃气具有接受和容纳饮食水谷的作用。饮食入口，经过食管（咽）进入胃中，在胃气的通降运动作用下，由胃接受和容纳，暂存其中。机体精气血津液的化生，都依赖于饮食物中的营养物质，故胃又有“水谷气血之海”之称。胃气受纳水谷作用的强弱，可以通过食欲和饮食多少反映出来。

（2）主腐熟水谷

胃主腐熟水谷，是指胃气将饮食物初步消化，并形成食糜的作用。容纳于胃中的饮食物，经过胃气的磨化和腐熟作用后，部分精微物质被吸收，并由脾气转输而营养全身，剩余的食糜则下传于小肠作进一步消化。

2. 胃的生理特性

胃的生理特性有二：一是胃气通降，二是喜润恶燥。

（1）胃气通降

胃气通降，与脾气健升是相对的概念，是指胃气具有向下运动以维持胃肠道通畅的生理特性。这主要体现于饮食物的消化和糟粕的排泄过程中：①饮食物入胃，胃容纳而不拒之；②经胃气的腐熟作用而形成的食糜，下传小肠作进一步消化；③食物残渣下移大肠，燥化后形成粪便；④粪便有节制地排出体外。

《灵枢·本输》说：“大肠小肠皆属于胃”，是以脾胃之气的升降运动来概括整个消化系统的运化水谷的生理作用。脾气宜升则健，胃气宜降则和，脾升胃降协调，共同促进饮食物的消化吸收。

胃气通降是受纳和腐熟水谷的前提条件。胃失通降，则出现纳呆脘闷，胃脘胀满或疼痛、大便秘结等胃失和降的症状。若胃气不降反而上逆，则出现恶心，呕吐、呃逆、嗳气等胃气上逆的症状。

脾与胃都居人体之中央，为脏腑气机升降运动的枢纽。脾气升则肝肾之气皆升，胃气降则心肺之气皆降。胃气不降，可影响心火和肺气的下降，在腹胀、便秘的同时，可伴见心烦、失眠、口舌生疮、牙龈咽喉肿痛等病变。如《素问·逆调论》即有“胃不和则卧不安”之论。

(2) 喜润恶燥

胃喜润而恶燥，与脾喜燥而恶湿相对，是指胃中保持充足的津液以利饮食物的受纳和腐熟。胃为阳土，喜滋润而恶干燥，其病也多见火热阴虚或干燥少津之证，所以在治疗胃病时，在清火和除燥的同时，要注意保护胃阴和胃津。

3. 胃津、胃气、胃阴、胃阳的概念和生理作用

胃津，即胃中津液。含义有二：一指胃中分泌的津液及摄入的水饮，有滋润胃腑、促进胃气向下运动，助于饮食物受纳和腐熟等作用。胃津不足则滋润作用减退，可出现纳呆食少、饥不欲食、口燥咽干、大便干结等。二是泛指水谷精微，如《素问·厥论》所谓“脾主为胃行其津液者也”，其津液即指水谷之精。

胃气，是中医学的一个颇富歧义的概念。归纳历代医家的有关认识，主要有以下四点：一指推动胃的运动以发挥受纳腐熟水谷机能的一类精微物质，是一身之气分布到胃的部分。二指脾气与胃气的合称，又称为“中气”。中气的盛衰影响着整个消化系统的机能，关系着机体的营养来源，乃至于人体生命活动的强弱与存亡。在临床治疗过程中，应时刻注意顾护脾胃之气，以“勿伤胃气”为务。否则，胃气衰败，则百药难施。三指水谷之气，即水谷之精化生的气，简称谷气。谷气是一身之气的重要组成部分，谷气充则五脏之气足。故有“胃气强则五脏俱盛，胃气弱则五脏俱衰”之论，又有“胃为五脏之本”之说。谷气充盛，随脉运行，则脉见从容和缓、节律一致之象，所谓脉有“胃气”。脉中胃气的强弱有无，对判断病情预后有着重要价值，故《素问·平人气象论》说：“人以水谷为本，故人绝水谷则死，脉无胃气亦死。”四是指代一身之气或正气。如李杲、张介宾等都视胃气为一身之气或正气。

胃阴、胃阳都是胃气（上述第一义）的一部分：胃阴为胃气中具有凉润、抑制作用的部分，胃阳为胃气中具有温煦、推动作用的部分。二者相辅相成，对立统一，共同完成胃主受纳、腐熟水谷的生理机能。

胃阴不足，凉润、抑制作用减退，可出现胃脘嘈杂，隐隐灼痛，干呕，

呃逆，舌红少苔，脉细数等症。

胃阳虚弱，温煦、推动作用减退，可出现腹胀脘冷，喜食热饮，食欲减退，呕逆，舌淡苔白，脉沉缓等症。

胃津、胃气、胃阴、胃阳都是内涵独立的概念，其虚性病机各有特点：胃阴虚必见热象；胃阳虚必见寒象；胃气虚表现为消化机能减退，无寒热征象；胃津不足则滋润失职，见干燥失润的征象，而无寒热征象。

脾与胃的关系密切，但脾气与胃气、脾阴与胃阴、脾阳与胃阳的概念内涵既有相类又有区别。脾气主升，胃气主降；脾气易虚，胃气易实。所谓“阴道虚，阳道实”也。脾阴、脾阳主内，胃阴、胃阳主外，故外在火邪易伤胃阴，寒邪易损胃阳；而内伤火热易耗脾阴，内生寒湿易损脾阳。

三、小　肠

小肠，包括十二指肠、空肠和回肠。小肠位于腹中，其上口与胃在幽门相接，下口与大肠在阑门相连，是一个比较长的、呈迂曲回环迭积之状的管状器官。

小肠与心由手太阳小肠经与手少阴心经相互属络而成表里关系。

小肠的主要生理机能有三：一是主受盛化物，二是主泌别清浊，三是主液。

（1）主受盛化物

小肠的受盛化物作用表现于以下两个方面：一是指小肠接受由胃腑下传的食糜而盛纳之，即受盛作用；二是指由胃传入的食糜在小肠内必须停留一定的时间，由脾气与小肠之气的共同作用对其进一步消化，化为精微和糟粕两部分，即化物作用。

（2）主泌别清浊

泌别清浊，是指小肠中的食糜在作进一步消化的过程中，随之分为清浊两部分：清者，即水谷精微，由小肠吸收，经脾气的转输作用输布全身，即所谓“中央土以灌四傍”；浊者，是食物残渣和部分水液，经胃和小肠之气的作用通过阑门传送到大肠排出。小肠泌别清浊的机能正常，则水液和糟粕各走其道而二便正常。若小肠泌别清浊的机能失常，清浊不分，水液归于糟粕，就会导致水谷混杂而出现便溏泄泻等症。

（3）主液

小肠主液，是指小肠在吸收谷精的同时，吸收了大量的津液。小肠吸收的津液与谷精合为水谷之精，由脾气转输到全身，其中部分津液经三焦下渗膀胱，成为尿液生成之源。如《类经·藏象类》说：“小肠居胃之下，受盛胃中水谷而分清浊，水液由此而渗于前，糟粕由此而归于后，脾气化而上升，小肠化而下降，故曰化物出焉。”临床上治疗泄泻采用“利小便所以实大便”的方法，就是小肠主液理论的具体应用。实际应用中，所采用的利小便药物，其实一般都有健脾的作用。因而这实际上是通过健脾利尿来完成“利小便以实大便”。

四、大　肠

大肠，包括结肠和直肠，是对食物残渣中的水液进行吸收，形成粪便并有度排出的脏器。大肠居腹中，其上口在阑门处接小肠，下端连肛门。

大肠与肺由手阳明大肠经与手太阴肺经相互属络而成表里关系。

大肠的主要生理机能有二：一是主传化糟粕，二是主津。

（1）主传化糟粕

大肠接受由小肠下传的食物残渣，吸收其中多余的水液，形成粪便。大肠之气的运动，将粪便传送至大肠末端，并经肛门有节制地排出体外，故大肠有“传导之官”之称。如果大肠传导糟粕的作用失常，则出现排便异常，常见大便秘结或泄泻。若湿热蕴结大肠，大肠传导失常，还会出现腹痛、里急后重、下痢脓血等。

大肠的传化糟粕与多个脏腑的协助有关：①与小肠的泌别清浊有关：大肠的传化糟粕，实为对小肠泌别清浊的承接。②与胃气的通降有关：“大肠小肠皆属于胃”，胃气的通降涵括了大肠的传导。③与肺气的肃降有关：肺与大肠相表里，肺气的肃降有助于糟粕的排泄。④与脾气的运化有关：脾气的运化，有助于大肠对食物残渣中水液的吸收。⑤与肾气的推动和固摄作用有关：肾主司二便的排泄。

（2）主津

大肠主津，是指大肠接受食物残渣，吸收津液，使之形成粪便，即所谓燥化作用。大肠吸收食物残渣中的津液，由脾气转输全身，部分津液经三焦下渗于膀胱，成为尿液生成之源。由于大肠参与体内的津液代谢，故说“大肠主津”。

如果大肠吸收津液的作用失常，大肠中的水液不得吸收，与糟粕俱下，可出现肠鸣、腹痛、泄泻等症；如果大肠有实热蕴积，消烁津液，或大肠津亏，肠道失润，又会导致大便秘结不通。前者多治以健脾利水，后者多用泻火通便或润燥通便。

五、膀　　胱

膀胱又称“脬”，位于下腹部，居肾之下，大肠之前，是一个中空的囊状器官。下有尿道，开口于前阴。

膀胱与肾由足太阳膀胱经与足少阴肾经相互属络而成表里关系。

膀胱的主要生理机能有二：一是汇聚水液，二是贮存和排泄尿液。

（1）汇聚水液

人体的津液通过肺、脾、肾等脏腑的作用，布散全身脏腑形体官窍，发挥其滋养濡润作用，其代谢后的浊液则下归于膀胱。胃、小肠、大肠中的部分津液由脾吸收后，经三焦之腑渗入膀胱，成为尿液生成之源。因此，膀胱是水液汇聚之处，故《灵枢》称之为“津液之府”。《素问·灵兰秘典论》说：“膀胱者，州都之官，津液藏焉。”汇聚于膀胱中的水液，经肾气和膀胱之气的蒸化作用，其清者上输于脾，重新参与津液代谢，而剩余者则留于膀胱为尿。

（2）贮存和排泄尿液

膀胱中尿液的贮存和排泄，由肾气及膀胱之气的激发和固摄作用调节。肾气及膀胱之气的激发与固摄作用协调，则膀胱开合有度，尿液可及时地从溺窍排出体外。若肾气与膀胱之气的激发与固摄作用失调，膀胱开合失权，既可出现小便不利或癃闭，又可出现尿频、尿急、遗尿、小便不禁等。故《素问·宣明五气》说：“膀胱不利为癃，不约为遗溺。”

大家可能已经发现了，我们对膀胱的认识已经与以前大有不同了：膀胱的生理机能由单一的贮尿排尿，增加了汇聚水液而变为 2 条。

为什么要增加这一条呢？这是因为传统中医学，将膀胱定义为人体水液汇聚之所，而非盛尿器官。《灵枢·本输》称之为“津液之府”。《素问·灵兰秘典论》也说：“膀胱者，州都之官，津液藏焉。”东汉张机《伤寒杂病论》也将膀胱指为“水府”，并论有“太阳蓄水”证。

至于膀胱中的水液源于何处，《内经》的说法有二：一是从胃肠道，主要是从小肠，由脾气的转输，经三焦之腑渗入膀胱的。故《灵枢·本输》说：“三焦者，中渎之府也，水道出焉，属膀胱。”《杂病源流犀烛·膀胱病源流》说：“膀胱，本州都之官，藏津液。州都者，下邑也，远于京师，且津液必气化而后能出……水液自小肠泌，则汁渗入膀胱之中，胞气化之而为尿，以泄出也。”二是由肺气将代谢后的浊液“下输膀胱”。渗入膀胱的水液，经肾气与膀胱之气的推动和蒸化作用，将其中可再利用者回吸收，剩下的则是尿液，由肾气和膀胱之气的激发和固摄作用调节排泄。

这里强调一点，传统中医认为，由脾气转输的胃肠道的水液，经三焦直接渗入膀胱；各脏腑代谢后产生的浊液，也直接归于膀胱。膀胱是水液汇聚的“津液之府”，而不仅仅是盛尿的器官。以上两个来源的水液为何不直接归于肾脏而归于膀胱呢？我想这是因为中医学把肾规定五脏之一，主要生理机能是藏精，而不可能再是接纳和处理浊液的器官。这与西医讲的肾是泌尿器官，是有本质区别的。而中医说的肾的主水机能，是由肾气对膀胱中水液的蒸化作用来体现的。

六、三　焦

三焦是上焦、中焦、下焦的合称。

三焦概念有六腑三焦、部位三焦与辨证三焦的不同。

三焦作为六腑之一，存在于腹腔中，必有其特定的形态结构和生理机能，有名有形；三焦作为人体上中下三个部位的划分，有名无形，但有其生理作用和各自的生理特点；三焦作为辨证纲领之一，也是有名无形的。下面分别讲述之。

1. 六腑之三焦

三焦作为六腑之一，位于腹腔中，与胆、胃、小肠、大肠、膀胱等五腑相同，是有具体形态结构和生理机能的脏器。

三焦的形态结构，大多认为是指腹腔中的肠系膜及大小网膜等组织。这些组织充填于腹腔脏腑之间，结构比较松散，能通透水液，可为胃肠中水液渗透到膀胱中去的通道，与六腑的中空有腔的形态结构特点相符。

作为六腑之一的三焦，其生理机能是疏通水道，运行水液。三焦充填于胃肠道与膀胱之间，引导胃肠中水液渗入膀胱，是水液下输膀胱之通路。三焦水道通畅，则胃肠中的水液源源不断渗入膀胱，成为尿液生成之源。《素问·灵兰秘典论》说：“三焦者，决渎之官，水道出焉。”《灵枢·本输》说：“三焦者，中渎之府也，水道出焉。”

正是由于六腑三焦的这一作用，才使得我们对心火亢盛所导致的尿少、尿赤、尿痛等症有了明晰的解释，利尿以泄心火的机理也能说清楚。如果我们对三焦水道的作用没有认识，不清楚三焦水道是膀胱水液的主要来源之一，仍然认为膀胱只是贮尿的器官，则心火亢盛所导致的尿少、尿赤、尿痛等症，就难以得到解释，当然用导赤散治疗的机理也难说清楚。

如果我们认识到了六腑三焦是胃肠道水液渗注于膀胱的通道，并把膀胱定义为人体水液的汇聚之所，对上述问题就能有合理而明确的解释：由于心与小肠相表里，心火可循心与小肠的经脉下移到小肠，并随水液经三焦下注于膀胱。如果心火盛伤耗水液，则水液少，故出现尿少、尿赤、尿痛等症状。而以导赤散治疗，则使心火与水液一起，经小肠，三焦，再到膀胱，从小便排出。所以在使用导赤散治疗时，一定嘱咐患者多喝水，以利心火的从尿排泄。

2. 部位之三焦

三焦作为人体上、中、下部位的划分，据我所知，起源于《灵枢·营卫生会》所讲的“上焦如雾，中焦如沤，下焦如渎”。《灵枢》把整个人体分为上中下三部分，分别称为上焦、中焦和下焦。此部位划分的三焦，涵括了上至头、下至足的整个人体，已经超出了实体六腑的概念，绝不可能是脏腑之一，应该是所谓的“有名而无形”的三焦。这与《难经·三十八难》所说的“有名而无形”的三焦是相通的，是一致的。因此，我们必须把这个部位划分的三焦与作为六腑之一的三焦明确区别开来：部位划分的三焦是“有名而无形”的，六腑之一的三焦是“有名有形”的。

部位划分的三焦，明代张介宾等医家将其附会为分布于胸腹腔的，能够包容五脏六腑的一个“大府”，并因其大，无脏腑能与之匹配而称之为“孤府”，这实际上也已指明，此三焦并非腹中的实体性脏器。道理很简单，如果这个三焦比整个五脏六腑还大，能够包容五脏六腑，它还能是五脏六腑之一吗？

关于“孤府”，我想多说两句。

一是《内经》称三焦为“孤之府”，这是三焦称为“孤府”的由来。《灵枢·本输》说：“三焦者，中渎之府也，水道出焉，属膀胱，是孤之府也。”这是指六腑之一的三焦而言。而明代张介宾等医家将三焦因其大而称为“孤府”，不可能是六腑之一的三焦，而应该是部位划分的三焦，是“有名而无形”的三焦。

二是“孤”字有两义：一是指“大而无比”，二是指单一而无有配属。“孤”指“大而无比”，是指部位划分的三焦；“孤”指单一而无有配属，应该是指作为六腑之一的实体三焦，它是因与五脏无有配属而为“孤府”。因此，我们称六腑之一的三焦为“孤府”，是因其与五脏无有配属；称部位划分的三焦为“孤府”，是因其大而无比。

(1) 部位三焦的生理作用

部位划分的三焦，生理作用主要有以下二点：一是通行诸气，二是运行水液。

所谓通行诸气，是指部位三焦是诸气上下运行之通路。上气往下走，下气往上走。肾藏先天之精化生的元气，自下而上运行至胸中，布散于全身；胸中气海中的宗气，自上而下到达脐下，以资先天元气，合为一身之气，皆以三焦为通路。

所谓运行水液，是指部位三焦是全身水液上下输布运行的通道。全身水液的输布和排泄，是由肺、脾、肾等脏的协同作用而完成的，但必须以三焦为通道，才能升降出入运行。如果三焦水道不通利，则肺、脾、肾等脏的输布调节水液代谢的作用将难以实现，所以又把水液代谢的协调平衡作用，称作“三焦气化”。

（2）部位三焦的部位划分及生理特点

部位划分的三焦，其上、中、下三焦部位的划分及其生理特点，分别是：

上焦：一般将膈以上的胸部，包括心、肺两脏，以及头面部，称作上焦。也有人将上肢归属于上焦。上焦的生理特点是主气的宣发和升散，即宣发卫气，布散水谷精微和津液以营养滋润全身。《内经》将上焦的生理特点概括为“上焦如雾”，这是对心肺输布营养至全身的作用和形式的形象描写与概括，喻指上焦宣发卫气，敷布水谷精微和津液，如雾露之灌溉。如《灵枢·决气》说：“上焦开发，宣五谷味，熏肤、充身、泽毛，若雾露之溉，是谓气。”

中焦：中焦是指膈以下、脐以上的上腹部，包括脾胃和肝胆等脏腑。中焦具有消化、吸收并输布水谷精微和化生血液的作用。《内经》将中焦的生理特点概括为“中焦如沤”，是对脾胃、肝胆等脏腑的消化饮食物的作用和形式的形象描写与概括，喻指中焦消化饮食物，如发酵酿造之过程。如《灵枢·营卫生会》说：“中焦……此所受气（通“氣”，指饮食物）者，泌糟粕，蒸津液，化其精微，上注于肺脉。”《灵枢·决气》说：“中焦受气（通“氣”）取汁，变化而赤是谓血。”

关于肝胆属中焦还是下焦？这里作一说明：《内经》的脉法和晋·王叔和的《脉经》中，均以肝应左关而属于中焦。但明清温病学以“三焦”作为辨证纲领后，将外感热病中后期出现的一系列动风病证，归于“下焦”的范围，因“诸风掉眩，皆属于肝”，故肝又属下焦。

下焦：一般以脐以下的部位为下焦，包括小肠、大肠、肾、膀胱、女子胞、精室等脏腑以及两下肢。下焦有排泄糟粕和尿液的作用，《内经》把下焦的生理特点概括为“下焦如渎”，是对小肠、大肠、肾和膀胱的排泄糟粕的作用和形式的描写与概括，喻指肾、膀胱、大肠等脏腑排泄二便的机能，如沟渠之通导。

3. 辨证之三焦

辨证之三焦，是指把三焦用作温病的辨证纲领之一，称作三焦辨证。用作辨证的三焦，既非六腑之一的三焦，亦非人体部位划分的三焦，而是指温病发生发展过程中由浅及深、由上到下的三个不同病变部位和病理阶段。三焦辨证，是清代温病学家吴瑭（吴鞠通）所创立的，见于他的著作《温病条辨》中。辨证之三焦的概念来源，可能是由部位划分之三焦的概念延伸而来。

由以上的讲述，可以看出，三焦的概念，大致分了两大类：

一是将三焦规定为六腑之一，位于腹腔的一个脏器，既有形态结构，又有与之相关的生理机能。虽与五脏无配而称之为“孤府”，但在经络系统中，它与心包相配表里，并有所属的经脉—手少阳三焦经。也正是手少阳三焦经的“下膈，循属三焦”的循行，佐证了三焦位于腹中，是六腑之一。

二是将三焦说成是整个人体上中下三个部分的划分，有名无形，用来概括人体上中下三部分的生理特点：上焦如雾，中焦如沤，下焦如渎。这个部位划分的三焦，又被清代温病学家吴瑭引申用作概括温病发生发展过程中的三个由浅及深、由上到下的不同病理阶段和病变部位，创立为三焦辨证体系，或称三焦辨证纲领。

值得注意的是，上述关于三焦的两类不同概念，都来源于《内经》。也就是说，在《内经》中，就已经有了对三焦的不同认识。我辈想把三焦的这两类不同概念合二为一，是不可行的。

讲到这里，六腑的形态和机能都讲完了，与六腑相关的一些问题，我们也作了讨论和辨析。下面我画了一张草图，来表述六腑的生理机能和相互关系。（图 3-11）

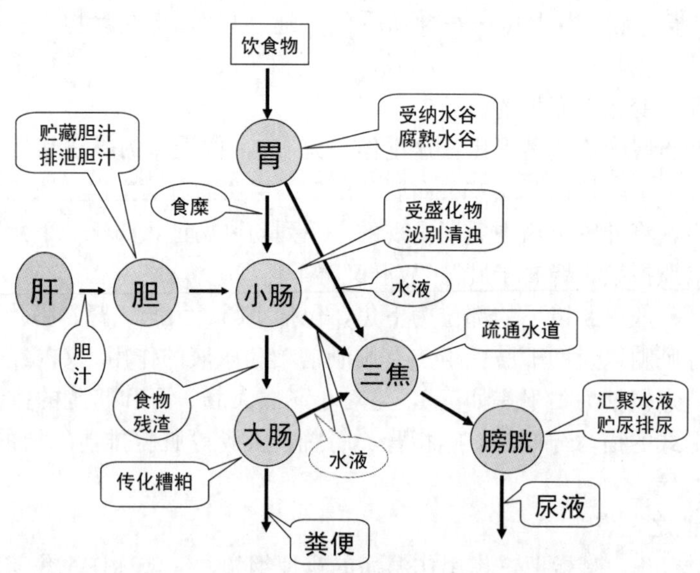

图 3-11　六腑的生理机能和相互关系示意图

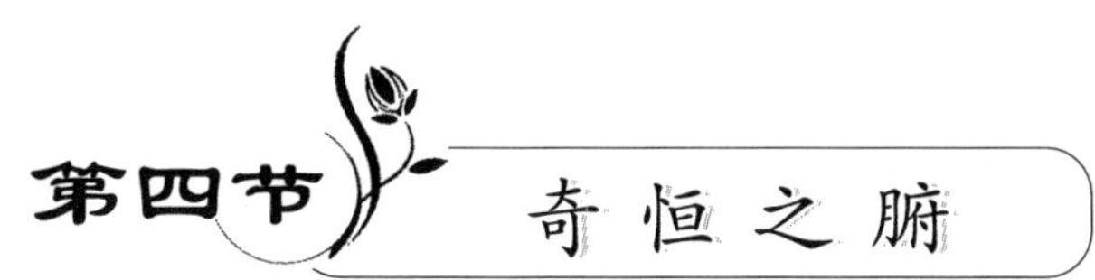

第四节 奇恒之腑

讲述内容：

1. 奇恒之腑的概念。
2. 脑的形态和生理机能。
3. 女子胞的形态和生理机能。

要点和难点：

1. 奇恒之腑的概念。
2. 脑的生理机能。
3. 女子胞与脏腑经脉的关系。

奇恒之腑，是脑、髓、骨、脉、胆、女子胞的总称。奇恒之腑的形态结构似腑，多为中空的管腔或囊性器官，而生理机能似脏，主藏精气而不泻。因此，奇恒之腑是介于脏和腑之间的一类脏器。

奇恒之腑概念中，有三个问题需要说明：

一是奇恒之腑的数目，按《内经》的说法，男女不同：女子六个，男子五个。男子加上精室，方为六个。如此，男女数目相等。

二是奇恒之腑的形态。我们发现，奇恒之腑中，脑与髓都不是中空的管腔或囊性器官。如果按这类形态来规定奇恒之腑，脑应该是指“颅腔”，髓应该是指“脊髓腔”。

三是奇恒之腑既无五行配属，也无所属经脉，除胆又为六腑之外，其余五者与五脏皆无表里配合，但与奇经八脉关系密切。

奇恒之腑中的髓、骨、脉、胆四个，在上述的五脏和六腑中已经讲述，此处仅讲述脑和女子胞，并附带讲讲精室。

一、脑

脑居颅腔之中，为脑髓汇聚而成，故又名“髓海”。《灵枢·海论》说：“脑为髓之海。”脑为神明之所出，又称“元神之府”。

前面已经讲过，元神是与识神相对而言的。元神源于先天，由先天之精所化，由先天元气充养，藏于脑；识神出于后天，由水谷之精所生，藏于心。元神对识神有控制作用，即能控制人的欲望和情绪。古人有“元神生而识神灭”之说。

脑与人体的神明有关，但并没有把它列入五脏。据我的研究，推测这可能与中医学引用五行学说将脏腑形体官窍都归于五类有关，也可能与古人的“居中”思维或“中土立极”思维有关，似乎也与古人对脑的认识没有对心的认识更深入更细致有关。

1. 脑的主要生理机能

脑的主要生理机能有三：一是主宰生命活动，二是主精神活动，三是主感觉运动。

(1) 主宰生命活动

“脑为元神之府”，元神来自先天，是人在出生之前，随形而生之神。元神对人体生命活动具有重要的调控作用，是人体生命之主宰。元神存则生命立，元神败则生命息。

(2) 主精神活动

人的精神活动，包括思维意识和情志活动等，都是客观外界事物反映于脑的结果。脑为髓海，主人的思维、意识和记忆。心也是发生思维的主要器官。元神藏于脑中，对藏于心的识神有控制作用，能控制人的欲望、情绪、思维等。故张锡纯《医学衷中参西录·人身神明诠》说：“脑中为元神，心中为识神。元神者，藏于脑，无思无虑，自然虚灵也；识神者，发于心，有思有虑，灵而不虚也。”情志活动是人对外界刺激的情绪反应，与人的情感、欲望等心身需求有关，属“欲神”范畴，亦为先天“元神”所调控。所以，脑是主司精神活动的重要器官。脑主精神活动的机能正常，则精神饱满，意识清晰，思维灵敏，记忆力强，语言清晰，情志正常。反之，则出现意识思维及情志方面的异常。

(3) 主感觉运动

眼、耳、口、鼻、舌等五脏外窍，皆位于头面，与脑相通。人的视、听、言、动等，皆与脑有密切关系。脑主元神，神能驭气，布散动、觉之气于诸筋而达百节，令之运动，故脑能统领肢体运动。髓海充盈，主司感觉运动机能正常，则视物精明，听力正常，嗅觉灵敏，感觉无殊，运动如常，轻劲多力；若髓海不足，主感觉运动机能失常，不论虚实，都会出现听觉失聪，视物不明，嗅觉不灵，感觉障碍，运动不能，懈怠安卧等症。

2. 脑与脏腑精气的关系

脑由精髓汇集而成，与脊髓相通，而髓由精化，精由肾藏，故脑与肾的关系密切。因肾精主要是先天之精，需要后天之精的充养才能充盛，故脑髓的充盈，不但与肾精密切相关，而且与五脏六腑之精有关。五脏六腑之精充盛，充养肾精，则肾精充盈。肾精充盈，则脑髓充满，故脑能正常发挥其各种生理机能。

另外，精神活动虽由脑与心主司，但尚有“五神脏”之说，即精神活动分由五脏主司。《素问·宣明五气》说：“心藏神，肺藏魄，肝藏魂，脾藏意，肾藏志。”《素问灵枢类纂约注》说：“肝藏魂，人之知觉属魂；肺藏魄，人之运动属魄。”也就是说，意识思维主要由心主司，知觉主要由肝主司，运动主要由肺主司，意念智慧的产生主要由脾主司，意志坚定和记忆主要由肾主司。神虽分藏于五脏，但总由脑所主的元神和心所主的识神来调节和控制。

二、女 子 胞

女子胞，又称胞宫、子宫、子脏、胞脏、子处、血脏，位于小腹部，在膀胱之后，直肠之前，下口，即胞门，又称子门，与阴道相连，呈倒置的梨形。

1. 女子胞的主要生理机能

女子胞的主要生理机能有二：一是主持月经，二是孕育胎儿。

（1）主持月经

月经，又称月信、月事、月水，是女子生殖细胞发育成熟后周期性子宫出血的生理现象。健康女子，约到14岁左右，天癸至，生殖器官发育成熟，子宫发生周期性变化，约1月（28天）左右周期性排血一次，即月经开始来潮。约到49岁左右，天癸竭绝，月经闭止。月经周期中还要排卵一次。月经的产生，是脏腑经脉气血及天癸作用于胞宫的结果。胞宫的机能正常与否直接影响月经的来潮，所以胞宫有主持月经的作用。

（2）孕育胎儿

胞宫是女性孕育胎儿的器官。女子在发育成熟后，月经应时来潮，经后便要排卵，因而有受孕生殖的能力。此时，两性交媾，两精相合，就构成了胎孕。受孕之后，月经停止来潮，脏腑经络血气皆下注于冲任，到达胞宫以养胎，培育胎儿以至成熟而分娩。

2. 女子胞与脏腑经脉的关系

（1）与脏腑及天癸的关系

女子以血为本，经水为血液所化，而血液由脾胃化生的水谷精微化生。在血液的生成和运行中，心藏神主行血并化血，肝主疏泄并藏血，脾主生血并统血，肾藏精，精化血，肺主气，朝百脉而输精微，它们分司血的生化、统摄、调节等重要作用。故脏腑安和，血脉流畅，血海充盈，气血和调，则经候如期，胎孕乃成。在五脏之中，女子胞与肝、心、脾、肾的关系尤为密切。

天癸，是肾精肾气充盈到一定程度时体内出现的一种精微物质，有促进生殖器官发育成熟、女子月经来潮及排卵、男子精气溢泻，因而具备生殖能力的作用。女子胞的发育成熟、月经按时来潮及其后定时排卵，与天癸的来至和其对胞宫的作用有极其密切的关系。（图 3-12）

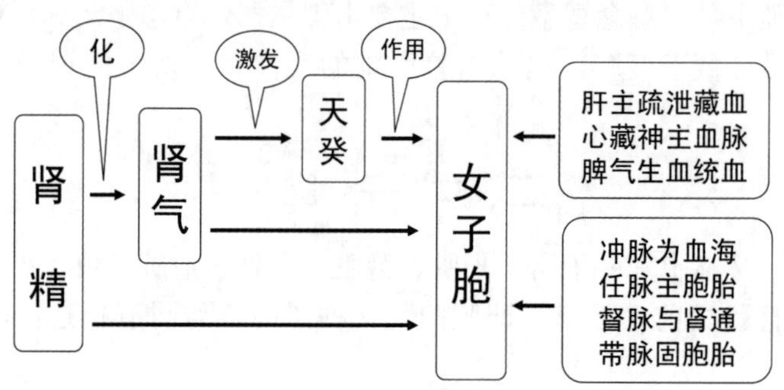

图 3-12　肾精肾气天癸五脏经脉与女子胞的关系示意图

（2）女子胞与经脉的关系

女子胞与冲、任、督、带及十二经脉，均有密切关系。

冲脉上渗诸阳，下灌三阴，与十二经脉相通，为“十二经脉之海”。冲脉又为“五脏六腑之海”。脏腑经络之气血皆下注冲脉，故称冲脉为“血海”。冲脉血海蓄溢十二经之血，胞宫得以泄溢经血，孕育胎儿。

任脉通畅，月经如常，方能孕育胎儿。因任脉为“阴脉之海”，一身之阴经之血，经任脉聚于胞宫，妊养胎儿，故称“任主胞胎”。任脉气血充盛是女子胞主持月经、孕育胎儿的生理基础。

督脉为“阳脉之海”，督脉与任脉，同起于胞中，一行于身后，一行于身前，交会于龈交，其经气循环往复，沟通阴阳，调摄气血，并与肾相通，运行肾气，从而维持胞宫正常的经、孕、产的生理活动。

带脉既可约束、统摄十二经脉和冲任督三经的气血，又可顾护胞胎，防止流产。

附：精室

精室，顾名思义，是贮藏精液之所，称为男子之胞。

精室，包括睾丸、附睾、精囊腺和前列腺等，具有贮藏精液、生育繁衍的生理机能。

精室这个男性生殖器官，由肾主司，与肾精肾气的盛衰密切相关，并与冲任二脉密切相关。《中西汇通医经精义·下卷》说："女子之胞，男子为精室，乃血气交会，化精成胎之所，最为紧要。"

睾丸，又称外肾，亦称势。丹波元简注《灵枢·五音五味》说："宦者少时去其势，故须不生。势，阴丸也，此言宗筋，亦指睾丸而言。"

精室，是男子的奇恒之腑之一。如此，男女的奇恒之腑都有六个：在女子是脑、髓、骨、脉、胆、女子胞，在男子是脑、髓、骨、脉、胆、精室。

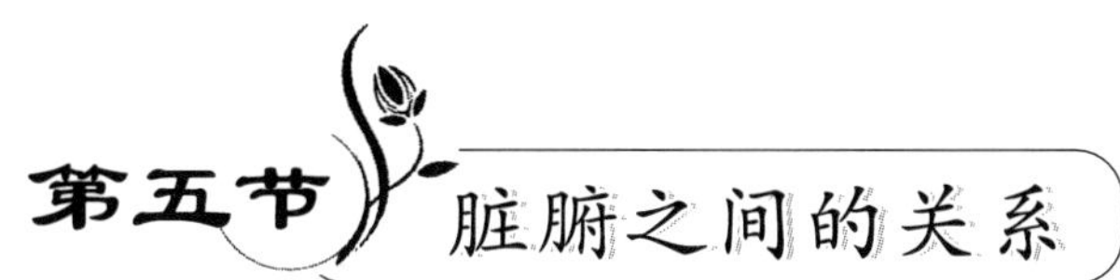

第五节 脏腑之间的关系

讲述内容：

1. 五脏之间的关系。
2. 六腑之间的关系。
3. 脏与腑之间的关系。
4. 五脏与奇恒之腑之间的关系。

要点和难点：

1. 心与肾之间的关系。
2. 肺与肾之间的关系。
3. 脾与肾之间的关系。
4. 肝与肾之间的关系。
5. 脾与胃之间的关系。
6. 肺与大肠之间的关系。

脏腑之间的关系这一节，共讲述四方面的内容：一是五脏之间的关系，二是六腑之间的关系，三是脏与腑之间的关系，四是五脏与奇恒之腑之间的关系。

一、五脏之间的关系

关于五脏之间的关系，我们在五行学说中已经提到了两种模式：一是以五行相生相克模式解说的五脏之间的既相互资生又相互制约的关系；二是以中土五行模式建立的四时五脏体系。前一模式中，五脏之间没有主次，每一脏都是平等的，既是生它克它者，又是被生被克者。后一模式中，五脏之间是有主次的：居中的脏是主，周边的脏是从。居中的脏能够资助和调控周边的四脏。脾居中，“中央土以灌四傍”，能够资助和调控肝心肺肾四脏。

我们此次讲述的五脏之间的关系，不再以上述的两种五行模式来论说，而是以五脏之间在生理机能和病理变化方面的联系来讲述。

1. 心与肺

心主血脉，主管血液运行，肺主气司呼吸。心和肺之间实际上就是气和血之间的关系。血液的正常运行，必须依赖于心气的推动和调控作用的协调，亦有赖于肺气的辅助。

古人早已认识到人的呼吸和心跳与关系。心跳停止，呼吸也就没有了。呼吸停止，心跳也就随之停止。血液的正常循环流动，又能维持肺的主气司呼吸，使呼吸出入正常进行。连结心脏搏动和肺呼吸的中间环节是宗气。这是由于宗气既有贯心脉以助心行血气的作用，又有上出喉咙以助肺司呼吸的功能。宗气不足，既能影响呼吸出入而见气短喘促，也可影响心脏搏动而见心悸怔忡。

2. 心与脾

心主血而脾生血，心主行血而脾主统血。心与脾的关系，主要表现在血液生成方面的相互为用及血液运行方面的相互协同。

在血液生成方面：水谷精微通过脾气的转输作用，上输于心肺，贯注于心脉而化赤为血。脾主运化而为气血生化之源。脾气健旺，血液化生有源，以保证心血充盈。病理上，若脾虚失于健运，化源不足，或统血无权，慢性失血，均可导致血虚而致心失所养。而劳神思虑过度，既耗心血，又损脾气，亦可形成心脾两虚之证。临床常见眩晕、心悸、失眠、多梦、腹胀、食少、体倦无力、精神萎靡、面色无华等症，治之以补养心脾的归脾汤之类。

在血液运行方面：血液在脉中正常运行，既依赖心气的推动和调控作用，又依靠脾气的统摄以使血行脉中而不逸出。若心气不足，就会导致血瘀。脾气虚损，统摄无权，就可导致出血。

3. 心与肝

心与肝的关系，主要表现在血液运行以及精神情志调节两个方面。

(1) 血液运行方面

心主行血，肝主藏血。心肝两脏相互配合，共同维持血液的正常运行。心气充沛，心血充盈，则血行正常，肝有所藏；肝藏血充足，疏泄正常，有效进行血量调节，也有利于心行血机能的正常发挥。

心血与肝血，基本上概括了全身之血液。心血，是指心所主的运行于心与血脉中的血液，包括运行于心脏本身脉络中的血液；肝血，是指贮藏于肝脏内的血液。全身血液亏虚，也主要表现为心血虚、肝血虚以及心肝血虚。此外，心血瘀阻可累及肝，肝血瘀阻亦可累及心，最终导致心肝血瘀的病理变化。

心主血而藏神，心血足则神明；肝藏血而舍魂，肝血足则魂安。心血与肝血相互资助，心神能调控肝魂，心血与肝血都充足，则心神明而肝魂安。(图 3-13)

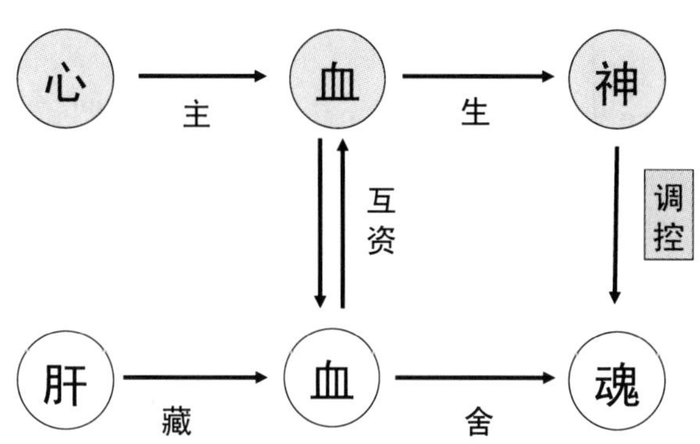

图 3-13 心肝神魂之间的关系示意图

（2）精神情志方面

心藏神，主宰意识、思维及情志活动。肝主疏泄，调畅气机，维护情志的舒畅。心肝两脏，相互为用，共同维持正常的精神情志活动。心血充盈，心神健旺，有助于肝气疏泄，情志调畅；肝气疏泄有度，情志畅快，亦有利于心神内守。

病理上，心神不安与肝气郁结，心火亢盛与肝火亢逆，可两者并存或相互影响。前者可出现以精神恍惚、情绪抑郁为主症的心肝气郁的病理变化，后者则出现以心烦失眠、急躁易怒为主症的心肝火旺的病理变化。

4．心与肾

心与肾在生理上的联系，主要表现为“心肾相交”。而心肾相交，主要体现在水火既济、精神相交和君相安位三个方面。

（1）水火既济

心居上焦属阳，在五行中属火；肾居下焦属阴，在五行中属水。就阴阳水火的升降理论而言，在上者宜降，在下者宜升，升已而降，降已而升。心位居上，故心火，即心阳，必须下降于肾，以温肾阴，使肾水不寒；肾位居下，故肾水，即肾阴，必须上济于心，以滋心阳，使心火不亢。心与肾之间的水火升降互济，维持了两脏之间生理机能的协调平衡。肾气分为肾阴与肾阳，肾阴上济依赖肾阳的鼓动；心气分为心阴与心阳，心火的下降需要心阴的凉润。肾阴在肾阳的鼓动作用下化为肾气以上升济心，心火在心阴的凉润作用下化为心气以下行助肾。（图 3-14）

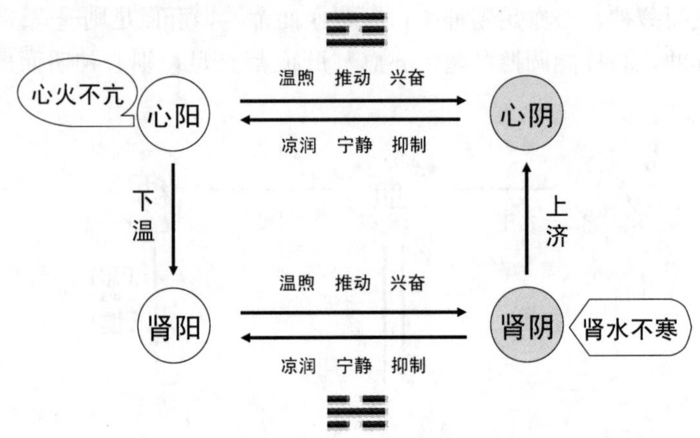

图 3-14 心肾水火之间的关系示意图

（2）精神互用

心藏神，肾藏精。精能化气生神，为气、神之源；神能控精驭气，为精、气之主。故积精可以全神，神清可以控精。（图 3-15）

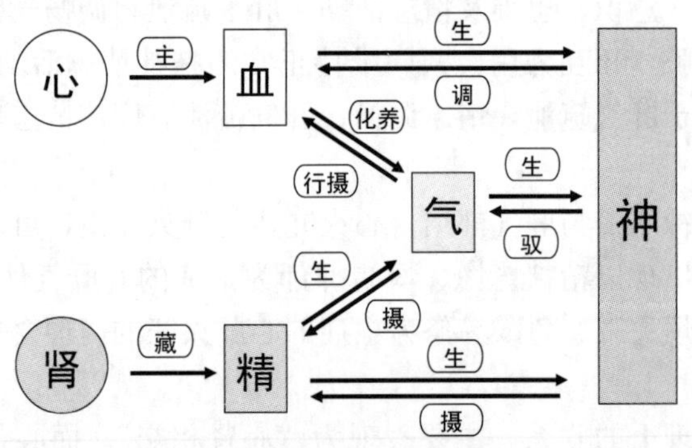

图 3-15 心肾精神互用示意图

（3）君相安位

即《内经》所谓的“君火以明，相火以位。”心寓君火，肾藏相火。君火在上，如日照当空，为一身之主宰；相火在下，系阳气之根，为神明之臣辅。相火秘藏，禀命守位，则心阳充足；心阳充盛，则相火潜藏守位。君火相火，各安其位，则心肾上下交济。

心与肾之间的水火、阴阳、精神的动态平衡失调，称为心肾不交。主要表现为水不济火，肾阴虚于下而心火亢于上的阴虚火旺，或肾阳虚与心阳虚互为因果的心肾阳虚、水湿泛滥，或肾精与心神失调的精亏神逸的病理变化。

调理心肾不交，或滋水制火，或补阳消阴，或补精安神。这都属表浅层次的治疗方法。

哪是更深层次的调理呢？《吴医汇讲》曾说："水不升为病者，调肾之阳，阳气足，水气随之而升；火不降为病者，滋心之阴，阴气足，火气随之而降。则知水本阳，火本阴，坎中阳能升，离中阴能降故也。"这讲的就是更深层次的调理。也就是从根本上补养真阴真阳以调理水火升降，使心阳在心阴的凉润下合化为心气下行以温肾气，肾阴在肾阳的温暖下合化为肾气上升以济心气。如此心肾恢复交济协调。

此论可资临床治疗失眠等症时参考：对心火不降为病的失眠，可用黄连阿胶汤加生地、麦冬，以牵制心火下降以温肾；对肾水不升为病的失眠，可用六味地黄汤少加肉桂，以鼓动肾阴上升济心。心肾交济，失眠自愈。

5. 肺与脾

肺与脾的关系，主要表现在气的生成与水液代谢两个方面。

（1）气的生成方面

肺与脾都与宗气的生成有关，因而也与一身之气的盛衰有关。肺主呼吸，吸入自然界的清气；脾主运化，化生水谷之精并进而化为谷气。清气与谷气在肺中汇为宗气，宗气与元气再合为一身之气。如果出现少气乏力，气短懒言，就是肺脾气虚的表现。治疗重点是要补脾气。因为"肺为主气之枢，脾为生气之源"。

（2）水液代谢方面

肺与脾都参与了机体的水液代谢。脾气健升，将脾胃运化的部分津液上输于肺，通过肺气的宣发与肃降运动，布散周身，并将脏腑代谢后的浊液下输膀胱，成为尿液生成之源。若脾失健运，水液不化，聚湿生痰，为饮为肿；若影响到肺气宣降，则输布到肺的津液，不得布散，反而聚而为痰为饮，出现喘咳痰多。水液的输布以脾气的运化为主，故有"脾为生痰之源，肺为贮痰之器"之说。临床治疗咳嗽痰多，一定要健脾化痰为首务。

6. 肺与肝

肺与肝的生理联系，主要体现在人体气机升降的协调方面。

肝气从左升发，肺气由右肃降。一升一降，相互协调，称做"龙虎回环"。因肝位于东方，是青龙之位；肺位于西方，是白虎之位。所以肝气左升，肺气右降，古人称为"龙虎回环"。

肺气充足，肃降正常，有利于肝气的升发；肝气疏泄，升发条达，有利于肺气的肃降。肝郁化火，或肝气上逆，肝火上炎，可耗伤肺阴，使肺气不得肃降，而出现咳嗽、胸痛、咯血等肝火犯肺证，五行学说称为“木火刑金”或“木旺侮金”。若肺失清肃，燥热内盛，也可伤及肝阴，致肝阳亢逆，而出现头痛、易怒、胁肋胀痛等肺病及肝之候。前者可用一贯煎泻肝火而滋肺阴；后者可用小柴胡汤合沙参麦冬调理。

7. 肺与肾

肺与肾的关系，主要表现在水液代谢、呼吸运动及阴阳互资三个方面。

（1）水液代谢方面

肺肾两脏都参与机体的水液代谢。肺主行水，为水之上源；肾主水液代谢，为主水之脏。若肺的行水机能失调和肾的主水机能失调，导致水液代谢障碍，可见全身水肿。正如《素问·水热穴论》所说：“其本在肾，其末在肺，皆积水也”。因此，治疗水肿，一般的原则是：上半身水肿，治在肺，兼以治脾；下半身水肿，治在肾，兼以治脾。不论何处水肿都要兼以治脾，是因为脾是运化水液的最主要脏腑。

（2）呼吸运动方面

肺司呼吸，肾主纳气。呼吸运动由肺所主，亦需肾纳气机能的协助。肺气肃降，吸入清气并向下运行；肾气摄纳，将吸入的清气下纳于肾，以维持呼吸的深度。故说“肺为气之主，肾为气之根”。肺气久虚，肃降失司，与肾气不足，摄纳无权，往往互为影响，以致出现气短喘促，呼吸表浅，呼多吸少等肾不纳气的病理变化。

（3）阴阳互资方面

肺肾阴阳，相互资生。金为水之母，肺阴充足，下输于肾，使肾阴充盈；肾阴为诸阴之本，肾阴充盛，上滋于肺，使肺阴充足。肺阴不足与肾阴不足，既可同时并见，亦可互为因果，最终导致肺肾阴虚内热之证。肾阳为诸阳之根，能资助肺阳，共同温暖肺阴及肺津，推动津液输布，则痰饮不生，咳喘不作。老年久病痰饮喘咳，多属肺肾阳虚。

8. 肝与脾

肝与脾的生理联系，主要表现为疏泄与运化的相互为用、藏血与统血的相互协调关系。

（1）饮食物的消化方面

肝主疏泄，调畅气机，协调脾胃升降，促进脾胃的运化，并疏利胆汁，输于肠道，促进脾胃对饮食物的消化和精微的吸收；脾气健旺，运化正常，水谷精微充足，气血生化有源，肝体得以濡养而使肝气冲和条达，有利于疏泄作用的发挥。

病理上常见肝脾不调，肝失疏泄，气机郁滞，易致脾失健运，形成精神抑郁，胸闷太息，纳呆腹胀，肠鸣泄泻等肝脾不调之候。脾失健运，也可影响肝失疏泄，导致“土壅木郁”之证。若因脾虚生湿化热，湿热郁蒸肝胆，胆热液泄，则可形成黄疸。(图 3-16)

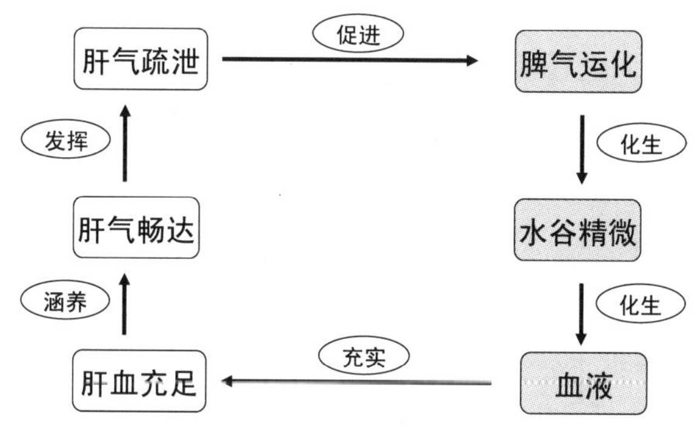

图 3-16　肝脾之间关系示意图

（2）血液运行方面

肝主藏血，调节血量，防止出血；脾为血液生化之源，并能统摄血液而防止出血。两脏共同在维护血液运行方面起到了协同作用。如果肝气和脾气都不足，可见肝不藏血与脾不统血同时出现，临床上称为“藏统失司”。因脾为气血生化之源，故治疗出血证，都是从健脾益气入手，通过补气以统血。

9. 肝与肾

肝肾之间的关系，主要表现在精血同源、藏泄互用以及阴阳互资互制等方面。

（1）精血同源

肝藏血，肾藏精，精血皆由水谷之精化生和充养，且能相互资生，故曰同源互化，又称肝肾同源或乙癸同源。病理上，肝血不足与肾精亏损多可相互影响，以致出现头昏目眩、耳聋耳鸣、腰膝酸软等肝肾精血两亏之证。

（2）藏泄互用

肝主疏泄，肾主封藏，二者之间存在着相互为用、相互制约的关系。肝气疏泄可促使肾气开合有度，肾气闭藏可防肝气疏泄太过。疏泄与封藏，相反而相成，从而调节女子的月经来潮、排卵和男子的排精。若肝肾藏泄失调，女子可见月经周期失常，经量过多或闭经，以及排卵障碍，男子可见阳痿、遗精、滑泄或阳强不泄等症。

（3）阴阳互资互制

肝气由肝精肝血所化所养，含有肝阴与肝阳两部分；肾气由肾精化生，含有肾阴与肾阳两部分。不仅肝血与肾精之间存在着同源互化的关系，而且肝肾阴阳之间也存在着相互资助和相互制约的联系。肾阴与肾阳为五脏阴阳之本，肾阴滋养肝阴，共同制约肝阳，则肝阳不偏亢；肾阳资助肝阳，共同温煦肝脉，可防肝脉寒滞。肝肾阴阳之间互制互用维持了肝肾之间的协调平衡。病理上，肾阴不足可累及肝阴；肝肾阴虚，阴不制阳，水不涵木，又易致肝阳上亢，可见眩晕、中风等。肾阳虚衰可累及肝阳；肝肾阳虚，阳不制阴，阴寒内盛，可见下焦虚寒，肝脉寒滞，出现少腹冷痛，阳痿精冷，宫寒不孕等。（图 3-17）

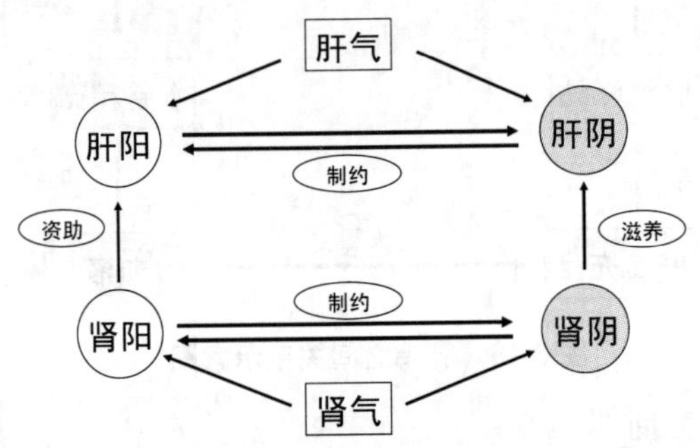

图 3-17 肝肾阴阳关系示意图

10. 脾与肾

脾为后天之本，肾为先天之本，脾肾两者的关系首先表现为先天与后天的互促互助；脾主运化水液，肾为主水之脏，脾肾的关系还表现在水液代谢方面。

（1）先天后天相互资生

先天促后天，后天养先天。先天温养激发后天，后天补充培育先天。（图 3-18）

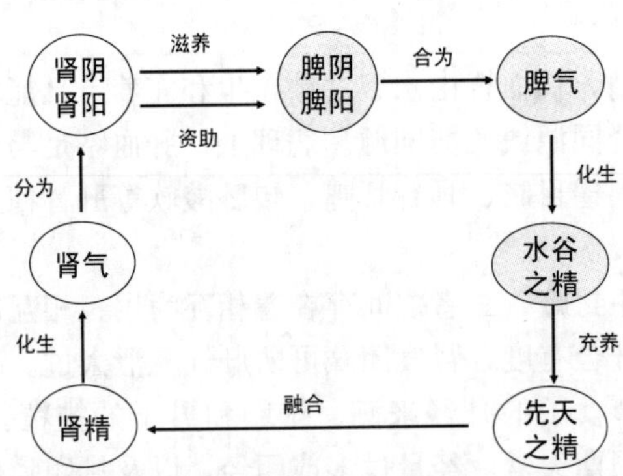

图 3-18 脾肾先后天之本之间的关系示意图

脾气运化水谷，化生水谷之精，进而化生谷气，是脾气及脾阴脾阳的协同作用，但有赖于肾气及肾阴肾阳的资助和促进；肾所藏先天之精及其化生的元气，亦赖脾气运化的水谷之精及其化生的谷气的不断充养和培育，方能充盛。后天与先天，相互资生，相互促进。

病理上，肾精不足与脾精不充，脾气虚弱与肾气虚亏，脾阳虚损与命门火衰，脾阴（胃阴）匮乏与肾阴衰少，常可相互影响，互为因果。脾肾精虚多出现生长发育迟缓或未老先衰；脾肾气虚多表现为腹胀便溏或大小便失禁或虚喘乏力；脾肾阳虚多出现畏寒腹痛、腰膝酸冷、五更泄泻、完谷不化等的虚寒性病证；脾（胃）肾阴虚可出现五心烦热、口舌生疮、舌红少苔或无苔，或饥不欲食的虚热性病证。

（2）水液代谢

脾气运化水液作用的正常发挥，须赖肾气的蒸化及肾阳的温煦作用的支持。肾主水液输布代谢，又须赖脾气及脾阳的协助，即所谓“土能制水”。脾肾两脏相互协同，共同主司水液代谢的协调平衡。病理方面，脾虚失运，水湿内生，经久不愈，可发展至肾虚水泛；而肾虚蒸化失司，水湿内蕴，也可影响脾气的运化，最终均可导致尿少浮肿，腹胀便溏，畏寒肢冷，腰膝酸软等脾肾两虚、水湿内停之证。

二、六腑之间的关系

胆、胃、大肠、小肠、三焦、膀胱六腑的生理机能虽然各不相同，但它们都是传化水谷、输布津液的器官。《灵枢·本藏》说：“六府者，所以化水谷而行津液者也。”

饮食入胃，经胃的腐熟，成为食糜，下降于小肠，小肠承受胃的食糜，再进一步消化，并泌别清浊：清者为水谷精微以养全身，其中的部分水液经三焦渗入膀胱，浊者为食物残渣，下传大肠。渗入膀胱的水液，经肾气的蒸化作用，吸收可再利用的，剩余的为尿，在肾气的作用下有节制地排泄于外。进入大肠的食物残渣，经燥化与传导作用，化为粪便有节制地通过魄门排出体外。在上述的饮食物的消化和精微的吸收过程中，还有赖于胆汁的排入肠道以助消化。在水液的输布过程中，还有赖于三焦的疏通水道以渗水液的作用。由于六腑传化水谷，需要不断地受纳排空，虚实更替，故有“六腑以通为用”、“六腑以通为顺”之说。

饮食物从口摄入以后，经过六腑的共同作用，从消化吸收乃至糟粕的下传排出，必须不断地由上而下递次传送。六腑中的内容物不能停滞不动，其受纳、消化、传导、排泄的过程，是一个虚与实、空与满的不断更替的过程。六腑的生理特点是：实而不能满，满则病；通而不能滞，滞则害。

六腑在病理上相互影响。如胃有实热，津液被灼，必致大便燥结，大肠传导不利。而大肠传导失常，肠燥便秘也可引起胃失和降，胃气上逆，出现嗳气、呕恶等症。又如胆火炽盛，每可犯胃，出现呕吐苦水等胃失和降之证，而脾胃湿热，郁蒸肝胆，胆汁外溢，则见口苦、黄疸等症。

临床治疗六腑病变时，也要考虑它们之间的生理病理联系。如胆汁泄于小肠，以帮助饮食物的消化吸收。而中医治疗胆汁排泄不畅的胆囊炎、胆石症等胆道病，也要注意通泄大小肠，促进肠道的蠕动，以利胆汁和胆石的排泄。

六腑病变，多表现为传化不通，故在治疗上又有“六腑以通为补”之说。这里所谓“补”，不是用补益药物补脏腑之虚，而是指用通泄药物使六腑以通为顺。这对腑病而言，堪称为“补”。当然，并非所有腑病均用通泄药物治疗，只有六腑的传化发生阻滞而表现为实证时，方能“以通为补”。六腑之病，也有虚证，如胃阴不足、大肠津枯、膀胱失约等，治疗又当补虚为要。

三、脏与腑之间的关系

脏与腑的关系，是脏腑的阴阳表里相合关系。脏属阴主里而腑属阳主表，一脏一腑，一阴一阳，一表一里，相互配合，组成心与小肠、肺与大肠、脾与胃、肝与胆、肾与膀胱等脏腑表里关系。

一脏一腑组成表里相合关系，依据主要有三：

一是经脉属络。即属脏的经脉络于所合之腑，属腑的经脉络于所合之脏。如手太阴肺经属肺络大肠，手阳明大肠经属大肠络肺，肺与大肠构成脏腑表里关系，手太阴经与手阳明经则构成表里经。

二是生理配合。六腑的传化水谷，受五脏之气的支持和调节才能完成，如胃的纳谷腐熟需要脾气运化的推动，膀胱的贮尿排尿赖肾气的蒸化和固摄等。五脏的化生和贮藏精气，也有赖于六腑的配合。如脾气的运化水谷，又需要胃气的腐熟作用的支持等。

三是病理相关。脏病可影响到其相合的腑，腑病也可影响其相合的脏。因此，在治疗上，相应地就有脏病治腑、腑病治脏、脏腑同治诸法。如肺热壅盛，肺气失于肃降，可致大肠传导失职而大便秘结。而大便秘结，大肠不通，也可致肺气不降而身热咳喘不退。临床上常采用清肺热兼以通大便的治法。大便一通，肺热则清。通大便以清热，即是所谓的“釜底抽薪”之法，是中医治疗肺热咳喘的常用方法，也是反映中医治疗优势特色的方法之一。脏腑相合理论，对指导临床有重要意义。

1. 心与小肠

手少阴经属心络小肠，手太阳经属小肠络心，心与小肠通过经脉相互属络构成了表里关系。

心与小肠生理上相互为用。心主血脉，心阳之温煦，心血之濡养，有助于小肠的化物；小肠主化物，泌别清浊，吸收水谷精微和津液，其中浓厚部分经脾气转输于心，化赤为血，以养心脉。即所谓“浊气归心，淫精于脉”。

心与小肠病理上相互影响。心经实火，可移热于小肠，引起尿少、尿赤涩刺痛、尿血等小肠实热的症状。反之，小肠有热，亦可循经脉上熏于心，可见心烦、舌赤糜烂等症状。治疗心火亢盛和小肠实热，都要通过利小便以清泻心火和小肠火，可用导赤散之类的方子，并嘱咐患者多喝水，以利心火或小肠火的排出。这种治法也是反映中医特色优势的治法。至于这种治法的机理，前面已经讲过，不再复赘。

此外，小肠虚寒，化物失职，水谷精微不生，日久可出现心血不足的病证。

2. 肺与大肠

手太阴经属肺络大肠，手阳明经属大肠络肺，通过经脉的相互属络，肺与大肠构成表里关系。

肺与大肠的生理联系，主要体现在肺气肃降与大肠传导之间的相互为用关系。肺气清肃下降，调畅气机，向下布散津液，促进大肠的传导，有利于糟粕的排出。大肠传导正常，糟粕下行，亦有利于肺气的肃降。

肺与大肠在病变时亦可相互影响。肺气壅塞，失于肃降，气不下行，津不下达，可引起腑气不通，肠燥便秘。若大肠实热，大便燥结，传导不畅，腑气阻滞，也可影响到肺气的宣降，出现胸闷咳喘。因此，治疗肠燥便秘，一定要兼以滋养肺津，并降肺气。治疗胸闷咳喘的肺病，也要兼以畅通大肠。

3. 脾与胃

脾与胃同居中焦，以膜相连，足太阴经属脾络胃，足阳明经属胃络脾，脾与胃构成表里相合关系。脾与胃的生理联系，主要体现在水谷纳运相得、气机升降相因、燥湿相济和阴阳互资等方面。

（1）纳运相得

在饮食水谷的消化吸收方面，胃主受纳、腐熟水谷，为脾主运化提供前提；脾主运化，消化食物，吸收转输精微，也为胃的继续摄食提供条件。脾与胃密切合作，纳运相得，维持着饮食物的不断受纳、消化以及精微和津液的不断吸收与转输过程。即所谓：“胃司受纳，脾主运化，一运一纳，化生精气。”若脾失健运，可导致胃纳不振；而胃气失和，也可导致脾运失常；最终均可出现纳少脘痞、腹胀泄泻等脾胃纳运失调的病症。

（2）升降相因

脾气与胃气合为中气。脾气主升而胃气主降，脾气与胃气的升降协调，则中气能斡旋诸气而为气机升降之枢。所谓脾气升则肾气、肝气皆升，胃气降则心气、肺气皆降。脾气上升，可将运化吸收的水谷精微向上输布；胃气通降，可将受纳之水谷、食糜及食物残渣通降下行。脾气上升有助于胃气和降，胃气下降也有助于脾气上升。脾胃之气升降相因，既保证了饮食纳运的正常进行，又维护着内脏位置的相对恒定。如果脾气不升，胃气不降，升降失调，则可产生脘腹坠胀、头晕目眩、泄泻不止、呕吐呃逆，或内脏下垂等候。即所谓“清气在下，则生飧泄；浊气在上，则生䐜胀”。

（3）燥湿相济

脾主运化水饮，脾气虚则生湿，而湿又最易困脾，故脾喜燥而恶湿；胃主受纳腐熟，通降食糜，最需津液的滋润，故喜润而恶燥。脾气被湿所困则不得升，胃气无津液滋润则不得降。故说：脾燥则升，胃润则降。脾胃燥湿相济，是保证脾胃纳运相得和升降协调的必要条件。病理上，如湿困脾运，可导致胃纳不振；胃津不足，胃纳不振，亦可影响脾的运化。脾湿则其气不升，胃燥则其气不降，都可见中满痞胀、排便异常等症。

（4）阴阳互资

脾气含有脾阳和脾阴，胃气含有胃阳与胃阴。脾阳与胃阳相互资助，脾阴与胃阴相互滋养。然脾与胃相对而言，脾为脏属阴，以阳气温煦推动用事，脾阳健升则能运化升清；胃为腑属阳，以阴气凉润通降用事，胃阴足，胃气和降，则能受纳腐熟。脾胃阴阳和调，则维系了饮食物的消化和精微的吸收转输。故叶天士在《临证指南医案·卷二》说：“太阴湿土，得阳始运，阳明燥土，得阴自安。以脾喜刚燥，胃喜柔润故也。”

这里需要指出，脾胃阴阳与燥湿，既有联系，又是不同的概念。脾胃阴阳是属于脾气和胃气的范畴：脾阳与脾阴都是脾气的一部分，胃阴与胃阳都是胃气的一部分。而燥湿则是与脾胃的津液多少有关：脾湿，是因为脾气不能运化水液，津液停聚而成湿；胃燥，是因胃中津液不足而失润，而津液不足多是由于外感火热耗伤胃津，或胃火亢盛伤耗胃津所致。脾湿多见口甘，不思饮食，舌苔厚腻等，治疗当除湿兼以健脾，若兼有腹部冷凉疼痛，或四肢发凉，则当兼以温补脾阳。胃燥多见口干咽燥，饥不欲食，舌干少津等，治疗当滋阴生津润燥，兼以清热或泻胃火。若兼见低热或五心烦热，舌红无苔，脉细数等，这是胃阴虚衰，当滋养胃阴，兼补肾阴。

就用药来说，目前的《中药学》中并没有把滋阴的药物与生津润燥的药物分开。这给我们选用润燥的药物带来了一定的困难。滋阴药物的主要作用，是滋养阴气以制约偏亢的阳气，用于治疗阴虚内热的虚热或阴虚阳亢的虚性亢奋证。只有部分滋阴的药物既能滋补阴气，又有一定的生津润燥作用，如麦冬、生地、元参等；还有部分滋阴药物能滋补阴气，并兼有镇静作用，如牡蛎、龟板、鳖甲等；一般说来，生津润燥的药物没有滋补阴气的作用，如杏仁、麻仁等。

《周易》上有一句话："水流湿，火就燥"。是说湿与水有关，燥与火有关。《内经》说："水火者，阴阳之征兆也。"湿与水近而属阴，燥与火近而属阳。这可能就是湿属阴而燥属阳的理论渊源。就脾湿与胃燥而言：脾湿属阴而胃燥属阳，这是对的。但脾湿不是脾阴，不能与脾阳相对；胃燥不是胃阳，也不能与胃阴相对。所谓脾阳化湿，只是部分温脾阳的药物兼有除湿的作用而已；所谓胃阴润燥，只是部分滋胃阴的药物兼有生津润燥的作用而已。

4. 肝与胆

肝胆同居右胁下，胆附于肝叶之间。足厥阴经属肝络胆，足少阳经属胆络肝，两者构成表里相合关系。肝与胆的关系，主要表现在同司疏泄，共主勇怯两方面。

（1）同司疏泄

肝主疏泄，分泌胆汁；胆附于肝，藏泄胆汁。两者协调合作，使胆汁疏利到肠道，以帮助脾胃消化食物。肝气疏泄正常，促进胆汁的分泌和排泄；而胆汁排泄无阻，又有利于肝气疏泄的正常发挥。病理上，若肝气郁滞，可影响胆汁疏利；而胆腑湿热，也可影响肝气疏泄；最终均可导致肝胆气滞、肝胆湿热，或郁而化火、肝胆火旺之证。

（2）共主勇怯

肝者，将军之官，谋虑出焉。胆者，中正之官，决断出焉。胆主决断与人的勇怯有关，而决断又来自肝之谋虑。肝胆相互配合，情志活动正常，遇事能作出决断。

5. 肾与膀胱

肾为水脏，膀胱为水腑。足少阴经属肾络膀胱，足太阳经属膀胱络肾，两者构成表里相合关系。肾与膀胱的关系，主要表现在共主尿液的生成、贮存和排泄。

肾为主水之脏，化生并排泄尿液，开窍于二阴；膀胱汇聚水液，是为水腑，并贮尿排尿。化生尿液是在膀胱中进行的，是膀胱中汇聚的水液，在肾气的蒸化作用下完成的。尿液贮存于膀胱而有节制地排出，又是肾气的固摄作用与蒸化作用协调的体现。若肾气虚弱，蒸化无力，或固摄无权，可影响膀胱中尿液的生成及尿液的贮藏和排出，从而可见尿少、癃闭或尿失禁等症。膀胱湿热，或膀胱失约，也可影响到肾气的蒸化和固摄，以致出现小便色质或排出的异常。

四、五脏与奇恒之腑的关系

五脏与奇恒之腑具有相同的生理特点，即“藏精气而不泻”。奇恒之腑多数没有自身所属的经脉（胆为六腑之一，故除外），但与奇经八脉却有着较多的联系，而五脏及其所属经脉与奇经八脉也有着密切的联系。因此，五脏与奇恒之腑在生理上存在着相互资助、相互为用的关系，在病理上也相互影响。

1. 五脏与女子胞

女子胞的主要生理机能是主持月经和孕育胎儿，与心、肝、脾、肾四脏的关系最为密切。

心主藏神，女子胞主持月经和孕育胎儿的机能受心神调节。心神内守，心情舒畅，是女子月经按时来潮和适时排卵以成胎孕的重要条件。心主血脉，化赤为血，心血充盛，血脉充盈，心气充沛，血脉通畅，对女子胞的机能具有重要的资助和促进作用。若心神不宁，或心血不足，或心气虚衰，都可影响胞宫导致月经失调，甚或不孕。

肝主藏血，称为“血海”，为妇女经血之源。肝血充足，下注冲脉血海，则冲脉盛满，血海充盈；肝主疏泄，调畅气机，肝气冲和条达，气行则血行，故使任脉通，冲脉盛；肝气疏泄，气机畅达，则情志舒畅。故肝的疏泄和藏血机能正常，可使气血和调，心情舒畅，应时排经、排卵。女子以血为本，以气为用，经、带、胎、产无不与气血情志相关，无不依赖于肝之藏血和疏泄机能，故有“女子以肝为先天”之说。

脾主运化，为气血生化之源，主统血。血和调于五脏，洒陈于六腑，在女子则上为乳汁，下为月经。女子胞与脾的关系，主要表现在经血的化生与固摄两个方面。脾气健运，化源充足，统摄有权，则经血藏泄正常。

肾藏精，为先天之本，主生长发育与生殖，与女子胞机能密切相关。

此外，肺主气，朝百脉，与女子胞也有着一定的联系。

2. 五脏与脑

脑为“元神之府”，与五脏密切相关。

心主藏神，脑主精神活动。心主血，上供于脑，血足则脑髓充盈，故心与脑相通。临床上，脑病可从心论治。

肺主气，朝百脉，辅心行血。肺之机能正常，则气血充盈、畅行，魄生而感觉成，故脑与肺有着密切关系。

脾为后天之本，气血生化之源。脾胃健运，气血化源充足，五脏安和，九窍通利，则清阳出上窍而上达于脑。脾胃虚衰则九窍不通，脑失所养。所以，从脾胃入手，益气升阳是治疗脑病的主要方法之一。李杲倡“脾胃虚则九窍不通论”，主张升发脾胃清阳之气以治脑病。

肝主疏泄，调畅气机，又主藏血。气机调畅，血气和调，则脑清神聪，魂生而知觉成。若疏泄失常，肝气抑郁或亢逆，则见精神失常，情志失调，或清窍闭塞，或为中风昏厥；若肝失藏血，神失所养，魂不得涵养而飞荡，则见运动障碍或梦呓夜游等。

肾藏精，精生髓，髓充脑，脑为髓海。肾精充盛则脑髓充盈，肾精亏虚则髓海不足。所以，补肾填精益髓为治疗脑病的重要方法。

由于脑与五脏密切相关，故脑病亦从五脏论治，其关乎肾又不独责于肾。对于意识思维情志等精神活动异常的病证，不可简单地归结为心与脑的病变，而应从五脏论治。

3. 五脏与脉

脉是血液运行的通道，故又称“血脉”，以与“经脉”概念相区别。脉“壅遏营气”的生理机能与五脏相关。

心主血脉，脉为血之府，心脏与血脉合而为一个相对独立的血液循环系统。心气充沛，心阴与心阳协调，心脏有节律的搏动，则脉道通利，血行正常。心气虚弱，推动无力，则血脉不利，血行瘀滞。心阴不足而心火偏亢，凉润、宁静功能减退，可见心跳加快；心阳不足而阴气偏盛，温煦、推动无权，可见心跳迟缓。又，心藏神，神驭气，对心脏的搏动、血脉通利及血液的运行也具有调节作用。

脾主统血，固摄和控制血液在脉中运行而不逸出脉外。脾气虚弱，脾不统血，可致血液逸出脉外而见各种出血。脾又为血液生化之源，关乎血脉充盈与通利。

肺主气，朝百脉，辅助心脏推动和调节血液的运行。

肝主疏泄，调畅气机，气机畅达则血脉通利；又肝主藏血，调节血量，能防止出血。

肾阴肾阳是五脏阴阳之本。肾阳资助心阳，促进血脉流畅；肾阴资助心阴，柔润濡养血脉。临床上既可见心肾阳虚，温煦推动无力的心脉病变；又常见心肾阴虚，凉润宁静机能减退的心脉病证。

了解脉与五脏精气阴阳的生理联系，尤其了解心气、肝气和心阴、肾阴与脉的生理关系，对治疗临床上常见的心脑血管病，具有重要的意义。

4. 五脏与骨、髓

肾藏精，精化髓，髓充骨，精足则髓满骨健，身体强壮。

由于肾“受五脏六腑之精而藏之”（《素问·上古天真论》），故骨与髓的发育与五脏精气也有密切的关系。

第四章 经　络

经络学说，是研究人体经络系统的概念、构成、循行分布、生理机能、病理变化及其与脏腑形体官窍、精气血神之间相互联系的基础理论，是中医学理论体系的重要组成部分，是中医学针灸推拿的理论依据。

本章的讲述内容，包括第一节经络学说概述，第二节十二经脉，第三节奇经八脉，第四节经别、别络、经筋、皮部，第五节经络的生理机能和应用。其中重点讲述第一节、第二节、第三节的部分、第五节。

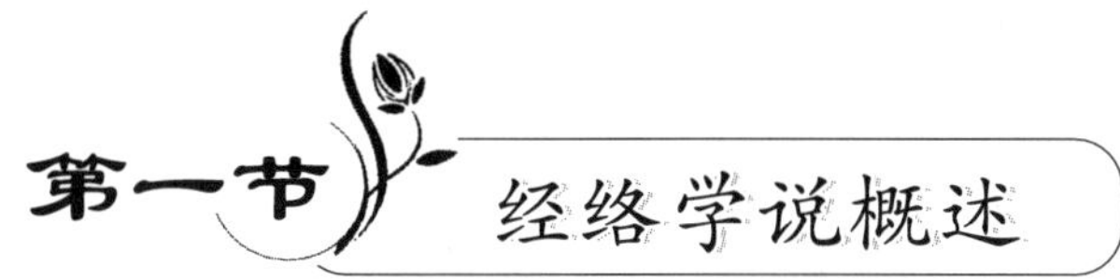

第一节 经络学说概述

讲述内容：

1. 经络的概念。
2. 经络系统的组成。

要点难点：

1. 经络的基本概念。
2. 经络概念的产生。
3. 经气的概念。
4. 经筋和皮部的概念。

第一节经络学说概述。本节中我们主要讲述两个问题：一是经络的概念及其产生，二是经络系统的组成。

一、经络的概念

1. 经络的基本概念

经络的基本概念，一般这样表述：经络是经脉和络脉的合称，是运行全身气血，联络脏腑形体官窍，沟通上下内外，感应传导信息的通路系统，是人体结构的重要组成部分。

这就表明，经络在人体上是客观存在的，是一个通路系统。这一通路系统，承载运行气血、传导信息的作用。

经络是气血的通路，是信息的通路，有的人联想到经络很可能与血管和神经有关，因为血管是运行血液的通道，神经是传导信息的通道。其实经络既不是血管也不是神经，似乎是介于神经和血管之间的某种组织结构。这一说法并不难理解，比如我们讲的藏象中，中医讲的肺具有行水的机能，西医讲的肺脏根本就没有这一说法。中医讲的肺与西医讲的肺脏是不一样的。经络也是这样，既不是血管也不是神经，是中医学认为的人体内的特有结构。经络到底是什么样的结构呢？全世界的人都在研究，但到目前为止，经络的实质结构还是没有找到。为什么呢？我想这是因为中医中类似于经络这样的概念，一般不是基于解剖实体而建立的，也就是与西医在解剖实体的基础上建立概念有所不同。比如在中医藏象理论中，肺主行水是西医学不认可的，但中医将这一理论应用于临床，确实在治肺病咳喘痰饮时好用。这样，这个与西医学不同的肺概念也就建立起来了。

2. 经络概念的产生

经络的概念是怎样产生的呢？经络虽不是神经，也不是血管，但经络概念的产生，确实与血管和神经有关。当时，中医学将血管称作血脉，对神经虽没有明确记载，但有对筋、系等条索样组织结构的大量记载。因此，我们推测，经络的概念，是在对血管和筋、系等条索样组织认识的基础上建立的。血管和筋、系等条索样组织，可能是经络概念的形态学基础。

经络概念的产生，是古人以“近取诸身，远取诸物”的整体观察方法，对人体的脉、筋、系等条索状结构的观察和推理，以及与自然环境中相关事物相比类得出的结果。

古代医家在解剖过程中，发现了脉、筋、系等条索状物是连接脏腑形体官窍的形体结构，并发现了血脉是血液运行的通道。在生活和医疗实践中，发现了经络的感传现象，并在导引气功的练习中，体悟到了气的流动和信息的传导。在发现血脉、筋、系等条索状物是气血运行通道和脏腑之间联系的形态学基础上，将发现的经络感应传导现象和体悟到的气的流动和信息的传导，赋予血脉、筋、系等条索状物，使理性的认识与具体的形态结构融合在一起，于是逐步形成了经络是运行气血和传导信息的一种形态结构的概念。在此基础上，古代医家又将这些已建立的认识以“天人一体”的整体思维，与自然环境的相关事物相比类。如自然界有河流，人体中有经络；河流中有水流，经络中有气血流动。河流中的水流速度和水量多少，受自然界四季气候的影响；经络中的气血运行和信息传导，与四时气候变化密切相关。因此，在经络的概念内涵中，既有形态学的实体，又有赋予的理性认识；既有脉运行血气，又有筋、系等传导信息；其运行血气与传导信息，又与自然环境的变化相统一。

《史记·扁鹊仓公列传》中有“阳脉”、“阴脉”及“经”、“维”、“络”等名称的记载；长沙马王堆汉墓出土的帛书《阴阳十一脉灸经》和《足臂十一脉灸经》，记载了11条脉的具体名称、循行走向、所主疾病及灸法，只称“脉”而非“经脉”，均提示脉是经络的形态学基础。《素问·生气通天论》载有“筋脉和同”、“筋脉横解”、“筋脉沮弛”，此时的筋脉也属脉的范畴。以后随着认识的深入和临床实践的总结，筋脉、血脉逐渐从经络的概念中分离出来，分别称为筋膜、血脉，分由肝、心主司。如此，则经络不再承担血脉的职责以运行血液，而是一种运行气以负载和传导信息的结构。所以，针灸和推拿都强调“得气”而有效。

经络是运行气血的通路的概念，与古人认识到血脉是血液运行的通道有关。经络是信息传导的通路的概念，与古人认识到筋、系等条索样组织可能是气运行的通路，而气的沿筋、系等条索样组织运行可以传导各种刺激、各种信息有关。筋、系是人体四肢中的条索样组织，包括了神经、肌腱、韧带等，例如坐骨神经痛中医认为是筋的病变。说到这里，大家可能发现，我们把对血脉和筋、系的认识融合在一起，就构成了经络是运行气血和传导信息通路的概念。这个经络，既不是原先的血管，也不是原先的筋、系，也不可能是神经，而是能够运行气血，传导信息的一个通路系统。

讲到这里，大家可能产生了一个疑问：你说经络是气血运行的通路，为什么在针刺经脉时不出血？这里我要作出说明：上面讲了，经络不是血管，故针刺经脉时不出血。针刺经脉，目的在于调气，通过调气达到治疗目的，故针刺强调“得气”。所谓“气至而有效”。但在针刺络脉要求少量出血，以达到退烧、复苏等治疗效果。这说明经络是气血运行通路的概念，目前还是可行的。

3. 经气的概念

在经络概念中，还有一个重要的概念，即经气，或称经络之气，需要讲明白。经气，是在经络中运行的气，也称为经络之气，简称为经气。经气是一身之气分布到经络的部分，与脏腑之气相通。经气在经络中运行，是信息的载体，有感应和传导信息的作用，是经络沟通联络脏腑形体官窍的中介。

原先课本上所讲的：经气是经络的功能，这一说法是错误的，不可取的。经气属于气的范畴，是在经络中运行的极细微物质，具有感应和传导信息等作用。我们应该这样说：经气是细微物质，具有特定的功能，但本身不是功能。

4. 经络概念中的几个问题

对于经络的概念，有几个问题需要作较为详细的说明，可作为延伸学习的阅读资料。

（1）关于经络的形态结构

就经络概念的起源来说，经络的原形无疑是指脉管或筋、系等一些条索状结构。由于古人又将通过对人体经络感应传导现象的观察和对导引气功的自身体验而得出的推理，加到本是脉管或筋、系等条索状结构的经络上，使理性的概念和具体的形态结构硬性融合在一起，从而形成了经络理论。故两千多年前形成的这种学说，用现在的医学理论来分析，自然不可能再单是脉管了，而必然与筋、系等这类条索状组织结构相联系。而筋、系等这类条索状组织结构，现在看来可能就是大的神经，只是古人没有将此与肌腱、韧带等区分并命名而已。因此，经络的形态结构与血管和神经密切相关，但又不单是它们。近来有人提出，经络是功能性结构，而非形态性结构，因而探讨经络的形态性结构或经络的实质是没有现实意义的，也不可能有什么结果的。但若这种观点成立，传统的经络理论也须改造，“经络运行血气”等理论只能改写成“经络是气运行的通道”，因为有形的血液是不可能在无形的功能性结构中运行的。从经络理论的形成过程来看，经络的结构应是在形态性结构的基础上（如脉管、筋、系等），因赋予了一些经观察和推理而产生的理性概念后形成的一种形态性结构与功能性结构相结合的复合型结构。

（2）关于脉、经、络、筋的涵义

由于马王堆汉墓出土的帛书《阴阳十一脉灸经》和《足臂十一脉灸经》早于《内经》，故认为“脉”字的使用早于“经”、“络”等字。脉为血之府，即指血管，这是经络的原始解剖形态。在《灵枢·经脉》中的“十二经脉”，仍以“脉”称，如“肺手太阴之脉”等。“经络”、“经脉”、“络脉”的名称首见于《素问》和《灵枢》。经络是对“脉”的进一步分析，即将“脉”分为“经脉”和“络脉”。经脉是经络系统的主干，络脉是经脉的分支。“筋”即“筋脉”，是指体内的一些条索状的组织结构。可能由于古人在医疗实践中发现了这些条索样结构是针刺得气的形态学基础，故将不是血液运行通道的“筋”也纳入“脉”的范畴中而称为“筋脉”。如《灵枢·九针论》中有“形数惊恐，筋脉不通，病生于不仁”之论。临床上臌胀病所见的腹壁静脉曲张，中医称为“青筋暴露”，又将表浅静脉误作为筋。随着人们认识水平的提高，发现这些条索状的“筋脉”并非血液运行的通道，故又将其清除出经络的形态学，而将其内涵确定为“联结肌肉骨骼之间的有联缀关节、主司运动机能的一种组织”，归属于藏象理论的肝系统。这样，筋的概念就一分为二：一是指肌腱、韧带一类组织结构；二是指能得气感传的条索样结构，可能就是大的神经。

（3）关于经脉与络脉中运行的血气

元代滑寿在《十四经发挥》中提出了“经为营气，络为卫气”的观点；清代喻昌《医门法律》也同意此说，指出：“十二经生十二络，十二络生一百八十系络，系络生一百八十缠络，缠络生三万四千孙络。自内而生出者，愈多则愈小。稍大者在俞穴肌肉间，营气为主；外廓由是出诸皮毛，方为小络，方为卫气所主。”清代石寿堂《医原》认为经脉是动脉管，络脉是静脉管，说：“夫人周身经络，皆根于心，而上通于肺，以回于下，如树之有根有干有枝……盖经脉主发血，由脏腑而外行，近筋骨，故肌肉厚处，按之便不觉跳动；络脉主回血，由外而还行脏腑，近肌肉，故易见，蓝色无脉者皆是。经脉由里而外，其气旺，旺则行速，速则有血有脉，其血赤；络脉由外而里，其气缓，缓则行迟，迟则有血无脉，其血紫。”这是“经络为脉管”概念的延续，也可能是将中医学的经络概念与西医学的血液循环生理学相附会而形成的认识。就临床来看，上述两种观点的用处并不大，再说也与公认的“经脉为主干，络脉为分支”的概念相悖，故未得到应有的发展。

（4）关于经深络浅，经纵络横

“经脉深而络脉浅，经脉纵而络脉横”之说，可能来源于《灵枢·经脉》所说“经脉十二者，伏行分肉之间，深而不见……诸脉之浮而常见者，皆络脉也”和《灵枢·脉度》所云“经脉为里，支而横者为络，络之别者为孙”。一般将此说作为经脉与络脉的区别点。实际上这里有一个问题被误解了：“浮而常见者”，皆为络脉；但络脉并非都“浮而常见”，还有更多的络脉是在脏腑组织之中，是看不见的，如《灵枢·百病始生》所说“阴络伤则血内溢”中的“阴络”即是。同样，经脉是“伏行分肉之间”，但也有显露于表的时候，如《灵枢·动输》中就载有某些经脉因其搏动而显露于外。再者，经脉也并非都是纵行的，也有横行的，如带脉；络脉也不可能都是横行的。因此，我们应正确理解和对待《内经》中有关经络的论述，没有必要坚持“经深络浅，经纵络横”等不太符合逻辑的说法。经与络的不同，以“经为主干，络为分支”的原则即可说明。

二、经络系统的组成

经络系统的组成内容，分为三部分：第一部分是经脉，第二部分是络脉，第三部分是连属部分。每一部分又由三类组成：经脉包括正经、经别和奇经三类，络脉包括别络（大络）、浮络、孙络三类，连属部分包括内属脏腑、经筋、皮部三类。（表 4-1）

表 4-1　经络系统组成简表

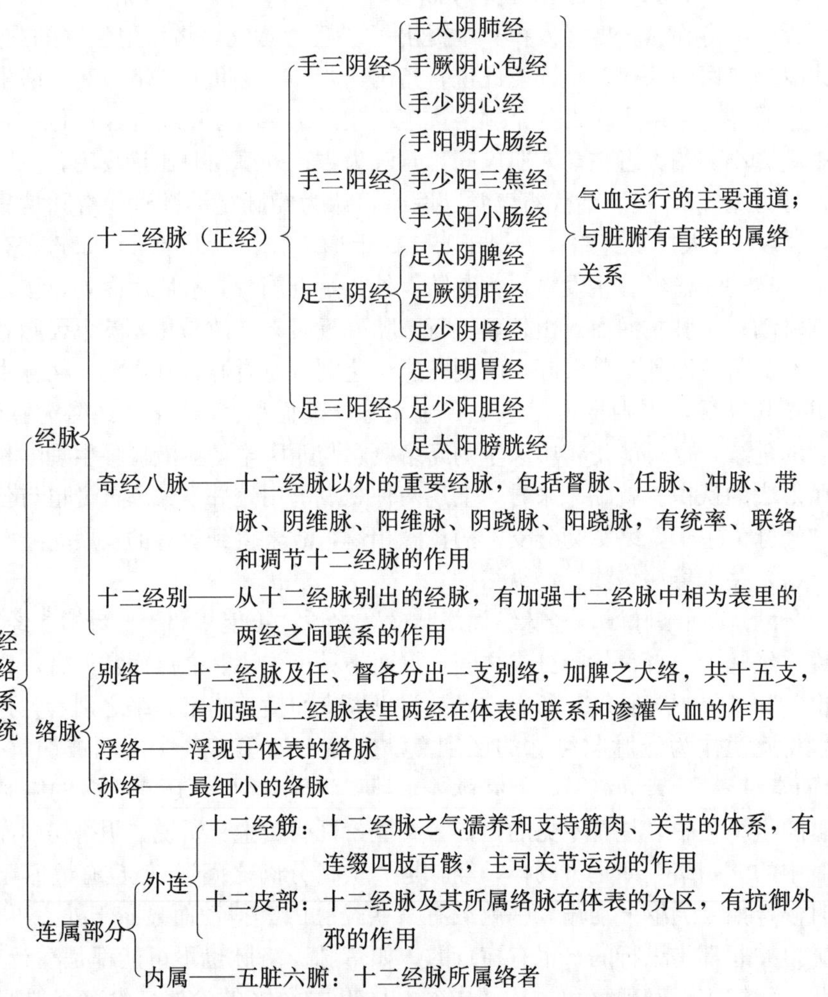

如上表：我们按经脉、络脉、连属部分的次序分别讲述。

1. 经脉

经脉中，有正经、奇经和经别三类。

（1）正经

正经有十二经脉，即手足三阴三阳各六条经脉。它们有固定的循行路线和交接规律，彼此之间有表里相合关系，与六脏（即五脏加心包）六腑有属络关系，是全身气血运行的主要通道。

（2）奇经

奇经有八条，即督脉、任脉、冲脉、带脉、阴跷脉、阳跷脉、阴维脉、阳维脉。它们与脏腑没有属络关系，彼此之间也无表里关系，循行走向也无固定的规律。有统率、联络和调节十二经脉的作用。

（3）经别

经别是从十二经脉中分出来的，因为循行路线比较长，所以也属于经脉范畴。有加强十二经脉中相为表里的两经之间联系的作用。

2. 络脉

络脉中，有别络、浮络和孙络三类。

（1）别络

别络是络脉中较大的，又称大络，共有 16 支：十二正经与任督二脉各有 1 支，加上脾之大络，再加上胃之大络，共有 16 支别络。习惯上所说的“十五别络”，不算胃之大络在内。别络有加强十二经脉表里两经在体表的联系和渗灌气血的作用。

（2）浮络

浮络，是循行于人体浅表部位，“浮而常见”的络脉。此概念可能来源于古人对体表浅表静脉的认识。

（3）孙络

孙络，是最细小的络脉。此概念可能来源于古人对细小血管的认识。

3. 连属部分

连属部分，有内属脏腑、外连经筋和皮部三类。

（1）脏腑

脏腑有六脏六腑。十二经脉内连六脏六腑，每一条经脉都与一脏或一腑相属络。

（2）经筋

经筋有十二。什么是经筋呢？经筋就是十二经脉进于人体肌肉、关节和筋膜的部分。比如，足阳明胃经循行经过股四头肌和膝关节，那么这里就是足阳明胃经的经筋。也可以这样来理解，就是把人体的肌肉、关节、筋膜分为十二个部分，依据经络循行的部位，分属于十二经脉，就是十二经筋。经筋有连缀四肢百骸，主司关节运动的作用。

（3）皮部

皮部也有十二。什么是皮部呢？皮部就是十二经脉及其所属络脉在体表的分区。也就是按照人体经脉循行的部位，把人体的皮肤分为十二部分，每一部分分属于十二经脉中的一条经脉，就是十二皮部。皮部有抗御外邪的作用。

经筋和皮部理论，常用在推拿、贴敷、拔罐等治疗方法中。

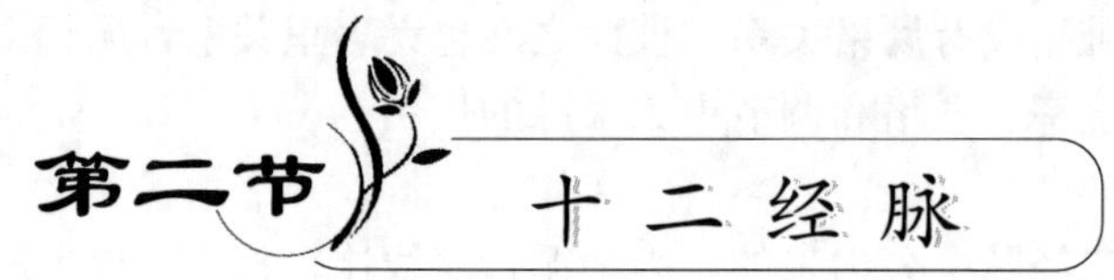

第二节 十二经脉

讲述内容：

1. 十二经脉的名称。
2. 十二经脉的走向交接规律。
3. 十二经脉的分布规律。
4. 十二经脉的表里关系。
5. 十二经脉的流注次序。
6. 十二经脉的循行部位。

要点和难点：

1. 十二经脉的全称。
2. 十二经脉的走向交接规律。
3. 十二经脉的流注次序。
4. 十二经脉的循行部位中的重要交汇点。

本节主要讲述十二经脉的名称，走向交接规律，表里关系，流注次序，循行部位及重要的交汇点等6部分内容。

一、十二经脉的名称

十二经脉的名称由三部分构成。构成原则有三：

1. 上为手，下为足。

循行于上肢的经脉称手经，循行于下肢的经脉称足经。

2. 内为阴，外为阳。

循行于上肢和下肢内侧的经脉是阴经，循行于上肢和下肢外侧的经脉是阳经。分布在上肢和下肢内侧的阴经，前中后顺序是太阴、厥阴、少阴；分布在上肢和下肢外侧的阳经，前中后的顺序是：阳明、少阳、太阳。

这里讲讲位置的内外和前中后：立正姿势，大拇指向前，手心这一侧是内侧，手背那一侧为外侧；拇指侧是前，小指侧是后。这样，上肢的内侧前边的是手太阴经，中间的是手厥阴经，后边的是手少阴经；上肢外侧前中后依次是手阳明经、手少阳经和手太阳经。下肢内侧外侧的经脉名称以此类推。教给大家一句口诀以方便记忆："内侧前中后，太阴厥少阴；外侧前中后，阳明少太阳"。

3. 阴经属脏，阳经属腑。

凡是阴经，一定与脏相连；凡是阳经，一定就与腑相连。

上肢内侧的阴经配上脏就是：前面手太阴肺经，中间手厥阴心包经，后边手少阴心经。

上肢外侧的阳经配上腑就是：前面手阳明大肠经，中间手少阳三焦经，后边手太阳小肠经。

外侧的阳经所属的腑，与内侧的阴经所属的脏，是表里关系，那么这阳经和这阴经，也是表里相合的经脉，简称"表里经"。

下肢内侧的阴经配上脏，位于前中后的依次是足太阴脾经、足厥阴肝经和足少阴肾经；下肢外侧的阳经配上腑，位于前中后的依次是足阳明胃经、足少阳胆经和足太阳膀胱经。

位于内侧与外侧同一位置的是相表里的两经，所属的脏腑也是相表里的脏腑。所以四肢内侧的经脉及其所属的脏记住了，外侧的经脉及其所属的腑也就记住了。（表 4-2）

表 4-2　十二经脉名称分类表

	阴　经 （属脏）	阳　经 （属腑）	循行部位 （阴经行于内侧，阳经行于外侧）	
手	太阴肺经	阳明大肠经	上肢	前线
	厥阴心包经	少阳三焦经		中线
	少阴心经	太阳小肠经		后线
足	太阴脾经 *	阳明胃经	下肢	前线
	厥阴肝经 *	少阳胆经		中线
	少阴肾经	太阳膀胱经		后线

* 在小腿下半部和足背部，肝经在前，脾经在中线。至内踝上八寸处交叉之后，脾经在前，肝经在中线。

二、十二经脉的走向交接规律

我们分走向规律和交接规律依次讲述。

1. 十二经脉的走向规律

十二经脉的走向规律，概括地说，一共就四句话：手三阴经，从胸走手，交手三阳经；手三阳经，从手走头，交足三阳经；足三阳经，从头走足，交足三阴经；足三阴经，从足走腹至胸，交手三阴经。

为了好记，可以举起手，凡是阴经都从下往上走，凡是阳经都从上往下行。这就是所谓的“阴升阳降”，即阳经的气血要下行，阴经的气血要上行，体现了阴阳交感，上下协调。（图 4-1）

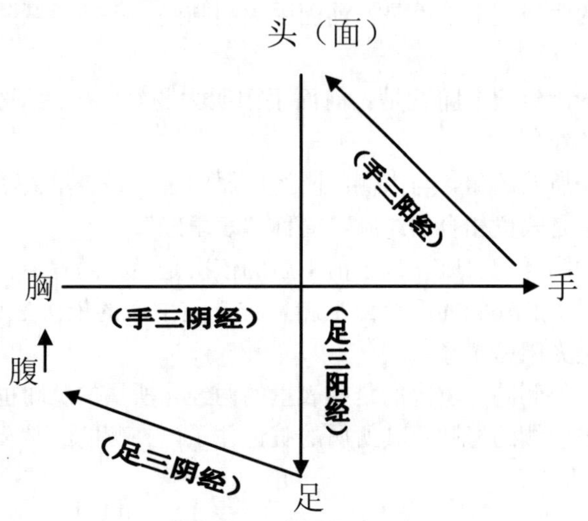

图 4-1 十二经脉走向交接规律示意图

2. 十二经脉的交接规律

十二经脉的交接规律，归纳起来有三条：

（1）相为表里的阴经与阳经在四肢末端交接。

如手三阴经，从胸走手，交手三阳经，所以手三阴经与手三阳经，在手指端交接：手太阴肺经和手阳明大肠经在食指端交接，手少阴心经和手太阳小肠经在小指端交接，手厥阴心包经和手少阳三焦经在无名指端交接。足三阳经，从头走足，交足三阴经，所以足三阳经与足三阴经在足趾末端交接：足阳明胃经和足太阴脾经在足大趾交接，足太阳膀胱经和足少阴肾经在足小趾末端的至阴穴交接（顺便提一下，灸至阴穴可以矫正胎位，这是已被实践证实的治疗经验），足少阳胆经与足厥阴肝经在足大趾爪甲后交接。

（2）同名手足阳经在头面部交接。

同名的手、足阳经有 3 对，都在头面部交接，所以称“头为诸阳之会”，也就是头为六条阳经交会的地方。其中，手阳明大肠经与足阳明胃经交接于鼻翼旁的迎香穴，手太阳小肠经与足太阳膀胱经交接于目内眦的睛明穴，手少阳三焦经与足少阳胆经交接于目外眦的瞳子髎穴。

（3）足三阴经与手三阴经都在胸部交接。

足三阴经从足走腹至胸，手三阴经从胸走手，所以足三阴经与手三阴经都在胸部交接。其中，足太阴脾经与手少阴心经交接于心中；足少阴肾经与手厥阴心包经交接于胸中；足厥阴肝经与手太阴肺经交接于肺中。

三、十二经脉的分布规律

我们将人体分为头面部、四肢部和躯干部三部分，来讲述十二经脉的分布规律。

1. 十二经脉在头面部的分布规律

头为诸阳之会，阳明经主要行于面部，其中足阳明经行于额部，也就是前额部。如果这个部位疼痛，就是阳明经头痛，治疗时一定加入白芷和石膏等引经药。少阳经主要行于侧头部。偏头痛，多属少阳经的病变，治疗时一定加用柴胡等引经药。太阳经中，手太阳经主要行于面颊部，足太阳经行于头顶和头后部。如果后脑疼痛涉及项部，就属太阳经病，治疗时当用羌活和藁本等引经药。所谓引经药，就是能将其他药物引入本经以治疗本经病的药物。上述的白芷、柴胡、羌活等，都属引经药。

十二经脉在头面部的分布，总的来说，还是：阳明在前，少阳在中，太阳在后，与阳经在四肢外侧前中后的分布规律相同。

2. 十二经脉在四肢部的分布规律

前面已经讲述，十二经脉在四肢部的分布规律用一句口诀就可表述："内侧前中后，太阴厥少阴；外侧前中后，阳明少太阳"。分开来说，阴经行于内侧面，阳经行于外侧面。上肢内侧为太阴在前，厥阴在中，少阴在后；上肢外侧为阳明在前，少阳在中，太阳在后。下肢外侧也是阳明在前，少阳在中，太阳在后。但下肢内侧，有一点特殊情况：就是内踝尖上八寸以下的部位，三阴经的分布是：厥阴在前，太阴在中，少阴在后；内踝尖上八寸以上的部位，又回归到上述的分布规律中，即太阴在前，厥阴在中，少阴在后。

需要说明的是，上述的"八寸"，或以后讲的"距离某处几寸"，这都是指的"同身寸"。所谓"同身寸"，是以患者自身长度为标准的长度单位。临床作为取穴位的依据。一般是患者的中指中节的两端横纹之间的长度为1寸，食指、中指、无名指这三指并排的宽度，大约是2寸。如果医生的身高与患者差不多，医生就可用自己的长度单位同身寸，用自己手指的宽度去丈量患者身上的穴位。

3. 十二经脉在躯干部的分布规律

在躯干部分布的经脉有手足三阴经、手足三阳经，还有奇经八脉。手三阴经均从胸部走腋下，手三阳经走肩部和肩胛部。足三阴经均行于腹胸面，足三阳经的分布比较特殊：阳明经行于前（胸腹面），太阳经行于后（背面），少阳经行于体侧面。

在胸腹面，胸部正中线是任脉，旁开 2 寸是足少阴肾经，旁开 4 寸是足阳明胃经，旁开 6 寸是足太阴脾经，最外面的是足厥阴肝经。由于胸部宽，到了腹部就向内收缩了。在腹部，肾经距正中线 0.5 寸，胃经距正中线 2 寸，脾经距正中线 4 寸。

在背部和腰部分布的是：正中线是督脉，旁开 1.5 寸和 3 寸，都是足太阳膀胱经。

在体侧和胁部分布的是足少阳胆经。（表 4-3）

表 4-3　十二经脉在躯干的分布特点

<table>
<tr><th colspan="2">部　位</th><th>第一侧线</th><th>第二侧线</th><th>第三侧线</th></tr>
<tr><td rowspan="2">前</td><td>胸部</td><td>足少阴肾经
（距胸正中线 2 寸）</td><td>足阳明胃经
（距胸正中线 4 寸）</td><td>足太阴脾经
（距胸正中线 6 寸）</td></tr>
<tr><td>腹部</td><td>足少阴肾经
（距腹正中线 0.5 寸）</td><td>足阳明胃经
（距腹正中线 2 寸）</td><td>足太阴脾经（距腹正中线四寸）
足厥阴肝经（从少腹斜上胁部）</td></tr>
<tr><td rowspan="2">后</td><td>肩部
肩胛部</td><td colspan="3">手三阳经</td></tr>
<tr><td>背部
腰部</td><td>足太阳膀胱经
（距背正中线 1.5 寸）</td><td>足太阳膀胱经
（距背正中线 3 寸）</td><td></td></tr>
<tr><td rowspan="2">侧</td><td>胸部
腋部</td><td colspan="3">手三阴经</td></tr>
<tr><td>胁部
侧腹部</td><td colspan="3">足少阳胆经、足厥阴肝经</td></tr>
</table>

四、十二经脉的表里关系

十二经脉的表里关系比较简单。手足三阴与三阳经，通过各自的经别和别络相互沟通，组成六对表里相合关系：手阳明大肠经和手太阴肺经，手少阳三焦经和手厥阴心包经，手太阳小肠经和手少阴心经，足阳明胃经和足太阴脾经，足厥阴肝经和足少阳胆经，足太阳膀胱经和足少阴肾经。（表 4-4）

表 4-4　十二经脉的表里关系

表	阳明经(手大肠、足胃)	少阳经(手三焦、足胆)	太阳经(手小肠、足膀胱)
里	太阴经(手肺、足脾)	厥阴经(手心包、足肝)	少阴经(手心、足肾)

十二经脉中相表里的两条经脉，在体内与脏腑相互属络，即阴经属脏络腑，阳经属腑络脏；在体表则表里两经在四肢末端交接，并循行于四肢内外相对应的位置上。因此，表里两经及其属络的脏腑之间在病理上也可互相影响。如肺经受邪影响大肠腑气不通而便秘，心火亢盛循经下移小肠而见尿痛尿赤等。治疗时，可根据表里经的经气互相沟通的原理，交叉针灸或推拿相表里的两经腧穴。

五、十二经脉的流注次序

十二经脉的流注次序，是指十二经脉之气血按经脉交接的次序依次循环灌注，首尾相接。

十二经脉的流注，是按“表里经—同名阳经—表里经”的顺序依次进行的。请各位参见图 4-2“十二经脉的流注次序”：

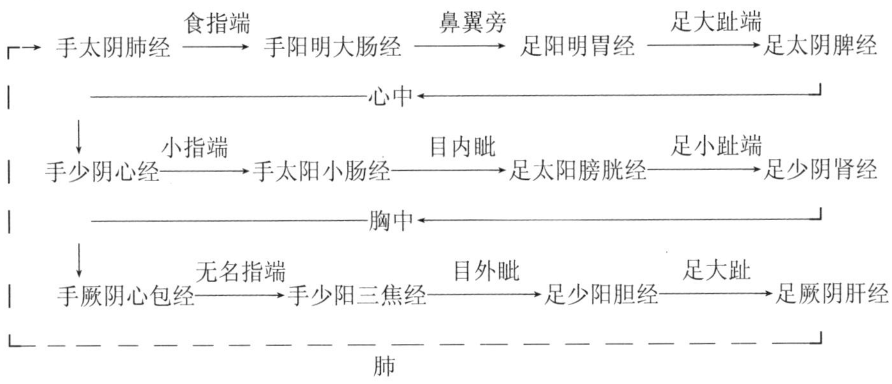

图 4-2　十二经脉的流注次序

从手太阴肺经开始，下接与手太阴相表里的手阳明大肠经，然后下接与手阳明同名的足阳明胃经，再下接与足阳明相表里的足太阴脾经。这四条经的交接次序：两头是手足太阴，中间是手足阳明。

足太阴脾经注心中，下交手少阴心经，然后下接的依次是：与手少阴相表里的手太阳小肠经，与手太阳同名的足太阳膀胱经，与足太阳相表里的足少阴肾经。这四条经的交接次序：两头是手足少阴，中间是手足太阳。

足少阴肾经注胸中，与手厥阴心包经交接，然后下接的依次是：与手厥阴相表里的手少阳三焦经，与手少阳同名的足少阳胆经，与胆经相表里的足厥阴肝经。这四条经的交接次序：两头是手足厥阴，中间是手足少阳。

足厥阴肝经上注入肺，下接手太阴肺经。如此首尾相贯，如环无端。

记住十二经脉流注次序的关键，是先弄清楚十二经脉的表里关系。只要表里关系记准了，再记住首尾两经分别是手太阴肺经和足厥阴肝经，十二经脉的流注次序也就记住了。

六、十二经脉的循行部位

十二经脉的具体循行部位，《灵枢·经脉》有详细的记载，后世医书所载十二经脉的循行，都以此为据。但目前所绘经穴图中的经脉循行与《灵枢·经脉》所言不尽相同。规划教材中所绘之经络循行图，是将《灵枢·经脉》所述十二经脉循行部位与现行的经穴图结合起来绘制的。因教材中已有十二经脉的循行部位图，此处仅列出十二经脉循行部位的文字描述，并以图表的形式列于其后，以供学习参考。

1. 手太阴肺经

起于中焦，下络大肠，还循胃口（上口贲门，下口幽门），通过膈肌，属肺，从肺系（包括与肺相连的气管、支气管及喉咙等）横行至胸部外上方（中府穴），出腋下，沿上肢内侧前缘下行，过肘窝，入寸口，上鱼际，直出拇指桡侧端的少商穴。分支：从手腕的后方的列缺穴分出，沿掌背侧走向食指桡侧端的商阳穴，交于手阳明大肠经。

起于中焦→大肠→胃口（贲门，幽门）→膈→肺→肺系（喉咙）→腋下→上臂内侧前缘→肘中→前臂桡侧→寸口→鱼→鱼际→拇指桡侧端（少商）
└→腕部→合谷→食指桡侧端（商阳，交手阳明经）

2. 手阳明大肠经

起于食指桡侧端（商阳穴），经过手背部行于上肢伸侧（外侧）前缘，上肩，至肩关节前缘，向后到第七颈椎棘突下（大椎穴，督脉穴位），再向前下行入缺盆（锁骨上窝），进入胸腔，络肺，向下通过膈肌，下行至大肠，属大肠。分支：从锁骨上窝上行，经颈部至面颊，入下齿中，回出挟口两旁，左右交叉于人中，至对侧鼻翼旁（迎香穴），交于足阳明胃经。

起于食指端（商阳）→合谷→手腕桡侧（阳溪）→前臂外侧上缘→肘外侧→上臂外侧前缘→肩峰→大椎→缺盆→胸中→肺→膈→大肠
└→颈→颊→下齿→口→人中→鼻翼旁（迎香，交足阳明经）

3. 足阳明胃经

起于鼻翼旁（迎香穴，按揉可以通鼻窍），挟鼻上行，左右交会于鼻根部，旁行入目内眦，与足太阳经相交，向下沿鼻柱外侧，入上齿中，出而挟口两旁，环绕口唇，在颏唇沟承浆穴处左右相交，退回沿下颌骨后下缘到大迎穴处，沿下颌角上行过耳前，经过上关穴（客主人），沿发际，到额前（所以前额疼痛属于阳明经）。分支：从颌下缘（大迎穴）分出，下行到人迎穴（这个人迎穴是古人诊脉的地方）。沿喉咙向下后行至大椎，折向前行，入缺盆，深入体腔，下行穿过膈肌，属胃，络脾。直行者：从缺盆出体表，沿乳中线下行，挟脐两旁（旁开 2 寸），下行至腹股沟处的气街（气冲穴）。分支：从胃下口幽门处分出，沿腹腔内下行至气街，与直行之脉会合，而后沿大腿之前侧下行，至膝膑，向下沿胫骨前缘行至足背，入足第二趾外侧端（厉兑穴）。分支：从膝下三寸处（足三里穴）分出（足三里是人体的保健穴位），下行入中趾外侧端。分支：从足背（冲阳穴）分出，前行入足大趾内侧端（隐白穴），交于足太阴脾经。

起于鼻翼旁(迎香)→鼻根部→目内眦(睛明)→上齿→环唇(地仓)→承浆
——→大迎→颊车→耳前→发际→前额部
└→人迎→缺盆→胸腔→膈——→胃——→脾
└→乳旁 →气街 ←┘
┌→足中趾端
└→髀关→伏兔→膝→髌→胫外(足三里)→足背→二趾外侧端(厉兑)
└→大趾内侧端(隐白，交足太阴经)

4. 足太阴脾经

起于足大趾内侧端（隐白穴），沿内侧赤白肉际，上行过内踝的前缘，沿小腿内侧正中线上行。至内踝尖上八寸处，交出足厥阴肝经之前，上行沿大腿内侧前缘，进入腹中，属脾，络胃。向上穿过膈肌，沿食道两旁，连舌本，散舌下（联系舌的就是脾经和肾经）。分支：从胃别出，上行通过膈肌，注入心中，交于手少阴心经。

起于足大趾内侧（隐白）→第一跖骨突起→内踝前→腓肠肌→股前→腹→脾
——→胃→胸→咽喉→舌根部→散舌下
└→膈→心中（交手少阴心经）

5. 手少阴心经

起于心中，走出后属心系（心与其他脏腑相连的脉络），向下穿过膈肌，络小肠。分支：从心系分出，挟食道两侧上行，连于目系（主要是指目与脑相连的脉络）。直行者：从心系出来，退回上行经过肺，向下浅出腋下（极泉穴），沿上肢内侧后缘，过肘关节，经掌后锐骨端（神门穴，是古人诊孕脉的部位）。进入掌中，沿小指桡侧，出小指桡侧端（少冲穴），交于手太阳小肠经。

┌→咽喉→目系
起于心中→心系→膈→小肠
└→肺→腋下（极泉）→上臂内侧后→肘→前臂内侧后→掌后锐骨
→掌内后侧→小指桡侧端（少冲，交手太阳经）

6. 手太阳小肠经

起于小指外侧端（少泽穴），沿手背外侧上腕部，循上肢外侧后缘，过肘部，到肩关节后面，绕行肩胛部，交肩上后入大椎穴，再前行入缺盆，深入体腔，络心，沿食道下行，穿过膈肌，到达胃部，下行，属小肠。分支：从缺盆出来，沿颈部上行到面颊，至目外眦后，退行进入耳中（听宫穴）。分支：从面颊部分出，向上行于目眶下，至目内眦（睛明穴），交于足太阳膀胱经。

起于小指外侧端（少泽）→手背外侧→尺骨茎突→前臂外侧下缘→肘内（小海）
⟶上臂外侧后→肩后→肩胛→大椎→缺盆→心→膈→胃→小肠
└→颈→面颊→目外眦→耳
└→目眶下→鼻→目内眦（睛明）
（交足太阳经）

7. 足太阳膀胱经

起于目内眦（睛明穴），向上到达额部，左右交会于头顶部（百会穴，属于督脉）。头顶部的分支：从头顶部分出，到耳上角处的头侧部。直行者：从头顶部分出，向后行至枕骨处，进入颅腔，络脑（注意足太阳膀胱经是十二经中唯一的络脑的经脉）。回出后下行到项部（天柱穴），下行交会于大椎穴，再分左右沿肩胛内侧、脊柱两旁（脊柱正中旁开 1.5 寸）下行，到达腰部（肾俞穴），进入脊柱两旁的肌肉（膂），深入体腔，络肾，属膀胱。分支：从腰部分出，沿脊柱两旁下行，穿过臀部，从大腿后侧外缘下行至腘窝中（委中穴，腰背不适可以取委中穴）。分支：从项部（天柱穴）分出下行，经肩胛内侧，从附分穴挟脊（正中旁开 3 寸）下行至髀枢（髋关节，当环跳穴处），经大腿后侧至腘窝中，与前一支脉会合，然后下行穿过腓肠肌，出走于足外踝后，沿足背外侧缘至小趾外侧端（至阴穴，灸可矫正胎位），交于足少阴肾经。

┌→耳上角（相当于耳上角的头部）
┌→脑
起于目内眦（睛明）→额→颠顶——→项部——→肩胛——→挟脊
——→腰中→膂→肾→膀胱　　　　　　└→肩胛部→脊内→髀枢
└→挟脊→臀→腘窝←——————股外侧←————┘
└→贯腓肠肌→外踝→小趾外侧端（至阴，交足少阴经）

8. 足少阴肾经

起于足小趾下，斜行于足心（涌泉穴），出行于舟骨粗隆之下，沿内踝后，分出进入足跟部（如果足跟部发软疼痛，属于肾气不足）。向上沿小腿内侧后缘，至腘窝内侧，上股内侧后缘入脊内（长强穴），穿过脊柱至腰部，属肾，络膀胱。直行者：从肾上行，穿过肝和膈肌，进入肺，沿喉咙，到舌根两旁（这是第二条与舌根有关的十二经脉）。分支：从肺中分出，络心，注入胸中，交于手厥阴心包经。

┌→足跟部
起于足小趾趾腹下→足心（涌泉）→然骨下→内踝后（太溪）→腓肠肌→膝关节
——→肾→膀胱
└→肝→膈→肺→喉咙→舌根部
└→心→胸中（交手厥阴经）

9. 手厥阴心包经

起于胸中，出属心包络，向下穿过膈肌，依次络于上、中、下三焦。从心包的分支：从胸中分出，沿胸浅出胁部，当腋下三寸处（天池穴），向上至腋窝下，沿上肢内侧中线入肘，过腕部（这里有内关穴，心慌、恶心可以按揉这个穴位），入掌中（劳宫穴），沿中指桡侧，出中指桡侧端（中冲穴）。分支：从掌中分出，沿无名指出尺侧端（关冲穴），交于手少阳三焦经。

起于胸中→心包络→膈→三焦
└→胁→腋→上臂内侧中线→掌心（劳宫）→中指尺侧端（中冲）
└→无名指尺侧端(关冲,交手少阳经)

10. 手少阳三焦经

起于无名指尺侧端（关冲穴），向上沿无名指尺侧至手腕背面，上行前臂外侧尺、桡骨之间，过肘尖，沿上臂外侧向上至肩部，向前行入缺盆，布于膻中，散络心包，穿过膈肌，依次属上、中、下三焦。分支：从膻中分出，上行出缺盆，至肩部，左右交会于大椎，分开上行到项部，沿耳后（翳风穴），直上出耳上角，然后屈曲向下经面颊部至目眶下。分支：从耳后分出，进入耳中，出走耳前，经上关穴前，在面颊部与前一支相交，至目外眦（瞳子髎穴），交于足少阳胆经。

起于无名指尺侧端（关冲）→腕部→前臂外侧中线→肘外→上臂外侧中线→肩部
——→缺盆→膻中（心包络）→ 膈→三焦
　　└→项→耳后→耳上角→面颊→目眶下
　　　　└→耳中→耳前→面颊→目外眦（瞳子髎，交足少阳胆经）

11. 足少阳胆经

起于目外眦，上至额角（颔厌穴），再向下到耳后（完骨穴），再折向上行，经额部至眉上（阳白穴），又向后折至风池穴（是常用的治感冒穴位）。沿颈下行至肩上，左右交会于大椎穴，分开前行入缺盆。分支：从耳后完骨穴分出，经翳风穴进入耳中，出走于耳前，过听宫穴至目外眦后方。分支：从目外眦分出，下行至下颌部的大迎穴处，同手少阳经分布于面颊部的支脉相合，复行至目眶下，再向下经过下颌角部，下行至颈部，经颈前人迎穴旁，与前脉会合于缺盆。然后下行进入胸腔，穿过膈肌，络肝，属胆，沿胁里浅出气街，绕毛际，横向至髋关节（环跳穴）处。直行者：从缺盆下行至腋，沿胸侧，过季胁，下行至髋关节（环跳穴）处与前脉会合，再向下沿大腿外侧、膝关节外缘，行于腓骨前面，直下至腓骨下端（绝骨穴），浅出外踝之前，沿足背行出于足第四趾外侧端（窍阴穴）。分支：从足背（临泣穴）分出，前行出足大趾外侧端，折回穿过爪甲，分布于足大趾爪甲后丛毛处，交于足厥阴肝经。

　┌—耳前←— 耳中 ←—┐
起于目外眦（瞳子髎）→头角→耳后→颈→肩上→缺盆—
　　└→大迎→目眶下→颊车→ 颈————————┘
—缺盆→胸中→膈→肝→胆→胁里→气街→毛际→髀厌（环跳）—
　└→ 腋下→胸→季胁——————————————┘
—髀厌→股外中线→膝外→绝骨→外踝→足背（临泣）→四趾外侧端（足窍阴）
　　　　　　　　　　　　└→大趾爪甲后丛毛之际(大敦,交足厥阴经)

12. 足厥阴肝经

起于足大趾爪甲后丛毛处，向上沿足背至内踝前一寸处（中封穴），向上沿胫骨内缘，在内踝尖上八寸处交出足太阴脾经之后，上行过膝内侧，沿大腿内侧中线进入阴毛中，绕阴器，至小腹，挟胃两旁，属肝，络胆，向上穿过膈肌，分布于胁肋部，沿喉咙的后边，向上进入鼻咽部，上行连接目系，出于额，上行与督脉会于头顶部（肝经是阴经中唯一一条到巅顶的经脉）。分支：从目系分出，下行颊里，环绕口唇的里边（阳明经和胆经也环绕口唇）。分支：从肝分出，穿过膈肌，向上注入肺，交于手太阴肺经。

起于足大趾后丛毛之际（大敦）→内踝前→膝关节内侧→股内侧→阴毛→阴器→胃→肝→胆→膈→胁肋→喉咙→颃颡（鼻咽部）→目系→额→颠顶

└→面颊→唇内

└→膈→肺（交手太阴经）

通过对十二经脉循行部位的学习，我们对十二经脉循行过程中的重要交会点作了归纳。共有以下10条：

（1）手三阳经和足三阳经都与督脉会于大椎。

（2）除足太阳膀胱经外，所有阳经都经缺盆进入胸腹腔而络属脏腑。

（3）交会于颠顶的经脉有：足太阳膀胱经，足厥阴肝经，督脉。

（4）与目系相连的经脉有：足厥阴肝经，手少阴心经。

（5）交会于目内眦的经脉有：手太阳经，足太阳经，足阳明经，外加阴跷脉和阳跷脉。

（6）交会于目外眦的经脉有：手少阳经，足少阳经，手太阳经。

（7）进入耳中的经脉有：手少阳经，足少阳经，手太阳经。

（8）环绕口唇的经脉有：手阳明经，足阳明经（口唇外面），足厥阴经（口唇里面），外加冲脉，任脉。

（9）与舌相连的经脉有：足太阴脾经，足少阴肾经。

（10）循行于气冲（气街）的经脉有：足阳明经，足少阳经，外加冲脉。

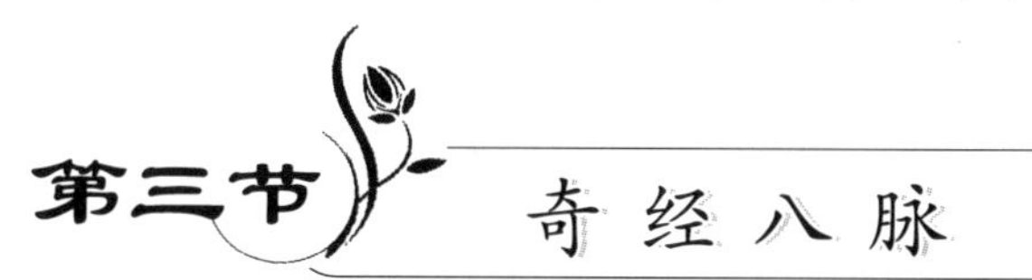

第三节 奇经八脉

讲述内容：

1. 奇经八脉的概念。
2. 奇经八脉的生理机能。
3. 奇经八脉各自的循行部位和基本机能。

要点和难点：

1. 奇经八脉的基本概念。
2. 奇经八脉的生理机能。
3. 督脉、任脉、冲脉、带脉的循行部位和基本机能。

本节主要讲述三部分内容：一是奇经八脉的概念，二是奇经八脉的生理机能，三是奇经八脉各自的循行部位和基本机能。

一、奇经八脉的概念

奇经八脉的概念内涵包括两部分：一是名称，二是特点。所谓名称，即奇经八脉是督脉、任脉、冲脉、带脉、阴跷脉、阳跷脉、阴维脉、阳维脉这八条经脉的总称。所谓特点，是指与十二经脉的区别。

我们为什么把上述八条经脉称为奇经？这是因为它们与十二经脉有3个明显的不同：

①奇经八脉的分布不如十二经脉那样有规律。十二经脉的分布非常有规律，左右各一。奇经八脉都是从下向上行的，而十二经脉在躯干和下肢都是阴升阳降的，即阴经自下向上行，阳经自上向下行。奇经八脉在上肢没有分布，而手三阴三阳经是分布于上肢的，并且相表里的阴阳两经分布于上肢内外相对的部位，并在手指端交接。

②奇经八脉与五脏六腑没有直接的属络联系，而十二经脉的阴经属脏络腑，阳经属腑络脏。

③奇经八脉相互之间没有表里关系，而十二经脉中有六对表里相合的关系。

所以，上述八条经脉，称作“奇经八脉”，也就是比较奇异的经脉，而把分布有规律、与脏腑相属络、彼此相表里的十二经脉，称作“十二正经”。

二、奇经八脉的生理机能

奇经八脉的生理机能有三个方面：

1. 密切十二经脉之间的联系

奇经八脉在循行分布过程中，不但与十二经脉交叉相接，加强十二经脉之间的联系，补充十二经脉在循行分布上的不足，而且对十二经脉的联系还起到分类组合及统领作用。如督脉与手足六阳经交会于大椎而称“阳脉之海”；海是百川汇海的意思。任脉与足三阴经交会于脐下关元、气海，而足三阴下接手三阴，因而任脉联系了手足六阴经而称“阴脉之海”。阳维脉维络诸阳，联络所有阳经而与督脉相合，督脉其实联络了所有的阳经。阴维脉维络诸阴，联络所有阴经而与任脉相会。冲脉通行人体的上下前后，也有往下的行的，也有往上行的，也有行于胸腹的，也有行于腰骶的，渗灌三阴三阳，有“十二经脉之海”之称。带脉约束纵行诸经，沟通腰腹部的经脉，是唯一的横行的经脉，加强了纵行经脉的联系。

2. 调节十二经脉气血

奇经八脉具有涵蓄和调节十二经气血的作用。古人把正经比作“沟渠”，将奇经比作“湖泽”，当十二经脉气血满溢时，就会流入奇经八脉，蓄以备用；当十二经脉气血不足时，奇经中所涵蓄的气血则溢出给予补充。如此，调节十二经脉气血，使其保持相对恒定的状态。

3. 与某些脏腑关系密切

奇经八脉虽然不象十二经脉那样与脏腑有直接的属络关系，但它与脑、髓、女子胞等奇恒之腑以及肾肝等脏有较为密切的联系。如此加强了肾肝等脏与奇恒之腑之间的联系。

三、奇经八脉的循行部位和基本机能

先讲一下奇经八脉的大致循行路线，因为它的循行部位与它的生理机能是相关的。督脉行于人体后正中线；任脉行于人体前正中线；冲脉行腹部、下肢及脊柱前；带脉横行腰部；阳跷脉行于下肢外侧、腹部、胸后及肩、头部；阴跷脉行于下肢内侧、腹胸及头目；阳维脉行于下肢外侧、肩和头项；阴维脉行于下肢内侧、腹部和颈部。

1. 督脉

循行部位：督脉起于胞（女子为胞宫，男子为精室）中，下出会阴，沿脊柱里面上行，至项后风府穴处进入颅内，络脑，并由项沿头部正中线，经头顶、额部、鼻部、上唇，到上唇系带处。分支：从脊柱里面分出，络肾。分支：从小腹内分出，直上贯脐中央，上贯心，到喉部，向上到下颌部，环绕口唇，再向上到两眼下部的中央。这里作一说明：后一分支，有人认为是任脉的，或者说是与任脉重合的。

生理机能：“督”，有总督、督管、统率之意。督脉的基本生理机能有二：

①调节阳经气血，为“阳脉之海”。督脉行于背部正中，多次与手足三阳经及阳维脉相交会，如督脉与手足三阳经会于大椎；与足太阳会于百会、脑户等；与阳维脉会于风府、哑门，所以督脉对全身阳经气血起调节作用，称为“阳脉之海”。

②反映脑、髓和肾的机能：督脉行脊里，入络于脑，与脑、髓有密切联系。还与生殖机能有关。肾为先天之本，主生殖，所以历代医家多认为精冷不孕等生殖系统疾患与督脉有关，常以补督脉法治之。

2. 任脉

循行部位：任脉起于胞中（任脉督脉和带脉都起于胞中，所以称“一源三歧”）。下出会阴，沿阴阜，沿腹部和胸部正中线上行，至咽喉，上行至下颌部，环绕口唇，沿面颊，分行至目眶下。分支：由胞中别出，与冲脉相并，行于脊柱前。

生理机能：“任”，有担任、妊养之意。任脉的基本生理机能有二：

①调节阴经气血，为“阴脉之海”：任脉能沟通阴脉之间的相互联系，调节阴经气血。任脉循行于腹面正中线，多次与足三阴经及阴维脉交会。如任脉与足三阴会于中极、关元；与足厥阴会于曲骨；与足太阴会于下脘；与手太阴会于上脘；与阴维脉会于廉泉、天突等。所以任脉能调节阴经气血，故称“阴脉之海”。

②任主胞胎。任脉起于胞中，与女子月经来潮及妊养、生殖机能有关。正如《太平圣惠方·卷一》所说：“夫任者妊也，此是人之生养之本。”

3. 冲脉

循行部位：冲脉起于胞中，下出会阴，从气街部起与足少阴经相并，挟脐上行。散布于胸中，再向上行，经喉，环绕口唇，到目眶下（看来与足少阴肾经的循行相统一）。分支：从少腹输注于肾下，浅出气街，沿大腿内侧进入腘窝，再沿胫骨内缘，下行到足底。分支：从内踝后分出，向前斜入足背，进入大趾。分支：从胞中分出，向后与督脉相通，上行于脊柱内。

生理机能：“冲”，有要冲之意。冲脉的基本生理机能有二：

①调节十二经气血。冲脉循行上至头，下至足，前布于胸腹，后行于腰背，可谓贯穿全身，分布广泛，为一身气血之要冲，故能“通受十二经气血”。而且上行者，行于脊内渗诸阳；下行者，行于下肢渗诸阴，能容纳和调节十二经脉及五脏六腑之气血，故有“十二经脉之海”和“五脏六腑之海”之称。

②与月经及孕育有关。女子月经来潮及孕育机能，皆以血为基础。冲脉起于胞中，分布广泛，为“十二经脉之海”，又为“血海”，因此女子月经来潮及妊娠与冲脉盛衰密切相关。

4. 带脉

循行部位：带脉是十二经脉中唯一一条横行的经脉，起于季胁，斜向下行到带脉穴，绕身一周，环行于腰腹部。并于带脉穴处再向前下方沿髂骨上缘斜行到少腹。

生理机能：“带”，有束带之意。带脉的基本生理机能有二：

①约束纵行诸经。带脉如束带，绕身一周，能够约束纵行诸经，调节脉气，防止脉气下陷，并能顾护胎儿，防止流产。

②主司妇女带下。就脏腑而言，带脉和脾的关系最密切。带下是一种妇科病，多与湿有关。脾与湿的关系密切。如果带脉亏虚，不能约束经脉，多见妇女带下量多，腰酸无力等症。

5. 阴跷脉和阳跷脉

循行部位：阴跷脉起于内踝下足少阴肾经的照海穴，沿内踝后直上小腿、大腿内侧，经前阴，沿腹、胸进入缺盆，出行于人迎穴之前，经鼻旁，到目内眦，与手足太阳经、阳跷脉会合。阳跷脉起于外踝下足太阳膀胱经的申脉穴，沿外踝后上行，经小腿、大腿外侧，再向上经腹、胸侧面与肩部，由颈外侧上挟口角，到达目内眦，与手足太阳经、阴跷脉会合，再上行进入发际，向下到达耳后，与足少阳胆经会合于项后。

生理机能："跷"，有轻捷矫健之意，跷脉的基本生理机能有二：

①主司下肢运动：跷脉，起于足踝下，从下肢内、外侧分别上行头面，具有交通一身阴阳之气和调节肢体肌肉运动的机能，主要使下肢运动灵活跷捷。

②主司眼睑开合：阴阳跷脉交会于目内眦，阳跷主一身左右之阳，阴跷主一身左右之阴。所以阴阳跷脉有主司眼睑开合的作用，跷脉有病则目开合失常。《灵枢·寒热病》说："阴跷、阳跷，阴阳相交……交于目锐眦，阳气盛则瞋目，阴气盛则瞑目。"

6. 阴维脉和阳维脉

循行部位：阴维脉起于小腿内侧足三阴经交会之处，沿下肢内侧上行，至腹部与足太阴脾经同行，到胁部与足厥阴肝经相合，然后上行至咽喉，与任脉相会。阳维脉起于外踝下，与足少阳胆经并行，沿下肢外侧向上，经躯干部后外侧，从腋后上肩，经颈部、耳后，前行到额部，分布于头侧及项后，与督脉会合。

生理机能："维"，有维系、维络之意。维脉的基本生理机能是维系全身经脉。由于阴维脉在循行过程中与足三阴经相交会，并最后合于任脉；阳维脉在循行过程中与手足三阳经相交，最后合于督脉。因此，阴维脉有维系联络全身阴经的作用；阳维脉有维系联络全身阳经的作用。

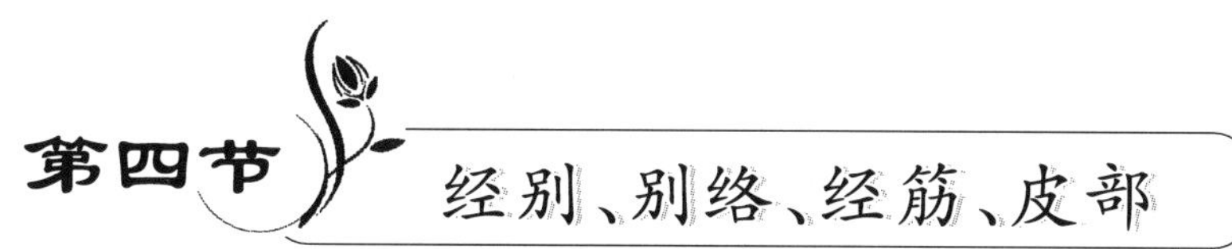

第四节 经别、别络、经筋、皮部

讲述内容：

1. 经别的循行和主要生理机能。

2. 别络的循行和主要生理机能。
3. 经筋的主要生理机能。
4. 皮部的主要生理机能。

要点和难点：

1. 经别的循行分布特点。
2. 经别的主要生理机能。
3. 别络的主要生理机能。
4. 别络与经别的区别。

本节有四部分内容，即经别，别络，经筋，皮部。

一、经　别

经别，即别行的正经。十二经别，是从十二经别行分出，深入躯体深部，循行于胸腹及头部的重要支脉。它的循行分布特点，可用“离、入、出、合”来概括。

十二经别循行，多从四肢肘膝以上部位别出，称为“离”；走入体腔脏腑深部，呈向心性循行，称为“入”；然后浅出体表，而上头面，称为“出”；阴经的经别合于相表里的阳经经别，然后一并注入六条阳经，称为“合”。每一对相表里的经别组成一“合”，这样十二经别分手足三阴、三阳，共组成六对，称为“六合”。（图 4-3）

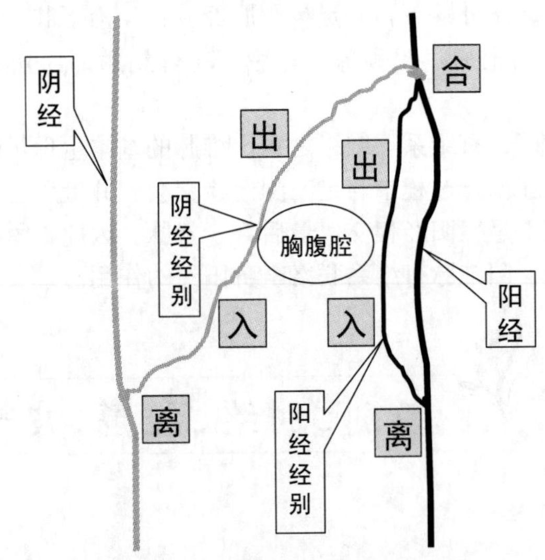

图 4-3　十二经别循行特点示意图

因十二经别的循行，可到达某些十二经脉所没有到达的部位，所以它们扩大和补充了十二经脉在生理、病理及治疗等方面的作用。

十二经别的主要生理机能有以下几条：

(1) 加强十二经脉表里两经在体内的联系

十二经别进入体腔后，表里两经的经别是相并而行；浅出体表时，阴经经别又合入阳经经别，一起注入体表的阳经，如此加强了十二经脉分布于体内的表里两经之间的联系。

(2) 加强体表与体内、四肢与躯干的向心性联系

十二经别一般都是从十二经脉的四肢部分分出，进入体内后又都呈向心性运行，扩大经络的联系以及加强由外向内的信息传递。

(3) 加强了十二经脉与头面部的联系

十二经脉主要是六条阳经分布于头面部，而十二经别中不仅六条阳经的经别循行于头面部，六条阴经的经别亦上达头部。如足三阴经经别在合入阳经后上达头部；手三阴经经别均经喉咙，上头面。因此加强了十二经脉与头面部的联系。

(4) 扩大十二经脉的主治范围

十二经别使十二经脉的分布和联系更加广泛，从而扩大了十二经脉的主治范围。如足太阳膀胱经并不到达肛门，但是，足太阳膀胱经的经别“别入于肛”，加强了足太阳经脉与肛门的联系，所以足太阳膀胱经的某些穴位，如承山、承筋等，可治肛门疾病。又如足阳明胃经没有分布到心，而手少阴心经也没有到胃，但是，足阳明的经别“属于胃，散络于脾”，又“上通于心”，沟通了心与胃之间的联系。

(5) 加强足三阴、足三阳经脉与心的联系

足三阴、足三阳的经别上行经过腹、胸，除加强表里联系外，又与心脏相联系。因此，对于分析脏腑与心的生理、病理联系有重要的意义。

二、别　络

别络，又称“大络”，是络脉的主体。它们是从十二经脉和任督二脉上分出的大的络脉，多行于人体的浅表部位。别络有十五条，即十二经脉各有一条，加之任脉、督脉的别络和脾之大络。另外，若再加胃之大络，也可称为十六别络。

别络是络脉中较为重要的部分，对全身无数细小的络脉起着主导作用。从别络分出的细小络脉称为“孙络”，分布在皮肤表面的络脉称为“浮络”。

十二经脉的别络，从肘膝关节以下部位分出后，均走向相表里的经脉，

并与其络相通。如此则阴经的别络络于阳经，阳经的别络络于阴经。别络循行于四肢，或上行头面，进入躯干，虽然也与内脏有某些联络，但均没有固定的属络关系。

别络的主要生理机能有以下三条：

（1）加强十二经脉表里两经在体表的联系

阴经的别络走向阳经，阳经的别络走向阴经，因而别络具有加强十二经脉表里两经在体表的联系的作用。

我们上面刚刚讲过，经别有加强表里两经联系的作用。这样，别络和经别都有加强表里两经联系的作用，有没有区别呢？经过比较，我们可以找出它们的区别主要有四点：

①别络是从四肢肘膝关节以下分出，大多分布于体表，虽然也有进入胸腹腔和内脏，但都没有固定的属络关系；经别是多从四肢肘膝关节以上分出，循行多深入体腔内部，尔后浅出体表。

②别络着重沟通体表的阳经和阴经，经别则既能密切表里经在体内的沟通连接，又能加强其脏腑的属络关系。

③别络和经别联系表里经的方式也不同：经别是借阴经经别会合于阳经经别，以阴经归并于阳经的方式进行联系，突出了阳经的统率作用；别络则是阴经与阳经相互交通而联络。

④经别没有所属穴位，也没有所主病症；别络有络穴，并有所主病症，在针刺选穴上有特殊意义。

（2）加强人体前、后、侧面统一联系

十二经脉的别络，其脉气汇集于十二经的“络穴”；督脉的别络，散布于背部，其脉气还散于头，别走太阳；任脉的别络，散布于腹部；脾之大络，散布于胸胁部。故别络可加强十二经脉及任、督二脉与躯体组织的联系，尤其是加强人体前、后、侧面的联系，并统率其他络脉以渗灌气血。

（3）渗灌气血以濡养全身

孙络、浮络等小络脉，从别络这样大的络脉分出后，呈网状扩散，密布全身。循行于经脉中的气血，通过别络的渗灌作用注入孙络、浮络，逐渐扩散到全身而起濡养作用。

三、经　筋

经筋，是十二经脉之气濡养和支持筋肉骨节的体系，为十二经脉的附属部分，具有约束骨骼，屈伸关节的生理机能。如《素问·痿论》说：“宗筋主束骨而利机关也。”

十二经筋，除附于骨骼外，还满布于躯体和四肢的浅部，对脏腑与周身各部组织能起到一定的保护作用。

四、皮　部

皮部，是十二经脉之气在体表皮肤一定部位的反映区，故称“十二皮部”。十二经脉及其所属络脉，在体表有一定分布范围，十二皮部就是十二经脉及其所属络脉在体表的分区。如《素问·皮部论》所说：“欲知皮部以经脉为纪者，诸经皆然。”“凡十二经络脉者，皮之部也。”因此，皮部受十二经脉及其络脉气血的濡养滋润而维持正常生理机能。

皮部位于人体最浅表部位，与外界直接接触，对外界变化具有调节作用，并依赖布散于体表的卫气，发挥其抗御外邪的作用。

观察不同部位皮肤的色泽和形态变化，有助于诊断某些脏腑、经络的病变。在皮肤一定部位施行贴敷、艾灸、热熨、梅花针等疗法，可治疗内在脏腑的病变。这是皮部理论在诊断和治疗方面的应用。

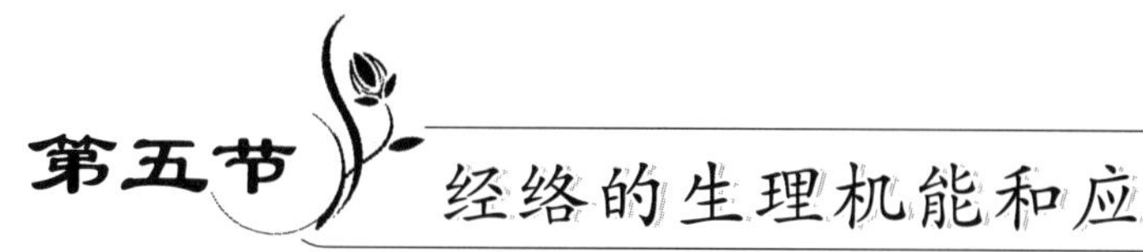

第五节　经络的生理机能和应用

讲述内容：

1. 经络的生理机能。
2. 经络学说的临床应用。

要点和难点：

1. 经络的沟通联络作用。
2. 经络的感应传导作用。
3. 经络学说阐释疾病的病理变化。
4. 经络学说指导疾病的诊断。

本节包括两方面的内容：一是经络的生理机能，二是经络的临床应用。

一、经络的生理机能

经络共有四项生理机能，简单地说，一是沟通，二是感应，三是运输，四是调节。其中，最重要的是沟通联络作用。

1. 沟通联络作用

人体由脏腑、形体、官窍和经络构成。它们虽然各有不同的生理机能，但又共同组成了有机的整体活动。人体全身内外、上下、前后、左右之间的相互联系，脏腑、形体、官窍各种机能的协调统一，主要是依赖经络的沟通联络作用实现的。

经络在人体内所发挥的沟通联络作用是多方位、多层次的，主要表现为以下几个方面：

（1）沟通脏腑与体表的联系

内在脏腑与外周体表肢节的联系，主要是通过十二经脉的沟通作用来实现的。《灵枢·海论》说："夫十二经脉者，内属于府藏，外络于肢节。"十二经脉中，手之三阴三阳经脉，循行于上肢内外侧，足之三阴三阳经脉，循行于下肢内外侧。每条经脉对内与脏腑发生特定的属络关系，对外联络筋肉、关节和皮肤，即所谓十二经筋与十二皮部。外周体表的筋肉、皮肤组织及肢节等，通过十二经脉的内属外连而与内在脏腑相互沟通。

（2）沟通脏腑与官窍之间的联系

脏腑与官窍之间的联系，也是通过经络的沟通作用而实现的。十二经脉内属于脏腑，在循行分布过程中，又经过口眼耳鼻舌及二阴等官窍。如手阳明"挟口"，足阳明"挟口环唇"，足厥阴"环唇内"，手阳明"挟鼻孔"，足阳明"起于鼻"，手太阳"抵鼻"，足少阳"绕毛际"，足厥阴"入毛中，过阴器"，冲、任、督三脉均"下出会阴"等，使得内在脏腑通过经络与官窍相互沟通而成为一个整体。脏腑的生理机能和病理变化便可以通过经络反映于相应的官窍。

（3）沟通脏腑之间的联系

脏腑之间的联系，也与经络的沟通联络密切相关。十二经脉中，每一经都分别属络一脏和一腑，这是脏腑相合理论的主要结构基础。某些经脉除属络特定脏腑外，还联系多个内脏。

例如，临床上所见的"肾水凌心射肺"病机，是因为肾主水，水液代谢异常，出现了下肢水肿，然后影响到心和肺，出现心慌，呼吸困难等。那么，肾水是通过什么途径影响到心和肺的？是通过足少阴肾经，肾水上泛而影响心肺的。因为足少阴肾经，不但属肾络膀胱，还贯肝，入肺，络心，注胸中而接心包。所以水液沿着肾的经脉从下往上走，影响心和肺。治疗时则要温阳利水，可用真武汤。

足厥阴肝经，除属肝络胆外，还挟胃，注肺中。如果肝气郁结，或肝气亢逆，常会循足厥阴肝经而影响到胃或肺，而出现肝胃不和，或肝火犯肺。

还有多条经脉同联络一脏的情况，如手太阴经属肺，手阳明经络肺，足厥阴经注肺，足少阴经入肺，手少阴经过肺。因此，出现肺病，要考虑到与肺有联络的经脉和脏腑。

此外，还有经别能补正经之不足，即通过经别沟通脏腑之间的联系。如足阳明、足少阳及足太阳的经别都经过心，这就构成了胃、胆、膀胱等六腑与心的联系。

（4）沟通经脉之间的联系

经络系统的各部分之间，也存在着密切联系。十二经脉有一定的衔接和流注规律，除了依次首尾相接如环无端外，还有许多交叉和交会。如手足六条阳经与督脉会于大椎，手少阴经与足厥阴经皆连目系，手足少阳经与手太阳经在目外眦和耳中交会等。

十二经脉之中，无论表里经、同名经和异名经之间，都存在着经脉相互贯通，内部气血相互交流的关系，尤以表里经更为突出。十二经脉中六阴经和六阳经之间存在着阴阳表里相合关系，凡相表里的经脉，在内者属于脏则络于腑，属于腑则络于脏；在外者必在上、下肢端互相交接沟通。加上十二经别、十二经的别络从内外加强了表里经之间的联系，使得表里经在不同层次上都能充分融洽交流，为脏腑表里相合理论奠定了结构基础。

十二经脉和奇经八脉之间也是纵横交错相互联系的。如足厥阴肝经在头顶与督脉和足太阳膀胱经交会于百会穴，足少阳胆经与阳跷脉会于项后；手足太阳经与足阳明经及阴阳跷脉会合于目内眦；足三阴经与阴维脉、冲脉均会于任脉；冲脉从气街起与足少阴经相并而上行；冲脉与任脉并于胸中，后通于督脉；任、督二脉又通会于十二经等。

奇经八脉除与十二经脉多处交叉联络外，本身之间也有联系。如阴维、冲脉会于任脉，冲脉与任脉并于胸中，又向后与督脉相通等，都体现出奇经之间的联络。再如，阴维脉与任脉会于廉泉和天突，阳维脉与督脉会于风府和哑门；冲、任、督三脉同起于胞中，“一源三歧”等，它们之间的联系也是十分密切的。

此外，还有无数络脉在经脉之间的联系中起了重要的作用。它们从经脉分出，网络沟通于经脉与脏腑、经脉与经脉之间，使经络系统成为一种具有完整结构的网络状的调节系统。

2. 运输渗灌作用

经络，既是气运行的通道，又是血流注的通道。经络的运输渗灌气血的作用，体现于两方面：

一是十二经脉是运输气血的主要通道，奇经八脉起到调节气血作用。

二是络脉的渗灌气血的作用。

正是由于经脉的运输气血和络脉的渗灌气血的作用，才能使气血内溉脏腑，外濡腠理。脏腑肌表在气血的灌注濡养下，生理机能得以正常发挥。

3. 感应传导作用

感应，就是感受到刺激并作出反应；传导，就是感受到的信息从一个地方传到另一个地方。经络的感应传导作用，离不开一个很重要的介质，这就是经气。在经络中运行的气，即是经气，能感受并负载各种信息，使各种信息从感受到的部位沿着经络循行路线传导到另一部位。这就是所谓的“经络感传”。

例如，我们在人体的某一个穴位进行针刺或按摩，这个穴位的局部会产生酸、麻、胀的感觉，而且这种感觉可沿着经脉循行路线传导，这就是所谓的“得气”。“得气”，就是感受到“气”的来临，感觉到“气”已经聚集到针下，并不断强化，随后可沿着经脉向两边传导。当然，医生可用手法引导“气”传导的方向，以达到治疗疾病的目的。

需要说明的是，医生也能感觉到患者的“得气”，即感觉到针下有沉紧感，或有“吸针”的感觉。我想，经常问患者是否有感觉的医生，恐怕不是一个有丰富临床经验的针灸医生。

正是由于经气的感应、负载、传导信息的作用，使得针灸按摩等治疗方法强调“得气”，强调“气至而有效”有了明确的解释。作为中医人，我们不能对行之有效的传统治疗方法如针灸、推拿等没有自己的解释。自己都说不清楚的事情，不要幻想依靠别的学科去解释清楚。

我上面讲的关于经络的运输渗灌血气的作用，可能与血管有关，所以我们推测血管或说血脉是经络的形态学基础之一。而这里讲的经络的感应传导作用，似与神经相关，所以我们也可推测筋、系等条索状结构，可能包含大的神经，也是经络的另一形态学基础。因此，我们可以说，经络既有血管的运输血液的作用，又有神经的传导信息的作用，但又不单是血管，也不仅是神经，应该是一个中医学所特有的运输传导系统。

4. 调节作用

我们把双向的良性的调节作用，称作调整作用，也就是把太过的调回来，将不足的补上去，使其重新恢复协调。

经络系统通过其沟通联系、运输渗灌气血的作用，和经气的感受和负载信息的作用，对各脏腑形体官窍的机能活动进行调节，使人体复杂的生理机能相互协调，维持阴阳动态平衡状态。

例如，手厥阴心包经的内关穴，既可以治疗心动过速，也可以治疗心动过缓，也就是针刺内关穴，具有加快心跳或减缓心跳的双向调节作用。怎样能够达到这样的作用？这主要通过医生针刺的手法，实证用泻法，虚证用补法。

再如，针刺足三里，可促进肠蠕动以治疗腹胀；针刺足三里，又能减缓肠蠕动，以治疗腹泻。这都是经络的双向良性调节作用的体现。

二、经络学说的临床应用

经络学说的应用，主要有三个方面：一是阐释疾病病理变化，二是指导疾病的诊断，三是指导疾病的治疗。

1. 阐释疾病病理变化

正常状态下，经络能运行气血，濡养脏腑组织，并能感应传导各种信息，调节各脏腑的机能协调，并能起着抗御外邪，保卫机体的作用。但在病理状态下，经络又是传递病邪和病变的途径。（图 4-4）

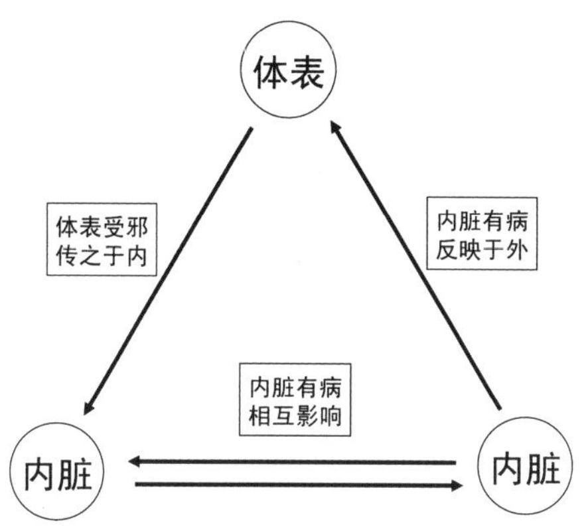

图 4-4　经络传递病邪反映病变示意图

（1）经络是外邪内传脏腑的途径

体表感受邪气的侵袭，由表及里向内传导，先传到孙络，再而大络，再而经脉，最后到脏腑，导致脏腑病变的发生。

（2）经络是内在脏腑病变反映于外的途径

内脏的病变可通过经络的传导反映于外表，即所谓“有诸内必形于外”。例如，足厥阴肝经连目系，肝火上炎易见两目红赤；足阳明胃经入上齿中，手阳明大肠经入下齿中，故胃肠积热可见齿龈肿痛；足少阴肾经“别入足跟”，足跟痛可反映肾气不足。

（3）经络是脏腑之间病变互相传变的途径

一脏腑有病，通过经络的传导，可以传导到另一脏腑。例如，足厥阴肝经属肝，挟胃，故肝病可以影响到胃；足厥阴肝经又“注肺中”，所以肝火又可犯肺；足少阴肾经“入肺”、“络心”，所以肾水泛滥，可以“凌心”，“射肺”。

2. 指导疾病的诊断

经络循行起止有一定的部位，并属络相应脏腑。因此，内脏的疾病可通过经络反映于相应的形体部位。我们根据经脉的循行部位和所属络脏腑的生理病理特点，来分析各种临床表现，可推断疾病发生在何经、何脏、何腑，并且可根据症状的性质和先后次序，来判断病情的轻重及发展趋势。

（1）循经诊断

所谓循经诊断，即根据疾病表现的症状和体征，结合经络循行分布部位及其属络脏腑进行诊断。也称穴位诊断。

例如：两胁疼痛，多为肝胆疾病；缺盆中痛，常为肺病的表现；阑尾穴明显压痛，多为肠痈（阑尾炎）；足三里压痛多是脾胃病；胆结石症可在阳陵泉穴有明显压痛。如此等等。

（2）分经诊断

所谓分经诊断，即是根据病变所在部位，详细区分疾病所属经脉，来进行诊断。

例如头痛一症：痛在前额者，多与阳明经有关；痛在两侧者，则与少阳经有关；痛在后头及项部，多为太阳经病变；痛在颠顶，主要与厥阴经有关。

又如牙痛：上牙痛，病在足阳明胃经；下牙痛，病在手阳明大肠经。

3. 指导疾病的治疗

经络学说用于指导疾病的治疗，首先用于指导针灸推拿治疗。经络是针灸推拿的基本理论。针灸、推拿疗法，是建立在经络学说基础上的常用治病及保健方法。其次是指导药物治疗，这主要体现于药物归经理论的应用。

所谓药物归经，就是把药物和十二经脉相联系，依据药物的形态、性味或功效，把药物归于六阴六阳经中。归于某经的药物，一般可治疗这条经脉及其所属脏腑的疾病。

例如，归于肺经的药可以治疗和调理肺的病症；归于心经的药物可以治疗和调理心的病症；如此等等。

由于奇恒之腑的脑，没有经脉，因而也就没有归脑的药物，也就没有治疗和调理脑的病症的药物。脑病怎么办？由于脑病主要与心、肝、肾的机能失常有关，所以脑病，应当根据实际情况，或从心，或从肝，或从肾来治疗和调理。

有了药物归经理论，就能把药物的特殊功效更加细微地反映出来，从而更准确地指导临床上对复杂多变病证的治疗。

例如，同是泻火药，依据归经理论，可以再细分：黄连归心经而泻心火，黄芩归肺经而泻肺火，柴胡归肝经、胆经而泻肝火、胆火，白芍归脾经而泻脾火，知母归肾经而泻肾中相火，木通归小肠经而泻小肠火，石膏归胃经而泻胃火。

药物归经理论的产生，又推动了“引经报使”药的出现。引经，即某些药物能引导其他药物选择性地治疗某经、某脏之病。

例如，太阳经病用羌活，少阳经病用细辛，阳明经病用白芷，厥阴经病用川芎、吴茱萸，少阳经病用柴胡。归经理论使得药物运用更为灵活多变，反映了临床用药的一些特殊规律。

第五章 体质

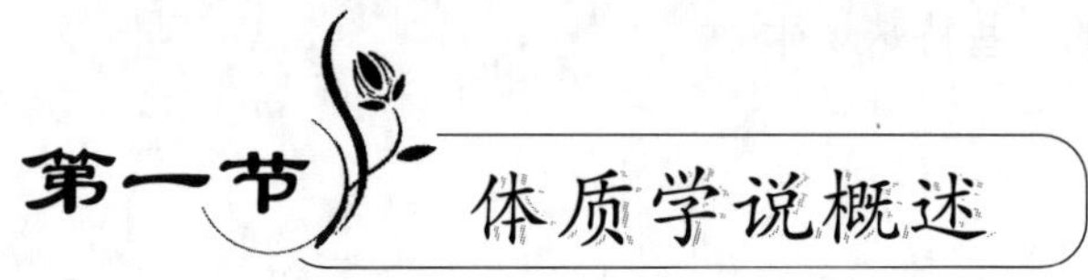

本章体质学说，主要有四部分内容：一是体质学说概述，二是体质的生理学基础，三是体质的分类，四是体质学说的应用。

第一节 体质学说概述

讲述内容：

1. 体质的概念。
2. 体质学说的形成和发展。

要点和难点：

1. 体质的基本概念和构成。
2. 体质的特点。

体质学说，是研究正常人体体质的概念、形成、特征、类型、差异规律，及其对疾病发生、发展、演变过程的影响，并以此指导对疾病进行诊断和防治的理论知识。

体质学说，是融生物学、医学、社会学和心理学于一体的新兴学科，既作为研究人体生命、健康和疾病问题的医学科学的一个重要组成部分，又是基础医学、临床医学中研究人类体质与疾病、健康关系的新的分支学科。

体质学说在以往的教材中是没有涉及的。那么为何我们要把体质学说写入教材，并向中医学生讲述呢？这是因为体质学说在临床上有重要的用途。近几年，医学界兴起了一种称为“个体化诊疗”的诊疗模式。所谓“个体化诊疗”，就是在医疗上，把以病为中心的这一套诊疗系统改为以人为中心的诊疗系统。目前的诊疗模式大致是：不管什么人，得了同一种疾病，都要用同一种方法治疗。例如得了肺炎，就用抗生素，如此等等，就是以病为中心的诊疗系统。而“个体化诊疗”呢？就是在诊断和治疗时，充分考虑这个人的具体病情，包括体质特征。

中医学的体质学说，就是强调个体差异的理论，也是设计以人为中心的诊疗模式的理论依据。我们在诊治疾病时，可根据个人的体质特征来制定一整套的治疗方案，包括防止复发的调养方案。得了同一种病，你的治疗方案与别人不一样，这是为什么呢？是因为你的体质与别人不一样。

虽然有关体质学说的记载，最早见于《内经》，但以后的理论研究和临床应用相对较少。因此我们说，体质学说属于新兴的学说，是近些年来才有了相对集中的理论研究和临床应用。所以，在早先的教科书中并不收录体质学说的内容，从 2002 年才纳入新的教材中，设立为独立一章来介绍。

体质理论，包括了体质的概念，体质的形成，体质的特征，还有体质的分类和类型，体质的差异归类，体质对于疾病产生发展的影响以及对于治疗的影响等。这一理论体系，就称为体质学说。

在体质学说概论中，我们主要讲述两个方面的问题：一是体质的概念，二是体质学说的形成。

一、体质的概念

在体质的有关概念中，我们主要讲述体质的基本概念，体质的构成，体质状况的评价，体质的特点等四方面内容。

1. 体质的基本概念

所谓体质，就是指个人独有的一些相对稳定的特质。也就是个体在生命过程中，由遗传性和获得性因素所决定的表现在形态结构、生理机能和心理活动方面综合的相对稳定的特质。换句话说，体质是人群及人群中的个体，禀受于先天，受后天影响，在其生长、发育和衰老过程中所形成的与自然、社会环境相适应的相对稳定的人体个性特质。它通过人体形态、机能和心理活动三个方面的差异性表现出来。

体质，在生理上表现为机能、代谢以及对外界刺激反应等方面的个体差异，在病理上表现为对某些病因和疾病的易感性或易罹性，以及产生病变的类型与疾病传变转归中的某种倾向性。

每个人都有自己的体质特点，人的体质特点或隐或显地体现于健康或疾病过程中。因此，体质实际上就是人群在生理共性的基础上，不同个体所具有的生理特殊性。

2. 体质的构成

体质是由形态结构、生理机能和心理状态三个方面的差异性构成。研究体质学说就要从这三个方面去认识。

(1) 形态结构的差异

人的体质特征首先表现为体表形态、体格、体型等方面的差异。

体表形态，是个体外观形态的特征，包括体格、体型、体重、性征、体姿、面色、毛发、舌象、脉象等。

体格，是指反映人体生长发育水平、营养状况和锻炼程度的状态。一般通过观察和测量身体各部分的大小、形状、匀称程度，以及体重、胸围、肩宽、骨盆宽度和皮肤与皮下软组织情况来判断，是反映体质的标志之一。

体型，是指身体各部位大小比例的形态特征，又叫做身体类型，是衡量体格的重要指标。中医观察体型，主要观察形体之肥瘦长短，皮肉之厚薄坚松，肤色之黑白苍嫩的差异等。其中尤以肥瘦最有代表性。

(2) 生理机能的差异

形态结构是产生生理机能的基础。个体不同的形态结构特点，决定着机体生理机能及对刺激反应的差异，而机体生理机能的个性特征，又会影响其形态结构，引起一系列相应的改变。因此，生理机能上的差异也是个体体质特征的组成部分。

人体的生理机能的协调有序，既是人体内部形态结构的完整协调的反映，又是脏腑经络的生理机能的稳定以及精气血津液生理作用的协调的体现。因此，人体生理机能的差异，反映了脏腑生理机能的盛衰偏颇，涉及人体消化、呼吸、血液循环、水液代谢、生长发育、生殖、感觉运动、意识思维等各方面机能的强弱差异。机体的防病抗病能力、新陈代谢情况、自我调节能力，以及或偏于兴奋、或偏于抑制的基本状态等，都是脏腑经络的生理机能以及精气血津液生理作用的体现。诸如心率、心律、面色、唇色、脉象、舌象、呼吸状况、语言的高低、食欲、口味、体温、对寒热的喜恶、二便情况、性功能、生殖机能、女子月经情况、形体的动态及活动能力、睡眠状况、视听觉、触嗅觉、耐痛的程度、皮肤肌肉的弹性、须发的多少和光泽等，均是脏腑经络的生理机能以及精气血津液的生理作用的反映，是了解体质状态的重要内容。

(3) 心理特征的差异

心理是指客观事物在大脑中的反映，是感觉、知觉、情感、记忆、思维、性格、能力等的总称，属于中医学神的范畴。

形与神是统一的整体，体质是特定的形态结构、生理机能与相关心理状况的综合体，形态、机能、心理之间具有内在的相关性。某种特定的形态结构总是表现为某种特定的心理倾向；不同脏腑的机能活动，总是表现为某种特定的情感、情绪反应与认知活动。由于人体脏腑精气及其机能各有所别，故个体所表现的情志活动也有差异，如有的人善怒，有的人善悲，有的人胆怯等。

人的心理特征不仅与形态、机能有关，而且与不同个体的生活经历以及所处的社会文化环境有着密切的联系。所以即便为同种形态结构和生理机能者，也可以表现为不同的心理特征。因此，一定的形态结构与生理机能，是心理特征产生的基础，使个体容易表现出某种心理特征，而心理特征在长期的显现中，又影响着形态结构与生理机能，并表现出相应的行为特征。

由上可见，在体质构成因素中，形态、机能、心理之间有着密切的关系，心理因素是体质概念中不可缺少的内容。

3. 体质状况的评价

体质特征，通过体质的构成要素来体现。因此，当评价一个体的体质状况时，应从其形态结构、生理机能及心理特征方面进行综合考虑。

（1）体质的评价指标

评价体质，一般有以下 5 个方面的评价指标：

①身体的形态结构状况，包括体表形态、体格、体型、内部的结构和功能的完整性、协调性。

②身体的机能水平，包括机体的新陈代谢和各器官、系统的机能，特别是心血管、呼吸系统的机能。

③身体的素质及运动能力水平，包括速度、力量、耐力、灵敏性、协调性及走、跳、跑、投、攀越等身体的基本活动能力。

④心理的发育水平，包括智力、情感、行为、感知觉、个性、性格、意志等方面。

⑤适应能力，包括对自然环境、社会环境和各种精神心理环境的适应能力及对病因、疾病损害的抵抗能力、调控能力和修复能力。

依据上面的所讲的体质评价指标，什么样的体质是我们最理想最健康的体质呢？接下来我们就讲讲理想健康体质的标志。

（2）理想健康体质的标志

理想体质，是指人体在充分发挥遗传潜力的基础上，经过后天的积极培育，使机体的形态结构、生理机能、心理状态以及对环境的适应能力等各方面得到全面发展，处于相对良好的状态，即形神统一的状态。其具体标志主要包括以下 7 点：

①身体发育良好，体格健壮，体型匀称，体重适当。

②面色红润，双目有神，须发润泽，肌肉皮肤有弹性。

③声音洪亮有力，牙齿清洁坚固，双耳聪敏，脉象和缓均匀，睡眠良

好，二便正常。

④动作灵活，有较强的运动与劳动等身体活动能力。

⑤精力充沛，情绪乐观，感觉灵敏，意志坚强。

⑥处事态度积极、镇定、有主见，富有理性和创造性。

⑦应变能力强，能适应各种环境，有较强的抗干扰、抗不良刺激和抗病的能力。

4. 体质的特点

虽然每人都有自己的个体体质特征，但在各种先天因素和后天因素的共同作用下，每个个体和人群的体质，都具有以下共同的特点：

(1) 先天遗传性

体质具有先天遗传性。各人的体质特点都与父母有关系。

(2) 差异多样性

体质的差异表现在机体的各方面。在生理方面，在心理方面，在形态结构方面，都有差异。

(3) 形神一体性

复杂多样的体质差异现象，全面地反映着人体在形态结构（形）以及由脏腑机能活动所产生的各种精神活动（神）这两个方面的基本特征，是特定的生理特性与心理特性的综合体，是对个体身心特性的概括。

(4) 群类趋同性

同一种族或聚居在同一地域的人，因为生存环境和生活习惯相同，遗传背景和生存环境具有同一性和一致性，从而使人群的体质具有相同或类似的特点，形成了地域人群的不同体质特征，使特定人群的体质呈现类似的特征，因此体质具有群类趋同性。

(5) 相对稳定性

个体禀承于父母的遗传信息，使其在生命过程中遵循某种既定的内在规律，呈现出与亲代类似的特征。这些特征一旦形成，不会轻易改变，在生命过程的某个阶段体质状态具有相对的稳定性。另外，长期稳定的环境也是导致体质相对稳定的重要因素。

(6) 动态可变性

先天禀赋决定着个体体质的相对稳定性和个体体质的特异性，后天各种环境因素、营养状况、饮食习惯、精神因素、年龄变化、疾病损害、针药治疗等，又使得体质具有可变性。体质的可变性具有两个基本规律：一是机体随着年龄的变化呈现出特有的体质特点；二是由外来因素不断变化的干扰所导致的体质状态的变化。两种变化往往同时存在，相互影响。

(7) 连续可测性

主要体现在不同个体体质的存在和演变时间的不间断性。体质的特征伴随着生命自始至终的全过程，具有循着某种类型体质固有的发展演变规律缓慢演化的趋势，这就使得体质具有可预测性，为治未病提供了可能。

(8) 后天可调性

体质既是相对稳定的，又是动态可变和连续可测的，这就为改善体质的偏颇，防病治病提供了可能。一方面可以针对各种体质类型及早采取相应措施，纠正和改善体质的偏颇，以减少个体对疾病的易感性，预防疾病的发生。另一方面可针对各种不同的体质类型将辨证与辨体相结合，以人为本，充分发挥个体诊疗的优势，提高疗效。

二、体质学说的形成和发展

关于“体质”一词，在中医书籍中，最早见于明代张介宾的《景岳全书》。《景岳全书·杂证谟·饮食门》曾记载：“矧体质贵贱尤有不同，凡藜藿壮夫，及新暴之病，自宜消伐。”

但有关体质类型、体质特征的记述，在《内经》中就有许多，只是《内经》中没有用“体质”两字，而是用“形”、“质”来表述体质的含义。例如《灵枢·阴阳二十五人》中有“五形之人”的说法，《素问·厥论》中有“是人者质壮”的记述。因此，我们说中医体质理论实源于《内经》。

《内经》中明确指出了人在生命的过程中，可以显示出刚柔、强弱、高低、阴阳、肥瘦等显著的个体差异，如《灵枢·寿夭刚柔》说：“人之生也，有刚有柔，有弱有强，有短有长，有阴有阳。”说明当时人们非常重视人类自身的体质及其体质的差异。

《内经》的体质理论，明确指出了体质与脏腑的形态结构、气血盈亏有密切的关系，并从差异性方面研究了个体及不同群体的体质特征、差异规律，体质的形成与变异规律，体质类型与分类方法，体质与疾病的发生、发展规律，体质与疾病的诊断、辨证与治法用药规律，体质与预防、养生的关系等，初步形成了比较系统的中医体质理论，奠定了中医体质学的基础。

《内经》中的关于体质分类的“五态人”和“阴阳二十五人”，是中医体质分类的标志性创举。“五态人”体质，是依据《周易》的“四象”理论建立的，其后被朝鲜医学改造发展，形成了朝鲜医学中的“四象体质医学”。但在中国，对《内经》的“五态人”体质或说“四象体质”，并没有大的发扬。至于其原因，不得而知，需要我们进一步探讨。但随着近几年中医体质理论的发展和临床应用的兴起，中医的四象体质理论，也得到了理论发掘和临床实际应用。

以后历代医家又进一步丰富和发展了《内经》的体质理论。

张仲景的《伤寒杂病论》，从体质与发病、辨证、治疗用药以及疾病预后关系等方面，作了进一步的阐述，蕴含有辨质论治的精神，使体质理论在临床实践中得到了进一步充实和提高。

宋代陈自明的《妇人良方》及南宋无名氏《小儿卫生总微论方》等，对体质形成于胎儿期已笃信不疑。

宋代钱乙《小儿药证直诀》将小儿的体质特征精辟地概括为“成而未全”，“全而未壮”，“脏腑柔弱，易虚易实，易寒易热”。

宋代陈直的《养老奉亲书》对老年人的体质特征特别是心理特征及其机理进行了阐述，强调体质的食养与食疗。

金代刘完素的《素问玄机原病式》则强调“脏腑六气病机”，从理论上阐述了各型病理体质的形成与内生六气的关系，从而对体质的内在基础作了强调。

明代张介宾的《景岳全书》力倡藏象体质理论，强调脾肾先后天之本对体质的重要性，并将丰富的体质理论运用到对外感、内伤杂病的辨证论治之中。

清代汪宏的《望诊遵经》和王燕昌的《王氏医存》对影响体质形成、定型、演化的外部因素，已有明确的认识。

从20世纪70年代开始，随着对中医理论整理研究的逐步深入，中医体质学说的研究也随之受到了重视。学者们不但从文献整理方面对历代医家有关体质的论述作了系统的挖掘整理，而且从理论、临床、实验等多方面对体质的形成及基本原理，体质差异规律及类型、分类方法，体质构成、特征、分布，体质与病证等内容进行了深入的探讨与研究，涉及体质人类学、遗传学、免疫学、医学心理学、流行病学等多学科的研究，取得了可喜的成果。如明确了体质的概念，对构成人体的生命物质在结构、机能与代谢上反映出来的必要的可测定的“分析单元”——体质要素，运用了现代医学的实验与检测方法予以确定。

目前，对体质问题的研究，从学科范畴、理论方法与临床运用等方面已初步形成了中医体质学的学科体系，不仅使体质理论真正理性地纳入到中医学的研究中来，成为中医学理论体系的一个重要组成部分，而且也促进了中医临床学的发展。

第二节 体质的生理学基础

讲述内容：

1. 精气血津液是体质形成的基础。
2. 影响体质的因素。

要点和难点：

1. 体质差异产生的根本原因。
2. 先天禀赋与后天因素对体质形成的影响。

本节讲述有关体质形成、发展和变化的生理学基础。

依据我们对体质概念的认识，体质是禀受于先天，长养于后天的。体质的形成、发展和变化受到机体内外环境多种因素的共同影响。因此，决定体质形成、发展和变化的因素，主要有两个方面：一是精气血津液和脏腑经络方面的差异；二是内外环境的不同。

一、精气血津液是体质形成的基础

精气血津液是体质形成的生理学基础，精气血津液的优劣多寡或盛衰强弱，是体质特征产生的根本。

精气血津液是决定体质特征的重要物质基础，其中精的多少优劣是体质差异的根本。

人体脏腑在胚胎发育过程中，禀受于父母的先天之精就已经分藏于各脏腑，决定着各脏腑形体官窍的发育，构建着人的性格、气质等心理特征。出生之后，后天水谷之精又不断输入脏腑之中，与已有的先天之精结合，充养形体，故肾脏和其他每一脏腑都藏有先天之精和后天之精。《素问·阴阳应象大论》说：“人有五脏，化五气，以生喜怒悲忧恐。”脏腑之精化生脏腑之气，脏腑之气的升降出入运动，推动和调节机体的生理机能和心理活动。每一脏腑之精的先后天成分比例不同，各自发挥着相对特异的作用，使各个脏腑表现出相对特异的机能特征。每一个体又因先天遗传和后天环境因素的综合作用而有精的多少优劣的差异，使不同个体常表现出某一脏腑机能的相对优势或劣势化趋向。因此，精的多少优劣是导致个体体质差异的根本因素。

气由先后天之精化生，并与吸入的自然界清气相融合而成，具有推动与调控、温煦与凉润、防御、固摄、中介等作用，是推动和调节各脏腑机能活动的动力。气的盛衰、气之阴阳的偏倾和升降出入运动的偏向，直接影响着脏腑生理特性的偏倾和形体特征的差异，从而形成了不同的体质类型，如气虚质、气郁质、阴虚质、阳虚质等。

血和津液均来源于脾胃所化生的水谷之精。血流于脉中，内养脏腑，外养形体，化神载气，对体质的强弱起重要作用；津液分布全身，无处不到，濡养脏腑，化生血液，也是影响体质的重要因素。个体血与津液的盈亏及其运行输布的差异，也形成了不同的体质类型，如血虚质、血瘀质、痰湿质、燥干质、形胖黏滞质等。

精气血津液均为人体生命活动的基本物质，同源于水谷之精，因而气血互生，津血互化，精血同源，“气为血帅”、“血为气母”。机体某一方面的物质偏盛偏衰，还会出现气血两虚、气滞血瘀、血虚精亏、津亏血瘀等复杂的体质类型。所以精与血之多少，气与津之盈耗，都影响着体质，成为构成并决定体质差异的物质基础。

一身之精分藏于脏腑，则为脏腑之精；一身之气分布到脏腑和经络，则为脏腑之气和经络之气，简称脏气和经气。脏腑之精的优劣多寡和脏腑之气的强弱盛衰，决定了个体的体质特征。在个体先天遗传性与后天环境因素相互作用下，脏腑之精与脏腑之气的优劣盛衰决定了不同个体的某一藏象系统的相对优势或劣势化的倾向。如《灵枢·本藏》说：“五藏者，固有小大、高下、坚脆、端正、偏颇者；六府亦有小大、长短、厚薄、结直、缓急。”凡此不同，造成了个体体质的差异。《景岳全书·传忠录》在“藏象别论”中，明确阐述了五脏之气的强弱与体质的关系，指出“若其同中之不同者，则脏气各有强弱，禀赋各有阴阳。脏有强弱则神志有辨也，颜色有辨也，声音有辨也，性情有辨也，筋骨有辨也，饮食有辨也，劳逸有辨也，精血有辨也，勇怯有辨也，刚柔有辨也……此固人人之有不同也。”可见，脏腑形态和脏腑之气的盛衰差异是产生不同体质的重要基础。

体质主要通过外部形态特征表现出来，不同的个体，脏腑之精与脏腑之气的优劣盛衰及经络气血的多少不同，表现于外的形体也就有了差异性。《灵枢·阴阳二十五人》从人体的眉毛、胡须、腋毛、阴毛、胫毛等的多少来判断其体质类型，就是根据手足三阳经脉气血的多少。

总之，精气血津液的盈亏，脏腑经络的结构变化和机能盛衰，都是决定人体体质的重要因素。体质将脏腑精气阴阳之偏倾通过形态、机能、心理的差异性表现出来。精气血津液的盛衰偏倾是形成个体体质特征的根本。

二、影响体质的因素

体质特征取决于精气血津液的优劣强弱及脏腑经络的偏倾。因此，凡能影响精气血津液及脏腑经络的因素，均可影响体质。影响体质的因素，主要有以下 8 种。接下来分别讲述。

1. 先天禀赋

先天禀赋，是指子代出生以前在母体内所禀受的一切，包括父母生殖之精的质量，父母血缘关系所赋予的遗传性，父母生育的年龄，以及在母体内孕育过程中母亲是否注意养胎和妊娠期疾病所给予的一切影响。

先天禀赋是体质形成的基础，是人体体质强弱的前提条件。父母的生殖之精结合形成胚胎，禀受母体气血的滋养而不断发育，从而形成了人体，这种形体结构便是体质在形态方面的雏形，故《灵枢·决气》说："两神相搏，合而成形。"张介宾称之为"形体之基"。因此，父母生殖之精的盈亏盛衰和体质特征决定着子代禀赋的厚薄强弱，影响其体质，父母体内阴阳的偏倾和机能活动的差异，可使子代也有同样的倾向性。汉代王充《论衡·气寿》指出："禀气渥则其体强，体强则命长；气薄则其体弱，体弱则其命短，命短则多病短寿。"明代万全《幼科发挥·胎疾》认为："子与父母，一体而分。"

父母形质精血的强弱盛衰，造成了子代禀赋的不同，表现出体质的差异。诸如身体强弱、肥瘦、刚柔、长短、肤色、性格、气质，乃至先天性生理缺陷和遗传性疾病，如鸡胸、龟背、癫痫、哮喘、艾滋病等。这种差异决定于先天遗传性因素，取决于父母肾之精气阴阳的盛衰偏倾及母体的调摄得当与否。

先天之精充盈，则禀赋足而周全，出生之后体质强壮而少偏倾；先天之精不足，禀赋虚弱或偏倾，可使小儿生长发育障碍，影响身体素质和心理素质的健康发展。如《医宗金鉴·幼科杂病心法要诀》说："小儿五迟之证，多因父母气血虚弱，先天有亏，致儿生下筋骨软弱，行步艰难，齿不速长，坐不能稳，要皆肾气不足之故。"

可见，在体质的形成过程中，先天因素起着关键性作用，是它确定了体质的"基调"。但这只对体质的发展提供了可能性，而体质的发育和定型，还受后天各种因素综合作用的影响。

2. 年龄因素

体质是一个随着个体发育的不同阶段而不断演变的生命过程，某个阶段的体质特点与另一个阶段的体质特点是不同的。这是因为人体有生、长、壮、老、已的变化规律，在这一过程中，人体的脏腑经络及精气血津液的生理机能都发生着相应的变化。《灵枢·天年》和《素问·上古天真论》都从不同角度论述了人体脏腑精气盛衰与年龄的关系。在生长、发育、壮盛以至衰老、死亡的过程中，脏腑精气由弱到强，又由盛至衰，一直影响着人体的生理活动和心理变化，决定着人体体质的演变。

随着年龄的变化，男女体质的形成和演变，大致可划分为五个阶段：

①从出生到青春期，是体质渐趋成熟、定型的阶段，体质基本定型于青春期之末。

②青春期到35岁左右，女性的体质常会发生较明显的变化。相对而言，男性这一时期的变化不很显著。

③35岁至更年期以前的男女，均处于壮年阶段，体质变化大多数较为平缓。

④50岁上下的妇女和55～60岁左右的男子进入了更年期，因天癸渐竭，精血衰减，体质也发生显著变化。

⑤更年期以后的老年阶段，男女体质日渐虚性化，常以虚为主，兼夹痰瘀。

小儿生机旺盛，精气阴阳蓬勃生长，故称之为“纯阳之体”。但其精气阴阳均未充分成熟，故又称为“稚阴稚阳”。小儿的体质特点前人概括为：脏腑娇嫩，形气未充，易虚易实，易寒易热。明·万全《育婴秘诀·五脏证治总论》指出小儿的体质特点为“五脏之中肝有余，脾常不足肾常虚，心热为火同肝论，娇肺遭伤不易愈。”成年人一般精气血津液充盛，脏腑机能强健，体质类型已基本定型，一般而言比较稳定。老年人由于内脏机能活动的生理性衰退，体质常表现出精气神渐衰、阴阳失调、脏腑机能减退、代谢减缓、气血郁滞等特点。

3. 性别差异

就体质学说而论，人类最基本的体质类型可分为男性体质与女性体质两大类。由于男女在遗传性征、身体形态、脏腑结构等方面的差别，相应的生理机能、心理特征也就有异，因而体质上存在着性别差异。

男为阳，女为阴。男性多禀阳刚之气，脏腑机能较强，体魄健壮魁梧，能胜任繁重的体力和脑力劳动，性格多外向，粗犷，心胸开阔；女性多禀阴柔之气，脏腑机能较弱，体形小巧苗条，性格多内向，喜静，细腻，多愁善感。男子以肾为先天，以精、气为本；女子以肝为先天，以血为本。男子多用气，故气常不足；女子多用血，故血常不足。男子病多在气分，女子病多在血分。男子之病，多由伤精耗气，女子之病，多由伤血。

女子由于经、带、胎、产、乳等特殊生理过程，尚有月经期、妊娠期和产褥期的体质改变。当月经来潮后，体内产生了明显的周期性变化，故中医学有经期感冒“热入血室”等专论。妊娠期由于胎儿生长发育的需要，产褥期由于产育、哺育的影响，母体各系统产生一系列适应性反应，故有“孕妇宜凉，产后宜温”之说。《金匮要略》将产后体质特点总结为：“新产血虚，多汗出，喜中风，故令病痉；亡血复汗，寒多，故令郁冒；亡津液，胃燥，故大便难。”

然而，男性在体质上也有不足，男性往往较女性对于病邪更为敏感，更易患疾病，且病变常较严重，死亡率也较高。

4. 饮食因素

饮食结构和营养状况对体质有明显的影响。长期的饮食习惯和固定的膳食品种质量，日久可因体内某些成分的增减等变化而影响体质。

饮食不足，影响精气血津液的化生，可使体质虚弱。

饮食偏嗜，使体内某种物质缺乏或过多，可引起人体脏气偏盛或偏衰，形成有偏倾趋向的体质，甚则成为导致某些疾病的原因。如嗜食肥甘厚味可助湿生痰，形成痰湿体质；嗜食辛辣则易化火伤阴，形成阴虚火旺体质。过食咸味则胜血伤心，形成心气虚弱体质；过食生冷寒凉会损伤脾胃，产生脾气虚弱体质。

饮食无度，久则损伤脾胃，可形成形盛气虚体质；贪恋醇酒佳酿，湿热在中，易伤肝脾，或形成湿热体质。

合理的膳食结构，科学的饮食习惯，适当的营养水平，则能保持和促进身体的正常生长发育，使精气神旺盛，脏腑机能协调，痰湿不生，阴阳平秘，体质强壮。

5. 劳逸过度

过度的劳动或过度的安逸是影响体质的又一重要因素。适度的劳作或体育锻炼，可使筋骨强壮，关节通利，气机通畅，气血调和，脏腑机能旺盛；适当的休息，有利于消除疲劳，恢复体力和脑力，维持人体正常的机能活动。劳逸结合，有利于人体的身心健康，保持良好的体质。

过度的劳作，则易于损伤筋骨，消耗气血，致脏腑精气不足，机能减弱，常形成虚性体质。《素问·举痛论》说：“劳则气耗。”《素问·宣明五气》说：“久立伤骨，久行伤筋。”

过度的安逸，长期养尊处优，四体不勤，则可使气血流行不畅，筋肉松弛，脾胃机能减退，容易形成痰瘀型体质。如《灵枢·根结》说：“王公大人，血食之君，身体柔脆，肌肉软弱。”

6. 情志因素

情志的变化，可以通过影响脏腑精气的盛衰变化，而影响人体的体质。所以情志贵在和调。情志和调，则气血调畅，脏腑机能协调，体质强壮；反之，长期强烈的情志刺激，持久不懈的情志活动，超过了人体的生理调节能力，可致脏腑精气的不足或紊乱，给体质造成不良影响。常见的气郁型体质多由此起。气郁化火，伤阴灼血，又能导致阳热体质或阴虚体质。气滞不畅还可形成血瘀型体质。

情志变化导致的体质改变，还与某些疾病的发生有特定的关系，如郁怒不解，情绪急躁的“木火质”，易患眩晕、中风等病症；忧愁日久，郁闷寡欢的“肝郁质”，易诱发癌症。因此，保持良好的精神状态，对体质健康十分有益。

7. 地理因素

不同地区或地域，具有不同的地理特征，包括地壳的物理性状，土壤的化学成分、水土性质、物产及气候条件等特征。这些特征影响着不同地域人群的饮食结构、居住条件、生活方式、社会民俗等，从而制约着不同地域生存的不同人群的形态结构、生理机能和心理行为特征的形成和发展。同时，人类具有能动的适应性，由于自然环境条件不同，人类各自形成了与其生存环境条件相协调的自我调节机制和适应方式，从而形成了不同自然条件下的体质特征。

《素问·异法方宜论》中就曾详细论述了地域方土不同，人受到不同水土性质、气候类型、生活条件、饮食习惯影响所形成的东、南、西、北、中五方人的体质差异及其特征。《医学源流论·五方异治论》也指出：“人禀天地之气以生，故其气体随地不同。”一般而言，北方人形体多壮实，腠理致密；东南之人多体型瘦弱，腠理偏疏松；滨海临湖之人，多湿多痰。居住环境的寒冷潮湿，易形成阴盛体质或湿盛体质。

8. 疾病针药及其他因素

疾病是促使体质改变的一个重要因素。一般来说，疾病改变体质多是向不利方面变化，如大病、久病之后，常使体质虚弱；某些慢性疾病（如慢性肾炎、肺结核等）迁延日久，患者的体质易表现出一定的特异性。但感染邪气，罹患某些疾病（如麻疹、痄腮）之后，还会使机体具有相应的免疫力，使患者终生不再罹患此病。

药物具有不同的性味特点，针灸也具相应的补泻效果，能够调整脏腑精气阴阳之盛衰及经络气血之偏倾。如果用之得当，将会收到补偏救弊的功效，使偏颇体质恢复到理想体质；如果用之不当，或针药误施，将会加重体质损害，使体质由壮变衰，由强变弱。

总之，体质禀赋于先天，受制于后天。先、后天多种因素构成影响体质的内外环境，在诸多因素的共同作用下，形成个体不同的体质特征。

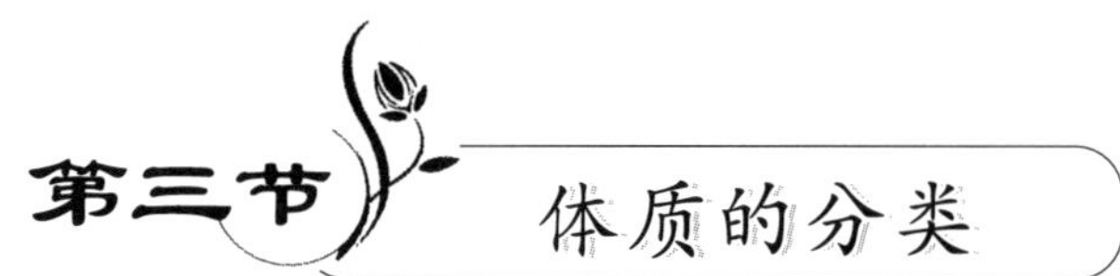

第三节 体质的分类

讲述内容：

1. 体质的分类方法。
2. 常用体质分类及其特征。

要点和难点：

1. 体质的阴阳三分及其特征。
2. 太少阴阳五态人的体质特征。
3. 九种体质的判定标准。

体质的差异现象是先天禀赋与后天多种因素共同作用的结果，但先天禀赋是决定体质差异的根本。

人类体质间的差异性是绝对的，而同一性只是相对的。这种体质差异，表现为三个层面：

一是因生存空间上存在的自然地域性差异而形成的群体差异；

二是在相同的生存空间，但因禀赋、生活方式、行为习惯的不同而形成的个体差异；

三是同一个体在不同生命阶段的差异。

为了把握个体的体质差异规律及体质特征，有效地指导临床实践，就必须对纷繁的体质现象进行广泛的比较分析，并予以分类。

一、体质的分类方法

体质的分类方法是认识和掌握体质差异性的重要手段。

中医学体质的分类，是以整体观念为指导思想，以阴阳五行学说为思维方法，以精气血津液神理论和藏象理论为理论基础而进行的。

古今医家从不同角度对体质作了不同的分类。《内经》曾提出过阴阳含量划分法、五行归属划分法、形态与机能特征分类法、心理特征分类法（包括刚柔分类法、勇怯分类法、形态苦乐分类法）等，张介宾等采用藏象阴阳分类法，叶天士等以阴阳属性分类，章虚谷则以阴阳虚实分类。

现代医家多从临床角度根据发病群体中的体质变化、表现特征进行分类。但由于观察角度、分类方法不同，对体质划分的类型、命名方法也有所不同，有三分法、五分法、六分法、七分法、九分法、十二分法等。但体质分类的基础，基本上都是依据精气血津液的优劣多寡以及脏腑经络的结构与机能的差异。

二、常用体质分类及其特征

目前常用的体质分类方法有两类：一是运用阴阳的分类法对体质进行分类，如我们下面介绍的体质三分法和体质五分法；二是以临床表现的归纳为基础的分类，如体质九分法。

1. 阴阳三分法

人体正常体质大致可分为阴阳平和质、偏阳质和偏阴质三种类型。理想的体质应是阴阳平和之质，偏阳质和偏阴质则属于偏倾体质。体质类型中的阴阳，主要是指以对立制约为主而表现为寒热、动静偏倾的阴阳二气。

（1）阴阳平和质

阴阳平和质是形态与机能较为协调的体质类型。体质特征为：身体强壮，胖瘦适度；面色与肤色虽有五色之偏，但都明润含蓄；食量适中，二便通调；舌红润，脉象缓匀有神；目光有神，性格开朗、随和；夜眠安和，精力充沛，反应灵活，思维敏捷，工作潜力大；自身调节和对外适应能力强。

具有这种体质特征的人，不易感受外邪，很少生病。即使患病，多为表证、实证，且易于治愈，康复亦快，有时会不药而愈。如果后天调养得宜，无暴力外伤、慢性疾患及不良生活习惯，其体质不易改变，易获长寿。

（2）偏阳质

偏阳质是指具有亢奋、偏热、多动等特点的体质类型。体质特征为：形体适中或偏瘦，但较结实；面色多略偏红或微苍黑，或呈油性皮肤；食量较大，消化吸收功能健旺，大便易干燥，小便易黄赤；平时畏热喜冷，或体温略偏高，动则易出汗，喜饮水；唇、舌偏红，苔薄易黄，脉多滑数；性格外向，喜动好强，易急躁，自制力较差；精力旺盛，动作敏捷，反应灵敏，性欲较强。

具有这种体质特征的人，对风、暑、热等阳邪的易感性较强，受邪发病后多表现为热证、实证，并易化燥伤阴；皮肤易生疖疮；内伤杂病多见火旺、阳亢或兼阴虚之证；容易发生眩晕、头痛、心悸、失眠及出血等病证。

由于此类体质的人阳气偏亢，多动少静，故日久必有耗阴之势。若调养不当，操劳过度，思虑不节，纵欲失精，嗜食烟酒、辛辣，则必将加速阴伤，发展演化为临床常见的阳亢、阴虚、痰火等偏颇体质。

（3）偏阴质

偏阴质是指具有抑制、偏寒、多静等特点的体质类型。体质特征为：形体适中或偏胖，但较弱，容易疲劳；面色偏白而欠华；食量较小，消化吸收功能一般；平时畏寒喜热，或体温偏低；唇舌偏白偏淡，脉多迟缓；性格内向，喜静少动，或胆小易惊；精力偏弱，动作迟缓，反应较慢，性欲偏弱。

具有这种体质特征的人，对寒、湿等阴邪的易感性较强，受邪发病后多表现为寒证、虚证；表证易传里或直中内脏；冬天易生冻疮；内伤杂病多见阴盛、阳虚之证；容易发生湿滞、水肿、痰饮、瘀血等病证。

由于本类体质者阳气偏弱，长期发展，易致阳气虚弱，脏腑机能偏衰，水湿内生，从而形成临床常见的阳虚、痰湿、水饮等偏颇体质。

2. 阴阳五分法

阴阳五分法，即《灵枢·通天》所言太少阴阳五态人的体质分类法。据《灵枢·通天》所论，太少阴阳五态人的人格特征和行为特征如下：

（1）太阴之人

心理特征：贪而不仁，表面谦虚，内心阴险，好得恶失，喜怒不形于色，不识时务，只知利己，惯于后发制人。

行为特征：面色阴沉，假意谦虚，身体长大却卑躬屈膝，故作姿态。

《灵枢·通天》说：太阴之人，贪而不仁，下齐湛湛，好内而恶出，心和而不发，不务于时，动而后之，此太阴之人也。太阴之人，其状黮黮然黑色，念然下意，临临然长大，腘然未偻，此太阴之人也。

（2）少阴之人

心理特征：喜贪小利，暗藏贼心，时欲伤害他人，见人有损失则幸灾乐祸，对别人的荣誉则气愤嫉妒，缺乏情感。

行为特征：貌似清高而行动鬼祟，站立时躁动不安，走路时似伏身向前。

《灵枢·通天》说：少阴之人，小贪而贼心，见人有亡，常若有得，好伤好害，见人有荣，乃反愠怒，心疾而无恩，此少阴之人也。少阴之人，其状清然窃然，固以阴贼，立而躁崄，行而似伏，此少阴之人也。

（3）太阳之人

心理特征：过于自信，意气用事，高谈阔论，好高骛远，庸俗平常，不知改过。

行为特征：高傲自满，仰胸挺腹，妄自尊大。

《灵枢·通天》说：太阳之人，居处于于，好言大事，无能而虚说，志发乎四野，举措不顾是非，为事如常自用，事虽败，而常无悔，此太阳之人也。太阳之人，其状轩轩储储，反身折腘，此太阳之人也。

（4）少阳之人

心理特征：自尊心强，爱虚荣，善交际，不愿默默无闻，喜自我炫耀。

行为特征：行走站立都好自我表现，仰头而摆体，手常背于后。

《灵枢·通天》说：少阳之人，諟谛好自贵，有小小官，则高自宣，好为外交，而不内附，此少阳之人也。少阳之人，其状立则好仰，行则好摇，其两臂两肘，则常出于背，此少阳之人也。

（5）阴阳平和之人

心理特征：不计名利，心境安宁，不贪欲妄想和过分欢欣，不与人争，善适时令，以德感人而无所畏惧。

行为特征：举止大方，态度严肃，目光慈祥，开朗坦荡，光明磊落。

《灵枢·通天》说：阴阳和平之人，居处安静，无为惧惧，无为欣欣，婉然从物，或与不争，与时变化，尊则谦谦，谭而不治，是谓至治。阴阳和平之人，其状委委然，随随然，颙颙然，愉愉然，𬌗𬌗然，豆豆然，众人皆曰君子，此阴阳和平之人也。

以上是中医学对人格的阴阳分类，这种分类是较高层次的分类，表现了比较典型而纯粹的个性类型，但是大多数人不具备这种典型表现。这种分类虽抽象概括程度较高，但是具体针对性不强，因此在实践中以这种分类去一一对照每一个人则有困难。

这一四象五态人分类法，实际上是在上述阴阳三分法的基础上的进一步分类，是用《周易》的四象理论，即太少阴阳体系，对个体的阴阳之气的多少进行分类，只是侧重点在于个人的人格特征和相应的行为表现而已。因此，我们可以将上面三分法中的偏阳质分解为太阳质和少阳质两类，偏阴质分解为太阴质与少阴质两类，这样就是我们讲的太少阴阳五态人。

这一四象体质分类法，对临床失眠症和抑郁症的调养和治疗，有重要的指导意义。由于四象与四季、四方相通应，对失眠症和抑郁症的调养和治疗，就可结合四季调养和因时制宜来治疗。这体现了中医学的整体诊治和调养思想。

我用四象体质理论指导对500多例失眠症和轻度抑郁症的临床诊治和四季调养，收到了很好的效果。

3. 体质九分法

北京中医药大学王琦教授提出体质九分，即将人类的体质分为九类。他研制的“九种常见体质的判定标准”，已经确立为中华中医药学会的标准。

下面将九种体质的总体特征、形体特征、常见表现、心理特征、发病倾向以及对外界环境的适应能力分述如下：

1. 平和质（A 型）

总体特征：阴阳气血调和，以体态适中、面色红润、精力充沛等为主要特征。

形体特征：体形匀称健壮。

常见表现：面色、肤色润泽，头发稠密有光泽，目光有神，鼻色明润，嗅觉通利，唇色红润，不易疲劳，精力充沛，耐受寒热，睡眠良好，胃纳佳，二便正常，舌色淡红，苔薄白，脉和缓有力。

心理特征：性格随和开朗。

发病倾向：平素患病较少。

对外界环境适应能力：对自然环境和社会环境适应能力较强。

2. 气虚质（B 型）

总体特征：元气不足，以疲乏、气短、自汗等气虚表现为主要特征。

形体特征：肌肉松软不实。

常见表现：平素语音低弱，气短懒言，容易疲乏，精神不振，易出汗，舌淡红，舌边有齿痕，脉弱。

心理特征：性格内向，不喜冒险。

发病倾向：易患感冒、内脏下垂等病；病后康复缓慢。

对外界环境适应能力：不耐受风、寒、暑、湿邪。

3. 阳虚质（C 型）

总体特征：阳气不足，以畏寒怕冷、手足不温等虚寒表现为主要特征。

形体特征：肌肉松软不实。

常见表现：平素畏冷，手足不温，喜热饮食，精神不振，舌淡胖嫩，脉沉迟。

心理特征：性格多沉静、内向。

发病倾向：易患痰饮、肿胀、泄泻等病；感邪易从寒化。

对外界环境适应能力：耐夏不耐冬；易感风、寒、湿邪。

4. 阴虚质（D 型）

总体特征：阴液亏少，以口燥咽干、手足心热等虚热表现为主要特征。

形体特征：体形偏瘦。

常见表现：手足心热，口燥咽干，鼻微干，喜冷饮，大便干燥，舌红少津，脉细数。

心理特征：性情急躁，外向好动，活泼。

发病倾向：易患虚劳、失精、不寐等病；感邪易从热化。

对外界环境适应能力：耐冬不耐夏；不耐受暑、热、燥邪。

5. 痰湿质（E 型）

总体特征：痰湿凝聚，以形体肥胖、腹部肥满、口黏苔腻等痰湿表现为主要特征。

形体特征：体形肥胖，腹部肥满松软。

常见表现：面部皮肤油脂较多，多汗且黏，胸闷，痰多，口黏腻或甜，喜食肥甘甜黏，苔腻，脉滑。

心理特征：性格偏温和、稳重，多善于忍耐。

发病倾向：易患消渴、中风、胸痹等病。

对外界环境适应能力：对梅雨季节及湿重环境适应能力差。

6. 湿热质（F 型）

总体特征：湿热内蕴，以面垢油光、口苦、苔黄腻等湿热表现为主要特征。

形体特征：形体中等或偏瘦。

常见表现：面垢油光，易生痤疮，口苦口干，身重困倦，大便黏滞不畅或燥结，小便短黄，男性易阴囊潮湿，女性易带下增多，舌质偏红，苔黄腻，脉滑数。

心理特征：容易心烦急躁。

发病倾向：易患疮疖、黄疸、热淋等病。

对外界环境适应能力：对夏末秋初湿热气候，湿重或气温偏高环境较难适应。

7. 血瘀质（G 型）

总体特征：血行不畅，以肤色晦黯、舌质紫黯等血瘀表现为主要特征。

形体特征：胖瘦均见。

常见表现：肤色晦黯，色素沉着，容易出现瘀斑，口唇黯淡，舌黯或有瘀点，舌下络脉紫黯或增粗，脉涩。

心理特征：易烦，健忘。

发病倾向：易患癥瘕及痛证、血证等。

对外界环境适应能力：不耐受寒邪。

8. 气郁质（H 型）

总体特征：气机郁滞，以神情抑郁、忧虑脆弱等气郁表现为主要特征。

形体特征：形体瘦者为多。

常见表现：神情抑郁，情感脆弱，烦闷不乐，舌淡红，苔薄白，脉弦。

心理特征：性格内向不稳定、敏感多虑。

发病倾向：易患脏躁、梅核气、百合病及郁证等。

对外界环境适应能力：对精神刺激适应能力较差；不适应阴雨天气。

9. 特禀质（Ⅰ型）

总体特征：先天失常，以生理缺陷、过敏反应等为主要特征。

形体特征：过敏体质者一般无特殊；先天禀赋异常者或有畸形，或有生理缺陷。

常见表现：过敏体质者常见哮喘、风团、咽痒、鼻塞、喷嚏等；患遗传性疾病者有垂直遗传、先天性、家族性特征；患胎传性疾病者具有母体影响胎儿个体生长发育及相关疾病特征。

心理特征：随禀质不同情况各异。

发病倾向：过敏体质者易患哮喘、荨麻疹、花粉症及药物过敏等；遗传性疾病如血友病、先天愚型等；胎传性疾病如五迟（立迟、行迟、发迟、齿迟和语迟）、五软（头软、项软、手足软、肌肉软、口软）、解颅、胎惊等。

对外界环境适应能力：适应能力差，如过敏体质者对易致过敏季节适应能力差，易引发宿疾。

以上是体质的三种不同的分类方法，各有特色。三分法简明扼要；五分法是三分法的进一步发展，比三分法细致一些；九分法源于临床调查，比五分法更为细致。就临床应用来看，五分法的四象体质理论，在临床上比较好用，尤其是调理和调养一些情志或心理方面的病患，更能结合四时气候和环境的变化特点，体现中医学的整体观和整体调理或调养思想。九分法在人体健康评估方面具有重要的应用前景，在临床上运用辨体—辨证—辨病三位一体相结合，可大大增强对疾病的把握，提高疗效。

但每种体质分法也有其不足之处：三分法有点过于简要，不太适合临床应用；五分法主要着重于情志和心理方面的区别；九分法也只能概括大约80％的人的体质状况。

应当指出，在体质分类上所使用的阴虚、阳虚、气虚、气郁以及痰湿、血瘀等名词，与辨证论治中所使用的证的名称是不同的概念。证是对疾病某一阶段或某一类型的病变本质的分析和概括，而体质反映的是一种在非疾病状态下就已存在的个体特异性。诚然，体质是疾病的基础，许多疾病，特别是慢性病，体质类型对其证的类型具有内在的规定性，这时，证的名称和原来的体质类型名称就可能一致，这说明了体质与证的关系密切。

随着对体质学说研究的深入，阴虚、阳虚、气虚、气郁、痰湿、血瘀等表述体质类型的名词，也当逐渐被偏阳质、偏阴质、偏弱质、偏郁质等中性名词所取代，以与同类的证或病机名词相区分。这是由于体质研究的对象是不病之人，我们用表述病机和证的名词来表述体质，是不妥的。

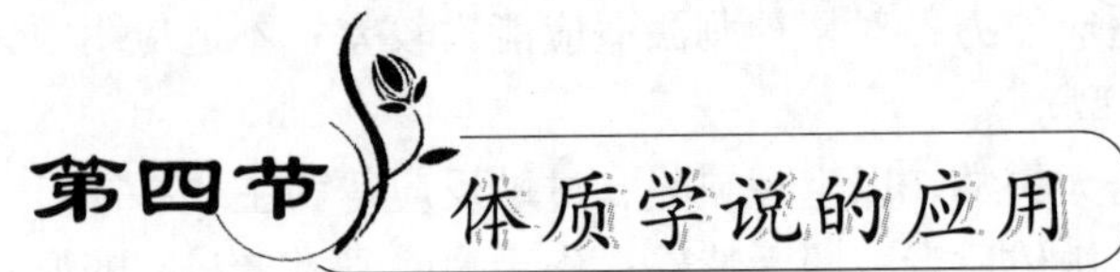

第四节 体质学说的应用

讲述内容：

1. 说明个体对某些病因的易感性。
2. 阐释发病原理。
3. 解释病理变化。
4. 指导辨证。
5. 指导治疗。
6. 指导养生。

要点和难点：

1. 体质对病邪的易感性。
2. 体质与发病的倾向性。
3. 体质在发病中的作用。
4. 体质与病机的从化。
5. 体质与疾病的传变。

体质学说，重在研究正常人体的生理特殊性，强调精气阴阳的盛衰对形成体质差异的决定性作用，揭示了个体的差异规律、特征及机理。疾病过程中所表现出的种种差异，取决于个体的体质；体质的差异性在很大程度上决定着疾病的发生发展变化、转归预后上的差异，及个体对治疗措施的不同反应。因此，体质与病因、发病、病机、辨证、治疗及养生预防均有密切的关系，体质学说在临床诊疗中具有重要的应用价值。中医学强调的“因人制宜”，就是体质学说在临床应用方面的体现，是个体化诊疗思想的反映。

一、说明个体对某些病因的易感性

1. 体质因素决定着个体对某些病邪的易感性、耐受性

体质反映了机体自身生理范围内阴阳寒热的盛衰偏颇，这种偏颇性决定了个体的机能状态的不同，因而对外界刺激的反应性、亲和性、耐受性不同，也就是选择性不同，这就是所谓的“同气相求”。

一般而言，偏阳质者易感受风、暑、热之邪而耐寒。感受风邪易伤肺脏；感受暑热之邪易伤肺胃之津液及肝肾之阴气。偏阴质者易感受寒湿之邪而耐热，感受寒邪后易入里，常伤脾肾之阳气；感受湿邪最易困遏脾阳，外湿引动内湿而为泄为肿等。小儿气血未充，稚阴稚阳之体，常易感受外邪或因饮食所伤而发病。

2. 体质因素决定着发病的倾向性

脏腑组织有坚脆刚柔之别，个体对某些病因的易感性不同，因而不同体质的人发病情况也各不相同。一般而言，小儿脏腑娇嫩，体质未壮，易患咳喘、腹泄、食积等疾；年高之人，脏腑精气多虚，体质较弱，易患痰饮、咳喘、眩晕、心悸、消渴等病；肥人或痰湿内盛者，易患中风、眩晕；瘦人或阴虚之体，易罹肺痨、咳嗽诸疾；阳弱阴盛体质者易患脾肾阳虚之证。脏气偏聚盈虚的改变，形成体内情感好发的潜在环境，使人对外界刺激的反应性增强，使情志症状的产生有一定的选择性和倾向性。

此外，遗传性疾病、先天性疾病以及过敏性疾病的发生，也与个体体质密切相关。这是因为不同的种族、家族长期的遗传因素和生活环境条件不同，形成了体质的差异，即对某些疾病的易感性、抗病能力和免疫反应的不同。

二、阐释发病原理

1. 体质强弱决定着发病与否及发病情况

邪正交争是疾病发生的基本原理。正气虚是发病的内在因素，邪气是疾病形成的外在条件。疾病发生与否，主要取决于正气的盛衰，而体质正是正气盛衰偏颇的反映。一般而言，体质强壮者，正气旺盛，抗病力强，邪气难以侵袭致病；体质羸弱者，正气虚弱，抵抗力差，邪气易于乘虚侵袭而发病。发病过程中又因体质的差异，或即时而发，或伏而后发，或时而复发，且发病后的临床证型也因人而异。因此，人体能否感邪而发病，主要取决于个体的体质状况。

2. 内伤杂病的发生与体质密切相关

《医宗金鉴·杂病心法要诀》说："凡此九气（怒、喜、悲、恐、寒、炅、惊、劳、思）丛生之病，壮者得之气行而愈；弱者得之气著为病也。"说明对某些情志刺激，机体发病与否，不仅与刺激的种类及其量、质有关，更重要的是与机体体质有关。个体体质的特殊状态或缺陷是内伤情志病变发生的关键性因素。

疾病发生，由正邪斗争的结果决定之外，还受环境（包括气候、地理因素、生活工作环境和社会因素）、饮食、营养、遗传、年龄、性别、情志、劳逸等多方面因素的影响，这些因素均是通过影响人体体质的状态，使机体的调节能力和适应能力下降而导致了疾病的发生。

三、解释病理变化

1. 体质因素决定病机的从化

所谓从化，即病情随体质而变化。由于体质的特殊性，不同的体质类型有其潜在的、相对稳定的倾向性，可称为“质势”。人体遭受致病因素的作用时，即在体内产生相应的病理变化，而且不同的致病因素具有不同的病变特点，这种病理演变趋势称为“病势”。病势与质势结合就会使病变性质发生不同的变化。这种病势依附于质势，从体质而发生的转化，称之为“质化”，亦即从化。正如《医门棒喝·六气阴阳论》所说：“邪之阴阳，随人身之阴阳而变也。”即六淫之邪，有阴阳的不同，其伤人也，又随人身阴阳强弱盛衰变化而为病。如同为风寒之邪，偏阳质者得之易从阳化热；偏阴质者得之易从阴化寒。同为湿邪，阳热之体得之，易从阳化热而为湿热之候；阴寒之体得之，易从阴化寒而为寒湿之证。

质化（从化）的一般规律是：素体阴虚阳亢者，机能活动相对亢奋，受邪后多从热化；素体阳虚阴盛者，机能活动相对不足，受邪后多从寒化；素体津亏血耗者，易致邪从燥化；气虚湿盛者，受邪后多从湿化。

2. 体质因素决定疾病的传变

传变是疾病在机体脏腑经络组织中的转移和变化。疾病传变与否，虽与邪之盛衰，治疗得当与否有关，但主要还是取决于体质因素。体质主要从两个方面对疾病的传变产生影响：

一是通过影响正气的强弱，决定发病和影响传变。体质强壮者，正气充足，抗邪能力强，一般不易感邪发病，即便发病，也多为正邪斗争剧烈的实证，病势虽急，但不易传变，病程也较短暂；体质虚弱者，不但易于感邪，且易深入，病情多变，易发生重证或危证；若在正虚邪退的疾病后期，精气阴阳的大量消耗，身体不易康复；若罹患某些慢性病，则病势较缓，病程缠绵，难以康复。

二是通过决定病邪的“从化”而影响传变。如素体阳盛阴虚者，感邪多从阳化热，疾病多向实热或虚热方面演变；素体阴盛阳虚者，则邪多从阴化寒，疾病多向实寒或虚寒方面转化。

四、指导辨证

体质是辨证的基础，体质决定疾病的证候类型。

临床上所见的同病异证与异病同证，也是以体质的差异为生理基础。因此，体质是证形成的内在基础。

同病异证的发生是基于体质的不同：感受相同的致病因素或患同一种疾病，因个体体质的差异可表现出阴阳、表里、寒热、虚实等不同的证候类型。如同样感受寒邪，素体强壮，正气可以御邪于肌表者，表现为恶寒发热、头身疼痛、苔薄白、脉浮等风寒表证；而素体阳虚，正不胜邪者，发病则出现寒邪直中脾胃的畏寒肢冷、纳呆食减、腹痛泄泻、脉象缓弱等脾阳不足之证。

异病同证的产生也与体质密切相关：感受不同的病因或患不同的疾病，而体质在某些方面具有共同点时，常常可表现为相同或类似的证候类型。如阳热体质者，感受暑、热邪气势必出现热证，但若感受风寒邪气，亦可郁而化热，表现为热性证候。泄泻、水肿病，体质相同时，都可以表现为脾肾阳虚之证。

由于体质的特殊性决定着发病后临床证候类型的倾向性，证候的特征中包含着体质的特征，故临床辨证特别重视体质因素，将判别体质状况视为辨证的前提和重要依据。

五、指导治疗

辨证论治是中医诊断治疗的特色，而形成证的内在基础是体质。体质特征在很大程度上决定着疾病的证候类型和个体对治疗反应的差异性，因而注重体质的诊察就成了辨证论治的重要环节。

个体体质的不同，决定了证候的不同，治法和方药应当针对证候而有别。辨证论治，治病求本，实质上包含着从体质上求本治疗之义。由于体质受先天禀赋、年龄、性别、生活条件及情志所伤等多种因素的影响，故通常所说的“因人制宜”，其核心应是区别体质而治疗。

1. 区别体质特征而施治

体质有阴阳之别，强弱之分，偏寒偏热之异，所以在治疗中，常以患者的体质状态作为立法处方用药的重要依据。针对证的治疗实际上包含了对体质内在偏颇的调整，是根本的治疗，也是治病求本的反映。

例如，面色白而体胖，属阳虚体质者，感受寒湿阴邪，易从阴化寒化湿，当用附子、肉桂、干姜等大热之品以温阳祛寒或通阳利湿；面色红而形瘦，属阴虚体质者，内火易动，若同感受寒湿阴邪，反易从阳化热伤阴，治宜清润之品。因此，偏阳质者，多发实热证，当慎用温热伤阴之剂；偏阴质者，多发实寒证，当慎用寒凉伤阳之药。

针刺治疗也要依据患者体质施以补泻之法：体质强壮者，多发为实性病证，当用泻法；体质虚弱者，多发为虚性病证，当用补法。如《灵枢·根结》说："刺布衣者深以留之，刺大人者微以徐之。"

"同病异治"和"异病同治"是辨证论治的具体体现。由于体质的差异，同一疾病，可出现病情发展、病机变化的差异，表现出不同的证候，治疗上应根据不同的情况，采取不同的治法；而不同的病因或疾病，由于患者的体质在某些方面有共同点，证候随体质而化，可出现大致相同的病机变化和证候，故可采用大致相同的方法进行治疗。

2. 根据体质特征注意针药宜忌

体质有寒热虚实之异，药物有性味偏颇，针灸也有补泻手法的不同，因此治疗时就要明辨体质对针药的宜忌，把握用药及针灸的"度"，中病即止，既可治愈疾病，又不损伤正气。

一是注意药物性味：一般来说，体质偏阳者宜甘寒、酸寒、咸寒、清润，忌辛热温散；体质偏阴者宜温补益火，忌苦寒泻火；素体气虚者宜补气培元，忌耗散克伐；气郁体质者宜疏理气机，忌滋腻酸敛；痰湿质者宜健脾芳香化湿，忌阴柔滋补；湿热质者宜清热利湿，忌滋补厚味；瘀血质者，宜疏利气血，忌固涩收敛等。

二是注意用药剂量：不同的体质对药物的反应不同，如大黄泻下通便，有人服用 9g 即足以通便泻下，有人服至 18g 仅见大便转软，即是其例。一般说来，体质强壮者，对药物耐受性强，剂量宜大，用药可峻猛；体质瘦弱者，对药物耐受性差，剂量宜小，药性宜平和。

三是注意针灸宜忌：体质不同，针灸治疗后的疼痛反应和得气反应有别。一般体质强壮者，对针石、火焫的耐受性强，体质弱者，耐受性差；肥胖体质者，多气血迟涩，对针刺反应迟钝，进针宜深，刺激量宜大，多用温针艾灸；瘦长体型者气血滑利，对针刺反应敏感，进针宜浅，刺激量相应宜小，少用温灸。

3. 兼顾体质特征重视善后调理

疾病初愈或趋向恢复时，促其康复的善后调理十分重要。调理时需多方面的措施配合，包括药物、食饵、精神心理和生活习惯等。这些措施的具体选择应用，皆须兼顾患者的体质特征。

例如，体质偏阳者大病初愈，当慎食狗肉、羊肉、桂圆等温热及辛辣之味；体质偏阴者大病初愈，当慎食龟鳖、熟地等滋腻之物和五味子、诃子、乌梅等酸涩收敛之品。

六、指导养生

善于养生者，就要修身养性，形神共养，以增强体质，预防疾病，增进身心健康。调摄时就要根据各自不同的体质特征，选择相应的措施和方法。

中医学的养生方法，贯穿于衣食住行的各个方面，主要有顺时摄养、调摄精神、起居有常、劳逸适度、饮食调养及运动锻炼等，无论在哪一方面的调摄，都应兼顾体质特征。

例如，在食疗方面，体质偏热者，进食宜凉而忌热；体质偏寒者，进食宜温而忌寒；形体肥胖者多痰湿，食宜清淡而忌肥甘。阴虚之体，饮食宜甘润生津之品，忌肥腻厚味、辛辣燥烈之品；阳虚之体，宜多食温补之品。

在精神调摄方面，要根据个体体质特征，采用各种心理调节方法，以保持心理平衡，维持和增进心理健康。如气郁质者，精神多抑郁不爽，神情多愁闷不乐，性格多孤僻内向，多愁善感，气度狭小，故应注意情感上的疏导，消解其不良情绪，以防过极；阳虚质者，精神多萎靡不振，神情偏冷漠，多自卑而缺乏勇气，应帮助其树立起生活的信心。

第六章 病 因

讲述内容：

1. 病因的概念。
2. 病因的分类。
3. 病因的获取。

要点和难点：

1. 病因的基本概念。
2. 病因的三分。
3. 辨证求因。

病因概论中，我们主要讲述三个方面的内容：一是病因的概念，二是病因的分类，三是病因的获取。

1. 病因的概念

什么是病因呢？病因就是导致疾病发生的原因，又称致病因素。

病因的种类有很多，主要有六气异常、疠气传染、七情内伤、饮食失宜、劳逸失度、持重努伤、跌仆金刃、外伤及虫兽所伤等，还有一部分病因是在疾病过程中形成的，又叫继发性病因，如痰饮、瘀血、结石等。

病因学说，是研究各种致病因素的概念、形成、性质、致病特点及其所致病证临床表现的理论，是中医学理论体系的重要组成部分。

2. 病因的分类

鉴于病因的多样性，为了明确各种病因的性质和致病特点，古人曾做过病因分类学方面的研究。

秦国名医医和在《左传·昭公元年》中提出了“六气病源”说：“六气，曰阴、阳、风、雨、晦、明也……阴淫寒疾，阳淫热疾，风淫末疾，雨淫腹疾，晦淫惑疾，明淫心疾。”六气以阴阳为纲，而淫生六疾统于阴阳，故“六气病源”说被认为是病因理论的创始。

《内经》以阴阳为总纲，把病邪分为阴阳两类。如《素问·调经论》说：“夫邪之生也，或生于阴，或生于阳。其生于阳者，得之风雨寒暑；其生于阴者，得之饮食居处，阴阳喜怒。”这是将病邪与发病部位结合起来，明确分为阴阳两大类：凡来自于自然界气候异常变化，多伤人外部肌表的，归属于阳邪；凡饮食不节，居处失宜，起居无常，房事失度，情志过激，多伤人内在脏腑精气的，归属于阴邪。

《内经》还提出了病因的“三部”分类法。如《灵枢·百病始生》说：“夫百病之始生也，皆生于风雨寒暑，清（读四声，冷也）湿喜怒。喜怒不节则伤脏，风雨则伤上，清湿则伤下。三部之气，所伤异类。”指出不同的病邪损伤人体不同的部位：情志刺激伤内脏，风雨伤人体上部，寒湿伤人体下部。

东汉张机将病因与发病途径相结合，在《金匮要略·脏腑经络先后病脉证》指出病因三分：“千般疢难，不越三条：一者，经络受邪入脏腑，为内所因也；二者，四肢九窍，血脉相传，壅塞不通，为外皮肤所中也；三者，房室、金刃、虫兽所伤。以此详之，病由都尽。”将病因分为：内所因，外皮肤所中，以及房室、金刃、虫兽所伤，奠定了病因三分的基础。

晋代葛洪《肘后备急方·三因论》则认为疾病的发生，“一为内疾，二为外发，三为它犯。”

隋代巢元方在《诸病源候论》中首次提出了具有传染性的“乖戾之气”。

宋代陈言（字无择）在《金匮要略》的基础上提出了“三因学说”。他在《三因极一病证方论》（简称《三因方》）中指出：“六淫，天之常气，冒之则先自经络流入，内合于脏腑，为外所因；七情，人之常性，动之则先自脏腑郁发，外形于肢体，为内所因；其如饮食饥饱，叫呼伤气，尽神度量，疲极筋力，阴阳违逆，及至虎狼毒虫，金疮踒折，疰忤附着，畏压缢溺，有背常理，为不内外因。”如此，把六淫邪气侵犯定为外所因，七情所伤定为内所因，饮食劳倦、跌仆金刃及虫兽所伤等定为不内外因。“三因学说”进一步明确了不同的病因有不同的侵袭和传变途径。这种将致病因素与发病途径结合起来进行病因分类的方法，使中医学病因理论更趋完善，对后世影响很大。

现代对病因的分类，基本沿用此法，分为外感病因、内伤病因、病理产物形成的病因，以及其他病因四大类。我主编的《中医基础理论》教材中，是根据病因的来源、形成、发病途径及致病特点的不同，将病因分为六淫、疠气、七情内伤、饮食失宜、劳逸失度、病理产物及其他病因七类。

3. 病因的获取

中医医生在看病时是怎样获取病因的呢？我们说，临床上获取病因的方法或途径，一般说来有两种：

一是通过问询而知道病因。这是最直接的获取病因的方法。也就是说，患者可以明确告诉医生我是因为什么原因而得病。例如，患者是受到了某种外伤而得病，他就会告诉你：我是因烧烫而伤，我是因车祸而伤，我是被动物咬伤，如此等等。

二是通过辨症来求得病因。大部分患者都不清楚自己得病的原因，这时就要用到中医学另一种具有特色的寻求病因的方法，叫做“辨症求因”，又称“审症求因”。以“辨症求因”来探求病因，是中医学所特有的认识病因的方法。

所谓“辨症求因”，即是在整体观念的指导下，除了解发病过程中可能作为致病因素的客观条件外，主要以临床表现为依据，通过分析疾病的症状、体征来推求病因，为治疗用药提供依据。

例如，如果这天天气突然寒冷，患者出现了恶寒，头痛，全身疼痛，发热等症状，中医用“辨症求因”这一探求病因的方法进行分析，患者得病的原因就是寒邪侵袭。由此可见，我们辨析病因的依据是症状和体征，也就是临床表现。我们是通过临床表现来反推病因，来分析病因，来确定病因。作为中医学的初学者，掌握每一种病因的致病特征，或临床表现，是能够正确辨析病因的基础。

这一章共有七部分内容：第一节六淫，第二节疠气，第三节七情内伤，第四节饮食失宜，第五节劳逸失度，第六节病理产物病因，第七节其他病因。

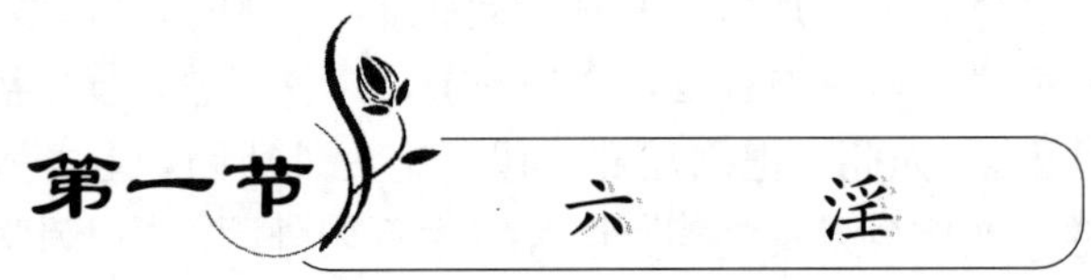

第一节 六　淫

讲述内容：

1. 六淫的基本概念。
2. 六淫致病的共同特点。
3. 六淫各自的性质和致病特征。

要点和难点：

1. 六淫和六气的基本概念。
2. 六淫致病的共同特点。
3. 风邪、寒邪、湿邪、燥邪、火邪、暑邪的致病特征。

本节讲述的内容有三部分，一是六淫的基本概念，二是六淫致病的共同特点，三是六淫各自的性质和致病特征。

一、六淫的基本概念

六淫，是风、寒、暑、湿、燥、火（热）六种外感病邪的统称。六淫为外感病的病因之一。六淫导致的疾病都是外感病。

要明白六淫，首先要知道六气。六气，是风、寒、暑、湿、燥、火六种自然界中不同的气候变化，是万物生长化收藏和人类赖以生存的必要条件。人类在自然环境中生存，对这六种气候变化，产生了一定的适应能力，一般不会因此而发病。但在自然界气候异常变化，超过了人体的适应能力，或人体的正气不足，抵抗力下降，不能适应气候变化而发病时，六气则成为导致疾病的病因。此时，伤人致病的六气就称之为“六淫”。淫，有太过和浸淫之意。

六气变为六淫，而侵人发病，应该具备以下两个条件：

一是自然界气候异常变化，六气或太过，或不及，或非其时而有其气，如冬应寒而暖，或夏应热而寒等，超过了人体的适应能力，侵人发病称为六淫。

二是人体的正气不足，抵抗力下降，不能适应气候变化而发病时，六气则是相对太过而成为病因，也称为六淫。

总之，六气作用于人体正气，若发病，则称为六淫；若不发病，则仍称六气。（图 6-1）

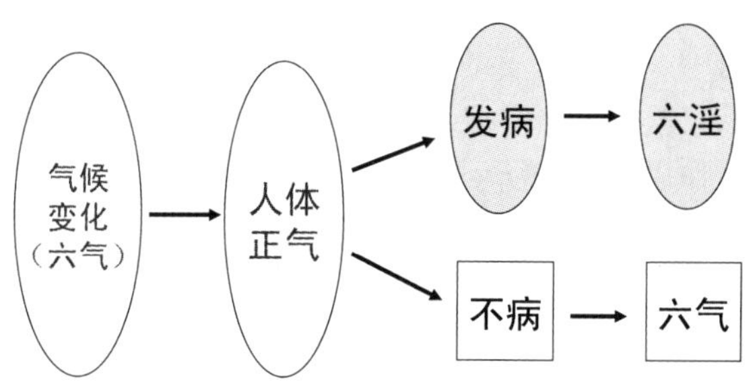

图 6-1　六气与六淫的区别

二、六淫致病的共同特点

六淫致病，一般有以下 4 个共同特点：

（1）外感性

六淫致病，具有外感性特点。六淫的致病途径，多从肌表、口鼻而入，或两者同时受邪。如风寒湿邪易犯人肌表，温热燥邪易自口鼻而入。由于六淫病邪均自外界侵犯人体，故称外感致病因素，所致疾病即称为“外感病”。

（2）季节性

六淫致病，常有明显的季节性。如春季多风病，夏季多暑病，长夏多湿病，秋季多燥病，冬季多寒病。六淫致病与时令气候变化密切相关，故又称之为“时令病”。由于气候异常变化的相对性，故夏季也可见寒病，冬季也可有热病。

（3）地域性

六淫致病，与生活、工作的区域环境密切相关。如西北多燥病、东北多寒病、江南多湿热为病；久居潮湿环境多湿病；长期高温环境作业者，多燥热或火邪为病等。

（4）相兼性

六淫邪气既可单独伤人致病，又可两种以上同时侵犯人体而为病。如风热感冒、暑湿感冒、湿热泄泻、风寒湿痹等，都属两种或两种以上病邪相兼为病。《素问·痹论》说：“风寒湿三气杂至，合而为痹也。其风气胜者为行痹，寒气胜者为痛痹，湿气胜者为着痹也。”

说到这里，有必要提一提原来教科书中所讲的有关“六淫的转化性”。我的意见是：六淫属外感病因，不是内伤病机，不可能出现转化。因此“六淫的转化性”是不成立的悖论。例如，我们常说的“寒邪入里化热”，不能理解为“寒邪转化为热邪”，而应该理解为“寒邪入里，与阳气相争，导致热盛”的病理变化，属病机的范畴。因此，我主编的七、八、九共三版《中医基础理论》教材中，都删除了“六淫的转化性”。

六淫致病，除气候因素外，还包括了生物（细菌、病毒等）、物理、化学等多种致病因素作用于机体所引起的病理反映在内。

三、六淫各自的性质和致病特征

1. 风邪

凡致病具有善动不居、轻扬开泄等特性的外邪，称为风邪。

虽然四季都有风，但风为春季的主要气候特点。风邪来去疾速，善动不居，变幻无常；其性轻扬开泄、动摇，且无孔不入。风邪是外感病极为重要的致病因素，称为“百病之长。”

风邪的性质和致病特征如下：

（1）风为阳邪，轻扬开泄，易袭阳位

风邪善动不居，具有轻扬、升发、向上、向外的特性，故属于阳邪。

其性开泄，是指风邪侵人，易使腠理宣泄开张而有汗出。

易袭阳位，是说风邪外袭，常伤及人体的上部（头部或面部）、阳经和肌表。

因此，风邪由外侵人，常出现头痛、汗出、恶风等症状。

（2）风性善行而数变

善行，是指风邪善动不居，游移不定。故风邪致病，具有病位游移、行无定处的特征。例如痹证，若见游走性关节疼痛，痛无定处，称为“行痹”或“风痹”。

数变，是指风邪致病，变幻无常，发病迅速。例如：风疹块（荨麻疹）就表现为皮肤瘙痒，疹块发无定处，此起彼伏，时隐时现。风中于头面，可突发口眼㖞斜。小儿风水证，起病仅有表证，但短时间内即可现头面一身俱肿、小便短少等。这都属于风邪的“数变”特征。

（3）风性主动

主动，是指风邪致病，具有动摇不定的特点。临床常出现颜面肌肉抽掣，或眩晕、震颤、抽搐、颈项强直、角弓反张、两目上视等征象。故《内经》上有“风胜则动”的说法。此处讲的是“外风”，也就是外在的风邪，侵入人体而发病。如临床上常见的“掉线风”、“破伤风”等，就是由风邪侵人而致。

（4）风为百病之长

长者，始也，首也。说“风为百病之长”，约有两方面的理由：

一是因风邪为外感致病的先导，其他病邪常依附于风邪而侵入人体。也就是风邪常与其他病邪一起侵人，共同致病。例如风寒、风湿、风热、风燥等证，就是由风邪为先导，寒邪、热邪、湿邪、燥邪等病邪则依附于风邪，一起侵入人体而致病。

二是因风邪袭人，致病最多。风邪一年四季都有，发病机会多；风邪侵人，无孔不入，表里内外均可遍及，侵害不同的脏腑组织，可发生多种病证。古人有时甚至将风邪作为外感致病因素的总称。

2. 寒邪

凡致病具有寒冷、凝结、收引特性的外邪，称为寒邪。

寒邪常见于冬季，也可见于其他季节，如气温骤降、涉水淋雨、汗出当风、空调过凉，也能产生寒病。根据寒邪侵袭人体的不同途径，寒病可分为两种：一种是寒客肌表，郁遏卫阳者，称为“伤寒”；一种是寒邪直中于里，伤及脏腑阳气者，称为“中寒”。

寒邪的性质和致病特征如下：

（1）寒为阴邪，易伤阳气

寒为阴气盛的表现，为阴邪。寒邪侵人后，机体的阳气奋起抵抗。但若寒邪过盛，导致阳气损伤。

寒邪伤阳，既可出现寒遏卫阳的实寒证，也可出现寒盛伤阳的实寒兼阳虚证。如外寒侵袭肌表，卫阳被遏，不得散越，可见恶寒、发热、无汗、鼻塞、流清涕等症，属实寒证，方用麻黄汤等；寒邪直中脾胃，大量损伤脾胃阳气，可见脘腹冷痛、呕吐、腹泻等症，则属实寒兼阳虚证，方用附子理中汤等。

（2）寒性凝滞

凝滞，即凝结阻滞。寒性凝滞，是指寒邪致病，易使气血津液凝结、经脉阻滞之意。气血得温则行，得寒则凝。人身气血津液依赖一身阳气的温煦推动。一旦寒邪侵犯，阳气受损，使经脉气血运行不畅，或凝结阻滞不通，不通则痛。《素问·举痛论》说："痛者，寒气多也。有寒，故痛也。"故疼痛是寒邪致病的重要临床表现。

寒邪导致的疼痛有两个特点：一是有明显的受寒原因；二是此疼痛，得温则减，遇寒加重。

（3）寒性收引

收引，有收缩牵引之意。寒性收引，是指寒邪侵袭人体，可使气机收敛，腠理、经络、筋脉收缩而挛急。《素问·举痛论》说："寒则气收。"

寒邪侵袭肌表，毛窍腠理闭塞，卫阳被郁不得宣泄，可见恶寒、发热、无汗等。

寒客血脉，则气血凝滞，血脉挛缩，可见头身疼痛，脉紧等。

寒客经络关节，则筋脉收缩拘急，甚则挛急作痛，屈伸不利，或冷厥不仁等。可用乌头汤等治疗之。

3. 湿邪

凡致病具有重浊、黏滞、趋下等特性的外邪，称为湿邪。

湿为长夏的主气。长夏正是夏秋之交，阳热尚盛，雨水且多，热蒸水腾，潮湿充斥，为一年中湿气最盛的季节。湿邪侵人所致的病证，称为外湿病证，多由气候潮湿、涉水淋雨、居处潮湿、水中作业等环境中感受湿邪所致。

湿邪的致病特征如下：

（1）湿性重浊

重，即沉重、重着，是指湿邪致病，常出现以沉重感为特征的临床表现，如头身困重、四肢酸楚沉重等。

湿邪外袭肌表，困遏清阳，清阳不升，则头重如束布帛。

湿邪阻滞经络关节，气血不得布达，则可见肌肤不仁、关节疼痛重着等，称之为“湿痹”或“着痹”。

浊，即秽浊不清，是指湿邪为患，易呈现分泌物和排泄物秽浊不清的现象。

例如：湿浊在上则面垢、眵多；湿滞大肠，则大便溏泄、下痢脓血；湿浊下注，则小便浑浊、妇女白带过多；湿邪浸淫肌肤，则可见湿疹浸淫流水等。

（2）湿性黏滞，阻遏气机

黏，即黏腻；滞，即停滞。湿邪致病，其黏腻停滞特性，主要表现在两个方面：

一是症状的黏滞性。临床上湿病的症状，多以黏滞而不爽为特征，排泄物和分泌物多出现滞涩不畅，如痢疾的大便排泄不爽，淋证的小便滞涩不畅，以及口黏、口甘和舌苔厚滑黏腻等。

二是病程的缠绵性。因湿性黏滞，易阻气机，起病隐缓，病程较长，反复发作，或缠绵难愈。如湿温、湿疹、湿痹（着痹）等，皆因湿滞而不易速愈，或反复发作。

（3）湿性趋下，易袭阴位

湿邪类水，有趋下之势，多易伤及人体下部。如水肿、湿疹等病以下肢较为多见。

另外，寒邪侵人，也易伤人体的下部。《灵枢·百病始生》说：“清湿则伤下”。清，冷也。

（4）湿易伤脾

脾主运化水液，性喜燥而恶湿。故湿邪侵人，最易伤脾，湿困脾气，脾气不升，水液不布，痰饮水湿内生，停聚中焦，出现腹满、腹胀、泄泻、水肿等症。

大家可能已经注意到，我这里删除了“湿为阴邪，易伤阳气”这一条目，并增加了“湿易伤脾”条目。这一删增，突出了湿邪的“困脾”的致病特点，淡化了“湿为阴邪”的说法。

前面已经讲到，湿与燥相对，如果说湿为阴邪，就要说燥属阳邪。我们在后面不讲燥属阳邪，在这里也就不讲湿属阴邪。而后面讲了“燥易伤肺”，此处我就增加了“湿易伤脾”。如此对照来学，比较容易理解，也符合逻辑原则。

4. 燥邪

凡致病具有干燥、收敛等特性的外邪，称为燥邪。

秋季阳气收敛，气候干燥，自然界呈现一派肃杀之景象。燥气太过，伤人致病，则为燥邪。燥邪伤人，初秋温度高，久晴无雨，燥与热合，侵犯人体，发为温燥。治可用桑杏汤等方。深秋寒气重，燥与寒相合，侵犯人体，则发为凉燥。治以杏苏散等方。

燥邪的致病特征如下：

（1）燥性干涩，易伤津液

燥邪为干涩的病邪，侵犯人体，最易损伤津液，出现各种干燥、涩滞的症状，如口鼻干燥，咽干口渴，皮肤干涩，甚则皲裂，毛发不荣，小便短少，大便干结等。

（2）燥易伤肺

肺为娇脏，喜清润而恶燥。肺主气司呼吸，直接与自然界大气相通，故最易损伤肺津，从而影响肺气之宣降，甚或燥伤肺络，出现干咳少痰，或痰黏难咯，或痰中带血，甚则喘息胸痛等。

这里有两个关于燥邪的问题需要说明：

一是燥邪的阴阳属性问题，也就是说燥邪是属阴还是属阳？这个问题，中医界有不同的认识：

认为燥邪属阴的，大有人在，其理由可能认为燥邪主要发生在秋季，而秋季属阴，故燥邪也就应当属阴。但秋季虽然属阴，但属少阴，是阳中之阴。秋季源于炎热的夏季，夏季的余热可延续到秋季，引发秋季之燥邪。故古人认为初秋的燥是温燥，到了深秋，接近冬季，燥与初冬之寒冷相合，方发为凉燥。我认为燥邪属阴的理由是不充分的。

认为燥邪属阳的，也有不少人。其理由是引用《周易》说的“水流湿，火就燥。”湿类水而燥因火，水与火相对，燥与湿也相对：湿邪类水而属阴，那么燥邪就火而应属阳。

燥邪与湿邪，都是自然界中与水汽多少相关的病邪。燥邪与自然界中的水汽少有关，而湿邪与自然界中的水汽多有关。因而燥邪与湿邪侵犯人体，燥邪多耗伤人体中的津液，而湿邪多遏伤人体中的气的升降运动。人体中的津液与气虽可以分属阴阳，但不以阴阳来概括津液与气的作用和关系，也能说清楚。因此，我的意见是：对燥邪和湿邪都不要强行归属其属阴或属阳，也就是不说燥邪和湿邪的阴阳属性，只以其致病作用和致病特征，也能分清楚其概念，对临床辨证治疗其所致病症，也无妨碍。

第二个问题是，燥邪最易伤肺津，还是伤肺阴？干咳无痰，是属肺津少，还是肺阴不足？这个问题的答案是明确的：燥邪耗伤的是人体中的津液，不是人体中的阴气。耗伤肺津，则致干咳；若是耗伤肺阴，则应有虚热征象出现。因此，我们强调燥邪耗伤津液，燥胜则干，是正确的。

5. 火(热)邪

凡致病具有炎热升腾等特性的外邪，称为火热之邪。

火热邪气旺于夏季，但并不如暑邪那样具有明显的季节性，而是一年四季均可发生。

火与热都是外感六淫邪气。火邪与热邪的主要区别是：热邪致病，临床多表现为全身性弥漫性发热征象；火邪致病，临床多表现为某些局部症状，如肌肤局部红、肿、热、痛，或口舌生疮，或目赤肿痛等。

火热之邪的性质和致病特征如下：

(1) 火热为阳邪，其性炎热趋上

火热燔灼、升腾，故为阳邪。阳热邪气亢盛则致人体阳气病理性偏亢，“阳胜则热”，故发为实热性病证，临床多见高热、恶热、烦渴、汗出、脉洪数等症。

火性趋上，是说火热之邪易侵害人体上部，故火热病证，多发生在人体上部，尤以头面部为多见。如目赤肿痛、咽喉肿痛、口舌生疮糜烂、牙龈肿痛、耳内肿痛或流脓等。

(2) 火热易扰心神

火热与心相通应，故火热之邪入于营血，尤易影响心神，轻者心神不宁而心烦、失眠；重者可扰乱心神，出现狂躁不安，或神昏、谵语等症。

(3) 火热易伤津耗气

火热之邪侵人，热淫于内，一方面迫津外泄，气随津泄而津亏气耗；另一方面则直接消灼煎熬津液，耗伤人体的阴气，即所谓热盛伤阴。故火热之邪致病，临床表现除热象显著外，往往伴有口渴喜冷饮，咽干舌燥，小便短赤，大便秘结等津伤阴亏的征象。

阳热太盛，大量伤津耗气，临床可见体倦乏力、少气懒言等气虚症状，重则可出现全身津气脱失的气脱证。

(4) 火热易生风动血

生风，是指火热之邪侵犯人体，燔灼肝经，耗劫津液，筋脉失养失润，易引起肝风内动的病证。又称“热极生风”。临床表现为高热神昏、四肢抽搐、两目上视、角弓反张等。

动血，是指火热入于血脉，易迫血妄行，引起各种出血证，如吐血、衄血、便血、尿血、皮肤发斑、妇女月经过多、崩漏等。

(5) 火邪易致疮痈

火邪入于血分，可聚于局部，腐蚀血肉，发为痈肿疮疡。临床表现以疮疡局部红肿热痛为特征。

以往尚有“温为热之渐，火为热之极”的说法，近十多年来，教材上也不再讲了。此说法把温邪、热邪、火邪的火热程度按升幂排列，意思是说温邪致病热的程度低，热邪致病热的程度高，而火邪致病热的程度最高。其实此说法混淆了温邪与火热之邪的概念：温邪专指温热病的病因，而火热之邪是六淫之一，两者不能作热的程度上的比较。“温邪上受，首先犯肺，逆传心包。”此温邪所致病症的热度，不比火热之邪所致者低。因此，上述说法是不合理的。我主编的《中医基础理论》教材中对此说法也弃之不用。

6. 暑邪

致病具有炎热、升散、兼湿特性的外邪，称为暑邪。

暑乃夏季的主气。暑为火热之气所化，暑气太过，伤人致病，则为暑邪。暑邪致病，有明显的季节性，主要发生于夏至以后，立秋之前。故《素问·热论》说：“先夏至日者为病温，后夏至日者为病暑。”

暑邪致病，分为两种：起病缓，病情轻者，称为“伤暑”；发病急，病情重者，称为“中暑”。

暑邪的性质和致病特征如下：

(1) 暑为阳邪，其性炎热

暑为盛夏火热之气所化，火热属阳，故暑邪为阳邪。暑邪伤人，多表现为一系列阳热症状，如高热、心烦、口渴、面赤、脉洪大等。

(2) 暑性升散，扰神伤津耗气

升，即升发、向上。暑为阳邪，其性升发，故易上扰心神，或侵犯头目，出现心胸烦闷不宁、头昏、目眩等。

散，是指暑邪侵犯人体，可致腠理开泄而多汗。《素问·举痛论》说：“炅（暑也）则气泄。”“炅则腠理开，汗大泄”。汗出过多，不仅伤津，而且耗气，故临床除见口渴喜饮、尿赤短少等津伤之症外，往往可见气短、乏力，甚则气津耗伤太过，清窍失养而突然昏倒、不省人事。故《素问·刺志论》说：“气虚身热，得之伤暑。”治疗当用白虎加人参汤等。

(3) 暑多挟湿

暑季气候炎热，且多雨潮湿。暑邪致病，多挟湿邪。其临床表现除发热、烦渴等暑热症状外，常兼见身热不扬、四肢困倦、胸闷呕恶、大便溏泄不爽等湿滞症状。

如夏日感冒，一般是暑湿感冒，若出现上述症状，一般可用“湿去热孤”之法治疗，即重点除湿，湿除则热随之而消。可用藿香正气散等方治之。

以往有“火无外火，暑无内暑”的说法，这几年也不大提了。之所以不提了，是因为多数中医从业人员都认识到这一说法的不妥。火是六淫外邪之一，怎么不是“外火”？暑邪本是火邪中特定时间段（夏至～立秋）的称谓，纯属外邪，不当有“内暑”之说。

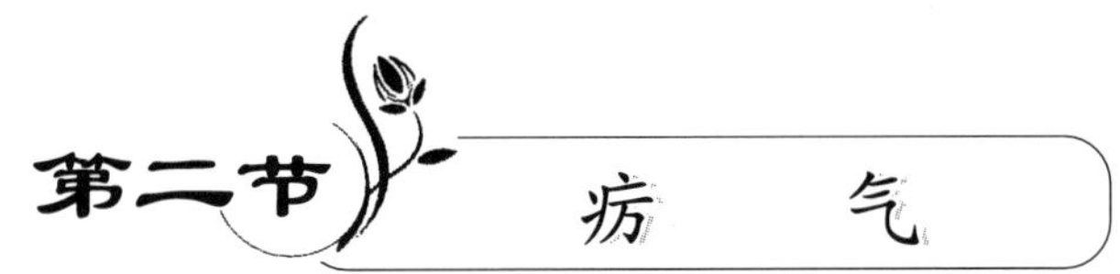

第二节 疠气

讲述内容：

1. 疠气的基本概念。
2. 疠气的致病特点。
3. 影响疠气产生的因素。

要点和难点：

1. 疠气的基本概念。
2. 疠气的致病特点。

本节主要讲述有关疠气的三个重要问题：一是基本概念，二是致病特点，三是影响它产生的各种因素。

一、疠气的基本概念

疠气，指一类具有强烈致病性和传染性的外感病邪。在中医文献中，疠气又称为“疫毒”、“疫气”、“异气”、“戾气”、“毒气”、“乖戾之气”等。明·吴又可《温疫论·原序》说：“夫瘟疫之为病，非风非寒非暑非湿，乃天地间别有一种异气所感。”指出疠气是有别于六淫而具有强烈传染性的外感病邪。

疠气可以通过空气传染，经口鼻侵人致病；也可随饮食、蚊虫叮咬、虫兽咬伤、皮肤接触等途径传染而发病。

疠气侵人，导致多种疫疠病，又称疫病，瘟病，或瘟疫病。如流感、痄腮（腮腺炎）、猩红热（烂喉丹痧）、疫毒痢、白喉、天花、肠伤寒、霍乱、鼠疫，以及疫黄（急性传染性肝炎）、流行性出血热、艾滋病（AIDS）、传染性急剧性呼吸道综合征（SARS，俗称“非典”）、禽流感、埃博拉病等，都属感染疠气引起的疫病，实际上包括了现代临床所见的多种传染病和烈性传染病。

二、疠气的致病特点

1. 发病急骤，病情危笃

一般而言，由于疠气多属热毒之邪，其性疾速，而且常挟毒雾、瘴气等秽浊之邪侵犯人体，故其致病比六淫更显发病急骤，来势凶猛，变化多端，病情险恶。因而发病过程中常出现发热、神昏、出血、生风、剧烈吐泻等危重症状。《温疫论》在述及某些疫病时，提到“缓者朝发夕死，重者顷刻而亡”，足见疠气致病来势凶猛，病情危笃。

2. 传染性强，易于流行

疠气具有强烈的传染性和流行性，可通过空气、食物等多种途径在人群中传播。当处在疠气流行的地域时，无论男女老少，体质强弱，凡触之者，多可发病。疠气发病，既可大面积流行，也可散在发生。

3. 一气一病，症状相似

疠气作用于脏腑组织器官，发为何病，具有一定的特异性，而且其临床表现也基本相似。

疠气对机体作用部位具有一定选择性，从而在不同部位产生相应的病证。疠气种类不同，所致之病各异。每一种疠气所致之疫病，均有各自的临床特点和传变规律，所谓“一气致一病”。例如痄腮，无论男女，一般都表现为耳下腮部肿胀。说明疠气有一种特异的亲和力，某种疠气可专门侵犯某脏腑或某一部位而发病，所以“众人之病相同”。

三、影响疠气产生的因素

影响疠气产生的因素有多种，主要有气候因素、环境因素、预防措施和社会因素等。

1. 气候因素

自然气候的反常变化，如久旱、酷热，洪涝、湿雾瘴气、地震等，均可孳生疠气而导致疾病的发生。如霍乱等病的大流行与此类因素有关。

2. 环境因素

环境卫生不良，如水源、空气污染等，均可孳生疠气。食物污染、饮食不当也可引起疫病发生。如疫毒痢、疫黄等病，即是疠气通过饮食入里而发病的。

3. 预防措施不当

由于疠气具有强烈的传染性，人触之者皆可发病。若预防隔离工作不力，也往往会使疫病发生或流行。故《松峰说疫》告诫说：“凡有疫之家，不得以衣服、饮食、器皿送于无疫之家，而无疫之家亦不得受有疫之家之衣服、饮食、器皿。”

4. 社会因素

社会因素对疠气的发生与疫病的流行也有一定的影响。若战乱不停，社会动荡不安，工作环境恶劣，生活极度贫困，则疫病不断发生和流行。若国家安定，且注意卫生防疫工作，采取一系列积极有效的防疫和治疗措施，疫疠即能得到有效的控制。

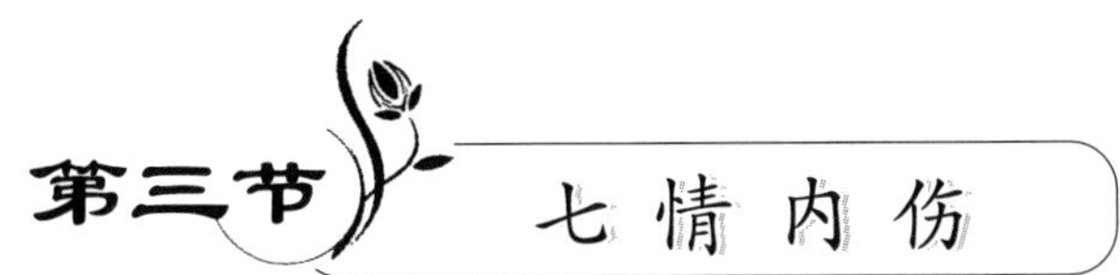

第三节 七情内伤

讲述内容：

1. 七情的基本概念。
2. 情志与内脏精气的关系。
3. 情志内伤的致病特点。

要点和难点：

1. 七情的基本概念。
2. 七情与内脏精气的关系。
3. 七情过激首先影响心神。
4. 七情过激影响脏腑气机。

七情内伤，是引起脏腑精气功能紊乱而致疾病发生或诱发的一类病因。七情内伤致病，因其直接损伤内脏精气，故可导致或诱发多种情志病和身心疾病。

本节主要讲述的内容有三方面：一是七情的基本概念，二是情志与内脏精气的关系，三是情志内伤的致病特点。

一、七情的基本概念

七情，是指喜、怒、忧、思、悲、恐、惊七种正常的情志活动，是人体的生理和心理活动对内外环境变化产生的情志反应，属人人皆有的情绪体验，一般情况下不会导致或诱发疾病。

七情内伤，是指喜、怒、忧、思、悲、恐、惊七种引发或诱发疾病的情志活动。七情反应太过或不及，超越了人体生理和心理的适应和调节能力，损伤脏腑精气，导致机能失调，或人体正气虚弱，脏腑精气虚衰，对情志刺激的适应和调节能力低下，引发或诱发疾病时，七情则成为病因而称之为“七情内伤”。

因此，七情变为七情内伤，也有两个条件：

一是七情过激，超越了人体正气和脏腑精气的适应和调节能力，称为七情内伤。

二是人体正气虚弱，脏腑精气虚衰，对情志刺激的适应和调节能力低下，七情相对过激而发病，也称为七情内伤。

也就是说，七情刺激作用于人体正气和脏腑精气，若发病，则称为七情内伤；若不发病，则仍称为七情。（图 6-2）

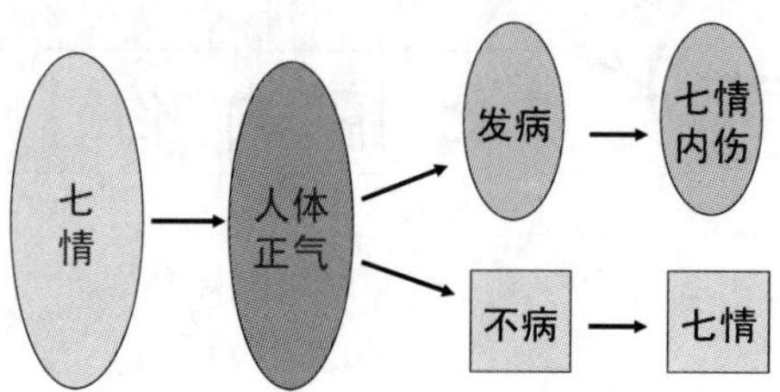

图 6-2　七情与七情内伤的区别

七情内伤，有时也称为“情志内伤”。那么，七情与情志的概念有没有区别呢？实际上是有些区别的。我们可以这样说，情志是抽象概念，七情是具体概念。情志与七情是一般和个别的关系：情志是对包括七情在内的所有情志特征与属性的抽象和概括，七情则是情志概念下的具体的七种情志。情志的概念范畴中，不仅包括喜、怒、忧、思、悲、惊、恐这七种具体的情志，还包括爱与恨、自豪与羞涩、尊严与蔑视等情志表现。

二、七情与内脏精气的关系

七情与内脏精气的关系，可以简单概括为两句话：七情产生于脏腑精气，而七情过激又伤脏腑精气。（图 6-3）

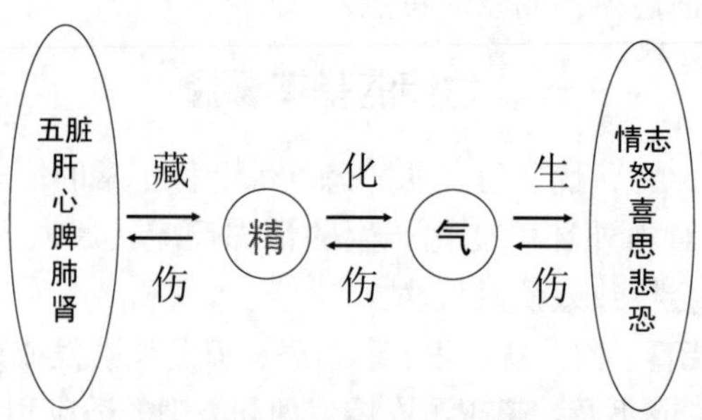

图 6-3　七情与内脏精气的关系

1. 情志产生于脏腑精气

情志活动由脏腑精气应答外在环境因素的作用所产生，脏腑精气是情志活动产生的内在生理学基础。

《素问·阴阳应象大论》说："人有五脏，化五气，以生喜怒悲忧恐。"是说五脏藏精，精化为气，气的运动应答外界环境而产生情志活动。因此，七情由五脏精气所产生。如《素问·阴阳应象大论》所说：肝在志为怒，心在志为喜，脾在志为思，肺在志为忧，肾在志为恐。

五脏精气的盛衰及其藏泄运动的协调，气血运行的通畅，在情志的产生变化中发挥着基础性作用。如果五脏精气阴阳出现虚实变化及功能紊乱，气血运行失调，则可出现情志的异常变化。如《灵枢·本神》说："肝气虚则恐，实则怒……心气虚则悲，实则笑不休。"《素问·调经论》说："血有余则怒，不足则恐。"

心肝两脏，在情志活动的产生与变化中，发挥着极为重要的作用。

心藏神而为五脏六腑之大主，主宰和调控着机体的一切生理机能和心理活动。各种情志活动的产生，都是在心神的统帅下，各脏腑精气阴阳协调作用的结果。各种环境因素作用于人体，能影响脏腑精气及其功能的，也可影响心神而产生相应的情志活动。如张介宾在《类经·疾病类·情志九气》指出："心为五脏六腑之大主，而总统魂魄，并该志意。故忧动于心则肺应，思动于心则脾应，怒动于心则肝应，恐动于心则肾应，此所以五志惟心所使也。"

正常情志活动的产生依赖于五脏精气充盛及气血运行的畅达，而肝主疏泄，调畅气机，促进和调节气血运行，因而肝脏在调节情志活动，保持心情舒畅方面，发挥着重要作用。

2. 情志过激又伤脏腑精气

外在环境的变化过于强烈，情志过激或持续不解，又可导致脏腑精气阴阳的功能失常，气血运行失调。如大喜或大惊可伤心，大怒或郁怒可伤肝，过度思虑伤脾，过度恐惧伤肾，过度悲伤则伤肺，等等。

三、七情内伤的致病特点

由于情志活动是由机体内外环境变化所引起，因此，生活工作环境急剧变化，人际关系不良，以及机体内脏精气虚衰，气血失和，均可引起七情反应失常，从而导致疾病发生。

七情能否致病，除与情志本身反应强度、方式有关外，还与个体的心理特征、生理状态具有密切的关系。

七情内伤致病包含两方面的内容：一是导致疾病发生或诱发疾病；二是影响病情发展与转归。

七情内伤的致病特点如下：

1. 直接伤及内脏

七情的产生和变化以五脏精气为物质基础。因此，七情过激又可直接伤及内脏而致病。又因心藏神而为脏腑之主，故情志所伤，必然首先影响心神，然后作用于相应脏腑，导致其精气代谢失常、气机逆乱而发病。

（1）七情过激损伤相应之脏

五脏所主的七种情志可损伤相应之脏。情志分属五脏，七情反应过激，则可损伤相应之脏。《内经》、《三因极一病证方论》等医籍对此均有表述：心在志为喜为惊，过喜或过惊则伤心；肝在志为怒，过怒则伤肝；脾在志为思，过度思虑则伤脾；肺在志为悲为忧，过度悲忧则伤肺；肾在志为恐，过恐则伤肾。

（2）七情过激首先影响心神

七情过激，伤人发病，首先作用于心神，产生异常的心理反应和精神状态，然后再影响相应之脏。其道理在于心藏神，而情志过激首先伤神。

《灵枢·本神》说："是故怵惕思虑者则伤神……喜乐者，神惮散而不藏；愁忧者，气闭塞而不行；盛怒者，迷惑而不治；恐惧者，神荡惮而不收。"这就是说：喜乐过度，可致精神涣散，神志失常；大怒发作，可致精神冲动，失去理智；过于恐惧，可致神气散失，神不守舍。

《素问·举痛论》所说的"惊则心无所倚，神无所归"，"思则心有所存，神有所归"，也明确指出了惊与思也首先损伤心神，然后影响相应的脏腑。

因此，张介宾在《类经·疾病类·情志九气》中对此解释说："情志之伤，虽五脏各有所属，然求其所由，则无不从心而发。"清代费伯雄的《医醇賸义》也指出："然七情之伤，虽分五脏而必归本于心。"

（3）数情交织，多伤心肝脾

情绪具有巨大复杂性，人们日常体验到的情绪往往是多种情绪的组合。因此，七情内伤，既可单一情志伤人，又可两种以上情志交织伤人。如忧与思，郁与怒，惊与喜等，常可相互交织，损伤同一内脏。

数情交织致病，可损伤一个或多个脏腑。如过惊过喜，既可伤心，又可累肾；郁怒太过，既可伤肝，又可影响心、脾；忧思内伤，既可伤脾，又可影响心、肺等脏。

由于心、肝、脾三脏，在人体生理活动和心理活动中发挥着重要作用，故情志内伤，最易损伤此三脏：

过于惊喜易伤心，可致心神不宁，出现心悸、失眠、健忘，甚则精神失常等症。

郁怒太过则伤肝，肝气郁结，可见两胁胀痛、胸闷太息、咽中如有物梗阻、月经延后等症，甚则可见痛经、闭经、癥瘕，并可累及脾胃，出现食欲不振等症。如《临证指南医案·卷六·郁》说："悒郁动肝致病，久则延及脾胃中伤，不纳，不知味。"

忧思不解易伤脾，脾失健运，可见食欲不振、脘腹胀满、大便溏泄等症，若累及心肺，可见悲伤欲哭、心情漠然、心悸气短等症。

（4）易损伤潜病之脏腑

潜病，是指已经发生存在但无明显临床表现的病证。潜病之脏腑，是指潜病所在的脏腑。

七情内伤，不仅多损伤心肝脾三脏，而且还易于损伤潜病之脏腑。例如，曾患胸痹、真心痛、飧泄、头痛等病证的患者，虽临床症状已经消失，但遇有情志刺激，最易首先出现原先所患病证的临床症状。如遇有情志刺激，胸痹患者易首先出现胸闷、胸痛等症状；真心痛患者则易出现心前区疼痛，甚至两臂内痛；飧泄患者易首先出现腹痛、腹泻等症状；头痛者则易先发偏头痛等症状。

2. 影响脏腑气机

脏腑之气的运动变化，在情志活动产生中发挥着重要作用。但脏腑之气的升降出入运动，受心神的调控。故情志致病首伤心神，随之影响脏腑气机，导致脏腑气机升降失常而出现相应的临床表现。《素问·举痛论》曾说："百病生于气也。怒则气上，喜则气缓，悲则气消，恐则气下……惊则气乱……思则气结。"

（1）怒则气上

所谓"怒则气上"，是指过怒或大怒，导致肝气疏泄升发太过，气机上逆，甚则血随气逆，并走于上的病机变化。

临床主要表现为：头胀头痛，面红目赤，呕血，甚则昏厥卒倒；若兼发肝气横逆，可兼见腹痛、腹泻等症。《内经》中的相关论述有：

《素问·生气通天论》说："大怒则形气绝，而血菀（郁）于上，使人薄厥。"

《素问·举痛论》说："怒则气逆，甚则呕血及飧泄。"

《素问·调经论》说："血之与气并走于上，则为大厥，厥则暴死，气复反（返）则生，不反则死。"

（2）喜则气缓

喜则气缓，是指过度喜乐伤心，导致心气涣散不收，重者心气暴脱或神不守舍的病机变化。

临床可见：精神不能集中，甚则神志失常，狂乱，或见心气暴脱的大汗淋漓、气息微弱、脉微欲绝等症。如《淮南子·精神训》说："大喜坠阳。"

这里请注意：《素问·举痛论》所说的"喜则气和志达，营卫通利"，是说的正常的喜乐情绪对人体的营卫气血的生理影响。而此处是指过度喜乐对人体气机的病理影响，可导致心气涣散，重者可致心气暴脱。

(3) 悲则气消

悲则气消，是指过度悲忧伤肺，导致肺失宣降及肺气耗伤的病机变化。

临床可见：意志消沉、精神不振、气短胸闷、乏力懒言等症。

《素问·举痛论》曾说："悲则心系急，肺布叶举，而上焦不通，荣卫不散，热气在中，故气消矣。"

(4) 恐则气下

恐则气下，是指过度恐惧伤肾，致使肾气失固，气陷于下的病机变化。

临床可见：二便失禁，甚则遗精等症。

《灵枢·本神》曾说："恐惧不解则伤精，精伤则骨痠痿厥，精时自下。"

(5) 惊则气乱

惊则气乱，是指猝然受惊伤心，导致心神不定，气机逆乱的病机变化。

临床可见：惊悸不安，慌乱失措，甚则神志错乱。

《素问·举痛论》曾说："惊则心无所倚，神无所归，虑无所定，故气乱矣。"

(6) 思则气结

思则气结，是指过度思虑伤脾，导致脾气郁滞，运化失职的病机变化。

临床可见：不思饮食、腹胀纳呆、便秘或便溏等。

《素问·举痛论》曾说："思则心有所存，神有所归，正气留而不行，故气结矣。"

情志内伤，可导致脏腑气机失调，而气机失调，又可妨碍机体的气化过程，引起精气血津液的代谢失常，从而继发多种病证。

例如：气机郁滞日久，可化热化火；气机逆上，亢奋有余，也可化热化火，以致火热内生。精血津液的施泄、输布可因气机郁滞而不畅，产生精瘀、血瘀、痰饮等病变，而痰饮与瘀血互结，则又可致癥积、肿瘤等。

因此，情志内伤引起的病理变化是相当复杂的，多种疾病的发生或诱发，皆与之有关。

3. 多发为情志病证

情志病，病名首见于明代张介宾的《类经》，是指发病与情志刺激有关，具有情志异常表现的病证。情志病包括：

①因情志刺激而发的病证，如郁证、癫、狂等。

②因情志刺激而诱发的病证，如胸痹、真心痛、眩晕（高血压）等身心疾病。

③其他原因所致但具有情志异常表现的病证，如消渴、恶性肿瘤、慢性肝胆疾病等，大都有异常的情志表现，并且其病情也随其情绪变化而有相应的变化。

对于情志病证的治疗，心理疏导和情志调摄是必要的治疗手段和方式。

4. 七情变化影响病情

七情变化对病情具有两方面的影响：

一是有利于疾病康复。情绪积极乐观，七情反应适当，当怒则怒，当悲则悲，怒而不过，悲而不消沉，有利于病情的好转乃至痊愈。

二是诱发疾病发作或加重病情。情绪消沉，悲观失望，或七情异常波动，可诱发疾病发作或使病情加重、恶化。

了解七情活动对病情的正负两方面的影响，对把握病情发展变化，采取全面正确治疗，具有实际指导意义。

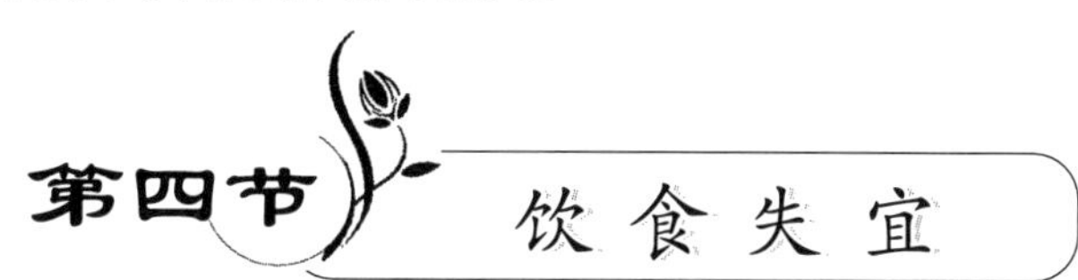

第四节 饮食失宜

讲述内容：

1. 饮食失宜的概念。
2. 饮食失宜的分类和致病特点。

要点和难点：

1. 饮食过饱和过饥的致病特点。
2. 饮食不洁的致病特点。
3. 五味偏嗜的致病特点。
4. 食类偏嗜的致病特点。

本节主要讲述饮食失宜的概念、分类和致病特点。

一、饮食失宜的概念

饮食是人类赖以生存和维持健康的基本条件，是人体后天生命活动所需精微物质的重要来源。但饮食要有一定的节制。宋代严用和在《济生方》说："善摄生者，谨于和调，使一饮一食，入于胃中，随消随化，则无留滞为患。"

饮食失宜，是指饮食或过饱，或过饥，或不洁，或偏嗜某一类，从而影响人体的生理机能，导致脏腑机能失调或正气损伤而发生疾病。这时的饮食就可成为病因，称为饮食失宜或饮食内伤。如《金匮要略》所说："凡饮食滋味，以养于生，食之有妨，反能有害……若得宜则益体，害则成疾，以此致危。"

由于饮食物摄入胃中，依赖脾胃两脏腑的纳运作用而进行消化吸收，所以饮食失宜，首先是损伤脾胃，导致脾胃之气的升降失调，饮食不得正常运化，从而产生食积、聚湿、化热、生痰、气血不足等病变。可以说，饮食失宜是内伤病的主要致病因素之一。

二、饮食失宜的分类和致病特点

饮食失宜，可分为两类：一是摄食行为乖戾，有失常度，如饥饱失常、饮食偏嗜等；二是所食之物不洁或不当。下面分别讲述。

1. 饥饱失常

饥饱失常，是说饮食过饥或过饱，或饥饱无常，这均可影响健康，而导致疾病发生。

(1) 过饥

过饥，是指摄食不足，如饥而不得食，或有意识限制饮食，或因脾胃机能虚弱而纳少，或因七情强烈波动而不思饮食，或不能按时饮食等。

《灵枢·五味》说："谷不入，半日则气衰，一日则气少矣。"长期摄食不足，营养缺乏，气血生化减少，一方面因气血亏虚而脏腑组织失养，机能活动衰退，全身虚弱；另一方面又因正气不足，抗病力弱，易招致外邪入侵，继发其他疾病。

此外，长期摄食过少，胃腑失于水谷以养，也可损伤胃气而致胃部不适或胃脘疼痛等；如果有意抑制食欲，又可发展成厌食症等较为顽固的身心疾病。

儿童时期，如果饮食过少，可致营养不良，影响其正常的生长发育。

(2) 过饱

过饱，是指饮食超量，或暴饮暴食，或中气虚弱而强食，以致脾胃难于消化转输而致病。

饮食过饱，轻者表现为饮食积滞不化，以致“积食”内停，发为“食积”症。临床可见：脘腹胀满疼痛，嗳腐吞酸，呕吐、泄泻、厌食、纳呆等。故《素问·痹论》说：“饮食自倍，肠胃乃伤。”

饮食过饱，重者可因脾胃久伤或营养过剩，而发展为消渴、肥胖、痔疮、心脉痹阻等病证。如《素问·生气通天论》所说：“因而饱食，筋脉横解，肠澼为痔”，“高梁（膏粱）之变，足生大丁（疔）”等。若“积食”停滞日久，可进一步损伤脾胃，致使其运化作用久不得复，还可聚湿、化热、生痰，从而引起其他病变发生。

此外，若饮食无度，时饥时饱等，也易导致脾胃损伤；大病初愈阶段，若饮食不当，如暴食、过于滋腻，或过早进补等，还可引起疾病复发，称为“食复”；小儿喂养过量，易致消化不良，久则可致“疳积”等。

2. 饮食偏嗜

饮食偏嗜作为致病因素，是指特别喜好某种性味的食物，或专食某些食物而导致某些疾病的发生。如饮食偏寒偏热，或饮食五味有所偏嗜，或嗜酒成癖等，久之可导致人体阴阳失调，或导致某些营养物质缺乏而引起疾病发生。

（1）寒热偏嗜

一般而言，良好的饮食习惯要求寒温适中。《灵枢·师传》说：“食饮者，热无灼灼，寒无沧沧。寒温中适，故气将持，乃不致邪僻也。”若过分偏嗜寒热饮食，可导致人体阴阳失调而发生某些病变。

例如：偏嗜生冷寒凉之品，久则易于耗伤脾胃阳气，导致内寒发生；若偏嗜辛温燥热饮食，又可使肠胃积热，或酿成痔疮等；若嗜酒成癖，久易聚湿、生痰、化热而致病，甚至变生癥积。

（2）五味偏嗜

五味，指酸、苦、甘、辛、咸，它们各有不同的作用，不可偏废。且五味与五脏，又各有其一定的亲和性。《素问·至真要大论》说：“夫五味入胃，各归所喜，故酸先入肝，苦先入心，甘先入脾，辛先入肺，咸先入肾。”

长期嗜好某种性味的食物，就会导致该脏的脏气偏盛，机能活动失调而发生多种病变。故《素问·至真要大论》又说：“久而增气，物化之常也。气增日久，夭之由也。”

五味偏嗜，既可引起本脏机能失调，也可因脏气偏盛，以致脏腑之间平衡关系失调而出现他脏的病理改变。《素问·五藏生成》曾说：“多食咸，则脉凝泣而变色；多食苦，则皮槁而毛拔；多食辛，则筋急而爪枯；多食酸，则肉胝䐢而唇揭；多食甘，则骨痛而发落。”即指五味偏嗜，脏气偏盛，导致“伤己所胜”之脏的病理变化。

(3) 食类偏嗜

若专食某种或某类食品，或厌恶某类食物而不食，或膳食中缺乏某些食物等，久之也可成为导致某些疾病发生的原因。如瘿瘤（碘缺乏）、佝偻（钙、磷代谢障碍）、夜盲（维生素A缺乏）等，都是由食类偏嗜所致。

过食肥甘厚味，可聚湿生痰、化热，易致肥胖、眩晕、中风、胸痹、消渴等病变。

食类偏嗜，还可致某些营养物质缺乏，而发生多种营养不良的病变。

为了避免饮食偏嗜，提倡科学合理的饮食，增进健康，防止疾病的发生，下面列出由营养学专家们提出的十种健康食品和五种限食食品，以供合理选择饮食参考。

十种健康食品：①大豆（豆浆，豆奶）；②花椰菜等十字花科蔬菜（西兰花，卷心菜，白菜等）；③牛奶、酸奶；④海鱼（尤其是深海鱼类）；⑤番茄（西红柿）；⑥黑木耳、松口菇等菌菇类；⑦绿茶；⑧胡萝卜；⑨荞麦；⑩禽蛋蛋白。

五种限食食品：①高浓度酒（包括白酒、红酒）；②烟熏类食品；③腌菜类食品；④煎炸类食品；⑤含糖饮料。

3. 饮食不洁

饮食不洁作为致病因素，是指进食不洁净的食物而导致疾病的发生。这多是由于缺乏良好的卫生习惯，进食陈腐变质，或被疫毒、寄生虫等污染的食物所造成。

饮食不洁而致的病变以胃肠病为多见。

如进食腐败变质食物，则致胃肠机能紊乱，出现脘腹疼痛、恶心呕吐、肠鸣腹泻等。

若进食被寄生虫污染的食物，则可导致各种寄生虫病，如蛔虫病、蛲虫病等，常表现有腹痛时作、嗜食异物、面黄肌瘦等。

若进食被疫毒污染的食物，可发生某些传染性疾病。

如果进食或误食被毒物污染或有毒性的食物，则会发生食物中毒，轻则脘腹疼痛，呕吐腹泻；重则毒气攻心，神志昏迷，甚至导致死亡。

《金匮要略·禽兽鱼虫禁忌并治》曾说：“秽饭、馁肉、臭鱼……食之皆伤人……六畜自死，皆疫死，则有毒，不可食之。”较早地提出了“饮食卫生”的概念和相关措施。

第五节 劳逸失度

讲述内容：

1. 劳逸失度的概念。
2. 劳逸失度的致病特点。

要点和难点：

1. 劳力过度的致病特点。
2. 劳神过度的致病特点。
3. 房劳过度的致病特点。
4. 过度安逸的致病特点。

劳逸失度，或长时间过于劳累，或过于安逸，都不利于健康，都可导致脏腑经络及精气血津液神的失常而引起疾病发生。因此，劳逸失度也是内伤病的主要致病因素之一。

劳逸失度，包括过劳和过逸两个方面，各有不同的致病特点。

一、过　劳

过劳，即过度劳累，也称劳倦所伤。包括劳力过度、劳神过度和房劳过度三个方面。

1. 劳力过度

劳力过度，又称“形劳”。是指较长时间的过度用力，劳伤形体而积劳成疾，或者是病后体虚，勉强劳作而致病。

劳力太过的致病特点，主要表现在两个方面：

一是过度劳力而耗气，导致脏气虚少，功能减退。由于肺为气之主，脾为生气之源，故劳力太过尤易耗伤脾肺之气。临床常见少气懒言，体倦神疲，喘息汗出等症。故《素问·举痛论》说：“劳则气耗。”

二是过度劳力而致形体损伤，即劳伤筋骨。体力劳动，主要是筋骨、关节、肌肉的运动，如果长时间用力太过，则易致形体组织损伤，久而积劳成疾。如《素问·宣明五气》说：“久立伤骨，久行伤筋。”

2. 劳神过度

劳神过度，又称“心劳”。是指长期用脑过度，思虑劳神而积劳成疾。

劳神过度，最易损伤心脾二脏。由于心藏神，脾主思，血是神志活动的重要物质基础，故用神过度，长思久虑，则易耗伤心血，损伤脾气，导致“心脾两虚”之证。临床既出现心悸、健忘、失眠、多梦等心神失养，神志不宁的征象，又兼有纳少、腹胀、便溏、消瘦等脾失健运的症状。

心脾两虚证，常用归脾汤治之。这是因为脾为气血生化之源，健脾则既能生血又能生气，气血充则神得养，故方名“归脾”。

3. 房劳过度

房劳过度，又称“肾劳”。是指房事太过，或手淫恶习，或妇女早孕多育等，耗伤肾精、肾气而致病。

房劳过度，最易损耗肾精和肾气。由于肾藏精，为封藏之本，肾精所化的生殖之精，应该有节制地施泄，切忌过度耗泄。如果房事不节，则大量耗伤肾精、肾气，可动摇生命之根本，临床常见腰膝酸软、眩晕耳鸣、精神萎靡、性功能减退等症。《素问·生气通天论》曾说：“因而强力，肾气乃伤，高骨乃坏。”

妇女早孕多育，亏耗精血，损伤肾气，累及冲任及胞宫，易致月经失调、带下过多、子宫脱垂等妇科疾病。

此外，房劳过度还是导致早衰的重要原因。

二、过　逸

过逸，即过度安逸。包括体力过逸和脑力过逸等。

人体每天需要适当的活动，气血才能流畅，阳气才得以振奋。若较长时间少动安闲，或者卧床过久，或者长期用脑过少等，均可导致脏腑经络及精气血神失调而出现各种病理变化。

过度安逸的致病特点，主要表现在以下三个方面：

一是安逸少动，气机不畅。如果长期运动减少，则人体气机失于畅达，可以导致脾胃等脏腑的机能活动呆滞不振，出现食少、胸闷、腹胀、肢困、肌肉软弱或发胖臃肿等。久则进一步影响血液运行和津液代谢，形成气滞血瘀、水湿痰饮内生等病变。

二是阳气不振，正气虚弱。过度安逸，或长期卧床，阳气失于振奋，以致脏腑经络机能减退，体质虚弱，正气不足，抵抗力下降等。故过逸致病，常见动则心悸、气喘汗出等，或抗邪无力，易感外邪致病。如《素问·宣明五气》说：“久卧伤气，久坐伤肉。”

三是神识衰弱，精神不振。长期不用脑，安逸少思，所谓“饱食终日，无所用心”，可致神气衰弱，精神不振。临床常见精神萎靡、健忘、反应迟钝等征象。

第六节 病理产物

讲述内容：

1. 痰饮的概念、形成和致病特点。
2. 瘀血的概念、形成和致病特点。
3. 结石的概念、形成和致病特点。

要点和难点：

1. 痰饮的基本概念。
2. 痰饮的致病特点。
3. 瘀血的基本概念。
4. 瘀血的形成。
5. 瘀血的致病特点和病症特点。
6. 结石的致病特点。

本节讲述痰饮、瘀血、结石等三种病理产物性病因的基本概念、形成原因和致病特点。

痰饮、瘀血、结石等，都是疾病过程中所形成的病理产物。这些病理产物形成之后，又能作用于人体，干扰机体的正常机能，加重病理变化，或引起新的病变发生，所以称作“病理产物性病因”。

由于这三种病理产物都是在疾病过程中产生的，所以归属于“继发性病因”的范畴，与以上所讲的六淫、疠气等原发性的致病因素有着明显的不同。

一、痰　　饮

我们主要讲述痰饮的基本概念、形成原因和致病特点。

1. 痰饮的基本概念

痰饮是人体水液代谢障碍所形成的病理产物。一般以较稠浊的称为痰，清稀的称为饮。

痰，又有有形之痰和无形之痰之分。有形之痰，是指可以看见、听见的痰液，如咳嗽中吐的痰，听见的喉中痰鸣声等，或指触之有形的痰核、瘰疬等。无形之痰，是指虽然以肉眼看不见其形态，但它是某些特殊疾病如眩晕、癫狂等的致病因素，我们以祛痰药物治疗有效，以证明这类病的致病因素是“痰”。但随着研究的深入，所谓的无形之痰，也逐渐显露它的踪迹。

饮，较痰流动性大，可留积于人体脏器组织的间隙或疏松部位。因其所停留的部位不同而表现各异。《金匮要略·痰饮咳嗽病脉证治》记载有“痰饮”（狭义之痰饮）、“悬饮”、“溢饮”、“支饮”等不同名称。

与痰、饮相类的，也属人体水液代谢障碍所形成的病理产物的，尚有“水”和“湿”。那么，痰饮水湿四种病理产物怎样区分呢？我们可以这样来区分：就它们的性状来说，痰最稠，饮次之，水再次之，湿则呈气态而浸渍与形体中，称之为“湿气”。就它们所在的脏腑病变来说，“痰”与“饮”常在肺病中，“湿”常在脾病中，“水”常在肾病中。

2. 痰饮的形成

痰饮的形成，多为外感六淫，或七情内伤，或饮食不节等，导致脏腑机能失调，气化不利，水液代谢障碍，水液停聚而形成。因此，痰饮的生成，一是与影响津液代谢的外感或内伤等因素有关，二是与津液代谢的相关脏腑机能失调有关。

（1）与痰饮形成相关的外感或内伤因素

与痰饮形成相关的外感因素，主要有湿邪和火邪。外感湿邪，留滞体内不去，或外感火热之邪伤人，煎灼津液为痰。均能形成痰饮。

与痰饮形成相关的内伤因素，主要有七情内伤和饮食失宜。七情内伤，气郁不畅，气滞则水停，变为痰饮；恣食肥甘厚味，可致湿浊内生；血行瘀滞，可致水液不行，“血不利则为水”，久可变生痰饮；饮食不化，精微不得转输，也可变生痰饮。张介宾在《景岳全书》中指出：“盖痰涎之化，本由水谷，使果脾强胃健，如少壮者流，则随食随化，皆成血气，焉得留而为痰？惟其不能尽化，而十留其一二，则一二为痰矣；十留三四，则三四为痰矣；甚至留其七八，则但见血气日削，而痰证日多矣。”

（2）与津液代谢相关脏腑的机能失调

由于肺、脾、肾、肝及三焦等对水液代谢起着重要作用，故痰饮的形成，多与肺、脾、肾、肝及三焦的机能失常密切相关。肺气宣降失调，津液不得输布，则聚水于肺而生痰饮；脾气失于健运，水湿内生，可以凝聚生痰；肾气或肾阳不足，水液不得布散或蒸化，也可停而化生痰饮；肝气失于疏泄，气机郁滞，津液停积而为痰为饮；三焦水道不利，津液失布，亦能聚水生痰。

因此，凡与津液代谢密切相关之脏腑机能的失调，或对津液代谢有影响的致病因素，均可导致痰饮的形成。

3. 痰饮的致病特点

痰饮一旦产生，可随气流窜全身，外而经络、肌肤、筋骨，内而脏腑，全身各处，无处不到，从而产生各种不同的病变。《杂病源流犀烛·痰饮源流》说："其为物则流动不测，故其为害，上至颠顶，下至涌泉，随气升降，周身内外皆到，五脏六腑俱有。"概括而言，痰饮的致病特点有以下几个方面。

（1）阻滞气血运行

痰饮为有形之邪，可随气流行，或停滞于经脉，或留滞于脏腑，阻滞气机，妨碍血行。

若痰饮流注于经络，则致经络气机阻滞，气血运行不畅，出现肢体麻木、屈伸不利，甚至半身不遂，或形成瘰疬痰核、阴疽流注等。

若痰饮留滞于脏腑，则阻滞脏腑气机，使脏腑气机升降失常。如痰饮阻肺，肺气失于宣降，则见胸闷气喘、咳嗽吐痰等；痰饮停胃，胃气失于和降，则见恶心呕吐等；痰浊痹阻心脉，血气运行不畅，可见胸闷心痛等。

（2）影响水液代谢

痰饮本为水液代谢失常的病理产物，但是一旦形成之后，可作为一种继发性致病因素，反过来作用于人体，进一步影响肺、脾、肾等脏腑的机能活动，影响水液代谢。

如痰湿困脾，脾气不升，可致水湿不运；痰饮阻肺，肺气宣降失职，可致水液不布；痰饮停滞下焦，影响肾气的蒸化，可致水液停蓄。

因此，痰饮致病，能影响人体水液的输布与排泄，使水液进一步停留于体内，加重水液代谢障碍。

（3）易于蒙蔽心神

痰饮为浊物，而心神性清净。故痰浊为病，随气上逆，尤易蒙蔽清窍，扰乱心神，使心神活动失常，出现头晕目眩、精神不振等症；若痰浊上犯，与风、气、火相合，蒙蔽心窍，扰乱神明，可出现神昏谵妄，或引起癫、狂、痫等疾病。

（4）致病广泛，变幻多端

痰饮随气流行，内而五脏六腑，外而四肢百骸、肌肤腠理，可停滞而致多种疾病。由于其致病面广，发病部位不一，且又易于兼邪致病，因而在临床上形成的病证繁多，症状表现十分复杂，故有"百病多由痰作祟"之说。

痰饮停滞于体内，其病变的发展，可伤阳化寒，可郁而化火，可挟风、挟热，可化燥伤阴，可上犯清窍，可下注足膝，且病势缠绵，病程较长。因此，痰饮为病，还具有变幻多端，病证错综复杂的特点。

二、瘀　血

在此我们主要讲述瘀血的基本概念、形成原因、致病特点和病症特点。

1. 瘀血的基本概念

瘀血，是指体内血液停积而形成的病理产物。包括体内瘀积的离经之血，以及因血液运行不畅，停滞于经脉或脏腑组织内的血液。

瘀血既是疾病过程中形成的病理产物，又是具有致病作用的“死血”。在中医文献中，瘀血又称“恶血”、“衃血”、“蓄血”、“败血”、“污血”等。

“瘀血”与“血瘀”的概念不同：血瘀是指血液运行不畅或血液瘀滞不通的病理状态，属于病机学概念；瘀血是能继发新病变的病理产物，属于病因学概念。

2. 瘀血的形成

血液的正常运行，主要与心、肺、肝、脾等脏的生理机能，气的推动与固摄作用，脉道的通利，以及寒热等内外环境因素密切相关。凡能影响血液正常运行，引起血液运行不畅，或致血离经脉而瘀积的内外因素，均可导致瘀血的形成。

因此，瘀血的形成原因有二：一是因血出而未能及时消散，变为瘀血；二是各种内外因素先引起血运不畅，继而停积而成瘀血。

(1) 血出致瘀

各种体内出血，未能及时消散或排出，留于体内，则变成瘀血。

导致出血的因素，有以下四类：

一是外伤性出血。各种外伤，如跌打损伤、金刃所伤、手术创伤等，致使脉管破损而出血，成为离经之血。

二是外感性出血。火热之邪客于血脉，火热灼伤脉络，迫血妄行导致内出血。临床可见皮下出血点。

三是因气虚不能摄血而导致出血。如脾气虚而不能统血，肝气虚而不能藏血等导致的出血。

四是妇女的排经或流产等出血现象。若排经不畅或流产没有排干净，可致血滞胞宫而为瘀血。

以上四类出血，如果所出之血未能及时消散或排出体外，留积于体内，则变成瘀血。

(2) 血运不畅致瘀

各种内外因素先引起血运不畅，继而停积而成瘀血。

引起血运不畅的各种内外因素，主要有以下几种：

一是气滞致瘀。气行则血行，气滞则血瘀。若情志郁结，气机不畅，或痰饮等积滞体内，阻遏脉络，都会造成血液运行不畅，进而导致血液在体内某些部位瘀积不行，形成瘀血。唐容川在《血证论·吐血》中说：“气为血之帅，血随之而运行；血为气之守，气得之而静谧。气结则血凝。”

二是因虚致瘀。此“虚”，包括气虚、阴虚、阳虚和津液亏损等。气分阴气与阳气，是推动和调控血液运行的动力。气虚则运血无力，阳虚则脉道失于温通而滞涩，阴虚则脉道失于柔润而僵化。因此，气与阳气、阴气的亏损，可引起血液运行不畅，继而导致血液在体内某些部位停积而成瘀血。津血同源互化，津液亏虚，无以充血则血脉不利。津液的亏损，亦能引起血液运行不畅，继而导致血液在体内某些部位停积而成瘀血。

三是血寒致瘀。血得热则行，得寒则凝。若外感寒邪，入于血脉，或阴寒内盛，血脉挛缩，则血液凝涩而运行不畅，导致血液在体内某些部位瘀积不散，形成瘀血。如《灵枢·痈疽》说：“寒邪客于经络之中则血泣（通“冱”，闭塞之义），血泣则不通。”《医林改错·积块》说：“血受寒则凝结成块。”

四是血热致瘀。外感火热邪气，或体内阳盛化火，入舍于血，血热互结，煎灼血中津液，使血液黏稠而运行不畅，以致血液壅滞于体内某些部位而不散，变成瘀血。如《医林改错·积块》说：“血受热则煎熬成块”。

以上四类导致瘀血形成的因素，实际上都是先导致血流不畅，继而血液停积某处而成瘀血。

3. 瘀血的致病特点

瘀血形成之后，停积体内不散，不仅失去血液的濡养作用，而且可导致新的病变发生，所以我们称瘀血为继发性病因。

瘀血的致病特点，主要表现在以下几个方面。

（1）易于阻滞气机

血为气之母，血能载气。因而瘀血一旦形成，必然影响和加重气机郁滞，所谓“血瘀必兼气滞”。气为血之帅，气机郁滞，又可引起局部或全身的血液运行不畅。因而出现“血瘀—气滞—血瘀”的恶性循环。

如外伤局部，破损血脉，血出致瘀，可致受伤部位气机郁滞，出现局部青紫、肿胀、疼痛等症。

（2）影响血脉运行

瘀血为血液运行失常的病理产物，但瘀血形成之后，无论其瘀滞于脉内，还是留积于脉外，均可影响心、肝、脉等脏腑的机能，导致局部或全身的血液运行失常。

如：瘀血阻滞于心，心脉痹阻，气血运行不畅，可致胸痹心痛；瘀血留滞于肝脏，可致肝脏脉络阻滞，气血运行障碍，故有“恶血归肝”之说；瘀血阻滞于脉道，损伤脉络，血逸脉外，可致出血色紫黯有瘀块等；瘀血阻滞经脉，气血运行不利，形体官窍因脉络瘀阻，可见口唇、爪甲青紫，皮肤瘀斑，舌有瘀点、瘀斑，脉涩不畅等。

(3) 影响新血生成

瘀血乃病理性产物，已失去对机体的濡养滋润作用。瘀血阻滞体内，尤其是瘀血日久不散，就会严重地影响气血的运行，脏腑失于濡养，功能失常，生机受阻，势必影响新血的生成。因而有“瘀血不去，新血不生”的说法。故久瘀之人，常可表现出肌肤甲错、毛发不荣等失濡失养的临床特征。《血证论·男女异同论》说：“瘀血不行，则新血断无生理……盖瘀血去则新血易生，新血生而瘀血自去。”这在一定程度上揭示了瘀血阻滞与新血生成之间的辩证关系。

(4) 病位固定，病证繁多

瘀血一旦停滞于某脏腑组织，多难于及时消散，故其致病又具有病位相对固定的特征。临床常见局部刺痛、固定不移，或癥积肿块形成而久不消散等征象。

但由于瘀血阻滞的部位不同，形成原因各异，兼邪不同，其病理表现也就不同。如瘀阻于心，血行不畅则胸闷心痛；瘀阻于肺，则宣降失调，或致脉络破损，可见胸痛、气促、咯血；瘀阻于肝，气机郁滞，血海不畅，经脉瘀滞，可见胁痛、癥积肿块；瘀阻胞宫，经行不畅，可见痛经、闭经、经色紫黯有块；瘀阻于肢体肌肤，可见肿痛青紫；瘀阻于脑，脑络不通，可致突然昏倒，不省人事，或留有严重的后遗症，如痴呆、语言謇涩等。瘀血阻滞日久，还可化热。所以说瘀血致病，病证繁多。

4. 瘀血致病的病症特点

瘀血致病，虽然症状错综繁多，但其主要病症特点可大致归纳如下：

(1) 疼痛

瘀血所致的疼痛，一般表现为刺痛，痛处固定不移，拒按，夜间痛势尤甚。

(2) 肿块

瘀血积于皮下或体内则可见肿块，肿块部位多固定不移。若在体表则可见局部青紫，肿胀隆起，所谓血肿；若在体腔内则扪之质硬，坚固难移，所谓癥积。

(3) 出血

部分瘀血为病者可见出血现象，一般常见出血量少而不畅，血色紫黯，或夹有瘀血块。但也有瘀血内阻而见出血不止的情况，如不完全性流产，可见大出血。即所谓“瘀血不去，出血不止”。

(4) 色紫黯

瘀血积聚体内，可见面色紫黯，口唇、爪甲青紫等；也常见舌质紫黯，或舌有瘀斑、瘀点等。

(5) 脉象和其他征象

瘀血积聚体内，临床可表现出皮肤粗糙、肌肤甲错等征象，在脉象上常出现涩脉或结代脉等。

以上5个特点是临床判定为瘀血内阻的诊断依据。

三、结　石

在此我们主要讲述结石的基本概念、形成原因和致病特点。

1. 结石的基本概念

结石，是指体内某些部位形成并停滞为病的砂石样病理产物或结块。

常见的结石形状有：泥砂样结石，圆形或不规则形状的结石，结块样结石（如胃结石）等。临床上，泥砂样结石较容易排出，用中药排石效果较好；如果结石的形状不规则，或有尖有棱，则不易排出。

结石的大小不一。一般来说，结石小者，易于排出；而结石较大者，难于排出，多留滞而致病。

2. 结石的形成

结石的成因较为复杂，有些机理目前尚不清楚。已知的相关因素有以下几种：

(1) 饮食不当

饮食偏嗜，喜食肥甘厚味，影响脾胃运化，蕴生湿热，内结于胆，久则可形成胆结石；湿热下注，蕴结于下焦，日久可形成肾结石或膀胱结石。若空腹食柿，影响胃的受纳和通降，又可形成胃结石。

此外，某些地域的水质中含有过量的矿物及杂质等，也可能是促使结石形成的原因之一。

(2) 情志内伤

情志不遂，肝气郁结，疏泄失职，胆气不达，胆汁郁结，排泄受阻，日久可形成结石。这说明胆结石的形成与情志不畅有关。

(3) 服药不当

长期过量服用某些药物或有毒食品，致使脏腑机能失调，或药物、毒物沉积于体内某些部位而形成结石。

(4) 体质差异

先天禀赋差异，以致某些物质的代谢异常，可形成易患结石病变的体质。

(5) 久病损伤

某些慢性病变，由于邪气久留，损伤脏腑组织的结构和功能，致使代谢过缓或失常，可致某些物质留滞而形成结石。如胆病日久，胆腑气机不畅，胆汁排泄受阻，久则可沉积而成胆结石。

2. 结石的致病特点

结石的致病特点，依据临床，可归纳为以下几个方面：

(1) 多发于肝、肾、胆、胃、膀胱等脏腑

肝气疏泄，关系着胆汁的生成和排泄；肾气的蒸化，影响尿液的生成和排泄，故肝肾机能失调易生成结石；且肝肾有管道与胆及膀胱相通，而胃、胆、膀胱等管腔性器官，结石易于停留，故结石为病，多为肝、胆结石，肾、膀胱结石和胃结石。

(2) 病程较长，病情轻重不一

结石多为湿热内蕴，日渐煎熬而成，故大多数结石的形成过程缓慢而漫长。由于结石的大小不等，停留部位不一，故临床症状表现差异很大。一般来说，结石小，病情较轻，有的甚至无任何症状；结石过大，则病情较重，症状明显，发作频繁。

(3) 阻滞气机，损伤脉络

结石为有形实邪，停留体内，势必阻滞气机，影响气血津液运行。如常见局部胀痛、水液停聚等。重者，结石嵌滞于狭窄部位，如在胆道或输尿管中，气血严重郁阻，常出现腹部绞痛；若损伤脉络，可致出血，如尿血等。

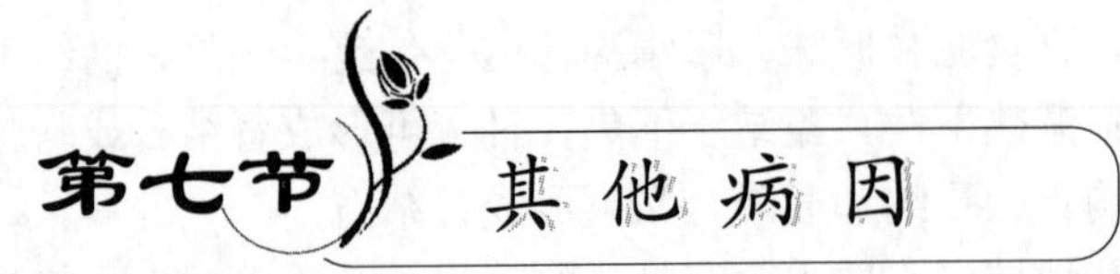

第七节 其他病因

讲述内容：

1. 外伤的类型和致病特点。
2. 诸虫的致病特点。
3. 药邪的形成因素和致病特点。

4. 医过的形成因素和致病特点。

5. 先天因素的致病特点。

要点和难点：

1. 外伤的类型和致病特点。

2. 药邪的形成因素。

3. 医过的形成因素。

此处所谓的“其他病因”，是指除了以上讲过的六淫、疠气、七情内伤、饮食失宜、劳逸失度、病理产物之外的致病因素。

本节讲述的其他病因，主要有外伤、诸虫、药邪、医过、先天因素等。

一、外　　伤

外伤，主要是指机械暴力等外力所致的伤损，也包括烧烫、冷冻、虫兽蛇叮咬等意外因素所致形体组织的创伤。

外伤的类型较多，如跌打损伤、持重努伤、挤轧伤、撞击伤、金刃伤、烧烫伤、冻伤、虫兽蛇咬伤等，广义的外伤还包括雷击、溺水、自缢等。

外伤致病，多有明确的外伤史。一般来说，轻者可为皮肉损伤，血行不畅，出现疼痛、出血、瘀斑、血肿等；重则损伤筋骨、内脏，表现为关节脱臼、骨折、大出血、虚脱、中毒，甚至危及生命。

常见的外伤类型，根据其损伤性质可分为外力损伤、烧烫伤、冻伤、虫兽所伤等。

1. 外力损伤

外力损伤，是指因机械暴力引起的创伤。包括跌仆、坠落、撞击、压轧、负重、努责、金刃等所伤。

这种损伤，可使肌肉、血脉破损而见局部青紫、肿痛或出血；也可致筋肉撕裂，关节脱臼，骨折；严重者可以皮开肉绽，损及内脏，甚或损伤严重，出血过多，危及生命。

2. 烧烫伤

烧烫伤，主要是指火毒为患，包括火焰、沸水、热油、蒸汽、雷电等灼伤形体。

烧烫伤，轻者灼伤皮肤而见局部灼热、红肿、疼痛或起水泡；重者焦炙肌肉筋骨而见患部如皮革样，或呈蜡白、焦黄，甚至炭化样改变。若大面积烧烫伤，可致火毒内攻脏腑而神识昏迷，或大量伤津耗液而致气脱或亡阴、亡阳。

3. 冻伤

冻伤，是低温所造成的全身或局部的损伤。冻伤的程度与温度和受冻时间、部位等直接相关：温度越低，受冻时间越长，则冻伤程度越严重。

局部性冻伤，多发生在手、足、耳、鼻及面颊等裸露和末端部位。初起，因寒性凝滞收引，局部可见肌肤苍白、冷麻、作痛；继而肿胀青紫，痒痛或起水泡，甚至溃烂；日久则组织坏死而难愈。

全身性冻伤，多为外界阴寒太甚，御寒条件太差，致使阳气严重受损，失其温煦作用，而出现寒战，体温骤降，面色苍白，唇舌指甲青紫，感觉麻木，反应迟钝，甚则呼吸微弱，脉微欲绝，进入昏迷状态。如不及时救治，可因阳绝而亡。

4. 虫兽所伤

虫兽所伤，主要指猛兽、疯狗、毒蛇或蝎、蜂、蚂蚁等虫兽咬伤或螫伤。

猛兽所伤，轻者局部皮肉损伤、出血、肿痛；重者可损伤内脏，或出血过多而致死亡。

疯狗咬伤，除局部皮肉损伤、出血、肿痛外，经过一段时间潜伏后，可发为“狂犬病”，出现烦躁、惊慌、恐水、恐风、抽搐等症，乃至死亡。

蜂、蝎、蚂蚁螫伤或蜈蚣、毒蛇咬伤，多致局部肿痛，有时还可出现头晕、心悸、恶心呕吐等全身中毒症状，甚至昏迷。特别是毒蛇咬伤，常可迅速导致死亡。

二、诸　虫

寄生虫，是动物性寄生物的统称。人体内常见的寄生虫有：蛔虫、蛲虫、绦虫、钩虫、血吸虫等。

这类寄生虫寄居于人体内，不仅消耗人体的营养物质，还可以造成各种损害，导致疾病发生。

不同的寄生虫，致病各有特点。现在分别讲述如下：

1. 蛔虫

蛔虫，又称“蚘虫”、“长虫”。其致病较为普遍，尤其是儿童更为常见。多由饮食不洁，摄入被蛔虫卵污染的食品而感染。

蛔虫寄生于肠道，当脾胃机能失调时，易在肠中作祟而致病。蛔虫为病，临床可出现腹部疼痛，尤以脐周疼痛为多，时轻时重，或吐清涎，或夜间磨牙等征象。

如果蛔虫上窜，入于胆道，则见胁部绞痛，恶心呕吐，或吐蛔，四肢厥冷，称为“蛔厥”。

如果蛔虫聚多而扭结成团，可致肠道梗塞不通，出现腹痛腹胀，大便不通，称为“蛔虫性肠梗阻”。

如果蛔虫寄宿日久，可致脾胃虚弱，气血日亏，面黄肌瘦，在小儿则易致疳积。

隋代巢元方的《诸病源候论》中，对蛔虫致病有这样的描述：“蛔虫者，是九虫内之一虫也。长一尺，亦有长五六寸。或因腑脏虚弱而动，或因食甘肥而动。其发动则腹中痛，发作肿聚，去来上下，痛有休息，亦攻心痛，口喜吐涎及吐清水。”

2. 蛲虫

蛲虫，主要通过手指、食物污染而感染，并寄生于肠道。

蛲虫为病，临床可见肛门奇痒，夜间尤甚，以致睡眠不安。病久亦常伤人脾胃，耗人气血。

明代龚廷贤在《寿世保元》中，曾对蛲虫致病有下面的描述：“蛲虫者，九虫内之一虫也。在于肠间，若脏腑气爽则不妄动。胃弱阳虚，则蛲虫乘之，轻则或痒，或虫从谷道（肛门）中溢出，重者侵蚀肛门疮烂。”

3. 绦虫

绦虫，又称“白虫”，“寸白虫”。多由食用生的或未熟的猪肉或牛肉而得。

绦虫寄生于肠道。其致病多见腹部隐痛、腹胀或腹泻、食欲亢进、面黄体瘦，有时在大便中可见白色带状成虫节片。

4. 钩虫

钩虫，又称“伏虫”，常由手足皮肤黏膜接触被钩虫蚴污染的粪土后而感染。

钩虫为病，初起可见局部皮肤痒痛、红肿等。这种皮肤钩虫病，俗称为“粪毒”。

钩虫成虫寄生于小肠，可严重影响脾胃运化，并耗伤气血。临床常见腹部隐痛、食欲不振、面黄肌瘦、神疲乏力、心悸气短，甚或肢体浮肿等症。

5. 血吸虫

血吸虫，古代文献称“蛊”或“水蛊”，多因皮肤接触了有血吸虫幼虫的疫水而感染。

隋代巢元方的《诸病源候论·水蛊候》曾说：“此由水毒气结聚于内，令腹渐大……名水蛊也。”

感染血吸虫后，发病初起，可见发热恶寒、咳嗽、胸痛等症；日久则以胁下癥块，臌胀腹水等为特征，后果较严重。

三、药　邪

所谓“药邪”，是指因药物加工、使用不当而引起疾病发生的一类致病因素。

药物本身是用于治疗疾病的，如果药物炮制加工不当，或者医生不熟悉药物的性味、用量、配伍禁忌而使用不当，或者患者不遵医嘱而乱服某些药物等，均可引起疾病发生。

隋代巢元方的《诸病源候论》，对药毒致病及其临床表现作了较详细的论述：“凡药有大毒，不可入口鼻耳目。”“凡药物云有毒及有大毒者，皆能变乱，于人为害，亦能杀人。但毒有大小，自可随所犯而救解之。但著（着）毒重者，亦令人发病时咽喉强直而两眼睛疼，鼻干，手脚沉重，常呕吐，腹里热闷，唇口习习，颜色乍青乍赤，经百日便死。其轻者，乃身体习习而痹，心胸涌涌然而吐，或利无度是也。”

1. 药邪的形成

药邪的形成因素，主要有以下四个方面：

（1）用药过量

药物用量过大，特别是一些有毒药物的用量过大，则易于中毒。如生川乌、生草乌、马钱子、细辛、巴豆等均含有毒成分，临床使用均有用量规定，必须严格遵守。

（2）炮制不当

某些含有毒性成分的药物，经过适当的炮制加工可减轻毒性。如乌头火炮或蜜制、半夏姜制、马钱子去毛去油等。如果对此类药物炮制加工不规范，则易致中毒。

（3）配伍不当

药物配伍不当，使用时会使毒性增加。如中药的“十八反”、“十九畏”中的藜芦与人参配伍，可引起中毒。因此，中医医生在用药时，应该遵守“十八反”和“十九畏”的配伍禁忌。

（4）用法不当

某些药物在使用时有着特殊要求和禁忌。如有的药物应先煎以减低毒性，妇女妊娠期间的用药禁忌等。若使用不当或违反有关禁忌，也可致中毒或变生他疾。

2. 药邪的致病特点

药邪的致病特点，有以下两点：

（1）中毒

误服或过量服用有毒药物则易致中毒，且中毒程度、症状与药物的成分、用量有关。轻者常表现为头晕心悸、恶心呕吐、服痛腹泻、舌麻等；重者可出现全身肌肉震颤、烦躁、黄疸、紫绀、出血、昏迷乃至死亡。

（2）加重病情，变生他疾

药物使用不当，非助邪即伤正。一方面可使原有的病情加重，另一方面还可引起新的病变发生。如妇女妊娠期间可因用药不当而引起流产、畸胎、死胎等。

四、医　过

医过，也称“医源性致病因素”，是指由于医生的过失而导致病情加重或变生他疾的一类致病因素。

医源性因素涉及面很广，可以说医生接触患者整个过程中的言行举止，都有可能产生正反两方面的效应。前所讲述的“药邪”之中，部分就与医生的失误有关。

《内经》对此早有认识，并著有《疏五过论》、《征四失论》等专篇进行剖析，后世医家也十分注重。

1. 医过的形成

医过的形成因素主要有以下三方面：

（1）言行不当

医生言语亲切，行为得体，态度和蔼，可起到辅助治疗的作用，有利于患者病情的缓解。

如果医生说话不注意场合，或语言粗鲁，态度生硬，则会对患者产生不良影响。例如，把应该为患者或对患者保密的病情，草率地张扬扩散，会给患者造成更大的痛苦，甚至引起严重后果。

医生的举止鲁莽，行为不端，也会给患者带来不信任感，甚至不良刺激，有时可因此而加重病情或拒绝治疗。

（2）处方草率

诊治时漫不经心，“相对斯须，便处汤药；按寸不及尺，握手不及足……”等草率马虎诊治行为，包括处方用字，故意用别名、僻名，字迹潦草等，均可产生不利影响。

影响轻的，患者可在疑惑不信任状态下服用药物，自不利于药效的发挥，或处方药味难辨而耽误治疗时间；影响重的，则可贻误治疗，甚至错发药物而致不测。

鉴于处方用字关系重大，故清·唐大烈《吴医汇讲》中专列“书方宜人共识说”，呼吁医界同道，“凡书方案，字期清爽，药期共晓”。

(3) 诊治失误

医生诊察有失，辨证失准，以致用药失误，或手法操作不当，是重要的医源性致病因素。其中，常见的如用药时“虚虚”“实实”，寒热不辨，补泻误投；针刺时刺伤重要脏器，导致气胸，或断针体内；以及推拿时用力过大或不当，引起筋脉损伤，甚或骨折等。

2. 医过的致病特点

医过的致病特点，有以下两点：

(1) 易致情志异常波动

医生言行不当或诊治草率，极易引起患者的不信任，导致患者情志异常波动，或拒绝治疗，或导致患者的气血紊乱而使病情更为复杂。

(2) 加重病情，变生他疾

医生言行不当，处方草率，或是诊治失误，均可贻误治疗，加重病情，甚至变生他疾。

五、先天因素

先天因素，是指人出生前已经潜伏着的可以致病的因素。它包括源于父母的遗传性病因和在胎儿孕育期及分娩时所形成的病因。

先天因素一般分为胎弱和胎毒两个方面。

1. 胎弱

胎弱，也称“胎怯”，是指胎儿禀受父母的精血不足或异常，以致日后发育障碍，畸形或不良。

胎弱的表现是多方面的，如皮肤脆薄、毛发不生、形寒肢冷、面黄肌瘦、筋骨不利、齿生不齐、发生不黑、项软头倾、手足痿软、神慢气怯等。

胎弱为病，主要包括两类情况：

一是各类遗传性疾病。多因于父母之精本有异常，如先天性畸形等。

二是先天禀赋虚弱。多因于受孕妊娠之时，父母身体虚弱，或疾病缠身，再由饮食不调，七情内伤，劳逸过度，以致精血不充，胎元失养等所致。如《医宗金鉴·幼科杂病心法要诀》说：“小儿五迟（立迟、行迟、发迟、齿迟、语迟）之证，多因父母气血虚弱，先天有亏，致儿生下筋骨软弱，行步艰难，齿不速长，坐不能稳，要皆肾气不足之故。”

2. 胎毒

胎毒，有广义和狭义之分。

狭义胎毒，是指某些传染病，在胎儿期由亲代传给子代。如梅毒可由其父母传染而得。清代陈复正《幼幼集成》说："盖小儿患此（指梅毒）者，实由父母胎毒传染而致也，然非寻常胎毒之可比。"

广义胎毒，是指妊娠早期，其母感受邪气，或误用药物，或误食不利于胎儿之物，导致遗毒于胎儿，出生后渐见某些疾病。隋代巢元方的《诸病源候论》曾指出："小儿在胎时，其母将养，取冷过度，冷气入胞，伤儿肠胃。故儿生之后，冷气犹在肠胃之间。其状，儿肠胃冷，不能消乳哺，或腹胀，或时谷利，令儿颜色素葩，时啼哭者，是胎寒故也。"

又如小儿出生之后，易患疮疖、痘疹等，也多与胎传火毒有关。

此外，近亲婚配，怀孕时遭受重大精神刺激，以及分娩时的种种意外等，也可成为先天性病因，使初生儿或出生后表现出多种异常。如先天性心脏病、智障、唇腭裂、多指（趾）、色盲、癫痫等。

父母个体的体质类型也可遗传给子女，形成某些特殊的体质，决定对某些病变的易感性特点，易于患相同或相似的疾病。

第七章 发 病

讲述内容:

1. 发病的概念。
2. 发病理论的形成。

要点和难点:

1. “外内合邪”的发病观。
2. “两虚相得”的发病观。

在发病概说部分，我们主要讲述发病的概念和发病理论的形成。

1. 发病的概念

发病，是指疾病的发生过程，也就是机体处于病邪的损害和正气抗损害之间的矛盾斗争过程。

人生活在自然环境和社会环境中，如果环境的影响超越了人体的适应能力，或人体自身调节机能失常，难以适应环境的剧烈或持久的变化，如剧烈的气候变化蕴生病邪侵入，或长期持久的情志刺激等，超越了人体自身的防御和适应调节能力，则会导致疾病的发生。

因此，疾病的发生一般有两个方面的原因：一是机体自身的机能紊乱和代谢失调，二是外在致病因素对机体的损害和影响。

这两方面的原因，在发病过程中又是相互影响的。机体自身的失调，最易导致外在致病因素的侵袭，而外在致病因素侵入之后，又导致或加重机体的机能紊乱和代谢失调。

2. 发病理论的形成

《内经》论述了疾病发生的机理和不同形式，标志着中医学的发病理论的初步形成。

在发病机理方面，《内经》提出了“外内合邪”的发病观和“两虚相得”发病观。

“外内合邪”发病观，出自《素问·咳论》，是指外邪合内伤而侵入发病。诚如张介宾《类经·疾病类》所说：“然必内有所伤，然后外邪得以入之。”

“两虚相得”发病观，出自《灵枢·百病始生》，是指外邪乘人体之虚侵入人体而导致疾病发生。此“两虚”，一是人体的正气虚，二是“虚邪”，又称“虚风”，也就是四时不正之气，乘正气虚而侵入发病的外感病邪。所以《灵枢·百病始生》说“此必因虚邪之风，与其身形，两虚相得，乃客其形。”

《内经》以后，历代医家既重视正气在发病中的主导作用，也不忽视邪气在发病中的重要作用，是对《内经》“两虚相得”发病观和“外内合邪”发病观的拓展。

如《金匮要略》既云“五脏元真通畅，人即安和”，又说“客气邪风，中人多死”。《诸病源候论·温病令人不相染易候》所说“人感乖戾之气而生病，则病气转相染易，乃至灭门”，强调了邪气的重要性；《温疫论》指出“本气充实，邪不能入”“本气亏虚，呼吸之间，外邪因而乘之”，又充分说明了人体正气不足是病邪侵入和发病的内在因素。

在发病类型方面，《内经》论述了“卒发”、“复发”、“伏发”等多种发病类型。

《素问·生气通天论》提出了“冬伤于寒，春必温病”，为后世的“伏气学说”奠定了基础。

东汉张机在《伤寒论·平脉法》中明确提出了“伏气”病这一概念。

元代王履提出了发病的类型之所以不同，与正气的强弱，感邪之轻重和邪留的部位等均有关。他说：“且夫伤于四气，有当时发病者，有过时发病者，有久而后发病者，有过时久自消散而不成病者，何哉？盖由邪气之传变聚散不常，及正气之虚实不等故也。”

发病学说，是研究疾病发生的途径、类型、机制、规律以及影响发病诸因素的基础理论。内容包括：疾病发生的机理，影响发病的因素，发病途径，发病类型等。由于中医病因学已将病因与发病途径结合起来加以讨论，故本章节只讨论发病的基本原理、影响发病的因素和发病的类型等内容。

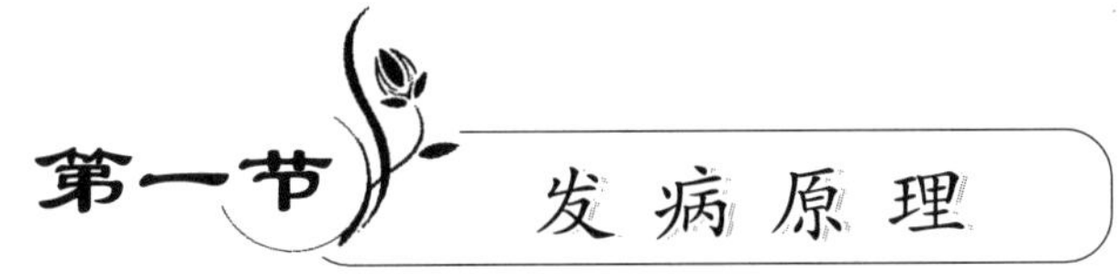

第一节 发病原理

讲述内容：

1. 发病的基本原理。

2. 影响发病的主要因素。

要点和难点：

1. 正气的基本概念和防御作用。
2. 正气在发病中的作用。
3. 邪气的基本概念和侵害作用。
4. 邪气在发病中的作用。
5. 发病的基本原理。
6. 体质与发病的关系。

本节主要讲述发病的基本原理和影响发病的主要因素两个方面的内容。

一、发病的基本原理

疾病的发生和变化虽错综复杂，但概括起来，不外乎是邪气作用于机体的损害与正气抗损害之间的矛盾斗争过程。

邪气对机体具有感染侵袭、损伤形质、障碍机能等各种致病作用；机体的正气对邪气具有抵抗、祛除、免疫、修复、调节等防御作用。在邪正相搏的发病过程中，如果病邪被及时抗御消除，“阴平阳秘”的生理状态得以保持，则不发病。反之，如果病邪不能及时消除，机体的平衡协调状态遭到破坏，则发病。

因此，发病的基本原理，在于正气与邪气的相互作用，即所谓邪正相搏。其中，正气是决定发病的主导因素，邪气是发病的重要条件。

1. 正气不足是疾病发生的内在因素

(1) 正气的基本概念

正气，是一身之气相对邪气时的称谓，是指人体内具有抗病、祛邪、调节、修复等作用的一类细微物质。

一身之气又称人气，是构成人体和维持人体生命活动的细微物质。一身之气在体内的运行分布，既有推动和调节人体生长发育和脏腑机能的作用，又有抗邪、祛邪、调节、修复等作用。

正气的概念，源于《内经》。《内经》中多处论及正气，如：

《素问·离合真邪论》说：“夺人正气。”

《素问·评热病论》说：“邪之所凑，其气必虚。”

《素问·刺法论（遗篇）》说：“正气存内，邪不可干。”

正气，有时以“精气”代之，如《素问·玉机真藏论》说：“故邪气胜者，精气衰也。”

正气，有时以“真气”代之，如《素问·上古天真论》说：“虚邪贼风，避之有时，恬惔虚无，真气从之，精神内守，病安从来。”

另外，元代李杲又将“谷气”作为正气。但真气、谷气都只是一身之气的重要组成部分，以之代正气，是强调它们在疾病发生发展中的重要作用，也是重视先、后天之本思想的反映。

这里需要说明的是，正气的概念，是与邪气的概念相对而言的。在《内经》中，邪气主要是指外感邪气，包括六气太过的六淫和具有强烈传染性的疠气，是一类细微的物质性的致病因素，包括现在所说的致病微生物等，因而正气也就主要指人体内具有抗邪、祛病、调节、修复等能力的一类细微物质。所谓的邪正相搏，也就是致病的细微物质（邪气）与人体内的抗病的细微物质（正气）之间的相互作用。邪气是属于“六气”，也就是自然之气的范畴，而正气属于“一身之气”，自然也属于“气”的范畴。

其后，由于邪气概念的拓展，所有致病因素，包括外感、内伤和不内外因，均概称邪气，这实际上也已经超出了“自然之气”的范畴。因而，正气的概念也有了相应的拓展，将整个机体，包括脏腑经络的生理机能和精气血津液神的生理作用所表现的抗邪、祛病、调节、修复等能力，概称为正气的作用。由此可见，这个“正”，也已经超出了“一身之气”的范畴。

为了说明正气对邪气的防御作用，依据“气分阴阳”的观点，正气可分为阴气和阳气两部分：阴气有凉润、宁静、抑制、沉降等作用，阳气有温煦、推动、兴奋、升发等功能。阴气抵抗阳邪（如暑邪、火邪、温邪等）的侵袭，并能抑制阳邪，阻止阳热病证的发展和祛除阳邪以使病情向愈；阳气抵抗阴邪（如寒邪与湿邪等）的入侵，并能制约阴邪，阻止阴寒病证的传变和祛除阴邪以使之康复。阳虚之体，易引致寒邪的侵袭；阴虚之质，易引致热邪的伤害。故清代吴德汉《医理辑要·锦囊觉后编》说：“易寒为病者，阳气素弱；易热为病者，阴气素衰。”正气与邪气的相互作用，实际上就是人体的阴气与阳邪或人体的阳气与阴邪之间的相互斗争。

（2）正气的防御作用

正气的防御作用主要表现为抗御病邪侵袭，祛邪外出，修复调节等作用。

①抵御外邪的作用：邪气侵入机体，正气必然会与之抗争。若正气强盛，抗邪有力，则病邪难以入侵，故不发病。或虽邪气已经进入，但正气盛，能及时抑制或消除邪气的致病力，亦不发病。

②祛除病邪的作用：邪气侵入后，若正气强盛，可在抗争中祛除病邪。或虽发病，但邪气难以深入，病较轻浅，预后良好。

③修复调节作用：对邪气侵入而导致的机体阴阳失调、脏腑组织损伤、精血津液亏耗及生理机能失常，正气有自行调节、修复、补充的作用，可使疾病向愈。

④维持脏腑经络机能的协调作用：正气分布到脏腑经络，则为脏腑经络之气。脏腑经络之气的运行不息，推动和调节各脏腑经络的机能，使之正常发挥，并推动和调节全身精血津液的代谢及运行输布，使之畅达而无郁滞，从而防止痰饮、瘀血、结石等病理产物以及内风、内寒、内湿、内燥、内火等内生五“邪”的产生。

（3）正气在发病中的作用

正气是决定发病的关键因素。正气的强弱对于疾病的发生、发展及其转归起着主导作用。邪气之所以能够侵袭人体而致病，是由于正气虚弱，故说“邪之所凑，其气必虚。”

正气在发病中的主导作用主要表现为以下三个方面：

①正虚则易感邪而发病：正气不足，抗邪无力，外邪乘虚而入，疾病因之发生。如《灵枢·百病始生》说：“卒然逢疾风暴雨而不病者，盖无虚，故邪不能独伤人。此必因虚邪之风，与其身形，两虚相得，乃客其形。”正气不足，适应和调节能力低下，也易对外界的情志刺激产生较为强烈的反应而发为情志病。

②正虚则易生邪而发病：正气不足，调节脏腑经络机能活动的能力下降，易致脏腑机能紊乱，精气血津液的代谢失常，可“内生五邪”而发病；或导致病理产物的积聚而引起新的病变。如《灵枢·口问》说：“故邪之所在，皆为不足。”元·朱震亨《丹溪心法》说：“气血冲和，百病不生。一有怫郁，诸病生焉。”

③正气强弱可决定发病的证候性质：邪气侵入，若正气充盛，奋起抗邪，邪正相搏剧烈，多表现为实证；正气不足，脏腑机能减退，气血精津液亏损，多表现为虚证或虚实夹杂证。若正气虚衰，不能敌邪，邪气易于深入内脏，为病多重。因此，正气的盛衰不仅决定着发病与否，还与病证的深浅和性质有关。

2. 邪气是发病的重要条件

（1）邪气的基本概念

邪气，泛指各种致病因素，简称为“邪”。包括存在于外界或由人体内产生的种种具有致病作用的因素。如六淫、疠气、外伤、虫兽伤、寄生虫、七情内伤、饮食失宜、痰饮、瘀血、结石等。

邪气的概念也源于《内经》。

《素问·调经论》说："夫邪之生也，或生于阴，或生于阳。其生于阳者，得之风雨寒暑；其生于阴者，得之饮食居处，阴阳喜怒。"明确指出了邪气分外感和内伤两类。

《素问·八正神明论》将邪气分为"虚邪"与"正邪"，《灵枢·刺节真邪》又分别称之为"虚风"和"正风"。四时不正之气（如六淫、疠气）乘虚侵入，致病较重者，为虚邪或虚风；四时之正气（六气）因人体一时之虚而侵入，致病轻浅者，称为正邪或正风。

由上可见，《内经》中还是比较重视外感邪气，对外感病邪的认识还是比较深刻的。这是因为在古代，外感病，尤其是瘟疫类病，对人类健康的威胁是最大的。

（2）邪气的侵害作用

邪气侵犯人体，则对机体的形质和机能产生损害和障碍。

邪气对机体的损害作用主要体现为以下三个方面：

①邪气侵入可导致生理机能失常：邪气侵入发病，可导致机体的阴阳失调，精气血津液的代谢及功能障碍，以及脏腑经络的机能失调等，可表现为心肺的呼吸行血失调而见心悸、呼吸困难，脾胃的运化失常而食少、呕吐、泄泻或便秘，肾气的主水无权而见水肿、尿少，肝气的疏泄失职而见情志抑郁或亢奋，以及心脑的藏神失职而见神志失常等。

②邪气侵入可造成脏腑组织的形质损害：邪气作用于人体，可对机体的皮肉筋骨、脏腑器官造成不同程度的损伤，或致精气血津液等物质的亏耗。

③邪气侵入可改变个体的体质类型：邪气侵入，还能改变个体的体质特征，进而影响其对疾病的易罹倾向。如阴邪致病，损伤阳气，久之可使机体由原型体质转变为阳虚体质，又易感受阴寒之邪。

（3）邪气在发病中的作用

中医发病学中，虽强调正气的强弱在发病中的主导地位，但并不排除邪气的重要作用。邪气作为发病的重要因素，与发病关系至为密切，主要体现于以下 4 个方面：

①邪气是导致发病的原因：疾病是邪气作用于人体而引起邪正相搏的结果，没有邪气的侵袭，机体一般不会发病。

②邪气可影响发病的性质、类型和特点：不同的邪气作用于人体，表现出不同的发病特点、证候类型。例如：六淫邪气致病，发病急，病程较短，初起多有卫表症状，证属风、寒、暑、湿、燥、火等外感病证。七情内伤，发病多缓慢，病程较长，发病途径是直接伤内脏，首先作用于心，然后波及相应的脏，使脏腑气机紊乱、气血失调产生病变。饮食所伤，常损伤脾胃，

或致脏腑的机能失调，或致气血不足，或致食物中毒等。外伤，都是从外损伤皮肤肌肉、筋骨、脏腑。毒蛇咬伤还可致全身中毒，甚至死亡。

③邪气可影响病情和病位：邪气的性质与感邪的轻重，与发病时病情的轻重有关。一般说来，虚邪伤人，病情较重；正邪伤人，病情轻浅。感邪轻者，临床症状表现较轻；感邪重者，症状表现也重。受邪表浅者，多形成表证；受邪部位深者，多形成里证；表里两部同时受邪，称为“两感”，表现出症状、传变、转归都较重。

邪气的性质与发病的病位也有关：如风邪轻扬，易袭阳位，多在肺卫；湿邪易阻遏气机，多伤及于脾；疠气发病急骤，传变快，病位停留于肌表非常短暂，易传入于里，损伤人体的重要脏器。

④邪气在某些情况下在发病中起主导作用：在邪气的毒力和致病力特别强，而正气虽盛但也难以抗御的情况下，邪气对疾病的发生起着决定性的作用。如疠气、高温、高压、电流、枪弹伤、虫兽伤等，即使正气强盛，也难免被损伤而产生病变。故历代医家都十分强调应避其侵害，如《素问·上古天真论》说：“虚邪贼风，避之有时。”

3. 邪正相搏的胜负，决定发病与不发病

邪正相搏是指正气与邪气的交争。邪正相搏的胜负，不仅关系着疾病的发生，而且也影响着疾病发生的证候特点。

(1) 邪正相搏的胜负，决定发病与否

正胜邪却则不发病：病邪入侵，正气抗邪，正气充足，祛邪外出，正胜邪却，机体不受邪气的侵害，不出现临床症状和体征，即不发病。

邪胜正负则发病：正虚抗邪无力，邪气得以入侵或致病邪深入，造成机体的阴阳失调，机能异常，形质损害，出现临床症状和体征，机体便发生了疾病。

(2) 邪正相搏的胜负，决定证的类型

正盛邪实，多形成实证；正虚邪衰，多形成虚证；正虚邪盛，多形成较为复杂的虚实夹杂证。

感受阳邪，易形成实热证；感受阴邪，易形成实寒证。

感邪轻或正气强，病位多表浅，病变多轻；感邪重或正气弱，病位常较深，病变多重。

另外，疾病与病邪所在的部位有关。无论外感之邪，或是内生之邪，有阻于筋骨经脉者，有在脏腑者，病位不同，病证各异。

二、影响发病的主要因素

影响发病的主要因素，可归纳为环境因素、体质因素和精神状态三个方面。

1. 环境与发病

环境，是指与人类生存密切相关的自然环境与社会环境而言，主要包括气候变化、地域因素、生活工作环境等。人与自然和社会环境息息相关，若这种“天人相应”的关系一旦破坏，则会出现病理反应。

（1）气候因素

四时气候的异常变化，是孳生和传播邪气、导致疾病发生的条件，故易形成季节性的多发病。如春易伤风、夏易中暑、秋易伤燥、冬易感寒等。特别是反常的气候，如久旱、水涝、暴热暴冷，既可伤及人体正气，又可促成疠气病邪的传播，形成瘟疫流行。如麻疹、水痘、猩红热（烂喉丹痧）等多在冬春季发生和流行。另外，随四季变化不同，人体阴阳之气的盛衰也有所差异。因此，不同的季节，可出现不同的易感之邪和易患之病。

（2）地域因素

不同地域，其气候特点、水土性质、生活习俗各有所不同，均可影响人群的生理，易致地域性的多发病和常见病的发生。如北方多寒病，南方多热病或湿热病。某些山区，人群中易患地方性甲状腺肿等。另外，有些人易地而居，或异域旅行，每致机体的抵抗力下降，易发病，初期常有“水土不服”的表现。

（3）生活工作环境

生活和工作环境的不良，亦可成为疾病发生的因素而致病。如工作环境中的废气、废液、废渣、噪声，均可成为直接的致病因素，造成某些严重的疾病，或急性、慢性中毒。生活居住条件差，阴暗潮湿、空气秽浊、蚊蝇孳生等，也是导致疾病发生和流行的条件。

（4）社会环境

人在社会中的政治地位、经济状况、文化程度、家庭情况、境遇变迁和人际关系等，亦与疾病的发生有一定的联系。各种社会因素，均能影响人的情志活动，若不能自行调节与之适应，则可促使罹病或成为某些疾病的诱发因素。《素问·疏五过论》所说的“尝贵后贱，虽不中邪，病从内生”，“暴苦暴乐，始乐后苦，皆伤精气”，就明确指出社会因素与疾病的关系。

2. 体质与发病

中医学的发病观认为，正气在发病过程中具有主导作用，而作为反映正气盛衰特点的体质，往往会影响疾病的发生、发展和变化。体质在发病中的作用，具体表现为：

（1）体质可决定发病的倾向

体质是正气盛衰的体现，因而决定着发病的倾向。一般来讲，体质强盛，则抗病力亦强，不易感邪发病；或虽被内外邪气所扰，病后易趋实证。体质弱，则易感邪发病，发病后易趋虚实夹杂证，或虚证。《灵枢·五变》说："肉不坚，腠理疏，则善病风。""五脏柔弱者，善病消瘅。"说明不同的体质类型，其发病具有倾向性。

（2）体质可决定对某种病邪的易感性

不同的体质，精气阴阳盛衰有别，对某种病邪具有不同的易感性，对某些疾病具有不同的易发性。阳虚之体，每易感受寒邪；阴虚之质，每易感受热邪。小儿脏腑娇嫩，形气未充，且又生机蓬勃，发育迅速，故易感外邪，或伤饮食，或感邪后易热化生风，或易患生长发育障碍之疾。年高之人，脏气已亏，精血不足，抗病力、调节力、康复力均已下降，易感外邪而发病，其病证易形成虚实夹杂证，或虚证，并多迁延难愈。女性以血为本，具有经、带、胎、产的生理变化，对发病也有一定影响，易病肝郁、血虚、血瘀；男子以精气为本，易患肾精肾气亏虚之疾。肥人或痰湿内盛之体，易感寒湿之邪，易患眩晕、中风之疾；瘦人或阴虚之质，易感燥热之邪，易患肺痨咳嗽诸疾。

（3）体质可决定某些疾病发生的证的类型

感受相同的病邪，因个体体质不同，可表现出不同的证的类型。如同感风寒之邪，卫气盛者，易形成表实证；卫气虚者，易为表虚证或虚实夹杂证。同感湿邪，阳盛之体易热化形成湿热证；阳虚者又易寒化为寒湿证。反之，若体质相同，虽感受不同的病邪，也可表现出相同的证的类型。如阳热体质无论感受热邪或寒邪，都可表现出热证。

3. 精神状态与发病

精神状态能影响内环境的协调平衡，故能影响发病。精神状态好，情志舒畅，气机通畅，气血调和，脏腑机能旺盛，则正气强盛，邪气难以入侵，或虽受邪也易祛除。《素问·上古天真论》说："恬惔虚无，真气从之，精神内守，病安从来？是以志闲而少欲，心安而不惧，形劳而不倦，气从以顺。"若情志不舒，则致气机逆乱，气血不调，脏腑机能失常而发病。所以，调摄精神，可以使内环境协调平衡，从而减少和预防疾病的发生。

情志变化与疾病发生的关系具体表现为：

①突然强烈的情志刺激可扰乱气机、伤及内脏而致疾病突发。如临床中

常见的突发性的胸痹心痛、中风病等，可因强烈的情志刺激而诱发。

②长期持续性的精神刺激，如悲哀、忧愁、思虑过度，易致气机郁滞或逆乱而缓慢发病，可引起消渴、胃脘痛、癥积等病的发生。

此外，遗传因素对发病也有一定的影响，因遗传因素不但可形成遗传病，也可影响人的体质状态而与发病有关。

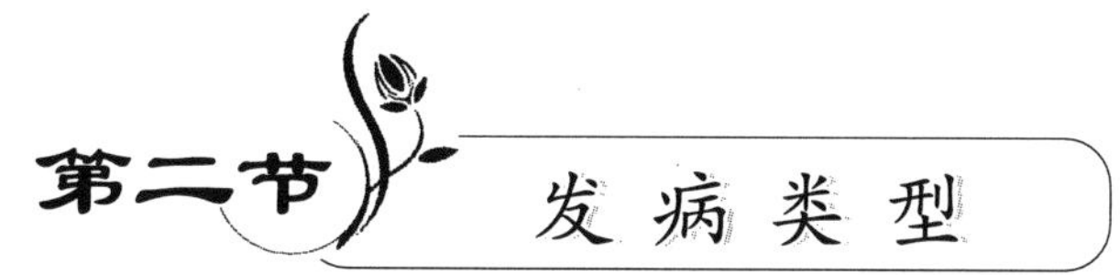

第二节 发病类型

讲述内容：

1. 感邪即发。
2. 徐发。
3. 伏而后发。
4. 继发。
5. 合病。
6. 复发。

要点和难点：

1. 感邪即发的原因。
2. 复发的基本特点和主要类型。

发病类型，是在发病的开始阶段，邪正相搏过程中双方交争结果的反映。

由于正气强弱的差异，病邪的种类、性质、入侵途径、所中部位、毒力轻重不一，因而邪正相搏的结果不同，在发病形式上就会表现出各种不同的类型。

发病类型，主要有感邪即发、徐发、伏而后发、继发、合病、复发等6种。下面一一讲述。

一、感邪即发

感邪即发，又称为“卒发”或“顿发”，即感受病邪后立即发病。根据邪正交争原理，感邪后正气抗邪反应强烈，可迅速导致人体阴阳失调，并表现出明显的临床症状和体征。感邪即发，多见于以下几种情况：

一是感邪较甚。六淫之邪侵入，若邪气较盛，正气抗邪，常表现为感邪即发，为外感热病中最常见的发病类型。外感风寒、风热、燥热、暑热、温热、温毒等邪气为病，多感而即发。

二是情志遽变。突然强烈的情绪变化，如暴怒、过度悲伤等均可导致气机逆乱，气血失调，脏腑机能障碍而骤然发病，出现突然昏仆、不省人事，胸痹心痛等危急重证。

三是感受疠气。疠气其性毒烈，致病力强，来势凶猛，病情危笃，发病暴急，常相“染易”，以致迅速扩散，广为流行。

四是毒物所伤。误服有毒食品、药物中毒、接触或吸入毒气、秽浊之气，可使人中毒而迅速发病，甚至出现死亡。

五是急性外伤。无论何种外伤，伤人后立即发病，称为急性外伤。外伤不仅可直接损伤人体的皮肉、筋骨、内脏，甚可致人立即死亡。

二、徐　发

徐发，指感邪后缓慢发病，又称为“缓发”。

徐发，与致病因素的种类、性质，以及体质因素等密切相关。

徐发多见于内伤病邪致病。如思虑过度、房事不节、忧愁不解、嗜酒成癖等，常可引起机体渐进性病理改变，逐渐出现临床症状。

年老体虚者，虽感外邪，正气抗邪无力，机体反应性降低，常徐缓发病。

在外感病邪中，感受湿邪为病，因其性黏滞重浊，起病多缓慢。

三、伏而后发

伏而后发，是指感受邪气后，病邪在机体内潜伏一段时间，或在诱因作用下，过时而发病。

伏而后发这种发病形式，多见于外感性疾病和某些外伤：

感受温热邪气所形成的“伏气温病”、“伏暑”等，属于伏而后发。《素问·生气通天论》说“夏伤于暑，秋为痎疟”，“冬伤于寒，春必温病”，开创了伏气致病的先河。

外伤所致的肌肤破损，经过一段时间后发为破伤风、狂犬病，亦属伏而后发。

伏而后发形成的机理，多因当时感邪较轻，或外邪所中部位表浅，正气处于内敛时期，正邪难以交争，邪气得以伏藏。

伏邪致病，一般病情较重并且多变。尤其是被犬、猫等动物咬伤，应及时处理，防止破伤风、狂犬病的发生。

四、继　　发

继发，是指在原发疾病未愈的基础上继而发生新的疾病。

继发病必以原发病为前提，二者的病理联系密切。如肝阳上亢所致的中风，小儿食积所致的疳积，肝气郁结日久继发的“癥积”、“臌胀”，久疟继发的“疟母”等，都属在原发病未愈基础上的继发。

五、合　　病

合病，是指两经或两个部位以上同时受邪所出现的病证。合病一词，首见于《伤寒论》。

此发病类型多见于感邪较盛，正气相对不足，故邪气可同时侵犯两经或多个部位而发病。如太阳与少阳合病，太阳、阳明、少阳合病，表里同时受邪而为病等。

《伤寒论》在讨论了合病的同时，又讨论了“并病”。但并病与合病不同，是指一证未了又见另外的证，体现于病位间的传变，不属发病类型的范畴。《伤寒来苏集·伤寒论翼》说：“合则一时并见，并则以次相乘。”指出了两者的区别。

六、复　　发

复发，是指疾病初愈或疾病的缓解阶段，在某些诱因作用下，引起疾病再度发作或反复发作的一种发病形式。

引起疾病复发的机理，多是余邪未尽，正虚未复，同时还有诱因的作用。诱因可致余邪复盛，正气更虚，从而使疾病复发。由复发引起的疾病，称为“复病”。

1. 复发的基本特点

复发的基本特点有3点：①临床表现类似于初病，但又不完全是原有病理过程的再现，比初病的病理损害更为复杂，更为广泛，病情也更重。②复发的次数愈多，静止期的恢复也就越不完全，预后越差，易留下后遗症。③复发大多有诱因。

2. 复发的主要类型

由于病邪的性质不同，正气强弱各异，邪正交争态势不一，故复发的类型大致分为少愈即复、休止与复发交替、急性发作与慢性缓解交替等三种类型。

（1）疾病少愈即复发

这种复发类型多见于较重的外感性疾病的恢复期。因其余邪未尽，正气已虚，在复感外邪、饮食不慎、劳累过度等诱因下，可致余邪复燃，正气更虚，从而引起复发。如湿温（肠伤寒）、温热、温毒等疾病，在恢复期若调养不当，则容易导致复发。

（2）休止与复发交替

这种复发类型多因初次患病时，经治疗虽症状和体征消除，但疾病仍有“宿根”留于体内，在诱因作用下导致复发。“宿根”的形成，一是由于正气不足，无力祛除病邪；二是病邪性质重浊胶黏，难以清除。如休息痢、癫痫、结石所致的疾病，休止期如常人，在诱因作用下而致复发。

（3）急性发作与慢性缓解交替

此种复发类型，是指临床症状的轻重交替。急性发作时症状较重，慢性缓解时症状较轻。如哮喘、臌胀、胸痹心痛等病证，在慢性缓解期症状表现较轻，若因情志刺激，饮食不当，或重感外邪，或劳累过度等诱因激发，则可致疾病急性发作，症状加重。

所以，治疗疾病时应注意扶助正气，祛邪务尽，消除宿根，避免诱因，以减少疾病的复发。

3. 复发的诱因

任何诱因，皆可助邪损正，导致机体正邪暂时相安的局面被打破，病理变化再度活跃，从而导致旧病复发。诱发因素主要有以下 6 种：

（1）重感致复

疾病初愈，因重感外邪致疾病复发者，称为重感致复。

由于疾病初愈，邪气未尽，病理过程也未完全结束，机体抵御外邪侵袭的能力低下，重新感邪易致疾病复发。其机理为：新感之邪助长余邪，或引动旧病病机，从而干扰或损害人体正气，使病理变化再度活跃致疾病复发。

无论是外感性疾病，还是内伤性疾病，均可因重感邪气而复发，但临床中多见于热病新瘥之后。如《重订通俗伤寒论》所说：“瘥后伏热未尽，复感新邪，其病复作。”

因此，强调病后调护，慎避外邪，防寒保暖，对于防止重感致复有着十分重要的意义。

（2）食复

疾病初愈，因饮食失宜而致疾病复发者，称为食复。

不同疾病和不同体质者，对饮食各有所宜。脾胃疾患或过敏性体质常因饮食失宜而致疾病复发。如鱼虾海鲜可致隐疹和哮喘复发，过度饮酒或过食辛辣炙煿之品可诱发痔疮、淋证等。

所以，对脾胃病和一些特殊体质的患者，在其疾病初愈之时，饮食调理显得尤其重要。

对发热性病证，饮食调理得当，也是很重要的。《素问·热论》说："病热少愈，食肉则复，多食则遗。"

（3）劳复

疾病初愈，因过劳而致疾病复发者，称为劳复。

劳复，多见于内伤性疾病，如慢性水肿、哮喘、疝气、子宫脱垂、中风、胸痹心痛等疾患，因形神过劳，或早犯房事，引动旧病复发。并且复发的次数越多，病理损害就越重，预后也就越差。

因此，凡病初愈，切忌操劳，宜安养正气，防止复发。

（4）药复

病后滥施补剂，或药物调理失当，而致疾病复发者，称为药复。

在疾病初愈阶段，辅之以药物调理，应遵循的原则是：扶正勿助邪，祛邪勿伤正。若急于求成，滥投补剂，反而会导致虚不受补，或壅正助邪，从而引起疾病的复发，或因药害而产生新病。

（5）情志致复

疾病初愈，因情志失调而引起疾病复发者，称为情志致复。

情志刺激，能直接损伤脏腑，导致气机紊乱，精血津液输布运行失常，使原阴阳自和状态逆转，而致疾病复发。临床中常见的失眠、癔病、惊痫、瘿瘤、梅核气、癫狂等疾病，易受情志刺激而致疾病复发。

（6）环境变化致复

因自然环境变化而导致疾病复发者，称为环境变化致复。

由于气候、地域的变化，若机体不能与之适应，则可诱发旧病的发作。如哮喘、肺胀、面瘫，多在季节交替或冷热温差较大时复发。初到异地，可因"水土不服"而引发皮疹、腹痛、腹泻等疾病。

第八章 病 机

讲述内容：

1. 病机与病机学说的概念。
2. 病机理论的源流。
3. 病机理论的层次。

要点和难点：

1. 病机的概念。
2. 病机十九条。
3. 病机理论的层次结构。

在病机的概说中，我们主要解决以下三个问题。

1. 病机与病机学说的概念

病机，即疾病发生、发展与变化的机理，又称病理机制，病变机理，病之机要，病之机括等。病机，属中医学的专用术语，相对应的词汇是西医学的“病理”。

病机学说，是研究疾病发生、发展和变化的机理并揭示其规律的基础理论，内容包括疾病发生的机理、发展变化转归的机理和传变的形式和规律。

2. 病机理论的源流

病机理论肇源于《内经》。《素问·至真要大论》有“谨候气宜，无失病机”，“谨守病机，各司其属”的记载，并依据临床实践总结归纳出了我们现在所说的“病机十九条”：“诸风掉眩，皆属于肝。诸寒收引，皆属于肾。诸气膹郁，皆属于肺。诸湿肿满，皆属于脾。诸热瞀瘛，皆属于火。诸痛痒疮，皆属于心。诸厥固泄，皆属于下；诸痿喘呕，皆属于上。诸禁鼓慄，如丧神守，皆属于火；诸痉项强，皆属于湿；诸逆冲上，皆属于火；诸胀腹大，皆属于热；诸躁狂越，皆属于火；诸暴强直，皆属于风；诸病有声，鼓之如鼓，皆属于热；诸病胕肿，疼酸惊骇，皆属于火；诸转反戾，水液浑浊，皆属于热；诸病水液，澄澈清冷，皆属于寒；诸呕吐酸，暴注下迫，皆属于热。”病机十九条中，有病属五脏的 5 条，病属上下位置的 2 条，病属六气的 12 条。如此奠定了脏腑病机和六气病机的基础，对病机学的发展具有重要奠基意义。

病机十九条中，有争议的是“诸热瞀瘛，皆属于火”和“诸痛痒疮，皆属于心”这 2 条。有人认为此处有错简，应该改为：“诸热瞀瘛，皆属于心”和“诸痛痒疮，皆属于火。”对照“诸寒收引，皆属于肾”与“诸热瞀瘛，皆属于心”，我认为这样修改是有道理的。这样修改，使得心与肾相对，寒与热相对，既符合逻辑规律，又符合临床实际。

东汉张机著《伤寒杂病论》，其中《伤寒论》部分在《内经》外感热病病机理论的基础上，精辟阐述了外感病“六经”病机的变化及其传变规律；《金匮要略》部分则在《内经》脏腑和六气病机理论的基础上，对脏腑、气血、痰饮等病机有所发展，并首次对内科杂病和妇科病证的病机进行了系统、深入的论述。

需要指出，《伤寒论》中所谓的“六经”病机，不是经络病机。此“六经”不是指经络，而是指外感病发病的部位。“六经”病机，则是指外感病病变过程中的不同阶段：病在体表，恶寒发热，就属太阳病；病在体内，但热不寒，就属阳明病；病在体表与体内之间，俗称半表半里，寒热交替，就属少阳病。若病及脾、肝、肾内脏，就属三阴病了。因此，“六经”不是经，与经脉的概念是不同的。不可把“六经”病机混同于经络病机。我认为，将此所谓的“六经”病机，改称三阴三阳病机，较为合理。

隋·巢元方著《诸病源候论》，是最早而较完备的病因病机和证候学专著，其内容涉及内、外、妇、儿等各科疾病。

宋·钱乙著《小儿药证直诀》，归纳小儿“易虚易实”、“易寒易热”的病机特点，首次对儿科病机进行全面阐述。

金元四大家对病机理论各有建树，如刘完素认为“六气皆从火化”，李东垣确立“阴火”的病机概念，朱震亨倡“相火论”，提出“阳有余，阴不足”及对“六郁”病机的阐发等，都各树一帜。

明清时期，温病学派创立了卫气营血与三焦理论，用来阐明外感热病的病机规律，并作为辨证论治的依据，是对病机学的重大发展。但此处的“卫气营血”和“三焦”，表述的是温热病所在的部位及所处的反映病情深浅的病变阶段：病在“卫”，标示病在体表，病情最轻浅；病在“血”，说明病在内里，病情最深重；病在“上焦”，标示病在肺在表，病轻浅；病在“下焦”，标示病在肝肾，病情深重。此处的“卫气营血”不再是人体中的重要生命物质的概念，此处的“三焦”也不是人体上中下部位的划分，更不可能是六腑之一。

晚清王清任著《医林改错》，丰富了瘀血病机理论；唐宗海著《血证论》，并有“脏腑病机论”专篇，对血证与脏腑病机作出了突出的贡献。

3. 病机理论的层次

病机理论大致可分为五个层次：（图 8-1）

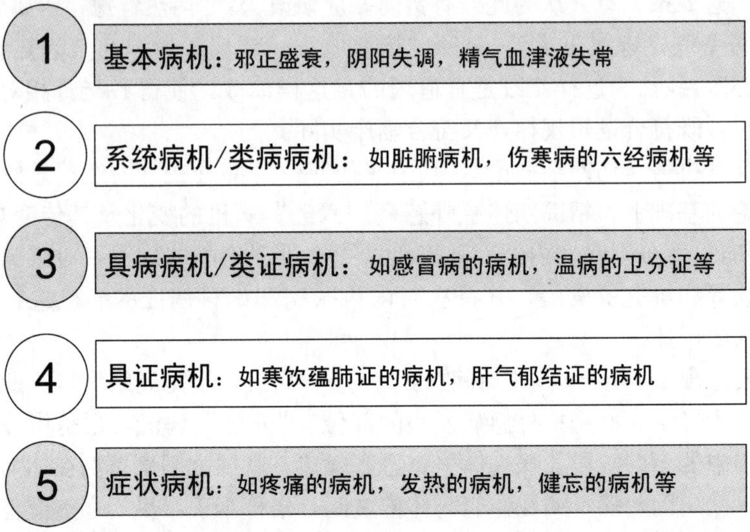

1 **基本病机**：邪正盛衰，阴阳失调，精气血津液失常

2 **系统病机/类病病机**：如脏腑病机，伤寒病的六经病机等

3 **具病病机/类证病机**：如感冒病的病机，温病的卫分证等

4 **具证病机**：如寒饮蕴肺证的病机，肝气郁结证的病机

5 **症状病机**：如疼痛的病机，发热的病机，健忘的病机等

图 8-1　病机理论的层次结构示意图

第一层次为基本病机，是研究人体整体的疾病发展变化的基本规律。由于病邪作用于人体，人体的正气奋起抗邪，从而形成正邪相搏，破坏了人体阴阳的相对平衡，必然引起人体生命活动的基本物质——精气血津液的病变，从而产生全身或局部的多种多样的病理变化。因此，尽管疾病的种类繁多，临床表现错综复杂，千变万化，各种疾病、各个证候、各个症状都有其各自的病机，但从总体来说，都离不开邪正盛衰、阴阳失调、精气血津液失常。这邪正盛衰、阴阳失调、精气血津液失常，就属于基本病机，也可以称作整体病机。

第二层次为系统病机和类病病机。系统病机，是从脏腑、经络等某一系统来研究疾病的发生、发展、变化和结局的基本规律，如脏腑病机、经络病机等。类病病机，是研究某一类疾病的发生、发展、变化和结局的基本规律，如伤寒病的六经病机、温热病的卫气营血病机和三焦病机等。

第三层次为具病病机和类证病机。具病病机，是研究某一具体疾病的发生、发展、变化和结局的基本规律，如感冒病的病机、哮喘病的病机、疟疾的病机等。类证病机，是研究某一类证候的发生、发展、变化和转归的规律，如温病的卫分证、气分证、营分证、血分证，上焦证、中焦证、下焦证，以及伤寒病的太阳病、阳明病等“六经病”的病机。此太阳病、阳明病等所谓的“六经”

病，是伤寒病的不同病变阶段，是邪气侵犯人体的不同部位所产生的不同病变反应。每一经的病，实际上是一类具有共同病变部位和大致相同临床表现的证候。如太阳病，实际上是邪气侵犯人体体表所产生的各种病变的组合，由麻黄汤证、桂枝汤证、大青龙汤证、小青龙汤证等组成。因此，太阳病，并不是一个完整的疾病过程，或者说不属于一个疾病，而是一个“类证”。其他如阳明病、少阳病等六经病，以此类推，都属于“类证”。

第四层次为具证病机，是研究某一具体证的发生、发展、变化和转归的规律，如脾胃湿热证的病机、寒饮蕴肺证的病机、肝气郁结证的病机等。

第五层次为症状病机，是研究某一种症状的发生、发展、变化的病机，如疼痛的病机、发热的病机、健忘的病机等。

需要说明的是，病机学说中发病机理部分已在发病章涉及，本章主要讨论疾病发展变化转归机理中的基本病机和疾病传变的形式和规律。

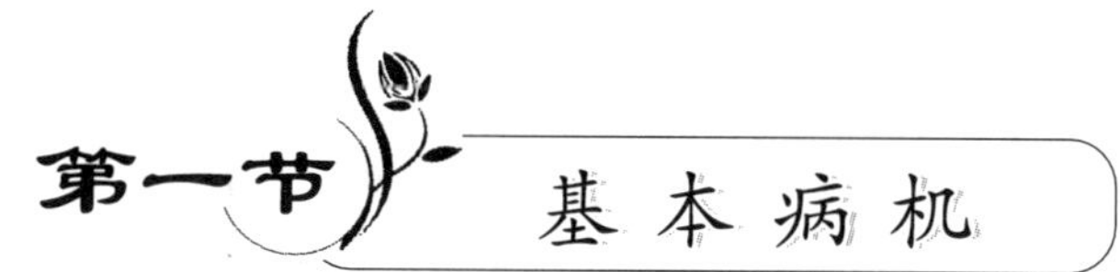

第一节 基本病机

讲述内容：

1. 邪正盛衰。
2. 阴阳失调。
3. 精气血津液的失常。
4. 内生“五邪”。

要点和难点：

1. 实和虚的病机要点。
2. 虚实错杂和虚实真假的病机。
3. 邪正盛衰与疾病转归的关系。
4. 阴阳偏胜和偏衰的病机要点。
5. 阴阳互损的病机要点。
6. 阴阳格拒和亡阴亡阳的病机要点。
7. 精虚和施泄失常的病机。
8. 气虚和气机失调的病机。
9. 血虚和血运失常的病机。
10. 津液不足和代谢失常的病机。
11. 内风病机。

12. 火热内生病机。

基本病机，是指机体对于致病因素侵袭所产生的最基本的病理反应的概括，是病机变化的一般规律。也是中医病机理论中的核心部分。

基本病机主要包括：邪正盛衰、阴阳失调、精气血津液的失常和内生“五邪”。

下面我们依次讲述。

一、邪正盛衰

邪气是发病的外在因素，正气是发病的内在原因。邪正盛衰，是指在疾病过程中，正邪相互斗争中所发生的盛衰变化。

邪气侵犯人体后，正气和邪气即相互发生作用，一方面是邪气对机体的正气起着损害作用；另一方面是正气对邪气的抗御、祛除作用。邪正双方斗争的态势和结果，不仅关系着疾病的发生，而且直接影响着疾病的发展和转归，还决定着病证的虚实。因此，从一定意义上来说，疾病过程就是邪正相搏及其盛衰变化的过程。

1. 邪正盛衰与虚实变化

邪正相搏的盛衰，既可以出现虚与实的变化，又可以出现虚实错杂、虚实转化和虚实真假的变化。所谓“邪正盛衰判虚实”。

(1) 虚与实：《素问·通评虚实论》说：“邪气盛则实，精气夺则虚。”

1) 实，指邪气盛，是以邪气亢盛为矛盾主要方面的一种病理变化。也就是邪气的致病力强，而正气的抗病能力未衰，正邪相搏，斗争激烈，反应明显，临床上出现一系列病理性反应比较剧烈的、有余的证候，称为实证。

实的病机要点是：邪气亢盛，正气未衰。我们决不能错误地认为实的病机是：邪气亢盛，正气已衰。如果是邪气亢盛而正气已衰，出现的绝对属危症了，不是一般的实性病证了。

实的病机，常出现在外感六淫和疠气致病的初期和中期，常见症状有：壮热、狂躁、声高气粗、腹痛拒按、二便不通、脉实有力、舌苔厚腻等，实的病机，也可出现在内伤疾病中。主要见于痰、湿、水饮、食积、气滞、瘀血等停滞与体内，如痰涎壅盛、食积不化、水湿泛滥、瘀血内阻等。

2) 虚，是以正气虚损为矛盾主要方面的一种病理变化。即机体的正气虚弱，防御能力和调节能力低下，对于致病邪气的斗争无力，同时邪气也不盛或已退，故难以出现剧烈的邪正斗争的病理反应，表现为一系列虚弱、衰退和不足的证候，称为虚证。

虚的病机要点是：正气不足，邪气已退。我们千万不能错误地认为虚的病机是：正气不足，邪气亢盛。如果是邪气亢盛而正气不足，那出现的就不是虚，而属危证了。

虚的病机，多出现在内伤性疾病的素体虚弱，精气不充，或在外感病的后期或恢复期，常见的症状有：神疲体倦、面色无华、气短、自汗、盗汗，或五心烦热，或畏寒肢冷，脉虚无力等。

（2）虚实错杂：是指在疾病过程中，邪盛和正虚同时存在的病理变化。

虚实错杂，又称“虚实夹杂”，包括虚中夹实和实中夹虚两种情况。

1）虚中夹实：是指病理变化以正虚为主，又兼有实邪为患的病理变化。

例如：临床上的脾虚湿滞证，由于脾气不足，运化无权，而致湿邪内生，阻滞中焦。可见属脾气虚的神疲肢倦、饮食少思、食后腹胀、大便不实等症状，又兼见属湿滞病变的口黏、脘痞、舌苔厚腻等表现。

2）实中夹虚：指病理变化以邪实为主，又兼有正气虚损的病理变化。

例如：在外感热病中，由于热邪伤阴气和津液，可形成邪热炽盛、阴气与津液受伤的病证。可见高热气粗、心烦不安、面红目赤、尿赤便秘、苔黄脉数等实热见症，又兼见口渴引饮、气短心悸、舌燥少津等阴气和津液都不足的症状。

（3）虚实转化：是指在疾病过程中，邪盛与正虚在某些条件下可相互转化的病理变化。

虚实转化，包括由实转虚和因虚致实两种情况。

1）由实转虚：是指疾病或病证本来是以邪气盛为矛盾主要方面的实性病变，继而转化为以正气虚损为矛盾主要方面的虚性病变的过程。

由实转虚的机理：①邪气过于强盛，正不敌邪，正气耗损，导致病由实转虚。②或因失治、误治等原因，致使病程迁延，虽邪气渐去，然正气已伤，亦可由实转虚。

例如：外感暑热病邪，可因热迫津外泄而大汗，气随津泄而脱失，病从暑热内盛较快地转为实热兼阴虚证，进而发展为阴虚证，再变为亡阴证，出现面色淡白、精神萎靡、汗出肢温、口渴喜饮、脉细而数等症。这是病由实转虚的典型病例。

2）因虚致实：是指病证本来是以正气亏损为矛盾主要方面的虚性病变，转变为邪气盛较突出的病变过程。

因虚致实的机理：多由于脏腑机能减退，气化不行，以致全身气血津液等代谢障碍，从而产生气滞、水饮、痰浊、瘀血等病理变化。

例如：心肾阳气亏虚的心悸气喘，可因病情突然变化而发生水饮泛溢，上凌心肺，肺气闭塞，出现怔忡不宁、端坐喘息、胸中憋闷欲死的危急证候。此即因虚致实的病例。

（4）虚实真假：是指在疾病过程中，出现某些临床表现与病证本质不完全符合的病理变化。

虚实真假，包括真实假虚和真虚假实两种情况。

1）真实假虚：是指病证的本质为“实”，但表现出“虚”的假象。所谓“大实有羸状”。

病机要点：邪气亢盛，结聚体内，阻滞经络，气血不能外达，所以表现出一些“虚”的假象。

现举以下3例说明之：

例1：热结旁流。这是《伤寒论》的说法。是说热与燥屎互结于大肠，本应出现大便不通，临床反见泻下稀水臭秽的征象。热与燥屎互结于大肠，必见腹痛硬满等真实表现，虽然见到泻下稀水的征象，但此稀水臭秽难闻，可以断定此泻下稀水是假虚征象。因此，热结旁流的病机，是属于真实假虚。

例2：食积性腹泻。是说暴食暴饮导致的腹泻，也就是俗话说的吃多了，吃撑了导致的拉肚子。吃多了，吃撑了，必然出现腹胀腹痛等食积征象，而出现腹泻，是属于假虚征象，为何？因为这种腹泻，一定伴有臭秽气，并有“食腥气”，还有大量未消化的食物。因此，食积性腹泻的病机，也属于真实假虚。我们千万不能因为见到腹泻的征象而误认为其病机属虚而应用补益性药物，那就犯了“实实”之诫了。

例3：瘀血性血崩。这属于妇科病。是说由于瘀血阻滞于胞宫而导致出血不止的血崩。常见于不完全性流产等病中。由于瘀血阻滞于胞宫，如不完全性流产中，胚胎组织停滞于子宫中而不得排出，影响子宫收缩，可致出血不止。瘀血阻滞于胞宫，必见小腹疼痛。而此出血征象，看似属虚，其实是因内有瘀血阻滞之故。因此，瘀血性血崩的病机，属于真实假虚。不能因其有出血征象而误认为其病机属虚。

2）真虚假实：是指病证的本质为“虚”，但表现出“实”的假象，所谓“至虚有盛候”。

病机要点：正气虚弱，脏腑经络之气不足，推动、激发功能减退，所以表现出一些“实”的假象。

我也举以下3例说明之：

例1：脾虚腹胀。是说脾气虚弱，运化无力，出现脘腹胀满等征象。脘腹胀满，看似属于实性征象，其实是因脾气虚弱，运化无力，气机郁滞所致。因此，此脘腹胀满等征象，属于假实征象。因此脾虚腹胀的病机，属于真虚假实。如果我们认为它属于“真实”，而误用通下药物，那就犯了“虚虚”之诫了。

例 2：气虚便秘。老年或大病久病，因气虚推动无力而出现的便秘，但大便不干不硬的征象。气虚，则患者少气乏力，大便时觉得无力可用。出现便秘，看似属实，但其大便不干不硬，说明不是真实，而是假实。因此，气虚便秘的病机，属于真虚假实。我们千万不能认为它属于“真实”而误用通下药物。

例 3：血枯经闭。属于妇科病。是说因血海空虚而导致月经闭止。此处的血海空虚属于“真虚”，而经闭看似属实，实因肝或冲脉血海中的血液枯竭，不能注入胞宫而为经水之故。因此，血枯经闭的病机属于真虚假实。我们千万不能认为它属于“真实”而误用活血祛瘀的药物。

总之，疾病是很复杂的，病机变化也较多。因此，在临床上不能以静止的、绝对的观点来对待虚和实的病机变化。特别在有虚实真假的特殊情况时，必须透过现象看本质，才能不被假象所迷惑，真正把握住疾病的虚实变化。

2. 邪正盛衰与疾病转归

在疾病的发生、发展过程中，邪正双方的盛衰变化，对疾病转归起着决定性的作用。

一般而论，正胜邪退，疾病趋向于好转和痊愈；邪胜正衰，则疾病趋向于恶化，甚则导致死亡；若邪正力量相持不下，则疾病趋向迁延或慢性化。(图 8-2)

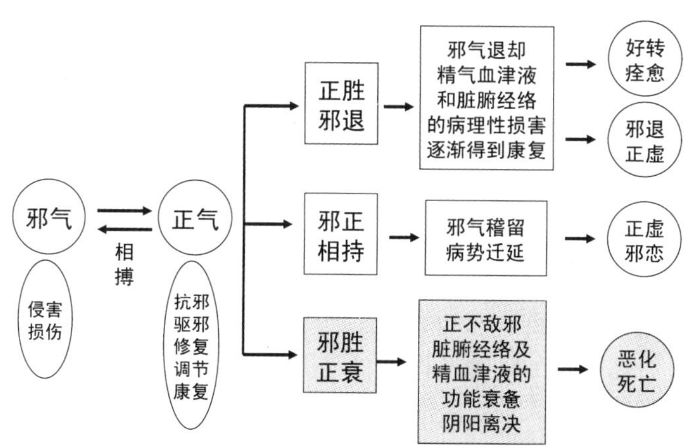

图 8-2　邪气盛衰与疾病转归示意图

如上图。

(1) 正胜邪退

正胜邪退，是指在疾病过程中，正气奋起抗邪，正气渐趋强盛，而邪气渐趋衰减，疾病向好转和痊愈方向发展的一种病理变化。这实际是许多疾病中最常见的一种转归。

正胜邪退，多是由于以下 3 种因素：

①患者的正气比较充盛，抗御病邪的能力较强；

②邪气较弱，易被正气祛除；

③治疗及时而正确，邪气难以得到进一步发展。

如此，正气逐渐战胜邪气，病邪对机体的侵害作用消失或终止，机体的精气血津液等的耗伤和脏腑经络等的病理性损害逐渐得到康复，机体的阴阳在新的基础上又获得了相对平衡，疾病即告痊愈。

在疾病的恢复期，虽然邪气已除，但若正气恢复较慢，也可出现邪去正虚的病理变化。

邪去正虚的出现，多是由于以下 3 种原因：

①邪气亢盛，正气耗伤较重；

②正气素虚，感邪后重伤正气；

③攻邪猛烈，正气因而大伤。

因此，邪去正虚的病机特点是：邪气已退，对机体的损害作用也已消失，但正气被消耗而虚弱，有待恢复。

邪去正虚，多见于重病的恢复期。疾病的最终转归，一般仍然是趋向好转、痊愈。

（2）邪胜正衰

邪胜正衰，是指在疾病过程中，邪气亢盛，正气虚弱，机体抗邪无力，疾病向恶化、危重，甚至向死亡方面转归的一种病理变化。

邪胜正衰，多是由于以下 3 种因素：

①机体的正气虚弱，祛邪无力；

②邪气炽盛，正气难以抵抗；

③治疗不及时或不当，邪气没有及时祛除。

如此，则机体的抗御病邪的能力日趋低下，不能制止邪气的侵害，邪气进一步发展，机体受到的病理性损害日趋严重，病情因而趋向恶化和加剧。若正气衰竭，邪气独盛，脏腑经络及精血津液的生理功能衰惫，阴阳离决，则机体的生命活动即告终止。

例如，在外感病过程中，“亡阴”“亡阳”等证的出现，即是正不敌邪，邪胜正衰的典型表现。

（3）邪正相持

邪正相持，是指在疾病过程中，机体正气不甚虚弱，而邪气亦不亢盛，则邪正双方势均力敌，相持不下，病势处于迁延状态的一种病理变化。

此时，由于正气不能完全祛邪外出，因而邪气可以稽留于一定的部位，病邪既不能消散，亦不能深入传变，故又称之为“邪留”或“邪结”。一般说来，邪气留结之处，即是邪正相搏、病理表现明显之所，疾病则随邪留部位的不同而有相应的临床表现。

若正气大虚，余邪未尽，或邪气深伏伤正，正气无力祛尽病邪，致使疾病处于缠绵难愈的病理变化，称为正虚邪恋。

正虚邪恋，可视为邪正相持的一种特殊病机。一般多见于疾病后期，且是多种疾病由急性转为慢性，或慢性病久治不愈，或遗留某些后遗症的主要原因之一。

邪正相持阶段，仍然存在正邪的消长盛衰变化，从而形成疾病阶段性的邪正对比态势的不同变化。

例如，疾病处于正虚邪恋阶段，由于种种原因，正气渐复，但邪气亦盛，可表现为正邪相争的实证；而后邪退正伤，又复见正虚邪恋的虚证或虚实错杂证。

由此可见，邪正相持的态势具有不稳定性，必因正邪的盛衰变化而发生向愈或恶化的转归。

二、阴阳失调

阴阳失调，即阴阳之间失去平衡协调的简称，是指在疾病的发生发展过程中，由于各种致病因素的影响，导致机体的阴阳双方失去相对的平衡协调而出现的阴阳偏胜、偏衰、互损、格拒、亡失等一系列病理变化。

阴阳失调是疾病的基本病机之一，但非一切疾病的病机的全部。那些认为阴阳失调能概括所有疾病的病机的说法，是不确切的。为什么这样讲呢?这是因为阴阳失调，只能说明疾病的部分病机或部分疾病的病机，尤其是阐释寒热病证和动静失常病证的病机。我们都知道，有些疾病是不能用阴阳失调来阐释的，如疾病的虚实变化，只能用邪正盛衰来阐释，用阴阳失调是解释不通的。

虽然阴阳概念可用以说明脏腑、经络、精气血津液、营卫及气机升降出入等的相互关系，但由于这些关系不用阴阳阐释也能说得清楚明白，所以目前我们一般也不用“阴阳失调”来阐释脏腑、经络、精气血津液、营卫等相互关系失调及气机升降出入运动失常，而将精气血津液的失常独立于阴阳失调进行专论。

在讲阴阳学说时，我一再强调，寒热、动静是阴阳的标志性属性。掌握了这一点，就基本上认识到了阴阳的最基本的内涵。就临床上看，阴阳失调，主要是用阴阳二气的对立制约和互根互用关系失调，来阐释寒热病证和动静失常病证的病变机制，也就是以阴阳二气失调的阴阳偏胜、阴阳偏衰、阴阳互损、阴阳格拒、阴阳亡失等病机，来阐释寒热虚实病证、寒热真假病证、具有寒热表现的危重病证，以及兴奋与抑制失调的动静失常病证。

阴阳失调与邪正盛衰，并列为疾病的基本病机。一般说来，邪正盛衰是虚实病证的机理，阴阳失调是寒热病证和动静失常病证的病机，二者在阐释疾病的发生发展及转归机理时，是联合应用，互为羽翼的。

1. 阴阳偏胜

阴阳偏胜，是指人体阴阳二气中某一方出现病理性亢盛的变化。属“邪气盛则实”的实性病机。

病邪侵入人体，正气奋起抵抗，形成邪正相搏。邪气可分为阴邪和阳邪，正气也可分为阴气与阳气。阳邪侵入人体，机体阴气与之相搏，邪胜则病成，形成阳偏胜，即《素问·生气通天论》所谓“阴不胜其阳”。阴邪侵入人体，机体阳气与之抗争，邪胜则病成，可形成阴偏胜，即《素问·生气通天论》所谓“阳不胜其阴”。

不仅寒热等外邪侵犯人体，能引起人体的阴阳二气偏胜而出现外寒或外热的病变，机体的精气血津液代谢失常，“邪”自内生，亦可出现阴阳二气的偏胜而表现为里寒或内热的病理变化。

《素问·阴阳应象大论》说：“阳胜则热，阴胜则寒。”明确地指出了阳偏胜和阴偏胜病机的临床表现特点。

阴阳是相互制约的，一方偏胜必然制约另一方而使之虚衰。阳偏胜伤阴可引起阳盛兼阴虚，进而发展为阴虚的病变；阴偏胜伤阳可导致阴盛兼阳虚，进而发展为阳虚的病变。

所以《素问·阴阳应象大论》又说“阳胜则阴病，阴胜则阳病”，指出了阳偏胜或阴偏胜的必然发展趋向。（图 8-3）

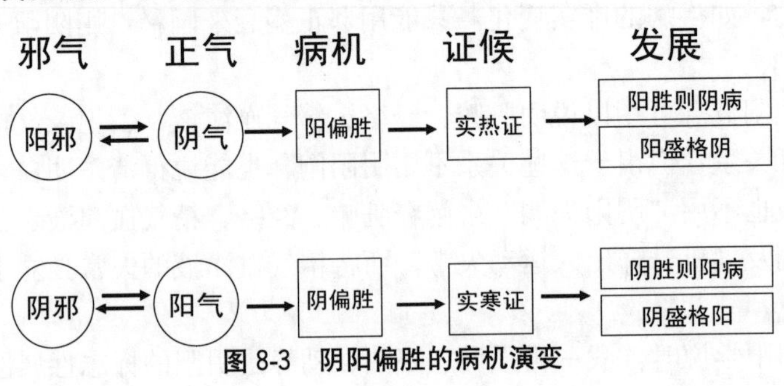

图 8-3　阴阳偏胜的病机演变

(1) 阳偏胜

阳偏胜，即是阳盛，是指机体在疾病过程中所出现的一种阳气病理性偏盛、机能亢奋、机体反应性增强、热量过剩的病理变化。

病机特点：阳偏胜，多表现为阳盛而阴未虚的实热证。

形成原因：阳偏胜的形成原因主要有：①感受温热阳邪；②虽感受阴邪，但从阳化热；③情志内伤，五志过极而化火；④因气滞、血瘀、食积等郁而化热。总之，邪从外来则多因感受阳邪；“邪”自内生，则多与气机郁结化火有关。

临床表现：阳气具有温煦、推动、兴奋等作用，阳气的病理性亢盛，则以热、动、燥为其特点，故阳气偏胜可见壮热、烦渴、面红、目赤、尿黄、便干、苔黄、脉数等症。

《素问·阴阳应象大论》曾说：“阳胜则身热，腠理闭，喘粗为之俯仰，汗不出而热，齿干以烦冤腹满死，能冬不能夏。”

发展趋向：阳偏胜的病机发展趋向有二：

一是阳气亢盛则对阴气和津液的制约太过，所以说“阳胜则阴病”，即阳盛则耗伤阴气和津液。阳盛之初，对阴气和津液的损伤不明显，从而出现实热证。如果病情发展，阳气亢盛且明显耗伤机体阴气和津液，病则从实热证转化为实热兼阴虚津亏证；若阴气大伤，病可由实转虚而发展为虚热证。

二是阳气亢盛至极，可排斥阴气于外，发展为阳盛格阴的病机变化，出现真热假寒证。(图 8-4)

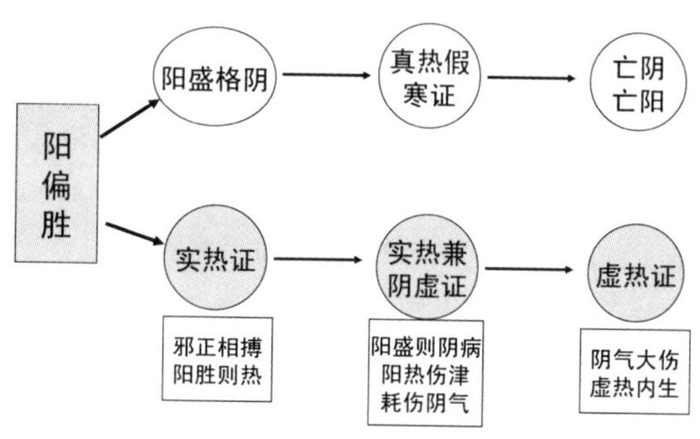

图 8-4 阳偏胜的病机演变示意图

(2) 阴偏胜

阴偏胜，即是阴盛，是指机体在疾病过程中所出现的一种阴气病理性偏盛、机能抑制、热量耗伤过多的病理变化。

病机特点：阴偏胜，多表现为阴盛而阳未虚的实寒证。

形成原因：阴偏胜的形成原因主要有：①感受寒湿阴邪；②过食生冷，寒邪中阻。由此导致机体内阴气的病理性亢盛。

临床表现：阴气具有凉润、抑制、宁静等作用，阴气的病理性亢盛，则以寒、静、湿为其特点。阴气偏胜的具体表现有：形寒、肢冷、蜷卧、舌淡而润、脉迟等。

《素问·阴阳应象大论》曾说："阴胜则身寒汗出，身常清（冷），数栗而寒，寒则厥，厥则腹满死，能夏不能冬。"

发展趋向：阴偏胜的病机发展趋向有二：

一是阴气亢盛则过度制约阳气，所以说"阴胜则阳病"，即阴盛则损伤阳气而致阳虚。由于阴气内盛多伤阳气，故在阴偏胜时，常同时伴有程度不同的阳气不足，形成实寒兼阳虚证；若阳气伤甚，病可由实转虚，发展为虚寒证。

二是阴气亢盛至极，可逼迫阳气于外，发展为阴盛格阳的病机变化，出现真寒假热证。（图 8-5）

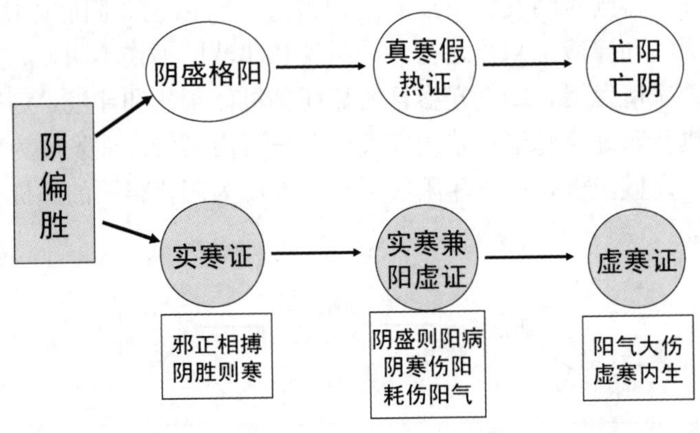

图 8-5 阴偏胜的病机演变示意图

2. 阴阳偏衰

阴阳偏衰，是指人体阴阳二气中某一方出现虚衰不足的病理变化，属于"精气夺则虚"的虚性病机。

机体的正气，依据其不同作用，可分为阴阳二气。生理情况下，阴阳二气之间存在着相互制约的关系，维持着相对平衡协调的状态。如果由于某种原因，出现阴气或阳气的某一方减少或功能减退时，则不能制约对方而引起对方的相对亢盛，形成"阳虚则阴盛"、"阳虚则寒"（虚寒）、"阴虚则阳亢"、"阴虚则热"（虚热）的病理变化。（图 8-6）

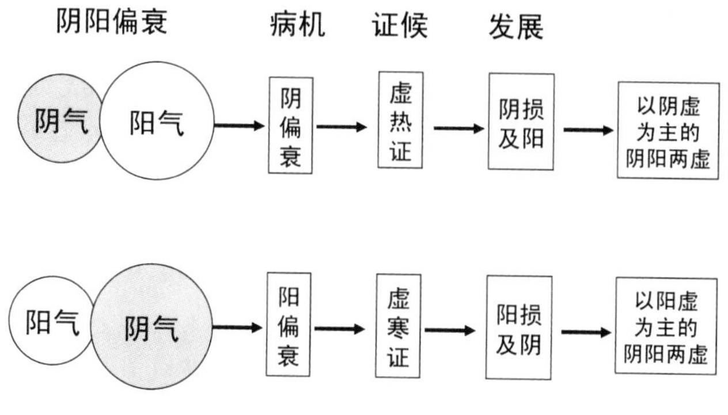

图 8-6 阴阳偏衰的病机演变示意图

（1）阳偏衰

阳偏衰，即是阳虚，是指机体的阳气虚衰，温煦、推动、兴奋等作用减退，出现机体的生理机能减退或衰弱，代谢减缓，产热不足的病理变化。

病机特点：阳偏衰，多表现为机体的阳气不足，阳不制阴，阴气相对偏亢的虚寒证。

形成原因：阳偏衰的形成原因主要有：①先天禀赋不足，②后天失养，③劳倦内伤，④久病损伤阳气，以致机体的阳气虚衰。

临床表现：阳偏衰的临床表现主要有：畏寒肢冷、面色㿠白、脘腹冷痛、喜静蜷卧、小便清长、下利清谷、舌淡、脉微细而迟等。

人体阳气虚衰，突出地表现为温煦、推动和兴奋作用减退。由于阳气的温煦作用减弱，因而人体热量不足，难以温暖全身而出现寒象，见畏寒肢冷等症。由于阳气的推动作用不足，经络、脏腑等组织器官的某些机能活动也因之而减退，加之温煦不足，则血液凝滞，脉络缩蜷，津液停滞而成水湿痰饮。由于兴奋作用减弱，可见精神不振，喜静萎靡等症状。这就是“阳虚则寒”的“虚寒”的临床表现和病变机理。

发展趋向：阳偏衰进一步发展，可出现阳损及阴，也就是阳气虚衰到一定程度，累及阴气的化生，以致阴气也随之受损的病机变化。

阳虚则寒与阴胜则寒的区别：两者在病机和临床表现上有着明显的不同：阳虚则寒的病机要点是阳气虚衰不能温煦而寒生，而阴胜则寒的病机要点是阴气亢盛而抑制阳气和机能而致。所以阳虚则寒，虽也可见到面色㿠白、畏寒肢冷、脘腹冷痛、舌淡、脉迟等寒象，但还有喜静蜷卧、小便清长、下利清谷、脉微细等虚象，可以说是“虚而有寒”；阴胜则寒则是以寒为主，虚象不明显。

脏腑阳虚：一身之阳气，分布到五脏六腑，则为脏腑之阳气。所以阳气虚衰，可以分别发生于五脏六腑，出现心阳虚、肺阳虚、肝阳虚、脾阳虚和肾阳虚等病机变化。

心阳虚，是指心之阳气虚衰，温煦、推动、兴奋等功能减退，虚寒内生的病理变化。临床常见心悸气短，心胸憋闷或作痛，动则尤甚，畏寒肢冷。伴有神疲乏力，少气懒言，自汗，面色苍白，或多寐，舌淡胖嫩，脉迟无力，或结代。治当补益心阳，用桂枝人参汤等。

心阳暴脱，是指心之阳气突然大量脱失而致全身机能严重衰竭的病理变化，临床常见心悸怔忡，胸闷气短，或心胸憋闷作痛，突然面色苍白，四肢厥冷，冷汗淋漓，呼吸微弱，口唇青紫，神志模糊甚至昏迷，舌淡紫，脉微细欲绝。治当回阳救逆，用参附汤等。

肺阳虚，是指肺之阳气虚衰，温煦、推动、宣发等作用减退，虚寒内生的病理变化。临床常见咳喘无力，咳吐涎沫，量多质清稀，面色㿠白，形寒肢冷，背寒如掌大，神疲少气，声音低怯，气短息微，口不渴，舌淡胖，苔白滑润，脉迟缓。治宜温补肺阳，化痰平喘，方选小青龙汤加减。

脾阳虚，是指脾之阳气不足，温煦、推动、兴奋等功能减退，虚寒内生的病理变化。临床常见脘腹冷痛，喜温喜按，大便溏泻或完谷不化，或浮肿，小便不利，或妇女带下清稀量多。伴畏寒肢冷，口淡不渴，舌淡胖或有齿痕，苔白滑，脉沉迟无力。治当补益脾阳，用理中汤或附子理中汤等。

肝阳虚，是指肝之阳气不足，温煦、推动等功能减退，虚寒内生的病理变化。临床常见形寒肢冷，囊缩阴冷或少腹冷痛，腹胀如鼓，四肢肿胀，大便溏薄，体倦乏力，脉细无力。治当温补肝阳，用暖肝煎之类。

肾阳虚，是指肾之阳气虚衰，温煦、推动、兴奋等作用减退，虚寒内生的病理变化。临床常见腰膝酸软冷痛，或男子阳痿，早泄，精冷，妇女宫寒不孕，性欲减退，或大便久泄不止，完谷不化，五更泄泻，面色㿠白或黧黑，畏寒肢冷，精神萎靡，小便清长或夜尿频，舌淡胖苔白滑，脉沉迟无力或沉弱。治当温补肾阳，用真武汤、四神丸之类。

脏腑阳气的虚衰病变，一般以肾阳虚衰最为重要。肾阳为诸阳之本，“五脏之阳气，非此不能发”，所以肾阳虚衰（命门之火不足）在阳气偏衰的病机中占有极其重要的地位。脏腑阳气的虚衰病变，一般最后都要累及到肾阳，导致肾阳虚衰，故有“久病及肾”的说法。

（2）阴偏衰

阴偏衰，即是阴虚，是指机体阴气不足，凉润、宁静、抑制等作用减退，出现机体的代谢相对增快，机能虚性亢奋，产热相对增多的病理变化。

病机特点：一般地说，阴偏衰的病机特点，多表现为阴气不足，阴不制阳，阳气相对偏盛的虚热证。

形成原因：阴偏衰的形成原因主要有：①阳邪伤阴；②因五志过极，化火伤阴；③久病伤阴。如此则导致阴气虚衰。

临床表现：阴气虚衰，主要表现为凉润、抑制、宁静的作用减退，阴不制阳，阳气相对偏亢，从而形成阴虚内热、阴虚火旺和阴虚阳亢等多种病变，表现出虚热及虚性亢奋的症状，主要有：低热、五心烦热、骨蒸潮热、面红升火、消瘦、盗汗、舌红少苔、脉细数等，即所谓“阴虚则热”。

发展趋向：阴偏衰进一步发展，可出现阴损及阳，也就是阴气虚衰到一定程度，累及阳气的化生，以致阳气也随之受损的病机变化。

阴虚则热与阳胜则热的区别：阴虚则热与阳胜则热的病机有别：前者是阴气虚衰，不能制约阳气，而致阳气相对亢盛而生热生火或虚性亢奋；后者是阳气亢盛而化热化火。因而阴虚则热与阳胜则热的临床表现也有所不同：前者是虚而有热；后者是以热为主，虚象并不明显。

脏腑阴虚：一身之阴气，分布到五脏六腑，则为脏腑之阴气。所以阴气虚衰，可以分别发生于五脏六腑，出现心阴虚、肺阴虚、肝阴虚、脾阴虚和肾阴虚等病机变化。

心阴虚，是指心之阴气不足，凉润、宁静、抑制等作用减退，虚热内生的病理变化。临床常见心悸（多为心动过速）、心烦、失眠多梦、五心烦热、午后潮热、盗汗等症，舌红少苔或无苔，脉细数。治当滋补心阴，如天王补心丹之类。

肺阴虚，是指肺之阴气不足，凉润、宁静、肃降等作用减退，虚热内生的病理变化。临床常见形体消瘦，午后潮热，五心烦热，盗汗，颧红，或咯血，舌红少苔，脉细数。治宜滋养肺阴，方选沙参麦冬汤、百合固金汤等。

脾阴虚，是指脾之阴气不足，凉润、宁静、抑制等作用减退，虚热内生的病理变化。临床常见善饥多食或饥不欲食，胃中嘈杂，食后腹胀，肌肉消瘦，体倦乏力，唇干色红，或兼有低热，五心烦热，舌红苔少，脉细数。治当补养脾阴，用养胃汤等。

肝阴虚，是指肝之阴气不足，凉润、宁静等作用减退，虚火内生的病理变化。临床常见眩晕耳鸣，两目红赤，面部烘热，胁肋灼痛，五心烦热，潮热盗汗，舌红少苔，脉弦细数。治当滋养肝阴，用滋水清肝饮之类。

肾阴虚，是指肾之阴气虚衰，凉润、宁静、抑制等作用低下，虚热内生的病理变化。临床常见腰膝酸痛，头晕耳鸣，失眠多梦，男子阳强易举，遗精，妇女经少闭经，或崩漏，形体消瘦，潮热盗汗或骨蒸潮热，五心烦热，咽干颧红，舌红少苔或无苔，脉细数。治当滋养肾阴，用六味地黄丸或知柏地黄丸之类。

脏腑阴气的虚衰病变，一般以肾阴虚衰最为重要。肾阴为诸阴之本，“五脏之阴气，非此不能滋”，所以肾阴不足在阴偏衰的病机中占有极其重要的地位。阴气一般由精血津液中属阴的部分化生，尤其以津液为主要化生之源，故阳气亢盛的实热，既耗津液又伤阴气，而津液大伤，又可致阴气化生无源而亏虚。

3. 阴阳互损

阴阳互损，是指在阴或阳任何一方虚损的前提下，病变发展影响及相对的一方，形成阴阳两虚的病机。在阴虚的基础上，继而导致阳虚，称为阴损及阳；在阳虚的基础上，继而导致阴虚，称为阳损及阴。

阴阳双方之间本来存在着相互依存、相互资生、互为化源和相互为用的关系，一方亏虚或功能减退，不能资助另一方或促进另一方的化生，必然导致另一方的虚衰或功能减退。如唐·王冰注《素问·四气调神大论》说：“阳气根于阴，阴气根于阳，无阴则阳无以生，无阳则阴无以化。”

阴阳互损，属于阴阳的互根互用关系失调而出现的病理变化，一般有两种情况：

一是以精与气、血与气、津液与气等分属阴阳，精、血、津液等属阴的静谧物质与属阳的运动之气间的互损而形成的精气两虚、气血两虚、津气两虚，以及气随血脱、气随津脱等。由于此类阴阳互损在其后的“精气血津液的失常”中有专述，此处从略。

二是以气自身分阴阳，阴气亏虚日久，不能化生阳气，或阳气虚衰日久，不能化生阴气，从而形成阴阳两虚的病变。由于肾为五脏阴阳之本，故无论阴虚或阳虚，多在损及肾之阴阳及肾本身阴阳失调的情况下，才易于发生阴阳互损的病理变化。

阴阳互损导致的阴阳两虚，并非阴阳处于低水平的平衡状态，而是有偏于阴虚或阳虚的不同。

但若阴阳互损导致了阴阳双方对等的两虚，临床上既无热性症状，也无寒性征象，则属气虚。（图 8-7）

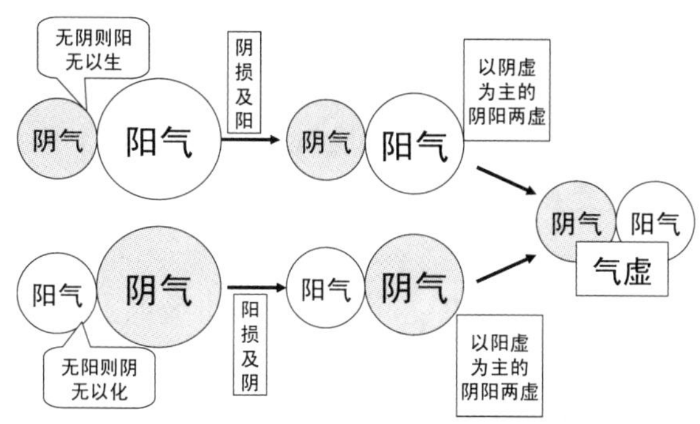

图 8-7　阴阳互损的病机演变示意图

（1）阴损及阳：是指由于阴气亏损，无阴则阳无以化，累及阳气生化不足，从而在阴虚的基础上又导致了阳虚，形成了以阴虚为主的阴阳两虚的病理变化。

病机特点：阴气虚衰，不能化生阳气，临床上出现以阴虚为主的阴阳两虚证。

例如：肝阳上亢一证，其病机主要为肝肾阴虚，水不涵木，阴不制阳的阴虚阳亢。但病情发展，也可进一步耗伤肾阴，继而影响肾阳的化生，因而在既有手足心热、眩晕、烦躁易怒等肾阴虚衰征象的基础上，又出现畏寒、肢冷、面色㿠白、脉沉细等肾阳虚衰的症状，转化为阴损及阳的以肾阴虚为主的肾阴肾阳两虚证。治疗可在用知柏地黄丸的基础上，酌加肉桂、人参以补养肾阳。若病情进一步发展，也可出现肾阴与肾阳对等两虚的肾气虚证，治疗当用金匮肾气丸。

（2）阳损及阴：是指由于阳气虚损，无阳则阴无以生，累及阴气生化不足，从而在阳虚的基础上又导致了阴虚，形成以阳虚为主的阴阳两虚病理变化。

病机特点：阳气虚衰，不能化生阴气，临床上出现以阳虚为主的阴阳两虚证。

例如：肾阳亏虚、水泛为肿一证，其病机主要为肾阳虚衰，温煦、推动作用减退，水液停聚，溢于肌肤所致，临床可见畏寒、肢冷、双下肢水肿等症状。但其病变发展，则又可因阳气不足而导致阴气化生无源而亏虚，出现日益消瘦，烦躁升火，甚则阳升风动而抽搐等肾阴亏虚之征象。转化为阳损及阴的以肾阳虚为主的肾阴肾阳两虚证。若病情进一步发展，也可出现肾阴与肾阳对等两虚的肾气虚证。再进一步发展，也可转化为肾阴虚的水肿证。

临床上，肾阳虚的水肿、肾气虚的水肿、肾阴虚的水肿，都可见到。由此可见，肾阴是指肾的阴气，也就是肾气的属阴的部分。肾阴不是肾的阴液，也不是肾的津液。如果我们认为肾阴是肾的津液或阴液，那么“肾阴虚水肿”则要解释为“肾的津液少了的水肿”，这就出现一个悖论：肾的水液是多了还是少了？若说是少了，尚有水肿；若说是多了，尚有阴虚。

4. 阴阳格拒

阴阳格拒，是在阴阳偏盛基础上由阴阳双方相互排斥而出现寒热真假病变的一类病机，包括阴盛格阳和阳盛格阴两种情况。

阴阳格拒的机理，在于阴阳双方的对立排斥，即阴或阳的一方偏盛至极，壅遏于内，将另一方排斥格拒于外，迫使阴阳之间不相维系，从而出现真寒假热或真热假寒的复杂病变。

明·虞抟《医学正传》就已经指出：“假热者，水极似火，阴证似阳也……此皆阴盛格阳，即非热也。”“至若假寒者，火极似水，阳证似阴也……亦曰阳盛格阴也。”（图 8-8）

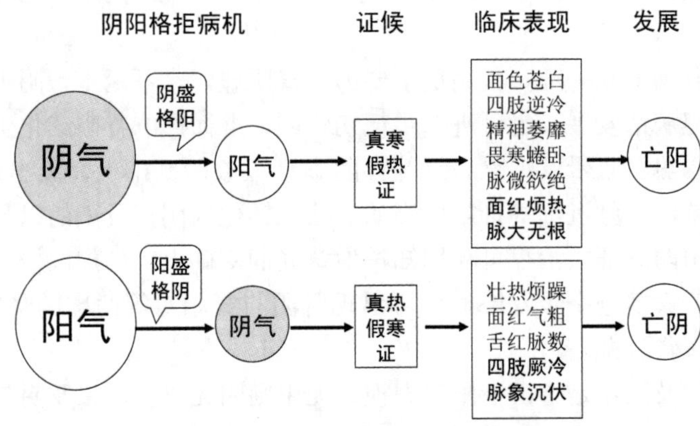

图 8-8　阴阳格拒病机演变示意图

（1）阴盛格阳

阴盛格阳，又称格阳，系指阴气偏盛至极，壅闭于里，寒盛于内，逼迫阳气浮越于外的一种病理变化。

病机特点：阴气偏盛，逼阳于外，临床出现真寒假热证。

临床表现：“阴盛则寒”，寒盛于内是疾病的本质，故出现面色苍白、四肢逆冷、精神萎靡、畏寒蜷卧、脉微欲绝等症。由于盛于内的阴气可排斥阳气于外，所以在原有寒盛表现的基础上，又可出现面红、烦热、口渴、脉大无根等假热征象。故称为真寒假热证。

发展趋向：阴盛格阳进一步发展，可能出现亡阳，即阳气突然大量亡失而导致生命垂危。

(2) 阳盛格阴

阳盛格阴，又称格阴，系指阳气偏盛至极，深伏于里，热盛于内，排斥阴气于外的一种病理变化。

病机特点：阳气偏盛，逼阴于外，临床出现真热假寒证。

临床表现：“阳盛则热”，热盛于内是疾病的本质，故出现壮热、面红、气粗、烦躁、舌红、脉数大有力等症。由于盛于内的阳气可排斥阴气于外，所以在原有热盛表现的基础上，又可出现四肢厥冷、脉象沉伏等假寒征象。故称为真热假寒证。

发展趋向：阳盛格阴进一步发展，可能出现亡阴，即阴气突然大量亡失而导致生命垂危。

这里需要说明的是，我们对阳盛格阴的病机一般都是认同的，但有些人对阴盛格阳的病机有异议。这主要表现在：阳盛格阴，一般发生在热性病的极期，阳气亢盛而见实热，实热盛极，排斥阴气于外而出现假寒征象，这容易理解；阴盛格阳，一般发生在各类疾病的濒危期，阴气亢盛而见实寒，然后排斥阳气于外而出现假热征象，似较难理解。后者较难理解的原因在于：各类疾病的濒危期出现的真寒假热证，其病机是阴气亢盛的实寒，还是阳气虚衰的虚寒？病至濒危期而出现面红如妆、烦热口渴、脉大无根等真寒假热的患者，是既有内外寒盛，又有阳气虚极。此时的内外寒盛是病机的主体，而阳气虚极是次要的。因此，阴盛格阳，属于阴气亢盛的实寒，因其能格阳于外而见假热征象。在治疗时，一般是用四逆汤祛寒回阳，当然也可兼用参附汤大补阳气以回阳。

再说明一点，阳盛格阴与阴盛格阳中：阴，指的是阴气，是气中属阴的部分，不是阴液、阴津或津液；阳，指的是阳气，是气中属阳的部分，不是“气”的全部。

5. 阴阳亡失

阴阳的亡失，包括亡阴和亡阳两类，是指机体的阴气或阳气突然大量地亡失，导致生命垂危的一种病理变化。

(1) 亡阳

亡阳，是指机体的阳气发生突然大量脱失，而致全身机能严重衰竭的一种病理变化。

形成机理：一般地说，亡阳多由于：

①邪气太盛，正不敌邪，阳气突然大量脱失所致；

②汗出过多，吐、利无度，津液过耗，气随津泄，阳气外脱；

③素体阳虚，劳伤过度，阳气消耗过多而脱失；

④慢性疾病，长期大量耗散阳气，终至阳气亏损殆尽而脱失。

临床表现：阳气暴脱，多见冷汗淋漓、心悸气喘、面色苍白、四肢逆冷、畏寒蜷卧、精神萎靡、脉微欲绝等生命垂危的临床征象。

（2）亡阴

亡阴，是指由于机体阴气发生突然大量消耗或丢失，而致全身机能严重衰竭的一种病理变化。

形成机理：一般地说，亡阴多由于：

①热邪炽盛，或邪热久留，大量煎灼津液，耗伤阴气，发展为亡阴；

②热邪炽盛，逼迫津液大量外泄而为汗，以致阴气随之大量消耗而突然脱失；

③长期大量耗损津液和阴气，日久导致亡阴。

临床表现：阴气脱失，多见手足虽温而大汗不止、烦躁不安、心悸气喘、体倦无力、脉数疾躁动等危重征象。

亡阴和亡阳，在病机和临床征象等方面，虽然有所不同，但由于机体的阴和阳存在着互根互用的关系，阴亡，则阳无所依附而散越；阳亡，则阴无以化生而耗竭。故亡阴可以迅速导致亡阳，亡阳也可继而出现亡阴，最终导致“阴阳离决，精气乃绝”，生命活动终止而死亡。

我们将上面讲的阴阳失调病机作一小结，并画一幅图来表述阴阳失调病机的初始、发展和转归。（图 8-9）

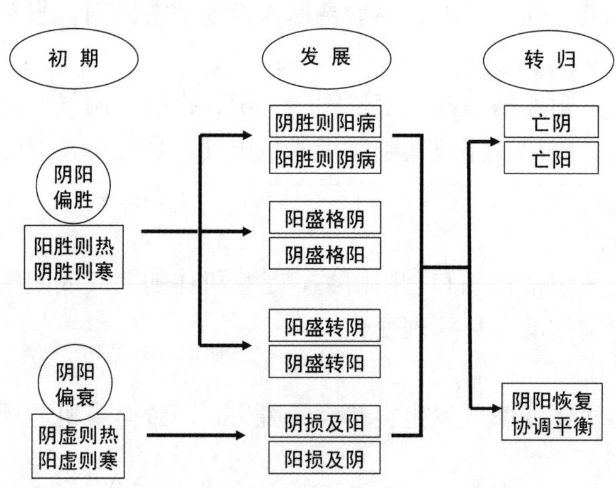

图 8-9　阴阳失调病机及发展变化示意图

阴阳失调的病机，是以阴气与阳气之间所存在着的对立制约、互根互用以及相互消长、转化等理论，来阐释、分析机体一切寒热病证及动静失常病证的病变机理。阴阳失调的病机虽然是复杂的，但其中最基本的病机是阴阳的偏胜和偏衰。阴阳偏胜不仅可以导致其对方的亏损，也可形成阴阳格拒或阴阳转化；阴阳偏衰不仅可发展为阴阳互损，也可导致阴阳亡失。

三、精气血津液的失常

精气血失常，包括精、气、血和津液的不足及其各自生理功能的异常，精、气、血、津液互根互用关系失常等病理变化。

精气血津液失常的病机，同邪正盛衰、阴阳失调一样，是分析研究各种临床疾病病机的基础。归类于“基本病机”。

需要说明的是，教材中是将“津液的代谢失常”单列的，我们为了讲述方便，把这部分内容并与了“精气血的失常”。

1. 精的失常

精是构成人体的最基本物质，也是人体各种生理活动的最重要的物质基础。如果人体的精失常，必然会影响及机体的各种生理机能，而导致疾病的发生，故《素问·金匮真言论》说：“夫精者，身之本也，故藏于精者，春不病温。”清·冯兆张《锦囊秘录》说：“足于精者，百病不生；穷于精者，万邪蜂起。”

精的失常主要包括精虚和精的施泄失常两方面的病变。

（1）精虚

精虚，是指一身之精（包括先天之精和水谷之精）不足，及其功能低下所产生的病理变化。

精，包括先天之精、水谷之精及二者合化的生殖之精和分藏于脏腑的脏腑之精。先天之精和水谷之精是人体之精的来源。肾精虽为脏腑之精之一，但因其藏先天之精，并受后天水谷之精的充养，故为生殖之精和各脏腑之精的根本。因此，精虚主要是指肾精（主要为先天之精）和水谷之精不足，及其功能低下所产生的病理变化。

导致肾精不足的原因：肾精禀受于父母，来源于先天，赖后天水谷之精的充养而维持其充盛状态。因此，①先天禀赋不足，或②后天失养，或③房劳伤肾，或④脏腑之精亏虚，日久累及于肾等，均能导致肾精不足的病理变化。

肾精不足的临床表现：主要有生长发育不良，女子不孕，男子精少不育或滑遗过多，精神委顿，耳鸣，健忘，以及体弱多病、未老先衰等。

导致水谷之精不足的原因：水谷之精来源于饮食，是脾胃之气化水谷而生的具有丰富营养价值的精微物质，与津液融合后，由脾气转输至全身，起着濡养各脏腑形体官窍的作用，并能化生气血以维持机体的生命进程。若因

①脾失健运，或②饮食不当等，致使水谷之精乏源或生成不足，可形成水谷之精匮乏的病理变化。

水谷之精不足的临床表现：主要有面黄无华，肌肉瘦削，头昏目眩，疲倦乏力等营养不良和身体虚弱的征象。

这里我再强调一次，决不能以肾精的概念来替代一身之精的概念。肾精仅是一身之精的重要部分，而不是全部。一身之精的概念中，既包含禀受于父母的先天之精，也当包含后天获得的水谷之精在内。因此，一身之精的亏虚，不仅有肾精（主要是先天之精）的不足，还应该有后天水谷之精的虚少。由于饮食水谷是化生后天之精的来源，脾又是化生和吸收转输水谷之精的主要脏器，能将水谷之精"灌四傍"而养其他四脏，所以水谷之精的亏虚主要就反映于"脾精"的不足。可以说，一身之精的亏虚，主要是肾精虚和脾精虚。其中，肾精虚主要反映先天之精的不足，脾精虚主要反映后天之精的不足。

一身之精分布到五脏，则为五脏之精。一身之精的不足，包括水谷之精不足和先天之精的不足，皆可导致五脏之精不足的病理变化。五脏之精亏虚的临床表现复杂，随病变所在之脏而异。由于五脏之精的心精、肝精，可融合于心血、肝血中存在，因而心精不足以心血虚代之，肝精不足以肝血虚代之；五脏之精中的肺精，可融合于肺中的津液，故以肺津代之。因此，五脏之精的亏虚，就只有脾精虚和肾精虚了。

脾精虚，是指脾中水谷之精不足及其濡养等作用减退的病理变化。临床常见消瘦面黄，四肢乏力，食欲不振，腹胀泄泻，或有饥饿感，舌淡脉弱等症。进一步发展，则会呈现出营养不良或全身虚弱的征象。脾精不足，多是因营养匮乏或因厌食而致。治当补益脾精，增加饮食营养，同时加入适量开胃助消化的药食，临床多用食补。而对于厌食症，则需要到专科医院治疗。

肾精虚，是指肾中所藏之精的虚亏及其濡养、繁衍功能减退的病理变化。临床常见小儿发育迟缓，身体矮小，囟门迟闭，智力低下，动作迟钝，骨骼痿软；男子精少不育，女子经闭不孕，性功能减退；成人早衰，发脱齿摇，耳鸣耳聋，健忘恍惚，足痿无力，神情呆钝。治当补益肾精，用河车大造丸之类。

"治先天当求精血之属，培后天当参谷食之方"（《清代名医医案精华·王旭高医案》），可作为肾精虚和脾精虚用药调理之参考。

（2）精的施泄失常

精的施泄，一般有两种方式：一是分藏于各脏腑之中而为脏腑之精，二是化为生殖之精以适度排泄。

生殖之精，是在天癸的促发作用下由肾藏的先天之精在水谷之精的资助充养下合化而成。《素问·上古天真论》说："肾者主水，受五脏六腑之精而藏之，故五脏盛乃能泻"，"丈夫……二八，肾气盛，天癸至，精气溢泻"，指出肾精充沛，肾气充盛，青春期后的男性有排精现象是符合生理规律的。藏精是排精的基础，排精也是藏精的生理功用之一。

精的排泄失常的病理变化，主要有二：一是失精，即精的排泄过度；二是精瘀，即精的排泄障碍。

1）失精

失精，是指生殖之精和水谷之精大量丢失的病理变化。生殖之精大量施泄，必致肾精和水谷之精的大量损失而出现失精或精脱的病理变化。

失精的机理：即生殖之精丢失和水谷之精丢失的原因和机理。

生殖之精丢失的原因和机理：生殖之精闭藏于肾中而不妄泄，主要依赖肾气的封藏作用与肝气的疏泄作用的协调平衡。因此，生殖之精丢失的病机有二：一是各种原因导致肾气虚衰而封藏失职，二是各种原因导致肝气疏泄太过。

如果房劳过度，耗伤肾气，或久病及肾，累及肾气，或过度劳累，伤及肾气，以致肾气虚衰，封藏失职，生殖之精因之过度排泄而成失精或精脱。

如果素体阳盛，性欲过旺，相火偏亢，内扰精室，肝气疏泄太过，也可致生殖之精排泄过度而成失精或精脱。

水谷之精丢失的原因和机理：水谷之精（脾精）的大量丢失，如营养物质长期随大小便排泄，临床常见的蛋白尿、乳糜尿、慢性腹泻等，也属于失精的范畴。水谷之精（脾精）的大量丢失，多因脾气虚衰，运化失常，或气虚失于固摄所致。

失精的临床表现：可分为生殖之精丢失和水谷之精丢失两类。

生殖之精的大量丢失，表现为精液排泄过多，或兼有滑精、梦遗、早泄等症，并兼有精力不支、思维迟钝、失眠健忘、少气乏力、耳鸣目眩等症。治疗一般宜补肾气加填肾精，如五子衍宗丸等，而偏实者当泻肝火兼滋肾阴，如滋水清肝汤，或黄连阿胶汤等。

水谷之精大量丢失，表现为长期蛋白尿或乳糜尿，并兼有少气乏力、精力不支、面黄无华、肌肉瘦削、失眠健忘等，治疗当用补宜脾气以摄精，重用参芪，可用补中益气汤类。

精脱为失精之重证。若精泄不止，则成精脱。《灵枢·决气》说："精脱者，耳聋。"精为气的化生本原，精脱必致气的大量损耗而致气脱。精脱的治疗以固气为要。

2）精瘀

精瘀，是指男子精滞精道，排精障碍的病理变化。女子的排卵障碍，理论上也可归为精瘀，但临床上一般都归于不孕症中，故此处不作讨论。

精瘀的病因病机：有实有虚，并多与肾肝两脏有关。如果房劳过度，忍精不泄，少年手淫，或久旷不交，或惊恐伤肾，或瘀血、败精、湿热瘀阻，或手术所伤等，皆可导致精瘀而排泄不畅。如果肾气虚而推动无力，或肝气郁结而疏泄失职，亦致精泄不畅而瘀。

精瘀临床表现：主要是排精不畅或排精不能，可伴精道疼痛、睾丸小腹重坠、精索小核硬结如串珠、腰痛、头晕等症状。治疗则应审因论治，或补气，或疏肝，或活血化瘀，或祛痰利湿。

2. 气的失常

气的失常，主要包括两个方面：一是气的生化不足或耗散太过，形成一身之气的量的不足及其功能减退的气虚的病理变化；二是气的运动失常，出现气滞、气逆、气陷、气闭或气脱等气机失调的病理变化。

(1) 气虚

气虚，是指一身之气不足及其各种功能低下的病理变化。

气虚的形成原因有二：一是生成不足，若①先天禀赋不足，或②后天失养，或③肺脾肾的机能失调，可致气的生成不足。二是耗散太过，因劳倦内伤，或久病不复等，可使气过多消耗而致不足。

气虚的临床表现：一身之气不足，常见精神委顿、倦怠乏力、眩晕、自汗、易于感冒、面色㿠白、舌淡、脉虚等症状。若偏于元气虚者，可见生长发育迟缓，生殖机能低下等症；偏于宗气虚者，可见动则心悸、呼吸气短等症。营卫气虚，主要与感冒的发生和睡眠不好有关。

一身之气分布到各脏腑，则为各脏腑之气。脏腑之气不足，则因脏腑不同而各有不同的临床表现：

心气虚，是指心气不足及其推动和调控血液运行、精神活动等能力减退的病理变化。临床常见心悸怔忡，胸闷气短，活动后加重。伴有精神疲惫，少气懒言，面白自汗，舌淡苔白，脉细弱。治当补益心气，用养心汤等。

肺气虚，是指肺气不足及其推动和调节呼吸、输布水液、布散卫气以防御等功能减退的病理变化。临床常见咳喘无力，气少不足以息，动则益甚，痰液清稀，声音低怯，面色淡白或㿠白，神疲体倦，或有自汗，畏风，易于感冒，舌淡苔白，脉虚。治宜补益肺气，用六君子汤加减。

脾气虚，是指脾气不足，推动和调控饮食物和水液运化等功能减退的病理变化。临床常见腹胀，食后尤甚，纳少，大便溏薄，形体消瘦或浮肿、肥胖。伴有肢体倦怠，神疲乏力，少气懒言，舌淡苔白，脉缓弱。治当补益脾气，用参苓白术散等。

肝气虚，是指肝气不足及其疏泄功能减退的病理变化。临床常见忧郁胆怯，懈怠乏力，头晕目眩，两胁虚闷，时常太息，脉弱。治当补肝解郁，用逍遥散加人参、黄芪等。

肾气虚衰，是指肾气不足，推动、调控、防御、固摄等功能减退的病理变化。临床常见胎儿发育迟缓，小儿发育迟缓，成人未老先衰，性功能减退，滑精或早泄，腰膝酸软，体乏无力，精神委顿，或易感冒，舌淡苔白，脉虚无力。治当补益肾气，用金匮肾气丸。

肾气不固，是指肾气虚衰，固摄作用减退而致精、津流失的病理变化。临床常见腰膝酸软，神疲乏力，小便频数而清，或尿后余沥不尽，或遗尿，小便失禁，夜尿频多，男子滑精、早泄，女子带下清稀，胎动易滑，舌淡苔白，脉弱。治当补益肾气以固精津，用金锁固精丸之类。

由于元气主要由先天之精所化，是人身最根本、最重要的气，是生命活动的原动力。故元气亏虚在全身性气虚中占有重要地位。肾气由肾精所化，肾精的主体部分是先天之精，故肾气的内涵与元气大致相同，因而肾气虚在脏腑气虚中也占有重要地位。无论何脏气虚，最终也将导致肾气虚，这在小儿病和老年病方面表现得最为明显。

需要说明的是，上面讲的气虚，是我们说的一般意义上的气虚，也可称为狭义的气虚。从更广的意义上讲，气虚还应包括阴气虚和阳气虚，也就是我们常说的阴虚和阳虚。（图 8-10）

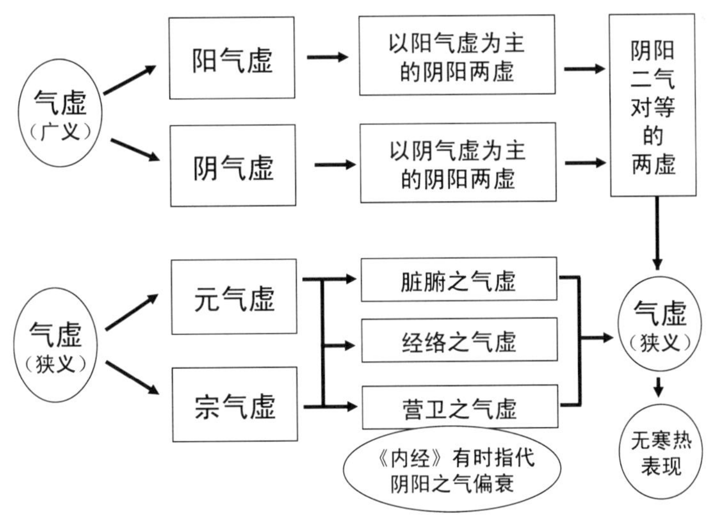

图 8-10 气虚的范畴

如上图，根据“气分阴气和阳气”的理论，气虚可表现为偏于阴气虚或偏于阳气虚的不同。阴气虚则凉润作用减退而见热象，所谓“阴虚则热”；阳气虚则温煦作用不足而见寒象，所谓“阳虚则寒”。不管阴气虚还是阳气虚，都可兼见倦怠乏力等气虚的表现。但若气中的阴气部分与阳气部分出现对等的两虚，临床上既无热象也无寒象，只见少气乏力等征象，则属气虚。学习此处的气虚，应参见上面讲的“阴阳偏衰”和“阴阳互损”。

（2）气机失调

气机失调，是指气的升降出入运动失常而引起的气滞、气逆、气陷、气闭、气脱等病理变化。

升降出入，是气的基本运动形式。气的升降出入运动，推动和调节着脏腑经络的机能活动和精气血津液的贮藏、运行、输布和代谢，维系着机体各种生理机能的协调。气的升降出入失常，则能影响脏腑经络生理机能，以及精气血津液的运行和代谢。

一般地说，气机失调可概括为气滞、气逆、气陷、气闭和气脱等几种病理变化。（图 8-11）

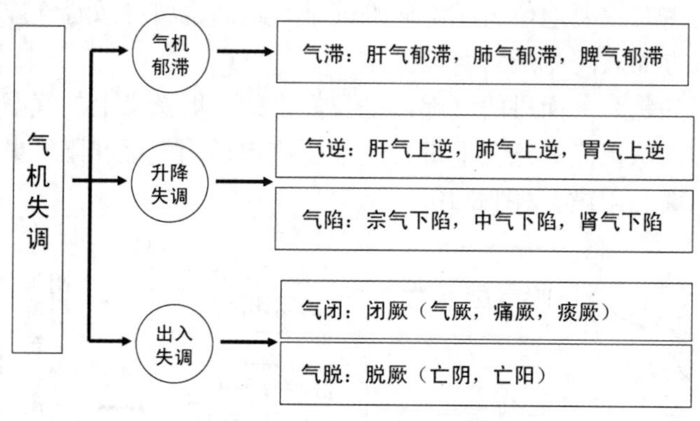

图 8-11　气机失调病机的范畴

1）气滞

气滞，是指气在机体某一局部的流通不畅，郁滞不通的病理变化。

气滞，主要由于：①情志抑郁，或痰、湿、食积、热郁、瘀血等的阻滞，影响到气的流通；②因脏腑机能失调，如肝气失于疏泄、大肠失于传导等，皆可形成局部的气机不畅或郁滞，从而导致某些脏腑、经络的机能障碍。

气滞一般属于邪实为患，但亦有因气虚推动无力而滞者。

气滞的病理表现，主要有两方面：一是气滞于某一经络或局部，可出现相应部位的胀满、疼痛。二是气滞则血行不利，津液输布不畅，生殖之精施泄不畅，故气滞甚者可引起血瘀、津停和精瘀，形成瘀血、痰饮水湿等病理产物。

脏腑之气的运行郁滞，则形成脏腑气滞的病机。脏腑气滞以肺、肝、脾胃等脏气的郁滞为多见。

肺气郁滞，是指肺气宣降运动失常而郁滞于胸中的病理变化。多因外邪侵袭肺脏，肺气不能宣发而郁滞于胸中而致。临床常见：胸闷、鼻塞、多嚏、无汗等症。若导致津液运行输布障碍，可发为全身水肿，这就是所谓的“风水”。治疗当辛散解表，方如麻黄汤、大青龙汤等。

肝气郁滞，是指肝气不得升发疏泄而郁滞于肝经所过部位的病理变化。多因郁怒伤肝，肝气郁结而致。临床常见情志抑郁、胁肋或少腹胀痛、咽部异物感（梅核气）、月经不调等症。治疗当辛散疏肝解郁，《素问·脏气法时论》说：“肝欲散，急食辛以散之，用辛补之，酸泻之。”方如柴胡疏肝散，四逆散等。

脾胃气滞，是指脾胃之气升降运动失常，气机枢转不利而郁滞于中焦的病机变化。多因多饮多食而致食积，或因热邪积聚于胃肠，或因肝气郁滞影响脾胃之气的升降运动而致。临床常见饮食纳呆、脘腹胀痛而休作有时，或大便秘结等症。治疗用保和丸，或承气汤之类。

各脏腑之气郁滞的临床表现虽然各有不同，但其共同的特点不外闷、胀、疼痛三症。

如因气虚而滞者，一般在闷、胀、痛方面不如实证明显，并兼见相应的气虚征象。例如：

肝气虚而致郁滞者，临床常见胸闷，喜太息，两胁微胀但不痛，伴有少气乏力等征象。治疗应补气加解郁，方如四逆散加参芪。

脾气虚而致郁滞者，临床常见腹胀时作时休，按之不重反轻，大便如常，并伴有少气乏力等征象。治疗当健脾补气，方如六君子汤等。

2）气逆

气逆，是指气升之太过，或降之不及，以脏腑之气逆上为特征的一种病理变化。

气逆，多由情志所伤，或因饮食不当，或因外邪侵犯，或因痰浊壅阻所致。但也有因虚而气机上逆者。

在脏腑之气的升降运动中，由于肺气本肃降，胃气以降为和，肺气与胃气，若不降而反升，则为气逆。肝气本升，若升发太过，则为肝气上逆。因此，脏腑之气上逆，最常见于肺气上逆、胃气上逆和肝气上逆。

肺气上逆，是指肺气不得肃降反而上逆的病理变化。

肺气上逆的形成原因和机理，主要有：①外感风寒燥热等邪气，壅滞于肺，致肺气不降而上逆；②痰饮等异物阻滞于肺中，致肺气不得肃降而上逆；③肝气上逆和肝火上炎，妨碍肺气肃降而上逆；④胃气不降，肠道不通，大便秘结，致肺气不得下降而上逆；⑤肺津液不足，肺燥而失润，肺气因而不得肃降而上逆；⑥肺阴亏虚，虚热内生，肺气不得肃降而上逆。⑦肾气虚衰，纳气失职，清气不得下行摄纳，而致肺气上逆。上所言七者中，前四者属实，后三者属虚。说明肺气上逆的原因和机理，既有因实致逆者；也有因虚致逆者。

肺气上逆的临床表现主要有：咳逆上气，即咳嗽喘息，呼吸短促等。因肺津虚而致的肺气上逆，可见干咳、阵咳等症；因肺阴亏虚而致的肺气上逆，可见低热、咯血等症。肾气虚衰，纳气失职而致的肺气上逆，可见呼吸无力、喘息频频等症。

需要说明的是，肾气虚衰，纳气失职而致的肺气上逆，古人有将此称为“肾气上逆”者，但现在我们一般称其为“肾气虚而不固”。

胃气上逆，是指胃气不得和降反而上逆的病机变化。

胃气上逆的形成原因和机理，主要有：①饮食不节，暴饮暴食，或食用不适宜的事物，导致胃气不得和降而上逆；②胃肠有肿瘤或异物阻滞，大便不通，致胃气不得和降而上逆；③情志所伤，暴怒伤肝，肝气上逆，妨碍胃气的和降而上逆；④胃气虚衰，不能正常地摄纳和消化饮食物，胃气失其和降而上逆；⑤胃中津液匮乏，或胃阴不足，妨碍食物的摄入、腐熟和消化，致胃气失其和降而上逆。上所言五者，前三者属实，后二者属虚。

胃气上逆的临床表现主要有：恶心、呕吐、嗳气、呃逆等4症。这里特别提醒的是，疾病进入了濒危期，如果出现了呃逆等的征象，往往提示患者的胃气衰败，病情极其危重。

肝气上逆，是指肝气升发太过而上逆的病机变化。

肝气上逆的形成原因和机理，主要有：①暴怒伤肝，肝气升发太过而上逆；②肝肾阴虚，肝阳偏亢，化火上冲，致肝气升发太过而上逆。

肝气上逆的临床表现主要有：头痛头胀，面红目赤，烦躁易怒等症。由于肝为刚脏，主动主升，而又为藏血之脏，因此在肝气上逆时，易引起血随气逆而致出血，可见咯血、吐血等上部出血，甚至导致脑内出血，壅遏清窍而致昏厥。故《素问·生气通天论》说：“大怒则形气绝，而血菀于上，使人薄厥。”

需要说明的是，中医把气血上逆而致的脑内出血引起的昏厥，归于“中风”病中的中脏腑。当然，中风病中的中脏腑，既有脑出血，也有脑缺血，分别称为出血性脑病和缺血性脑病。

3）气陷

气陷，是指气的上升不足或下降太过，以气虚升举无力而下陷为特征的一种病理变化。

气陷多由气虚病变发展而来，由于脾为生气之源，所以气虚与脾的关系最为密切，当然气陷与脾气的关系也最为紧要。如果素体虚弱，或病久耗伤，致脾气虚损，就可形成气虚下陷的病机变化。气陷的病机，主要有宗气下陷和中气下陷。

宗气下陷，是指宗气虚衰，输布之力不足而下降太过的病机变化。

宗气下陷的形成原因和机理，主要是：①肺气虚衰，呼吸不畅，宗气的生成不足；②脾气虚衰，水谷之气生成不足，导致宗气生成不足；③过度劳累，心慌气喘，耗伤宗气，以致宗气不足。

宗气下陷的临床表现：一是因宗气虚衰，向上的输布力量不足，以致人体上部之气不足，临床可见头晕、目眩、耳鸣等头目失养的症状。所以《灵枢·口问》曾说：“上气不足，脑为之不满，耳为之苦鸣，头为之苦倾，目为之眩。”二是因宗气虚衰而出现“大气下陷”的病理变化，常见呼吸短气，或急促而不得接续，伴有心慌，乏力，并稍微活动则短气心慌加重等症状。

中气下陷，是指脾气不得上升，或脾气虚损，升举无力，以致气机下陷的病理变化。

中气，即脾胃之气。其中，脾气上升，胃气下降。因此，中气下陷，主要与脾气不得上升或脾气虚衰而不能上升有关。

中气下陷的形成原因和机理，主要有二：①脾气虚衰，无力升举，而致中气下陷；②脾气虚弱，运化失职，水饮停而为湿，湿困脾气，不得上升，以致中气下陷。

中气下陷的临床表现：若属湿浊困脾而致脾气不升者，常见脘腹胀满，口淡而不思饮食，舌苔厚腻，虽便意频频但便后不爽，大便可兼有少量脓血，伴有肛门重坠感等征象，并兼有面色无华，气短乏力，语声低微，脉弱无力等脾气虚少的征象。治疗当健脾与除湿并行：健脾则能化湿，除湿则能醒脾，脾气得解方能上升。可用参苓白术散等方。

若属脾气虚衰，无力升举而致中气下陷者，常见某些内脏位置维系无力，而出现胃下垂、肾下垂、子宫脱垂、脱肛等征象。并兼有面色无华，气短乏力，语声低微，脉弱无力等脾气虚衰的征象。治疗当补益脾气，用补中益气汤等方。

临床可见，结肠或直肠肿瘤的早中期，常可出现便意频频，大便有少量脓血，并伴有肛门重坠感等征象。应该引起充分重视，尽快去医院作进一步检查。

除上述的宗气下陷和中气下陷外，《内经》尚记载了“恐则气下”的“肾气下陷”的病理变化。

肾气下陷，是指肾气不得上升而下陷的病理变化。

肾气下陷的形成原因和机理，主要有二：一是由于年老体衰或房事不节而致肾气虚衰，上升无力，不能固摄，而出现下陷；二是突然惊恐伤肾气，而致肾气不固而下陷。

肾气下陷的临床表现：主要有大小便失禁等症，并伴有肾气不足的征象。这与上述的肾气不固的临床表现相类似。

肾气下陷与肾气不固，虽然临床表现相似，但肾气下陷一般具有突发性特征，而肾气不固则属一种慢性衰减性的病理变化。

4）气闭

气闭，即气机闭阻，外出严重障碍，以致清窍闭塞，出现昏厥的一种病理变化。

气闭，多因情志刺激，或剧烈疼痛，或感受暑热邪气，或触冒秽浊之气，或内在痰浊等，闭塞气机，使气不得外出，闭塞清窍，而致昏厥。

气闭，在临床上主要见到以下 4 类：①突然精神刺激所致的气厥，②因剧痛所致的痛厥，③因触冒秽浊之气所致的闭厥，④因痰闭气道所致的痰厥。

气闭的临床表现：气闭发生急骤，以突然昏厥，不省人事为特点，多可自行缓解，也有因闭不复而亡者。其临床表现，除昏厥外，随原因不同而伴相应症状。

5）气脱

气脱，即气不内守，大量向外亡失，以致生命机能突然衰竭的一种病理变化。

气脱，多由于：①正不敌邪，或慢性疾病，正气长期消耗而衰竭，以致气不内守而外脱；②或因大出血、大汗、剧烈吐泻等，气随血脱或气随津泄而致气脱。

气脱的临床表现：可见面色苍白、汗出不止、目闭口开、全身瘫软、手撒、二便失禁、脉微欲绝或虚大无根等症状，呈现出生命机能突然衰竭的一种病理状态。

需要说明，气脱与亡阳、亡阴在病机和临床表现方面多有相同之处：病机都属气的大量脱失，临床上都可见因气脱失而致虚衰不固及生命机能突然严重衰竭的表现。但亡阳是阳气的突然大量脱失，当见冷汗淋漓、四肢厥冷等寒象，而亡阴是阴气突然大量脱失，当出现大汗而皮肤尚温、烦躁、脉数疾等热性征象。若无明显寒象或热象，但见气虚不固及生命机能突然衰竭的上述表现，则称为气脱。因此，我们可以说：气脱，若是偏于阳气的暴脱，见冷汗等寒象，则为亡阳；若是偏于阴气的大脱，见热汗等热象，则为亡阴；若是阳气与阴气对等的脱失，既无寒象也无热象，则是气脱。（图 8-12）

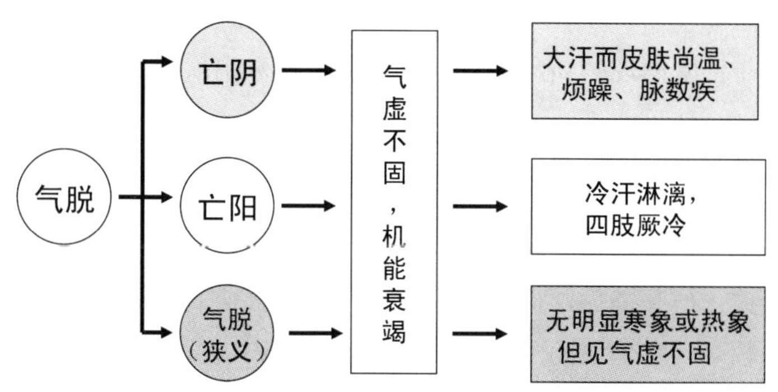

图 8-12　气脱与亡阴、亡阳的关系示意图

3. 血的失常

血的失常，主要有两方面：一是因血液的生成不足或耗损太过，以致血的濡养功能减弱而引起的血虚；二是血液运行失常而出现的血瘀、出血等病理变化。

（1）血虚

血虚，是指血液不足，血的濡养功能减退的病理变化。

血虚的形成原因和机理：①失血过多，新血不能生成补充；②因脾胃虚弱，饮食营养不足，血液生化乏源；③因血液的化生功能障碍；④因久病不愈，慢性消耗等因素而致营血暗耗。以上 4 方面的因素，均可导致血虚。脾胃为气血生化之源；肾主骨生髓，输精于肝，皆可化生血液。故血虚的成因与脾胃和肾的关系较为密切。

血虚的临床表现：常见面色淡白或萎黄、唇舌爪甲色淡无华、神疲乏力、头目眩晕、心悸不宁、脉细等症。全身各脏腑、经络等组织器官，都依赖于血的濡养而维持其正常的生理机能，所以血虚就会出现全身或局部的失荣失养，机能活动逐渐衰退等虚弱症状。血虚者气亦弱，故血虚除见失于滋荣的征象外，多伴气虚症状。

心主血，肝藏血，故血虚病机常见心血虚和肝血虚。

心血虚，是指心血不足及其濡养功能减退的病理状态。临床常见心悸怔忡、失眠多梦、健忘、眩晕、面色淡黄或淡白、口唇色淡、舌质淡白、脉细弱。治当补益心血，用炙甘草汤等。

肝血虚，是指肝血不足及其濡养功能减退的病理状态。临床常见眩晕耳鸣，爪甲不荣，视物模糊或雀盲，肢体麻木，关节拘急不利，手足震颤，肌肉瞤动，或妇女月经量少色淡，月经愆期，甚则闭经，面白无华，唇淡，舌淡苔白，脉弦细。治当补养肝血，可用四物汤之类。

（2）血运失常

血液运行失常出现的病理变化，主要有血瘀和出血两类。

1）血瘀

血瘀，是指血液的循行迟缓，流行不畅，甚则血液停滞的病理变化。

血瘀的临床表现：主要表现为血液运行郁滞不畅，或形成瘀积，可以为全身性病变，亦可瘀阻于脏腑、经络、形体、官窍的某一局部，从而产生不同的临床表现。但无论病在何处，均易见疼痛，且痛有定处，甚则局部形成肿块，触之较硬，位置比较固定，如肿块生于腹内，称为“癥积”。另外，唇舌紫黯以及舌有瘀点、瘀斑，皮肤赤丝红缕或青紫，肌肤甲错，面色黧黑等，也是血液瘀滞的征象。

导致血瘀的病机，主要有气虚、气滞、痰浊、瘀血、血寒、血热、津亏等，前四者在“病因”章中已述，此处只介绍血寒。将与“出血”关系更为密切血热放到后面介绍。将津亏放到“津液不足”中介绍。

血寒，是指血脉受寒，血流滞缓，乃至停止不行的病理变化。

血寒的形成原因和机理：①多因外感寒邪，侵犯血脉，血脉受寒而成，即所谓“寒客血脉”；②可因阳气虚衰，对血脉失于温煦而致血寒。

血寒的临床表现：除见一般的寒性症状外，常见血脉瘀阻而引起的疼痛，以及手足、爪甲、皮肤及舌色青紫等表现。并随寒邪凝滞血脉的部位不同，而见不同的临床表现：

若寒凝心脉，心脉血气痹阻，可发生真心痛。

若寒凝肝脉，肝经血气瘀滞，可见胁下、少腹、阴部冷痛，或妇女痛经、闭经等。

若寒凝肌肤血脉，则见冻伤等症。

若寒凝致瘀，寒邪与瘀血互结于内，可生癥积。

2）出血

出血，是指血液逸出血脉的病理变化。逸出血脉的血液，称为离经之血。若此离经之血不能及时消散或排出，蓄积于体内，则称为瘀血。瘀血停积体内，又可引起多种病理变化。若突然大量出血，可致气随血脱而引起全身机能衰竭。

导致出血的病机，主要有血热、气虚、外伤及瘀血内阻等。其中，气虚不摄、瘀血内阻及外伤导致出血的机理，前面已有介绍，此处仅叙述血热。

血热，即热入血脉之中，使血行加速，脉络扩张，或迫血妄行而致出血的病理变化。

血热的形成原因和机理：一是外感，二是内伤。外感多由温热邪气、疠气入于血脉，或其他外感病邪入里化热，伤及血脉。内伤多由情志郁结，五志过极化火，内火炽盛，郁于血脉，或劳倦伤阴，阴虚火旺，熏于血脉，以致血热。

血热的临床表现：除见一般的热性症状外，由于血行加速，脉络扩张，可见面红目赤，肤色发红，舌色红绛，血脉异常搏动等症状。

若血热炽盛，灼伤脉络，迫血妄行，常可引起各种出血，如吐血、衄血、尿血、皮肤瘢疹、月经提前量多等。

若血热扰心，则致心神不安，可见心烦，或躁扰不安，甚则出现神昏、谵语、发狂等症。

总之，血热的临床表现，以既有热象，又有动血征象为其特征。

这里需要作出说明的是，血热不仅是出血的病机之一，还是血瘀的病机之一。因为血液主要由营气和津液组成，热入血脉不仅可以耗伤营气、津液而致血虚，而且可由热灼津伤，使其失去润泽流动之性，变得浓稠，乃至干涸，不能充盈脉道，血液运行不畅而为瘀。这就是血热致瘀的机理。

4. 津液代谢失常

津液代谢是一个复杂的生理过程，必须由多个脏腑的相互协调才能维持正常，诸如肺气的宣发和肃降，脾气的运化转输，肾气的蒸化，三焦的通调，以及肝气的疏泄都参与其中，以肺、脾、肾三脏的作用尤为重要，而其核心则是气对津液的作用。因此，气的运动及其维持的气化过程，调节着全身的津液代谢。

因此，如果肺、脾、肾、肝等有关脏腑生理机能异常，气的升降出入运动失去协调，气化过程失序，均能导致津液生成、输布或排泄的失常。

津液代谢失常，包括津液不足和津液在体内滞留的病理变化。

（1）津液不足

津液不足，是指全身津液的亏少及其滋润等功能减退的病理变化。这一概念，既包括津液在数量上的亏少，也包含津液的濡润、滋养等功能减退，从而导致全身脏腑、孔窍、皮毛等出现一系列干燥枯涩的病理变化。

导致津液不足的原因，主要有三个方面：①津液耗伤过多，如外感火热之邪，灼伤津液，或火热内生，五志化火等耗伤津液。②津液丢失过多，如吐泻、大汗、多尿及大面积烧伤等，均可损失大量津液。③津液生成不足，如体虚久病，脏腑机能减退，可见津液生成不足。另外，慢性疾病耗伤津液，亦致津液亏耗。

伤津与脱液的区别：此处的伤津，是指津的耗伤而不足；脱液，是指液的耗伤而脱失。前面已经讲过，津和液，在性状、分布部位、生理功能等方面均有所不同。因此，伤津与脱液的病机及临床表现，也存在着一定的差异。

伤津的病机和临床表现：津较清稀，流动性较大，主要分布于皮毛、孔窍、肌肉，并充盈血脉，以滋润作用为主。所以，从一定意义而言，伤津主要是丧失水分。临床上，伤津常见于吐、泻之后。如夏秋季节，多有饮食伤中而致呕吐、泄泻或吐泻交作，损失大量津液者，如不及时补充，可出现目陷、螺瘪、尿少、口干舌燥、皮肤干涩而失去弹性；甚则见目眶深陷、啼哭无泪、小便全无、精神委顿、转筋等症。严重者，因血中津少而失其滑润流动之性，气随津泄而推动无力，血液运行不畅，而见面色苍白、四肢乏力、脉微欲绝的危象。另外，炎夏、高热、多汗也易伤津，常见口渴引饮、大便燥结、小便短少色黄；气候干燥季节，常见口、鼻、皮肤干燥等，都属于伤津为主的临床表现。

脱液的病机和临床表现：液较稠厚，流动性较小，主要分布于脏腑、骨髓、脑髓、脊髓和关节之中，含有大量精微物质，以濡养作用为主。如热病后期或久病耗液伤阴，所见到的形瘦骨立，大肉尽脱，肌肤毛发枯槁，或手足震颤、肌肉瞤动、唇裂、舌光红无苔或少苔，则属于脱液的临床表现。

必须指出，津和液本为一体，伤津和脱液，在病机和临床表现方面虽有区别亦有联系。

其一，从发病先后而论，伤津发生于前，脱液发生于后；伤津主要是丢失水分，伤津未必脱液；脱液不但丧失水分，更损失精微营养物质，故脱液必兼津伤。

其二，从病情轻重而论，脱液重于伤津，可以说津伤乃液脱之渐；液脱乃津伤之甚。津易伤亦易补充，而液一般不易损耗，一旦亏损则较难恢复。

其三，从发病急缓而论，津伤可暴急发生而突然陷于气随津泄，甚至气随津脱的重危证候；而液脱发病较缓，一般不会突然发生。有的书本上所谓的“气随液脱”的说法，实际上应该是“气随津脱”。

津液不足主要见于肺、胃和大肠等脏腑，分别出现肺燥、胃燥和大肠津枯的病机变化。

肺津亏虚，是指肺之津液不足及其滋润濡养功能减退而成肺燥的病理变化。多发于秋季气候干燥之时，燥邪耗伤肺津，或因风寒侵肺化热，或感受风热邪气，以致肺热内盛，耗伤津液而致。临床常见干咳无痰，或痰少而黏，口咽干燥，皮肤粗糙，毛发枯槁稀疏，或声音嘶哑，舌淡苔干，脉细。治当补养肺之津液，药如黄精、山药、阿胶、胡桃、沙参、麦冬等，方如清燥救肺汤，并增加水液的摄入。

胃津不足，是指胃之津液不足及其滋润濡养功能减退而成胃燥的病理变化。多发于热性病的中后期，或有慢性胃病者。临床常见纳呆食少、饥不欲食、口燥咽干、大便干结等症。治当补养胃中的津液，各种米粥当择而用之。也可用养胃汤加减调养之。

大肠津枯，是指大肠中的津液枯竭，失去滋润濡养功能而成肠燥的病理变化。多发于老年人，或热性病的后期，或久病卧床之人，临床常见的症状是大便干结，排泄困难。治疗当润肠通便。方如麻子仁丸等。

（2）津液输布排泄障碍

津液的输布和排泄是津液代谢中的两个重要环节。津液的输布和排泄障碍，都能导致津液停滞体内而成水湿痰饮等病理产物。

津液的输布障碍，是指津液得不到正常的转输和布散，导致津液在体内环流迟缓，或在体内某一局部发生滞留。因而津液不化，可致水湿内生，酿痰成饮。

津液输布障碍的原因和机理：①肺失宣发和肃降，津液不得正常布散；②脾失健运，水饮不化；③肝失疏泄，气机不畅，气滞津停；④三焦的水道不利，不仅直接影响津液的环流，而且影响津液的排泄。凡此均致津液输布障碍而生痰饮水湿之患。

上述 4 种成因中，脾气的运化障碍具有特殊意义。因脾主运化，不仅对津液的输布起重要作用，而且在津液的生成方面具有主导作用。脾失健运，不但使津液的输布障碍，而且水液不归正化，变生痰湿为患。故《素问·至真要大论》说："诸湿肿满，皆属于脾。"

津液的排泄障碍，主要是指津液转化为汗液和尿液的功能减退，而致水液贮留体内，外溢于肌肤而为水肿。

津液排泄障碍的原因和机理：①津液化为汗液，有赖肺气的宣发，肺气不得宣发，则妨碍津液化汗并排泄；②津液化为尿液，有赖肾气的蒸化，肾气虚而不能蒸化，则致津液的化尿和排尿障碍。因此，肺气和肾气的作用失常，均可引起水液停留而发为水肿。

在津液的排泄障碍病机中，肾气的蒸化作用失常起着主导作用。这是因为，肾阳肾阴为五脏阴阳之本，能推动和调节各脏腑的输布和排泄水液的作用，而且水液主要是通过尿液而排泄的。

津液输布障碍和排泄障碍的病变：津液的输布障碍和排泄障碍，常相互影响，互为因果，导致的病变主要有：湿浊困阻、痰饮凝聚、水液贮留等。

1）湿浊困阻

湿浊困阻，多由脾气虚衰，运化功能减退，津液不能转输布散，聚为湿浊。湿性重浊黏滞，易于阻遏中焦气机，而见胸闷、脘痞、呕恶、腹胀、便溏、苔腻等症。治疗当健脾利湿，方如参苓白术散，二陈汤等。

2）痰饮凝聚

痰饮凝聚，多因脾、肺等脏腑机能失调，津液输布障碍，停而为饮，饮凝成痰。痰随气升降，无处不到，病及脏腑经络，滞留于机体的不同部位而有多种病理变化，临床表现也有所不同。饮停的部位比较局限，如停于胸胁的"悬饮"，饮留于肺的"支饮"等。参见病因章中病理产物性病因节中的"痰饮"部分。

3）水液贮留

水液贮留，多由肺、脾、肾、肝等脏腑机能失调，气不行津，津液代谢障碍，贮留于肌肤或体内，发为水肿或腹水。正如《景岳全书·肿胀》说："盖水为至阴，故其本在肾；水化于气，故其标在肺；水惟畏土，故其制在脾。今肺虚则气不化精而化水，脾虚则土不制水而反克，肾虚则水无所主而妄行，水不归经则逆而上泛，故传入于脾而肌肉浮肿。"治疗水肿，《内经》有"开鬼门，洁净腑"之法。"开鬼门"，即宣肺利水，方如越婢汤；"洁净腑"，即是利尿，或温肾阳利尿，如真武汤，或补肾气利尿，如济生肾气丸等。但无论是宣肺还是治肾，都要兼以理脾，都要加用健脾利湿的药物，如茯苓、白术等，上面的越婢汤、真武汤等，也都有白术等药。对于腹水，尤其是肝硬化腹水，治疗必须疏利肝气与健脾利水同用，方用逍遥散合参苓白术散。

津液的排泄障碍，不仅仅出现水肿，尚有其他的病变形式。

例如：临床常见的水液贮留于膀胱而难于排出的"尿潴留"，其病机可能是肾气与膀胱之气虚衰，蒸化不行，尿液不得排出；也可能是情志抑郁，肝气不舒，气不行则水不利，尿液积聚于膀胱而不排泄；还可能是膀胱中有砂石等异物堵塞，使得尿液排泄不畅。病机不同，治疗也有区别。

再如：临床见到的少汗或无汗症，其病机多是：肺气不宣，卫气不布，腠理闭塞，玄府不通，汗不外泄而致。属于津液排泄障碍的特殊病理变化。

上述痰、饮、水、湿，皆为津液停聚所生。以形状而论，四者之中，痰最稠厚，水较稀薄，饮介于水、痰两者之间，湿则呈弥漫的气态，又称“湿气”。也就是从浓度上来说，痰、饮、水、湿呈降幂排列。

另外，痰、饮、水、湿四者，在发病机理，停聚部位，临床表现等方面也各有特点。但此四者又难绝然划分清楚，而且此四者又可以相互影响，相互转化，故临床有“痰湿”并称者，有“水饮”并称者，有“痰饮”并称者，有“水湿”并称者。

5. 精气血津液关系失调

精气血津液之间，存在着相互资生，相互为用的关系：如精气互化，精血同源，津血同源，气为血帅，血为气母，气能生津、行津、摄津，津能载气、生气等。因此，精、气、血、津液四者，在生理上密切相关，在病理上则相互影响。

精气血津液之间关系的失调，我们分：精与气血关系的失调，气与血关系的失调，津液与气血关系的失调三部分来讲述。

（1）精与气血关系的失调

精与气血的互资互用关系失调，主要表现为精气两虚、精血两虚、气滞精瘀和血瘀精阻等病机变化。

1）精气两虚

精气两虚，是指全身之精和一身之气都不足的病理变化。由于精可化气，气可化精，精气并虚或精伤及气、气伤及精，都可见精气两虚的病机。由于肾是藏精的主要脏器，既藏先天之精，又藏部分后天水谷之精，而肾精化生的肾气，与元气大致相同，所以精气两虚病机最具有代表性的是肾的精气亏虚。肾精肾气两虚，以生长、发育迟缓，生殖机能障碍，不孕不育，精力不及，健忘，早衰等为常见临床表现。

2）精血不足

精血不足，是指一身之精与全身之血都亏虚的病理变化。由于精主要藏于肾，血则藏于肝，精与血同源互化，故有肝肾同源之说。因此，精血不足病机，主要表现为肝肾两脏的精血皆亏。临床常见面色无华、眩晕、耳鸣、神疲健忘、毛发脱落稀疏、腰膝痠软；男子精少、不育；女子月经愆期、经少、不孕等症。

3）气虚精失

气虚精失，是指一身之气不足而致生殖之精和水谷之精丢失的病理变化。由于生殖之精藏于肾，水谷之精藏于脾，所以，生殖之精的丢失主要因于肾气虚衰而不能固摄，水谷之精的丢失主要因于脾气的虚衰而不得固摄。因此，这一病机中，气虚主要是指肾气或脾气的不足，精失主要是说肾精或脾精的丢失。临床可见，滑精、早泄，一般归于肾气虚衰而不固；尿中蛋白、乳糜尿，多属于脾气虚衰而不固，或脾气虚衰而湿滞。

4）气滞精瘀和血瘀精阻

气滞精瘀，是指肝气郁结导致精道瘀阻而排精不畅的病机变化。

情志抑郁，肝气郁结，疏泄失职，气滞则排精不畅，从而形成气滞精瘀的病机变化。

血瘀精阻，是指瘀血内阻导致精道瘀阻而排精不畅的病机变化。

瘀血内阻，阻塞精道，也可致精道瘀阻而排精不畅，从而形成血瘀精阻的病机变化。

气滞可致血瘀而成瘀血，而瘀血内阻必致气滞。气滞与瘀血互为因果，又都能导致精瘀，因此，气滞精瘀和血瘀精阻可同时出现。

临床所见，除有一般精瘀症状外，气滞精瘀者以情志因素为多，阴部胀痛重坠明显；血瘀精阻者可见血精、阴部小核硬节等瘀血征象。

在治疗上，气滞精瘀者，注重疏肝理气；血瘀精阻者，注重活血化瘀。

（2）气与血关系的失调

气和血之间具有相互资生、相互依存和相互为用的关系。气对于血，具有推动、温煦、化生和统摄的作用；血对于气，则具有濡养和运载等作用。故气的虚衰和升降出入异常，必然影响及血。如气虚则血无以生化，血液因之虚少；气虚则运行血液的功能减弱，血液因之运行不畅而滞涩；气虚统摄血液的功能减弱，则血液因之外逸而出血；气机郁滞，则血可因之而瘀阻；气机逆乱，则血可随气上逆或下陷，出现上为吐血、衄血，乃至厥仆，下为便血、崩漏等症。

同样，血的虚衰和血行失常时，也必然影响及气。如血虚则气无所养而衰少；血脱，则气无所依而随血脱逸；血瘀则气也随之而郁滞不行。

因此，气血关系的失调，主要有气滞血瘀、气虚血瘀、气不摄血、气随血脱以及气血两虚等几方面。

1）气滞血瘀

气滞血瘀，是指因气的运行郁滞不畅，导致血液运行障碍，出现血行瘀滞的病理变化。

气滞血瘀多因情志内伤，抑郁不遂，气机阻滞，而致血瘀。

肝主疏泄而藏血，肝气的疏泄作用在气机调畅中起着关键作用，因而气滞血瘀多与肝失疏泄密切相关。临床上多见胸胁胀满疼痛，瘕聚、癥积等病症。

肺主气，调理全身气机，辅心运血，若邪阻肺气，宣降失司，日久可致心、肺气滞血瘀，而见咳喘、心悸、胸痹、唇舌青紫等临床表现。

气滞可导致血瘀，但不必兼有血瘀；血瘀一旦形成，则必兼有气滞。由于气滞和血瘀互为因果，多同时并存，有时难以明确区分孰先孰后。如闪挫外伤等因素，就是气滞和血瘀同时形成。但无论何种原因所致的气滞血瘀，辨别气滞与血瘀的主次则是必要的。

2）气虚血瘀

气虚血瘀，是指因气对血的运行无力而致血行不畅，甚至瘀阻不行的病理变化。

气虚血瘀，多见于心气不足，或肺气不足，因而运血无力而致心血瘀阻。临床表现主要有：心悸怔忡，喘促短气，心前区微疼，或有水肿等。

气虚血瘀，还见于一身之气不足，运行血液无力，而致的肢体瘫痪、痿废等。

另外，老年人多血瘀，且多气虚，故气虚血瘀病机在老年病中具有重要意义。

气虚和气滞可与血瘀并存，三者相互影响。但气虚血瘀，治疗当补气与活血同用，方用王清任的补阳还五汤；气滞血瘀，治疗当行气与活血同用，可用王清任的血府逐瘀汤。

3）气不摄血

气不摄血，是指气虚不能统摄血液而导致各种出血的病理变化。

一身之气不足，统摄血液的作用减弱，以致血不循经运行，逸出脉外而为出血。

由于脾为生气之源，又主统血，所以气不摄血的病变，主要表现为脾气虚衰，气不摄血的咯血、吐血、紫斑、便血、尿血、崩漏等症，同时兼见面色不华、疲乏倦怠、脉虚无力、舌淡等气虚的表现。

因脾主四肢肌肉，脾气主升，所以脾不统血的病机，易见肌衄（即皮下出血）及便血、尿血、崩漏等下部出血的病证。

气摄血的功能，虽以脾气之统血为主，但亦与其他脏腑之气的盛衰有关。肺气、肝气、肾气以及胃气的亏虚，也可减弱气的统摄功能而发生出血。所以说，气不摄血，是一身之气虚衰而导致的出血，只是主要表现为脾气虚衰而不摄血而已。

4）气随血脱

气随血脱，是指在大量出血的同时，气也随着血液的流失而急剧散脱，从而形成气血并脱的危重病理变化。

导致气随血脱的是各种大失血，如外伤失血，呕血和便血，或妇女崩中，产后大出血等。血为气之载体，血脱则气失去依附，故气亦随之散脱而亡失。

临床表现：常见精神萎靡、眩晕或晕厥、大汗淋漓、四肢不温，或有抽搐，或见口干，脉芤或微细等症。

气随血脱如能及时救治，则可转危为安，继而表现为气血两虚的病理状态。如病情恶化，可出现亡阴亡阳，发展为阴阳离决而死亡。

5）气血两虚

气血两虚，即气虚和血虚同时存在的病理变化。

气血两虚，多因久病消耗，气血两伤所致；或先有失血，气随血耗；或先因气虚，血化障碍而日渐衰少，从而形成气血两虚。

“气主呴之”，“血主濡之”。气血两虚，则脏腑经络、形体官窍失之濡养，各种机能失之推动及调节，故可出现不荣或不用的病证。

临床表现：主要为肌体失养及感觉运动失常的病理征象，如面色淡白或萎黄、少气懒言、疲乏无力、形体瘦怯、心悸失眠、肌肤干燥、肢体麻木，甚至感觉障碍、肢体痿废不用等。

（3）津液与气血关系失调

津液的生成、输布和排泄，依赖于脏腑之气的升降出入运动和气化，而气之循行也以津液为载体，通达上下内外遍布于全身。

津液与血液相互化生，津液的充足，是保持血脉充盈、运行通畅的条件，而血液的充沛和畅行，也是津液充盛和流行的条件。

因此，津液与气血的功能协调，是保证人体生理活动正常的一个重要方面。如果津液与气、血的关系失调，则可出现气津两虚、水停气阻、气随津脱、津枯血燥、津亏血瘀、血瘀水停等病理变化。

1）气津两虚

气津两虚，是指气虚与津液亏虚同时存在的病理变化。

气津两虚的原因和机理主要有：①劳力呼喊，或久咳消耗，以致气与津液两耗伤；②先有津液伤耗，如多汗、腹泻等，继之气随津耗而气津两虚；③先有气虚，以致津液的化生障碍而日渐衰少而成气津两虚。

由于肺主气的生成和津液的输布，所以临床上气津两虚病机主要见于肺脏，主要是肺气和肺津的两虚。

气津两虚的临床表现：既有少气懒言、疲乏无力等肺气虚的征象，又有口鼻干燥、皮肤干燥、咽部干痒、声音嘶哑或干咳无痰的津液亏虚不润的征象。

需要说明，气津两虚，在临床是常见的病机和证。如上街游行呼喊，久之则见气短乏力，口干舌燥，咽部干痒，或声音嘶哑，这就属于气津两虚。小儿感冒后期，干咳不愈，久则伤气，可见少气等症，这也属于气津两虚。我们不能理解的是，某些文献中，把本属于气津两虚的病症，说成是“气阴两虚”。上述属于气津两虚的病症中，本无五心烦热等的阴虚征象，怎能归于阴虚之列？再者，“气阴两虚”本属不合逻辑的悖论，是不存在的。所以上述的“气津两虚”，自然不能归于属于悖论的“气阴两虚”。关于“气阴两虚”这一悖论，在后面的讲述中还要详细解说。

2）水停气阻

水停气阻，是指津液代谢障碍，水湿痰饮停留导致气机阻滞的病理变化。

水湿痰饮停留可导致气机阻滞，而气机阻滞又能加重津液代谢障碍，津液停留而成水湿痰饮。两者互为因果。其临床表现因水液停蓄的部位不同而异。

如水饮阻肺，肺气壅滞，宣降失职，可见胸满咳嗽，喘促不能平卧等症。

如水饮凌心，阻遏心气，可见心悸气短，心痛，并伴有双下肢水肿等症。

如水饮停滞中焦，阻遏脾胃气机，可致清气不升，浊气不降，而见头昏困倦，脘腹胀满，纳化呆滞等症。

如水饮停于四肢，则可使经脉气血阻滞，除见浮肿外，尚可见肢体沉重胀痛等临床表现。

如肝气郁结，气不化津而生痰，痰气结聚于咽部，则为“梅核气”。出现咽部异物感，吐之不出，咽之不下的临床表现。《金匮要略》说：“妇人咽中如炙脔，半夏厚朴汤主之。”

3）气随津脱

气随津脱，是指津液大量丢失，气失其依附而随津液外泄，出现暴脱亡失的病理变化。

气随津脱，多由高热伤津，或大汗伤津，或严重吐泻耗伤津液等所致。《伤寒论·辨阳明病脉证并治》说：“发汗多，若重发汗者，亡其阳。”此即汗出过多，津液外泄，阳气随之亡失的病理变化。《金匮要略心典·痰饮篇》亦指出：“吐下之余，定无完气。”此即说明频繁而大量的呕吐、泄泻，皆可使气随津液的大量耗伤而脱失。

4）津枯血燥

津枯血燥，是指津液亏乏枯竭，导致血中津液枯竭而生风的病理变化。

津液是血液的重要组成部分，津血又同源于后天的水谷精微。若因高热伤津，或烧伤引起津液损耗，或因各种内伤，津液暗耗，均会导致津枯血燥。

临床表现：常见鼻咽干燥、肌肉消瘦、皮肤干燥，或肌肤甲错、皮肤瘙痒或皮屑过多、舌干少津等症。

5）津亏血瘀

津亏血瘀，是指因津液耗损而导致血行瘀滞不畅的病理变化。

津液充足是保持血脉充盈，血行通畅的重要条件。若因高热、烧伤，或吐泻、大汗出等因素，致使津液大量亏耗，则血量减少，血液循行滞涩不畅，从而发生血瘀的病变。《读医随笔·卷三》说："夫血犹舟也，津液水也。""津液为火灼竭，则血行愈滞。"此即说明了热灼津亏导致血瘀的机理。

临床表现：除见原有津液不足的表现外，出现舌质紫绛，或有瘀点、瘀斑，或见瘢疹显露等症。

6）血瘀水停

血瘀水停，是指因血脉瘀阻导致津液输布障碍而水液停聚的病理变化。

血由营气和津液所化生。血中的水液，可渗出脉外而为津液，脉外之津液也可渗入脉中而为血液的组成部分，并使血液环流不息。血瘀则血中的水液也随之环流不利，过多地渗出脉外而为水。另外，血瘀必致气滞，气滞则运行津液不利，也导致津停为水。所以，血瘀常伴水停。

如心气亏虚，运血无力，血脉瘀阻，除见心悸、气喘、口唇爪甲青紫、舌有瘀点或瘀斑，甚则胁下痞块等症外，亦见下肢浮肿。若是心阳虚衰，还伴有两下肢发凉等症。此血瘀水停的病机，常见于慢性心功能衰竭的患者。

6. 精气血津液的失常与阴阳的偏胜偏衰

精气血津液的失常，已如上述。精气血津液的失常与阴阳的偏胜偏衰之间是何种关系呢？

这部分内容，虽然教材上没有写，但在临床过程中又经常用到，所以，我们今天把它补上，并作简要分析。

我们把精气血津液的失常与阴阳的偏胜偏衰之间进行比较和分析，可发现它们之间有以下的关系。

（1）精气血津液的失常与阴阳的偏胜偏衰之间是并列关系

虽然精血津液与气比较，精血津液属阴而气属阳，但我们发现：精血津液的不足，不是阴虚；气的不足，也不是阳虚。精血津液的过多，不是阴盛；气的过多，也不是阳盛。这是为什么？

这是由于我们讲的阴阳的偏胜偏衰，都与寒热病证和动静失常的病证相关，都是寒热病证和动静失常病证的病机，而精血津液的不足或过多，都与寒热病证和动静失常病证无关。

因此，我们可以说，精气血津液的失常与阴阳的偏胜偏衰病机之间是并列关系，而不是相互包容的关系。

精气血津液的失常病机中的精虚、精失、精瘀、血虚、出血、血瘀、津液不足、痰饮水湿、气虚、气滞、气逆、气陷、气闭、气脱等，与阴阳偏胜偏衰病机中的阳盛、阴盛、阳虚、阴虚等，都是内涵相对独立的概念，不可相互包含。

这里我要再次强调：

精虚、血虚、津液不足，不等于阴虚；气虚，也不等于阳虚。

精瘀、血瘀、痰饮水湿，不等于阴盛；气滞、气逆，也不等于阳盛。

（2）精血津液的失常与阴阳的偏胜偏衰病机同时并存

精血津液的失常与阴阳的偏胜偏衰病机之间是并列关系，有时还有因果关系。所以，精血津液的失常病机中的精虚、精失、精瘀、血虚、出血、血瘀、津液不足、痰饮水湿等，与阴阳偏胜偏衰病机中的阳盛、阴盛、阳虚、阴虚等，可同时出现。临床常见的有：

1）阳精两虚

阳精两虚，即阳虚与精虚同时出现的一种病理变化。

阳气不足，不能化生精而致精虚，或因精虚而不能化生气而致气中的阳气部分不足，从而形成阳精两虚的病机。

此病机主要出现在肾脏，即出现肾阳与肾精两虚。临床可见腰酸腿凉，精冷不育等症。治疗当用温阳加补精。

2）阴虚精失

阴虚精失，即阴虚与精失同时出现的一种病理变化。

阴气不足，阳气相对偏亢，宁静敛藏作用减退，以致精液易外泄而失。

临床常见五心烦热，失眠多梦，遗精，或早泄等症。治疗当滋阴以敛精，可用知柏地黄汤等方。

3）阳虚精瘀

阳虚精瘀，即阳气虚而致精液排泄不畅的一种病理变化。

阳气虚衰，温煦、推动作用减退，精道挛缩，以致精液郁滞而排泄不畅。

临床常见阴囊及腹股沟处重坠，发凉，疼痛，精冷等症。治疗当温阳以疏通精道。

4）阳血两虚

阳血两虚，即阳虚与血虚同时并存的一种病理变化。

阳气虚衰，温煦、推动作用减退，不得化血生血，或血虚不得生气，阳气部分随之虚衰，因而出现阳虚与血虚同时并存的病机。

临床表现：既可见阳虚不温的病理征象，又可见血虚不养的病理征象。治疗应补阳与补血同时并用。

5）阴血两虚

阴血两虚，即阴虚与血虚同时并存的一种病理变化。

阴气不足，阳气相对偏亢，宁静敛藏作用减退，虚热内生，临床出现五心烦热、失眠多梦、心悸易惊等征象；血虚不养，心神不安，或血海空虚不充，临床可见面色萎黄、月经量少、心悸多梦等症。治疗当滋阴与补血同时并用。

6）阳虚血瘀

阳虚血瘀，即阳气虚而致血液运行不畅的一种病理变化。

阳气虚衰，温煦、推动作用减退，寒从内生，脉道挛缩，以致血液运行不畅而见血瘀，久之可致瘀血内生。

由于心主血脉，所以此病机主要见于心阳虚衰而致的心血瘀阻。

临床可见心阳虚衰的病理征象，如畏寒、四肢发凉、心跳缓慢而弱等，又可见心血瘀阻的征象，如心前区微微作痛等。治疗当温阳与活血同时并用。

7）阴虚血瘀

阴虚血瘀，是指阴虚与血瘀同时并存的一种病理变化。

阴气虚衰，阳气偏亢，血脉失去柔和之性，出现硬化，以致血液运行不畅而瘀。

临床可见五心烦热、脉细数等阴虚征象，同时有心前区微微作痛或胸闷的心血瘀阻的征象。

阴虚血瘀，是老年人心血管病中常见的一种病机。治疗时当滋阴与活血并用。

8）阴津两虚

阴津两虚，是指阴虚与津液不足同时并存的一种病理变化。

多见于热性病的后期，由于热盛，大量耗伤阴气和津液，热退后，阴气与津液未复，所以出现阴气与津液同时耗伤的病理变化。

临床常见：口舌干燥、皮肤干燥、大便干燥、小便短少等津液不足的病理征象，同时又见五心烦热、舌红少苔等的阴虚的病理征象。治疗当滋阴加补充津液。我们再强调一次，阴虚是阴气虚衰，与津液不足是内涵不同的概念。

9）阳虚津停

阳虚津停，是指阳气虚衰与津液停聚同时并存的一种病理变化。

阳气虚衰，温煦、推动作用减退，内寒产生，以致津液不能正常输布代谢，从而停聚为痰饮水湿等病理产物。

临床可见：四肢发凉等阳虚的病理征象，同时又有下肢水肿等病变。治疗当温阳利水，方用真武汤等。

10）阴虚津停

阴虚津停，是指阴气虚衰与津液停聚为水同时并存的一种病理变化。

阴气虚衰，阳气相对偏亢，常见烦躁、手足心热等征象，同时又有津液停聚而为水肿的病变，出现阴虚与津停为水同时并存的病机。治疗当滋阴利水，方用猪苓汤等。

临床所见，阴虚津停，是尿毒症中较为常见的一种病机。

（3）气虚与阴虚、阳虚的关系

虽然精血津液的不足与阴虚、阳虚，可以组成阳精两虚、阴血两虚、阴津两虚等，但气虚不能与阴虚、阳虚构成气阴两虚、气阳两虚。

阴气与阳气都是一身之气的组成部分，阴虚是指气中的阴气部分的不足，阳虚是指气中的阳气部分的不足。气的一部分的不足，是不能与气的整体的不足构成两虚的，因为这不符合逻辑。因此，阴虚或阳虚，是不能与气虚构成气阴两虚或气阳两虚的。气阴两虚、气阳两虚，是不合逻辑的悖论。

我查阅了1000多部中医古代文献，只检出了4条“气阴两虚”，这在中医理论体系中几乎可以忽略不计。因此，我可以说，古代中医是不用“气阴两虚”或“气阳两虚”这类词汇来表述病机和证候的。

或有人说，既然没有“气阴两虚”或“气阳两虚”的说法，那么生脉散与参附汤的适应证是什么呢？就临床应用来看，所谓适用于“气阴两虚”的代表方生脉散，应该是适用于阴虚日久而出现以阴虚为主的阴阳两虚证并兼有明显气虚征象者，或即将出现阴脱（亡阴）之时；所谓适用于“气阳两虚”的代表方参附汤，实际上适用于阳虚日久而出现的以阳虚为主的阴阳两虚证并兼有明显气虚征象者，或即将出现阳脱（亡阳）之时。（图8-13，图8-14）

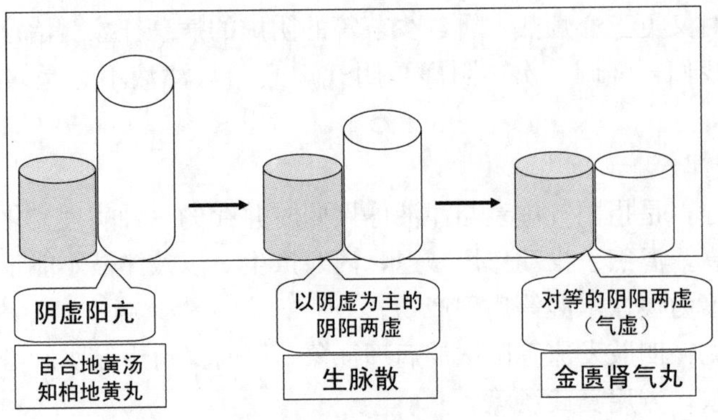

图 8-13　阴虚、阴阳两虚、气虚的演化和代表方

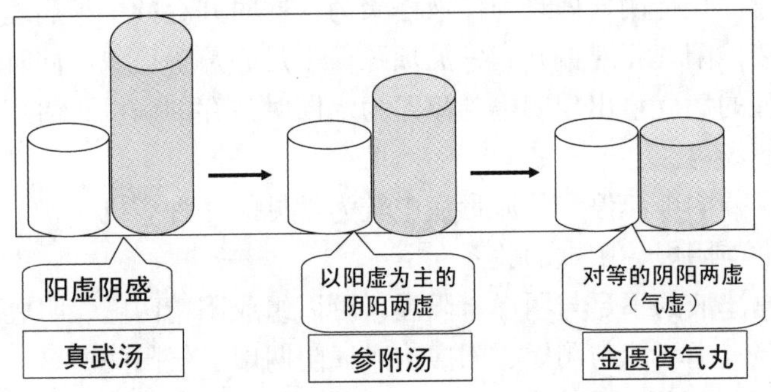

图 8-14　阳虚、阴阳两虚、气虚的演化和代表方

四、内生“五邪”

内生“五邪”，是指在疾病过程中，机体自身的脏腑精气阴阳的失常而引起的化风、化寒、化湿、化燥、化火的病理变化。

因病起于内，又与风、寒、湿、燥、火等外邪所致病证的临床征象类似，故分别称为“内风”、“内寒”、“内湿”、“内燥”和“内火”，统称为内生“五邪”。内生“五邪”并不是致病因素，而是由于脏腑精气阴阳的失常所引起的综合性病机变化。

内生“五邪”与外感六淫有一定区别：内生“五邪”属内伤病的病机，由内在的脏腑精气阴阳的失常而产生；外感六淫属于外感病的病因，属于存在于自然界的六种侵入致病的病邪。

内生“五邪”病机，主要包括风气内动、寒从中生、湿浊内生、津伤化燥、火热内生等五类，并分别与肝、肾、脾、肺、心的精气阴阳的失常密切相关。

1. 风气内动

风气内动，即“内风”，是与外风相对，主要是指体内阳气亢逆而致风动的病理变化。

风气内动，与肝的精气阴阳失调密切相关，故又称“肝风内动”或“肝风”。《素问・至真要大论》说：“诸风掉眩，皆属于肝。”

风气内动的病机特点是：阳气亢逆变动。也就是说，机体的阳气亢盛，或阴虚不能制阳，阳气升发而无制，上逆变动而化为风。叶天士的《临证指南医案》就曾指出：“内风乃身中阳气之变动。”

风气内动的临床表现特点：主要是出现动摇、眩晕、抽搐、震颤等类似风动的病理征象。《素问・至真要大论》曾说：“诸暴强直，皆属于风。”

风气内动的病机，主要有：肝阳化风、热极生风、阴虚风动、血虚生风等。下面分别讲述。

（1）肝阳化风

肝阳化风，是指肝阳偏亢，或肝肾阴亏，阴不制阳，以致肝阳亢逆无制而动风的病理变化。

肝阳化风，多由于情志所伤，肝郁化火；或年老肝肾阴亏，肝阳偏亢；或操劳过度，耗伤肝肾之阴，导致阴虚阳亢。亢阳无制，则变生内风。

临床表现：轻者可见筋惕肉瞤、肢麻震颤、眩晕欲仆，或见口眼㖞斜、半身不遂。重者则因血随气升而发猝然仆倒，或为闭证，或为厥证。

（2）热极生风

热极生风，又称热甚动风，是指邪热炽盛，燔灼津液，劫伤肝阴，筋脉失养而动风的病理变化。

热极生风，多见于热性病的极期，由于火热亢盛，煎灼津液，致使筋脉失养，动而生风。

临床表现：在高热不退基础上出现痉厥、抽搐、鼻翼煽动、目睛上吊、神昏谵语等症。

（3）阴虚风动

阴虚风动，是指阴气衰竭，宁静、抑制功能减退而动风的病理变化。

阴虚风动，多见于热病后期，或由于久病耗伤，阴气和津液大量亏损，阴虚则阳亢，抑制能力减弱，加之筋脉失之滋润，故变生内风。

临床表现：可见筋挛肉瞤、手足蠕动等动风症状，并见低热起伏、舌光红少苔、脉细如丝等阴气衰少的征象。

（4）血虚生风

血虚生风，是血液虚少，筋脉失养而动风的病理变化。

血虚生风，多由于生血不足或失血过多，或久病耗伤营血，肝血不足，筋脉失养，或血不荣络，以致虚风内动。

临床表现：可见肢体麻木不仁，筋肉跳动，甚则手足拘挛不伸等症。

内风病机，除上述四种之外，尚有血燥生风。

血燥生风，指血虚津亏，失润化燥，肌肤失于濡养而生风的病理变化。

血燥生风，多由久病伤阴耗血，或年老精亏血少，或长期营养缺乏，生血不足，或瘀血内结，新血生化障碍等原因，导致局部或全身肌肤失于濡养，经脉气血失于和调，血燥而化风。

临床表现：可见皮肤干燥或肌肤甲错，并有皮肤瘙痒或落屑等症状。

需要说明：血燥生风，与血虚生风的病理征象不同：前者的“内风”特征是皮肤干燥瘙痒，不属于“动风”的征象；后者的“内风”特征是筋肉跳动、麻木拘挛，属于“动风”征象。因此，若将“内风”定义为“动风”，那么血燥生风就有可能排除在“内风”之外。

“内风”与“外风”的区别：“内风”主要由体内的阳气亢逆变动而生，临床常见的“内风”病变，主要有“中风”，包括脑血管痉挛、脑出血、脑血栓、脑栓塞等。“外风”则是外在风邪侵入而生。风邪侵入引起的“外风”病变，主要有伤风感冒、风疹（荨麻疹）、风痹（风湿性关节炎）、头风（头疼）、掉线风（周围性面神经麻痹）等。

现在中医认为，“内风”与“外风”是有严格区别的，将内风主要划定为与中枢神经损伤有关的出现抽搐、拘挛、震颤、眩晕等征象的“中风”、“惊厥”等范围。但在《内经》时代，“内风”与“外风”的区分并不明显。

由于肝位于东方，通于春季，与风有关，因而认为不仅“内风”与肝有关，“外风”也与肝有关，所谓“风客淫气，精乃亡，邪伤肝也”。治疗“内风”和“外风”病症，都要“调肝”。以调肝之精气阴阳以治疗“内风”病症，我们都能理解，因现在也还是这样治疗的；但若以调肝治疗“外风”病症，我们则难以理解。

这里我给各位提示一下，看看能否找到理解的门路。我们治疗伤风感冒或荨麻疹，一般都要用辛味药发散解表，而疏肝理气的药物，也多是辛味药，所谓“肝苦急，急食辛以散之”。某些辛味药物，既能发散以解表祛风，又能升散以疏肝理气。当然，我们治疗外风病症，主要用疏风解表的辛味药，而治疗内风病症，则要辛散与酸敛搭配应用，还要根据情况加用重镇、泻火的药物。提示到这里，我们对《内经》的“风与肝相关”的说法，就或许有了一点认知。

2. 寒从中生

寒从中生，又称“内寒”，是指机体阳气虚衰，虚寒内生，寒气弥漫的病理变化。

寒从中生，是因先天禀赋不足，阳气素虚；或久病伤阳，或外感寒邪，或过食生冷，损伤阳气，以致阳气虚衰。阳气虚衰，温煦失职，不能制阴祛寒，故阴寒内盛。

临床表现：可见面色苍白，畏寒喜热，肢末不温，舌质淡胖，苔白滑润，脉沉迟弱，或有筋脉拘挛，肢节痹痛等症。

内寒的病机，主要与肾阳虚衰有关。肾阳为一身阳气之根，能资助全身各脏腑之阳气，因而能温煦全身脏腑形体。若肾阳虚衰，则温煦失职，最易出现内寒征象。故《素问·至真要大论》说：“诸寒收引，皆属于肾。”

阳气虚衰，蒸化水液和输布水液的作用减退，并生内寒以凝滞水液，故引起水液代谢障碍，输布不畅，导致痰饮水湿等病理产物的积聚或停滞。故《素问·至真要大论》说：“诸病水液，澄澈清冷，皆属于寒。”临床多见：尿频清长，涕唾痰涎稀薄清冷，或大便泄泻，或水肿等。

阳气虚衰，不能温煦血脉，反生内寒以收引血脉，血脉收缩则血流迟缓不畅，重者可致血液停积于血脉和脏腑之中，形成瘀血。临床可见：痛处固定，遇寒加重。

“内寒”与“外寒”的关系：两者之间，不仅有所区别，而且还有联系。

两者之间的区别是：“内寒”是阳虚阴盛之寒从中生，临床特点是虚而有寒，以虚为主；“外寒”是由外感寒邪或恣食生冷所引起，临床特点是以寒为主，也可因寒邪伤阳而兼虚象。

两者之间的联系是：外在寒邪侵犯人体，必然会损伤机体阳气，而最终导致阳虚；而阳气素虚之体，则又因抗御外邪能力低下，易感寒邪而致病。(图 8-15)

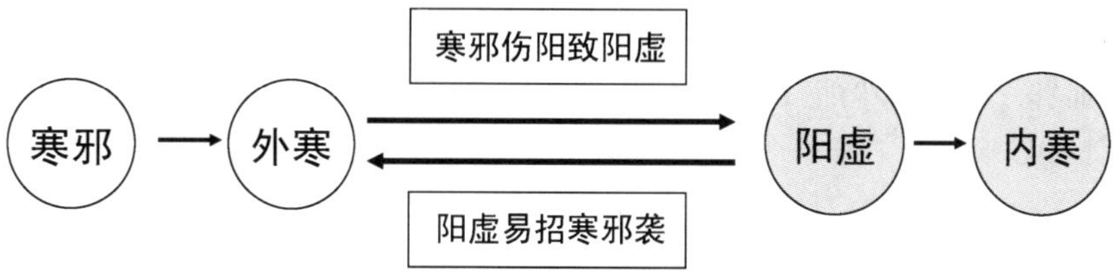

图 8-15　内寒与外寒的关系示意图

3. 湿浊内生

湿浊内生，又称“内湿”，是指体内因水液代谢障碍而出现湿浊停滞蓄积的病理变化。

湿浊的内生，上面已经讲过，与脾、肺、肾、肝、三焦等脏腑的运化输布水液的作用失常有关，但最关键的还是由于脾气的运化水液功能障碍。故湿浊内生，又称之为“脾虚生湿”。

内湿的产生，多因过食肥甘，嗜烟好酒，恣食生冷，内伤脾胃，致使脾失健运，不能为胃行其津液；或喜静少动，素体肥胖，情志抑郁，致气机不利，津液输布障碍，聚而成湿所致。因此，脾气的运化失职是湿浊内生的关键。

湿浊可以聚而为痰，留而为饮，积而成水，变生多种病患。

临床表现：湿性重浊黏滞，多阻遏气机，故其临床表现常可随湿邪阻滞部位的不同而异：

如湿邪留滞经脉之间，则见头重如裹，肢体重着或屈伸不利等症，故《素问·至真要大论》说：“诸痉项强，皆属于湿。”

湿犯上焦，则见头晕目眩，或胸闷咳嗽等症；

湿阻中焦，则见脘腹胀满，食欲不振，口腻或口甜，舌苔厚腻等症；

湿滞下焦，则见腹胀便溏，小便不利等症；

水湿泛溢于皮肤肌腠，则发为水肿。故《素问·六元正纪大论》说：“湿胜则濡泄，甚则水闭胕肿。”

湿浊虽可阻滞于机体上、中、下三焦的任何部位，但仍以湿阻中焦脾胃为多。

“内湿”与“外湿”的关系：外感湿邪的“外湿”与脾气虚所生的“内湿”，既有区别，也有联系。

两者的区别是：内湿是由脾气虚衰而生，外湿是由外在湿邪侵入而成。

两者的联系是：湿邪外袭每易伤脾，脾失健运又滋生内湿。故脾失健运，内湿素盛之体，最易外感湿邪而发病。（图 8-16）

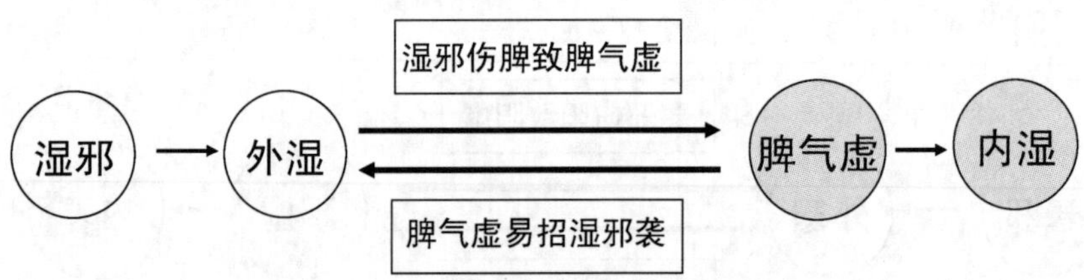

图 8-16　内湿与外湿的关系示意图

4. 津伤化燥

津伤化燥，又称“内燥”，与外燥相对，是指体内津液耗伤或不得布散而生干燥的病理变化。

津伤化燥的原因和机理有二：一是津液耗伤过多，如因久病伤津耗液，或大汗、大吐、大下，或亡血失精导致津液亏少，以及热性病过程中的热盛伤津而致津液耗伤过多，使得津液不足以内溉脏腑，外润腠理孔窍，因而燥由内而生；二是由于气虚，或阳气不足，不能正常地布散津液，以致津液不得滋润脏腑形体官窍，因而生燥。

由于肺主行水，全身之津液都要输送到肺，由肺气的宣发肃降运动来输布，并且肺合皮毛，故肺中的津液不足或不得布散，最易产生内燥。因而津伤化燥的内燥病变，虽可发生于各脏腑，但以肺、胃、大肠为多见。其中，以肺燥最为多见。

临床表现：常见肌肤干燥不泽，起皮脱屑，甚则皲裂，口燥咽干唇焦，舌上无津，甚或干红龟裂，鼻干目涩少泪，爪甲脆折，大便燥结，小便短赤等津液枯涸失润之症。

若是肺燥，还可兼见干咳无痰，甚则咯血；若是胃燥，可兼见食少或饥而不食，舌干红无苔；若系肠燥，则兼见便秘等症。

内燥的治疗，应该针对病机。若是因津液不足而生燥，当补充津液以润燥，也可兼用滋阴药物来润燥；若是因津液不能布散而生燥，则要分析其原因：属于外在寒邪与燥邪相合侵袭而致的，或是阳气不足而致的，或是气郁而致的，都可用辛味药物来治疗。这就是《内经》上说的“辛能润之”之法。

至于肺燥、胃燥、肠燥的治疗，在前面“津液不足”病机中已经讲述，可参见。

“内燥”与“外燥”的关系：“内燥”与“外燥”，既有区别又有联系。

外燥，由燥邪侵入所致，多在秋季，并多易伤肺。内燥则由于全身的津液亏少或津液不得布散所致，可以发生在各脏腑，但以肺、胃、大肠多见，并以肺燥最为常见。但无论外燥还是内燥，都以脏腑形体官窍失于津液的滋润而生干燥为其特征。（图 8-17）

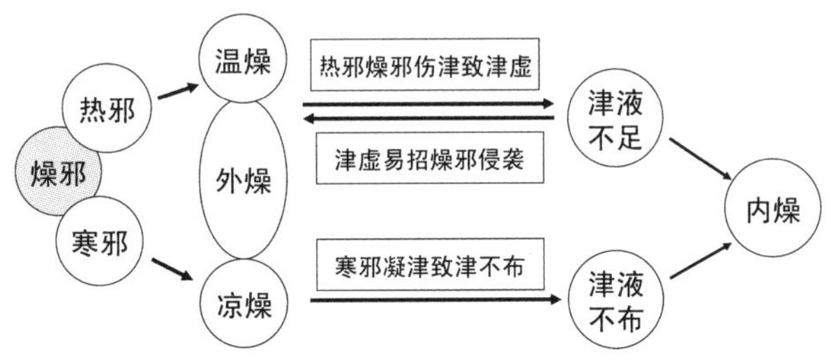

图 8-17　内燥与外燥的关系示意图

5. 火热内生

火热内生，又称“内火”或“内热”，与外火相对，是指机体的阴阳失调而致火热内扰的病理变化。

火热内生有虚实之分，其病机主要有如下几方面。

(1) 阳气过盛化火

人身之阳气，在正常的情况下，有温煦脏腑经络等作用，中医学称之为“少火”。但是在病理情况下，阳气过盛，机能亢奋，必然使营养物质的消耗增加，以致伤阴耗津。此种病理性的阳气过亢则称为“壮火”，所谓“气有余便是火”。

(2) 邪郁化火

邪郁化火，包括两方面的内容：一是外感六淫病邪，在疾病过程中，皆可郁滞而从阳化热化火，如寒郁化热、湿郁化火等。二是体内的病理性代谢产物如痰、瘀血、结石等，以及食积、虫积等，亦能郁而化火。

(3) 五志过极化火

又称为“五志之火”。由于情志刺激，影响了脏腑精气阴阳的协调平衡，造成气机郁结或亢逆。气郁日久则可化热，气逆自可化火，因之火热内生。

(4) 阴虚火旺

此属虚火。多由于阴气大伤，阴虚不能制阳，阳气相对亢盛，阳亢化热化火，虚热虚火内生。

一般说来，阴虚内热多见全身性的虚热征象，如五心烦热、骨蒸潮热、面部烘热、消瘦、盗汗、舌红少苔、脉细数无力等；阴虚火旺，多见集中于机体某一部位的火热征象，如虚火上炎所致的牙痛、齿衄、咽痛、升火颧红等。

“外火”与“内火”的关系：“外火”与“内火”，既有区别也有联系。

两者的区别是：外火，是由外感六淫的火热邪气侵入所致，属外感；内火，是在体内的阴阳失调所生，属内生。

两者的联系是：外在火热邪气侵入，产生外感火热。火热耗伤体内阴气和津液，久之导致阴虚。阴虚则阳气偏亢，虚热虚火内生。内有阴虚火旺，又最易招致外在火热邪气的侵袭。（图 8-18）

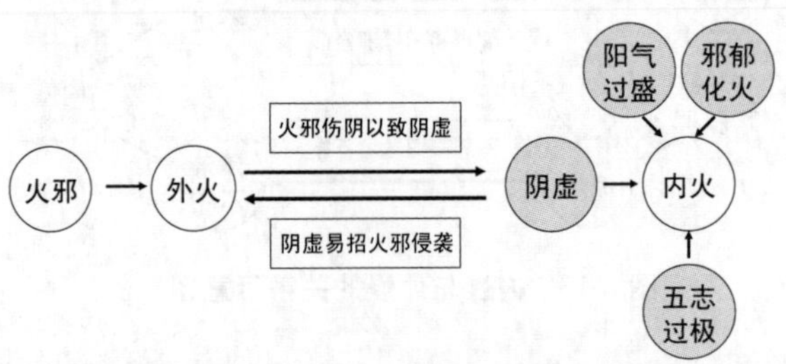

图 8-18　外火与内火的关系示意图

第二节 疾病传变

讲述内容：

1. 疾病传变的形式。
2. 影响疾病传变的因素。

要点和难点：

1. 表里出入。
2. 寒热转化。
3. 虚实转化。

疾病传变，是指疾病在机体脏腑经络形体官窍和精气血津液中的传移和变化。也就是疾病在其发展过程中的不同时间和不同层次上，人体脏腑经络及精气血津液等各种病理改变的复杂联系和变化。

我们研究疾病的传变，就是试图阐明各类疾病在疾病过程中的演变、发展规律。这里主要讲述：疾病传变的形式和影响疾病传变的相关因素等两方面内容。

一、疾病传变的形式

大致说来，疾病传变，不外两种形式：一是病位的传移，二是病性的变化。

1. 病位传变

所谓病位，即是疾病所在的部位。人是一个有机的整体，机体的表里之间、内脏之间，均有经络相互沟通联络，气血津液循环贯通。因此，某一部位的病变，可以向其他部位波及扩展，从而引起该部位发生病变，这就是病位的传变。

常见的病位传变包括：外感病的表里之间的传变和内伤病的内脏之间的传变。

《素问·皮部论》说："百病之始生也，必先于皮毛；邪中之则腠理开，开则入客于络脉；留而不去，传入于经；留而不去，传入于府。"这是指外感邪气由表入里，病位由表传里的传变过程。

《素问·气厥论》说："肾移寒于肝"，"脾移寒于肝"，"胃移热于肝"等，则是脏腑病变相互传变的例子。

一般地说，外感病发于表，其病位主要是自表入里、由浅而深或向相反方向传变。所以说，外感病的基本传变形式是表里之间的传变。内伤病起于脏腑，发展变化过程是由有病脏器波及影响其他脏器，所以内伤病的基本传变形式是内脏间的传变。

但这也是相对的，如外感病由表入里后，也可引起内脏之间的传变；内伤病亦多有脏腑与经络，内脏与形体之间的表里、浅深的传变。

掌握病位的传变规律，便能把握病势发展趋向，从而抓紧时机进行治疗，以防止疾病的发展，将疾病治愈在初期阶段。《素问·阴阳应象大论》说："邪风之至，疾如风雨，故善治者治皮毛，其次治肌肤，其次治筋脉，其次治六腑，其次治五脏。治五脏者半死半生也。"

（1）表里出入

表与里，是一个相对的概念，所指的病变部位并不是固定的。以整体而言，则病在皮肤、毛窍、肌肉、经络等为外属表，在脏腑、骨髓等组织器官为内属里。如以皮毛与经络相对而言，则皮毛属表，经络属里；以三阴三阳而言，则三阳为表，三阴为里；以脏与腑相对而言，则腑为表，脏为里。

一般来说，邪气旺盛，正气损耗，正气抗御邪气无力，不能阻断病情之发展，则病可由表内传入里。反之，若正气来复而旺盛，邪气见衰，则在内之病可由里出表。故病在表则多浅而轻，病在里则多深而重。因此，表里是区别病位内外和病势深浅的纲领。病在表，多见皮毛、肌腠、经络的病理变化和相应临床表现；病在里，多见脏腑的病理变化和相应的临床表现。

1）表病入里

表病入里，又称表邪入里，是指外邪侵袭人体，首先停留于机体的肌肤卫表层次，而后内传入里，病及脏腑的病理传变过程。常见于外感疾病的初期或中期，是疾病向纵深发展的反映。

表病入里，多由于：①机体正气受损，抗病能力减退，正气不能制止病邪的致病作用，病邪得以向里发展，②或因邪气过盛，或因失治、误治等因素，以致表邪不解，迅速传变入里而成。

如外感风寒证，可出现恶寒、发热、无汗等寒邪在表病变。若在表的风寒之邪不解，可由肌表而内传入里，影响肺、胃，发展为高热、口渴、喘咳、便秘等症，此即由表寒证转化成了里热病变。

病邪由表入里的传变，一般有两种形式：一是按规律而依次相传，这是常见的传变形式；二是“直中”，即表邪不按规律依次相传，而是直接入里侵及内脏，这是比较特殊的传变形式。

《素问·缪刺论》说：“夫邪之客于形也，必先舍于皮毛，留而不去，入舍于孙脉，留而不去，入舍于络脉，留而不去，入舍于经脉，内连五脏，散于肠胃，阴阳俱感，五脏乃伤，此邪之从皮毛而入，极于五脏之次也。”这即是按规律而依次相传的传变形式。

但若正气抗邪无力，病邪长驱直入，则可表现为“直中”的传变形式。如寒邪袭表，卫表不固，亦可从表直接深入脏腑，伤及脾胃，而见腹部冷痛、便泻清稀等症，而无明显先有表证后有里证的过程，称为寒邪直中太阴。这属“直中”的特殊的传变形式。

由上可以看出：病邪依次内传，转化入里，多由于正气渐损，正不胜邪所致。而病邪直中于里，多由于邪气过盛，暴伤正气，正不敌邪而成，或为内外病邪相引所致。

导致表邪入里的因素，主要取决于正邪之间的消长盛衰，并与治疗、护理是否恰当相关。

2）里病出表

里病出表，是指病邪原本位于脏腑等在里层次，而后由于正邪斗争，病邪由里透达于外的病理传变过程。如温热病变，内热炽盛，见高热、烦渴、胸闷、咳逆等症，继则汗出而热邪外解，脉静身凉，症状缓解，属里病出表；伤寒三阴病变转化为三阳病变，也属里病出表。

在里的病邪之所以能够出表，主要取决于人体正气的抗病和祛邪能力。若正能胜邪，祛邪外出，则病由里出表；若正气内溃，病邪继续内陷深入，则里病难以外达。所以，里病出表，多反映邪有出路，病势亦有好转或向愈之机，故其病机发展为顺。反之，病邪内陷，正气日衰，病势恶化，则病机发展为逆。

另外，需要说明的是：人体表里是相对的，而且是多层次的，因而病变在表里出入的传变中，可以有介于表里之间的阶段，即所谓“半表半里”。如伤寒的少阳病机，温病的邪伏募原病机等，都属于半表半里，都出现介于表与里之间的临床征象，其发展趋势是：既可达表，也可入里。

（2）外感病传变

外感病发生于表，然后自表入里，由浅而深传变。因此，外感病基本是表里传变，但内传入里后，也见脏腑之间的传变。不同的外感病，其病位传变的形式又有所区别，主要有六经传变、卫气营血传变和三焦传变。

1）六经传变

六经，本指三阴、三阳六条经脉，但在《伤寒论》中是指伤寒病所在的人体中由表到里的六个部位或层次。所谓六经传变，是指疾病的病位在这三阳三阴六个部位或层次之间的相互转移和变化。

东汉张机的《伤寒杂病论》，在《内经》所论外感热病的传变规律的基础上，创立了“六经传变”理论。六经传变，实际上是对伤寒热病六个不同病位或层次，也就是不同发展阶段的病变规律和本质的概括。

六经由表入里传变的基本形式是：由阳入阴，即先太阳、阳明、少阳，而后太阴，少阴、厥阴的六个层次，说明阳气由盛而衰，疾病由轻到重的发展过程。反之，由阴出阳，则说明正气由衰而盛，疾病由重到轻的好转过程。

若是正气不支，邪气亢盛，也可不经三阳而直接侵犯三阴，称为“直中三阴”，其中以“直中少阴”为多。

2）三焦传变

三焦传变，是指病变部位循上、中、下三焦而发生传移变化。此三焦是人体上、中、下部位的划分，也是诸气与水液上下运行的通路，因而也可作为病位转移的途径。温病的三焦传变，是对温热病三个不同层次或发展阶段的病变规律和本质的阐释，由部位三焦的概念延伸而来。

三焦传变是温病的主要传变形式之一，有顺传和逆传之分：

所谓顺传，是指温热病按上、中、下三焦的次序依次传变。也就是说，温热病邪，自口鼻而入，首先侵犯上焦肺卫。其后病邪深入，则从上焦传入中焦脾胃，再入下焦肝肾。顺传表明，疾病是由浅入深，由轻而重的一般的发展过程。如吴瑭所说：“上焦病不治，则传中焦，胃与脾也；中焦病不治，即传下焦，肝与肾也。始上焦，终下焦。”

所谓逆传，是指温热病不按上、中、下三焦的次序传变。如病邪从肺卫直接传入心包，是从上焦直入下焦，表明病情恶化。如吴瑭所说：“肺病逆传，则为心包。”

疾病之所以顺传和逆传，主要取决于正邪双方力量的对比和病邪的性质。

若疾病好转向愈，病变可由下焦向上焦传变。

3）卫气营血传变

卫气营血传变，是指温热病过程中，病变部位在卫、气、营、血四个层次或阶段的传移变化。卫分是温病的初期阶段，病位在肺卫；气分为温病的中期，病位在胃、肠、脾及肺、胆；营分是温病的严重阶段，病位在心包及心；血分属温病的晚期，病位在肝、肾及心。

卫气营血传变，也有顺传和逆传之分：

顺传，是指温热病按卫、气、营、血的次序传变。也就是从卫分开始，发展传为气分，再入营分，再而血分。这反映病邪由浅入深，病势由轻而重的发展过程。叶桂曾说："卫之后方言气，营之后方言血。"

逆传，是指温热病不按卫、气、营、血的次序传变。如邪入卫分后，不经过气分阶段，而直接深入营分或血分。反映了病变发展迅速，病情恶化危重。所谓"温邪上受，首先犯肺，逆传心包。"

此外，卫气营血传变，还有初起即不见卫分阶段，而径入气分、营分者；亦有卫分证未罢，又兼见气分证而致"卫气同病"者；或气分证尚存，同时出现营分、血分证而成"气营两燔"、"气血两燔"者；更有严重者为邪热充斥表里，遍及内外，出现卫气营血同时累及的局面。

总之，卫气营血病位传变，由于正邪斗争的不同结果，可有多种传变次序。一般由卫分、气分传至营血，病情多由轻变重、由浅入深，病势则趋向恶化；而病变由营血传出气卫，病情由重变轻、由深出浅，病势则趋于好转或向愈。

六经传变、三焦传变及卫气营血传变虽有不同，但也有内在联系。如太阳与上焦和卫分证，阳明与气分和中焦证等，都有某些相似之处，反映外感病的传变规律有其共性。

从上可知，外感病的传变形式，除与正气密切相关外，与病邪的性质种类关系亦大。伤寒多六经传变；温病多卫气营血、三焦传变；而疠气为病，则病邪的性质和种类对传变的影响更大，即不同的疠气，可能有其各自特殊的传变规律。

（3）内伤病传变

内伤病，是内脏遭到某些致病因素的损伤所导致的一类疾病。因此，内伤病的基本病位在脏腑。

人体是以五脏为核心的有机整体，脏腑之间，脏腑与形体官窍之间，在生理上密切相关，在病理上相互影响，因此，内伤病的基本传变形式有二：

一是脏腑之间的传变，包括脏与脏之间的传变，脏与腑之间的传变，腑与腑之间的传变；二是脏腑与形体官窍之间的传变。

1）脏与脏之间传变

脏与脏之间传变，是指病位传变发生于五脏之间。这是内伤病最主要的病位传变形式。

五脏之间通过经络相互联系，在生理机能上密切相关，在病理上相互影响，因而，若某一脏出现病变，常常累及到他脏而发生传变。

例如心与肺、心与脾、心与肝、心与肾之间，其病变都可以相互影响。

心与肺同居上焦胸中，心主血脉，肺主气，而宗气"贯心脉而行呼吸"。所以，疾病在心与肺的两脏之间的传变，主要是心血与肺气病变的相互影响。临床上，心气运血功能失常，可以导致肺气郁滞，宣降失司，而见咳喘不得平卧。肺病日久，吸清呼浊功能异常，气病及血，可致肺气胀满，心血瘀阻，发生心悸、胸闷、口唇爪甲青紫等症。

心与脾之间，主要是心血、心神与脾气运化病变的相互影响；心与肝之间，主要是心血与肝血、心神与肝失疏泄情志病变的相互影响；心与肾之间，主要是心肾水火不济与精神不交等病变的相互影响。于此可知，由于两脏之间生理机能的联系各不相同，所以其病理传变情况也各不一样。

若用五行理论解释五脏之间病变的相互影响，有两套传变模式：一是五行生克关系失常的五脏之间的母子相及和乘侮形式的传变；二是中土不养四方的脾病影响其他四脏的传变和肝肺升降失调及心肾水火不济的传变。请详见"五行学说在中医学中应用"。

2）脏与腑之间传变

脏与腑之间传变，是指病位传变发生于脏与腑之间，或脏病及腑，或腑病及脏。

脏与腑之间传变的具体传变形式，是按脏腑之间表里关系而传变。如《素问·咳论》说："五脏之久咳，乃移于六腑。脾咳不已，则胃受之……肺咳不已，则大肠受之。"这是由于心与小肠、肝与胆、脾与胃、肺与大肠、肾与膀胱等表里相合脏腑之间，有经脉直接属络，从而使病气得以相互移易。

如肺与大肠表里相合，脏腑气化相通，大肠得肺气之肃降而后传导排便。若肺气壅滞于上，肃降失职，则可致大肠腑气不通而发生便秘；而大肠实热，积滞不通，亦反过来影响肺气的肃降，从而发生气逆喘咳。故肺病可传至大肠，大肠病又可累及于肺。

再如心火移热于小肠，与小肠中的水液共同循三焦下注膀胱，可出现尿频、尿急、尿痛、尿赤等征象；小肠有热，循经上熏于心，可见口舌生疮等征象。

再如脾运失职，可影响胃的受纳与和降；食滞于胃，可导致脾失健运。

以上均为脏腑表里相传的疾病传变。

应当指出，脏腑表里相合关系的传变，并不是脏与腑之间病位传变的唯一形式，如肝气横逆犯胃；寒凝肝脉导致小肠气滞等，虽是由脏传腑，但不属于表里相合传变。

3）腑与腑之间传变

腑与腑之间传变，是指病变部位在六腑之间发生传移变化。

六腑生理机能各有不同，但都参与饮食物的受纳、消化、传导和排泄，以及水液的输送与排泄，并始终维持着虚实更替的动态变化。若其中某一腑发生病变，则势必影响及另一腑，导致其机能失常。

如大肠传导失常，腑气不通，下游闭塞，则可导致胃气上逆，出现嗳气、呕恶等症状。

若胃中湿热蕴结，熏蒸于胆，则又可引起“胆热液泄”，而出现口苦、黄疸等症。

可以看出，任何一腑的气滞或气逆，均可破坏六腑整体“实而不能满”、“通而不宜滞”的生理特性，从而使病变部位在六腑中发生相应的传变。

4）形脏内外传变

形脏内外传变，是指病邪通过形体而内传相关之脏腑，以及脏腑病变影响形体。

外感病邪侵袭肌表形体，由经脉传至脏腑，是内伤病发作或加重的重要原因，有关内容已在表里传变和外感病传变中论及。如《素问·咳论》说：“皮毛者，肺之合也；皮毛先受邪气，邪气以从其合也。其寒饮食入胃，从肺脉上至于肺则肺寒，肺寒则外内合邪，因而客之，则为肺咳。”说明了风寒之邪侵袭肌表，客于皮毛，然后内合于肺。至于其内合于肺的机理，则是“外内合邪”。因已有过食寒凉生冷饮食，损伤脾胃阳气，手太阴肺经起于中焦（相当于胃的中脘部），胃寒阳衰，可通过经脉影响于肺，而致肺阳不足，宣发失职，若再有风寒之邪外袭，则因肺阳虚衰，卫外功能减退，因而客肺而发生咳嗽、喘促等病变。

某些形体组织的病变，久则可按五脏所合关系，从病变组织传入于本脏，而发展为内伤病证。如《素问·痹论》说："五脏皆有合，病久而不去者，内舍于其合也。故骨痹不已，复感于邪，内舍于肾；筋痹不已，复感于邪，内舍于肝；脉痹不已，复感于邪，内舍于心；肌痹不已，复感于邪，内舍于脾；皮痹不已，复感于邪，内舍于肺。所谓痹者，各以其时，重感于风寒湿之气也。"

反之，病变可由脏腑传至经脉，亦可反映于体表。如《灵枢·邪客》说："肺心有邪，其气留于两肘。"说明心肺有病亦会通过其所属经脉，并在其循行的形体肌表部位反映出来，而出现胸痛、两臂内痛等症。临床上，五脏病变通过经络影响及五体和官窍，亦是常见现象。

2. 病性转化

疾病过程中，不但有病位的传移，也有病证性质的转化，主要包括寒热的转化与虚实的转化。

（1）寒热转化

寒热转化，是指疾病过程中，病机性质由寒转化为热，或由热转化为寒的病理变化。

寒与热是机体阴阳失调所导致的两种性质相反的病机。病机的寒热属性，既可由邪气亢盛引起的阴阳偏盛所致，也可因机体的阴虚、阳虚而生。寒有实寒与虚寒，而热亦有实热与虚热。即所谓"阳胜则热，阴胜则寒"；"阳虚则寒，阴虚则热"。因此，寒热的转化，实际是由阴阳的消长和转化所致，也必然要涉及到虚实的转化，出现寒热虚实错综复杂的病机转化。

1）由寒化热

由寒化热，是指病证的性质本来属寒，继而又转变成热性的病理变化。

由寒化热主要有以下两种形式：

一是实寒证转为实热证，以寒邪化热入里为常见。如太阳表寒证，疾病初起恶寒重，发热轻，脉浮紧，以后继则出现阳明里热证，而见壮热，不恶寒反恶热，心烦口渴，脉数。另外，阴邪内聚，也可从热而化，转化为实热证。如哮喘病开始不发热，咳嗽，痰稀而白；继则转见发热，咳嗽，胸痛，痰黄而黏稠，即表示病性已由寒而化热。

二是虚寒证转化为虚热证。这是基于"阳损及阴"的道理，在阴阳互损病机中已有论及。

至于实寒证转化为虚热证，因为寒邪难以直接伤阴，则少有直接转化者。但若实寒证化热，日久亦可伤阴而转化为虚热证。

虚寒证转化为实热证，临床亦有所见，可因重感于邪、邪郁化热、过用辛热药物等因素所致。

2）由热转寒

由热转寒，是指病证的性质本来属热，继而转变成为寒性的病理变化。

由热转寒，主要有以下三种形式：

一是实热证转化为虚寒证，一般因伤阳所致。如外感高热患者，由于大汗不止，阳从汗脱；或因吐泻过度，阳随津脱，病机就由实热转为虚寒的亡阳危证，出现冷汗淋漓、体温骤降、四肢厥冷、面色苍白、脉细微欲绝等症。又如内伤便血患者，初起便血鲜红，肛门灼热，口干舌燥，大便秘结或不爽。若日久不愈，血去正伤，阳气虚衰，继则转见血色紫暗或色淡，脘腹隐痛，痛时喜按喜温，并见畏寒肢冷，大便清薄，则表明其病性已由热而转寒。

二是实热证转化为实寒证。比如风湿热邪痹阻肢体关节的热痹证，或因治疗用药，或素体阳虚，可热去而从寒化为风寒湿邪痹阻的寒痹证。

三是虚热证转化为虚寒证，机理为“阴损及阳”，见阴阳互损病机。

至于虚热证转化为实寒证，则较为少见。但若虚热证转化为虚寒证，因阴邪内聚，或感受寒邪，亦可发展为实寒证。

总之，寒热的转化伴随着阴阳的消长和转化，以及邪正盛衰的变化。各种转化形式皆可发生，但有明显的多寡主次差别。至于转化的机理，亦是多种多样，其中病邪的“从化”有重要作用。所谓“从化”，又称从类化，是指病邪侵入机体，能随人之体质差异、邪气侵犯部位，以及时间变化等各种条件变化而发生性质的改变，形成与原来病邪性质不同而与机体的素质一致的病理反映。

综上所述，寒热病性转化的一般规律可概括为：阳盛阴虚体质，易热化；阴盛阳虚体质，则易寒化。受邪脏腑经络属阳者，多从阳而化热；受邪脏腑经络属阴者，多从阴而化寒。误治伤阳，则从寒化；误治伤阴，则从热化。但是，上述病性转化之发生，有突变，亦有渐变。一般来说，外感病的病性转化较为迅速，内伤杂病的病性转化则一般较为缓慢。

（2）虚实转化

邪正盛衰决定疾病的虚实。在疾病过程中，当正邪双方力量对比发生变化，并达到主要与次要矛盾方面互易其主次位置的程度时，则疾病的虚实性质就会发生转变，或由实而转虚，或因虚而致实。

1）由实转虚

由实转虚，是指疾病或病证本来是以邪气盛为矛盾主要方面的实性病变，继而转化为以正气虚损为矛盾主要方面的虚性病变。

由实转虚的机理，主要在于邪气过于强盛，正不敌邪，正气耗损所致。此外，因失治、误治等原因，致使病程迁延，虽邪气渐去，然正气已伤，则亦可由实转虚。

例如：外感暑热病邪，可因迫津外泄而大汗，气随津泄而脱失，病从暑热内盛证较快地转为实热兼津亏阴虚证，进而发展为阴虚证，再进展为亡阴证，临床出现面色淡白、精神萎靡、汗出肢温、口渴喜饮、脉细而数等症。若阳气随亡阴而亡失，则会出现冷汗淋漓、四肢发凉、脉微欲绝等亡阳的征象。

再如，肝火上炎的眩晕，日久则火盛伤阴而发展为肝肾阴虚的病变。

2）因虚致实

因虚致实，是指病证本来是以正气亏损为矛盾主要方面的虚性病变，转变为邪气盛较突出的病变。

因虚致实的机理，多由于脏腑之气虚衰，各种机能减退，气化不行，以致全身气血津液等代谢障碍，从而产生气滞、水饮、痰浊、瘀血等病理变化；或因正虚病证，复感外邪，邪盛则实。

例如：心肾阳气亏虚的心悸气喘，可因病情突然变化而发生水饮泛溢，上凌心肺，肺气闭塞，出现怔忡不宁、端坐喘息、胸中憋闷欲死的危急征象。

再如肺肾两虚的哮证，肺卫不固，复感风寒，哮喘复发，而见寒邪束表、痰涎壅肺的实证。

因虚致实的转变，正虚方面仍然存在，只不过实性病机占突出地位而已。

由上可知，无论外感或内伤病证，虚实的转化都有突变和渐变的形式，而以渐变为多。相对而论，外感病的虚实转化较快。在虚实的转化过程中，更多的情况是虚实皆有的虚实错杂证。

另外，由实转虚、因虚致实，二者互为转化，因果往复，正气日衰，邪气益盛，形成恶性循环，是许多慢性病证迁延发展乃至发生危重证候，以至死亡的重要原因。

二、影响疾病传变的因素

在决定并影响疾病传变的各种因素中，邪正斗争及其盛衰变化起着决定性的作用。因此，影响疾病传变的因素不外正邪两个方面。其中决定正气强弱的主要因素是体质，而地域因素、气候因素和生活因素等则影响正邪两个方面。现分述如下。

1. 体质因素

体质，主要从两方面对疾病的传变发生作用：

（1）影响疾病传变的迟速

体质在较大程度上影响正气之强弱，从而影响发病与传变的迟速。一般说来，素体盛者，一般不易感受病邪，一旦感邪则发病急速，但传变较少，病程亦较短暂；素体虚者，则易于感邪，且易深入，病势较缓，病程缠绵而多传变。

（2）决定病邪的从化

体质在邪正相争过程中，对病邪的“从化”具有重要的决定作用。一般而论，素体阳盛者，则邪多从火化，疾病多向阳热实证演变；素体阴盛者，则邪多从寒化，疾病多向实寒或虚寒等证演变。

例如，同为湿邪，阳盛之体得之，则湿从阳而化热，形成“湿热”；若阴盛之体得之，则湿从阴而寒化，成为“寒湿”。

导致病邪从化的原因，主要在于人体的体质差别。因机体对病邪的反应性各不相同，其病理从化也不一致。如清代章楠的《医门棒喝》曾说：“六气之邪，有阴阳不同，其伤人也，又随人身之阴阳强弱变化而为病。”《医宗金鉴》也说：“六气之邪，感人虽同，人受之而生病各异者，何也？盖以人之形有厚薄，气有盛衰，脏有寒热，所受之邪，每从其人之脏气而化，故生病各异也。是以或从虚化，或从实化，或从寒化，或从热化。”

关于体质与病邪从化的关系，体质学说中也有论述，当参见之。

2. 病邪因素

病邪是影响疾病传变的重要因素。主要体现在以下两个方面：

（1）邪气的性质和轻重与疾病传变的迟速直接相关。

一般说来，邪气的性质决定着疾病传变的迟速。例如：外感六淫病邪中，一般阳邪传变较快，特别是火邪、风邪、暑邪传变快；阴邪传变较慢，特别是湿邪黏滞而较少传变。疠气则传变急速。湿、痰、水饮及瘀血内生，传变一般迟于外邪。

另外，邪气的轻重与疾病传变的迟速直接相关。一般说来，邪盛则传变较快，邪微则传变缓慢。

(2) 病邪的不同，影响着病位传变的路径。

不同的病邪，伤人的途径不同，病位传变的路径亦有较大的差异。例如，外感病因以表里传变为主，伤寒多六经传变，而温病多卫气营血、三焦传变。内伤病因主要是脏腑传变，亦可表里相及。疠气致病力强，则各有相对特殊的传变途径。外伤对疾病的传变也有重要影响。

3. 地域因素和气候因素

地理环境与时令气候之间密切相关，并共同作用于人体及病邪双方，而对疾病的传变发生影响。

一般来说，地域因素的长期作用，形成不同地理环境人群的体质特征和疾病谱的差异，同时也影响疾病的传变。例如，居处高燥地域的人群，感邪后较易化热、化燥，伤阴耗津；而居处卑湿之地者，病变较易化湿，伤气伤阳。

时令气候对疾病的影响颇大，其中包括对疾病传变的影响。例如，在冬春寒冷季节，寒哮一证，容易出现外寒入里引动内饮而发病，发生表里的传变；阳盛之体，则可因寒邪外束腠理，阳气不得发越而暴亢，乃至化火生风，发生厥仆之变。

4. 生活因素

生活因素，主要包括情志、饮食、劳逸等，一般是通过对正气发生作用而影响疾病的传变进程。

概而言之，良好的心情，合理的饮食，劳逸得当，可让疾病趋向好转而康复。相反，恶劣的心境，饮食不当，以及劳逸失度，则可致疾病发展生变。

分而言之，情志因素对七情内伤所致疾病的影响最大，并通过干扰气机，影响精气阴阳而对疾病传变发生作用。如狂证患者，可因情志刺激，导致气郁化火，挟痰上蒙心窍，使病情加重或引起复发；肾气本亏的患者，可因惊恐重伤精气而发生阳痿等病变。

饮食对脾胃、胆、大小肠病证的影响尤为密切，并且通过对水谷运化、气血生化的影响而对疾病传变发生作用。如胃脘痛患者，可因饮食不节而损伤血络，发生便血或吐血之变；某些痹证患者，则可因饮食不当而湿热下注，引发踝膝等关节灼热肿痛。

过劳耗伤人体正气而影响外感和内伤疾病的传变，临床上甚为常见；过逸则致气虚运行不畅、气化衰弱而影响疾病传变。

此外，正确的治疗、护理，则可及时阻断、中止疾病的发展和传变，或使疾病转危为安，以至痊愈。反之，若用药不当，或失治、误治，护理不当则可损伤人体正气，并助长邪气，以至变证迭起，坏证丛生，预后不良。

第九章 防治原则

防治原则，是预防疾病和治疗疾病所遵循的基本原则，分为预防疾病的原则和治疗疾病的原则两个方面讲述。

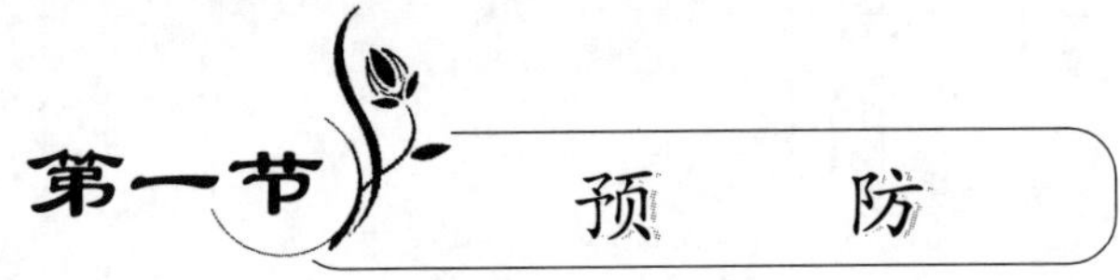

第一节 预 防

讲述内容：

1. 预防与养生的概念。
2. 预防原则—治未病。

要点和难点：

1. 养生的概念和意义。
2. 治未病的内涵。

本节讲述防治原则中的预防原则，我们主要讲述有关预防的几个问题。

一、预防与养生的概念及关系

1. 预防的概念

预防，就是采取一定的措施，防止疾病的发生与发展。

中医学历来注重预防，早在《内经》就提出了“治未病”的预防思想。《素问·四气调神大论》指出：“圣人不治已病治未病，不治已乱治未乱……夫病已成而后药之，乱已成而后治之，譬犹渴而穿井，斗而铸锥，不亦晚乎。”

预防，对于健康人来说，可增强体质，预防疾病的发生；对于病者而言，可防止疾病的发展与传变。

2. 养生的概念

养生，古称“摄生”、“道生”、“保生”，即调摄保养自身生命的意思。

养生的意义有二：一是强身防病，即通过各种调摄保养，增强自身的体质，增加正气，从而提高对外界环境的适应能力和抗御病邪的能力，减少或避免疾病的发生；二是延年益寿，即通过调摄保养，使自身体内脏腑精气阴阳维持协调平衡，精气神处于一个最佳状态，从而延缓衰老进程。因此，养生对于强身、防病、益寿均有着十分重要的意义。

3. 养生与预防的关系

养生是中医预防医学体系的重要组成部分。养生与预防，两者在理论上常相互交融，在使用上常互为补充，相互为用。但养生的目的，一是延寿，二是防病；而预防的目的，仅是防病。两者的目的性尚有一些不同。

二、预防原则——治未病

预防原则，即中医学倡导的治未病思想，包括未病先防和既病防变两个方面。

1. 未病先防

未病先防，是指在未病之前，采取各种措施，做好预防工作，以防止疾病的发生。

疾病的发生，主要关系到邪正盛衰。正气不足是疾病发生的内在因素，邪气是发病的重要条件。因此，未病先防，就必须从增强人体正气和防止病邪侵害两方面入手。

（1）养生以增强正气

养生，主要是未病时的一种自身预防保健活动。从预防的角度看，可增强自身的体质，提高人体的正气，从而增强机体的抗病能力。

《素问·上古天真论》对养生基本原则和措施的精辟论述："上古之人，其知道者，法于阴阳，和于术数，食饮有节，起居有常，不妄作劳，故能形与神俱，而尽终其天年，度百岁乃去。"

依据《内经》所言，加之后世的养生经验的积累，概括出的养生的基本原则和措施主要有：顺应自然，因人而异，养性调神，护肾保精，体魄锻炼，调摄饮食，针灸、推拿、药物调养等。

1）顺应自然

《灵枢·邪客》说："人与天地相应。"这是说人体的生理活动与自然界的变化规律是相通应的。养生的基本原则之一，就是要顺应自然界的变化规律来保养生命，使人体的生命活动与自然界的变化规律相一致，相恰和。

人体自身虽具有适应能力，但人们要了解和掌握自然变化规律，主动地采取养生措施以适应其变化，这样才能使各种生理活动与自然界的节律相应而协调有序，保持健康，增强正气，避免邪气的侵害，从而预防疾病的发生。如《素问·四气调神大论》所说："春夏养阳，秋冬养阴，以从其根。"这里的"从其根"，就是遵循四时气候变化的规律。中医学倡导的顺应四时的衣着，顺应四时的饮食调配，顺应四时的起居动静等，均是"从其根"的体现。

2）因人而异

这一条教材上没有写，是依据目前的养生实际情况而加上的。

所谓因人而异来养生，就是依据个人的体质类型来选择适宜的措施来保养生命。每个人都有自己独有的体质特点，如有的人属阳虚体质，有的人属阴虚体质，有的人属气郁体质，有的人属血瘀体质，有的人属湿热体质，有的人属痰湿体质，有的属过敏体质，如果都用一种相同的养生措施是不可行的，必须根据个人的体质特征选择合适的调养措施。

例如，阳虚体质者与阴虚体质者，在一年四季的养生中所采用的措施是不同的。阳虚体质者在秋冬季节应特别注意保暖，宜用温性饮食，补充阳气，忌用寒凉性饮食；而阴虚体质者在春夏季节应特别注意保养阴气，宜用凉性饮食，忌用温热性饮食。

3）养性调神

调神，或曰养性，是养生的一个重要方面。《素问·上古天真论》说："恬惔虚无，真气从之，精神内守，病安从来。"即言心的生理特征是喜宁静，心静则神安，神安则体内真气和顺，就不会生病。传统气功中的炼意调神内容，即含此原理。除此之外，通过养性调神，还可改善气质，优化性格，增强自身的心理调摄能力，起到预防疾病，健康长寿的功用。

要做好养性调神，一是要注意避免来自内外环境的不良刺激，二是要提高人体自身心理的调摄能力。

4）护肾保精

中医历来强调肾精对人体生命活动的重要性，因精能化气，气能生神，神能御气、御形，故精是形气神的基础。因精主要藏于肾，故护肾保精是养生的重要措施。《金匮要略·脏腑经络先后病脉证》谈到养生时说"房室勿令竭乏"，即是说性生活要有节制，不可纵欲无度以耗竭其精。男女间正常的性生活，是生理所需，对身体是无害的。若性生活得不到满足，每易形成气机郁滞之证。但性生活要消耗肾精肾气，而肾精肾气，关系到人体的生长、发育、生殖等机能及机体阴阳平衡的调节。性生活过度，必致肾精肾气亏损而使人易于衰老或患病，故中医学将房劳过度看作是疾病的主要病因之一。护肾保精之法除房室有节外，尚有运动保健、按摩固肾、食疗保肾、针灸药物调治等，从而使人体精充气足、形健神旺，达到预防疾病、健康长寿的目的。

5）体魄锻炼

古人养生，注重“形神合一”、“形动神静”。“形动”，即加强形体的锻炼。《吕氏春秋·达郁》以“流水不腐，户枢不蠹，动也”为例，阐释了“形气亦然，形不动则精不流，精不流则气郁”的道理。中医学将此理引入养生保健之中，认为锻炼形体可以促进气血流畅，使人体肌肉筋骨强健，脏腑机能旺盛，并可借形动以济神静，从而使身体健康，益寿延年，同时也能预防疾病。传统的健身术如太极拳、易筋经、八段锦以及一些偏于健身的武术等，即具此特色。

形体锻炼的要点有三：一是运动量要适度，要因人而宜，做到“形劳而不倦”；二是要循序渐进，运动量由小到大；三是要持之以恒，方能收效。

6）调摄饮食

调摄饮食主要包括两个方面：

一是注意饮食宜忌。

注意饮食宜忌，一是提倡饮食的定时定量，不可过饥过饱。二是注意饮食卫生，不吃不洁、腐败变质的食物或自死、疫死的家畜，防止得肠胃疾病、寄生虫病或食物中毒。三是克服饮食偏嗜，如五味要搭配适合，不可偏嗜某味，以防某脏之气偏盛。

食物与药性一样，也有寒温之分，故食性最好是寒温适宜，或据体质而调配：体质偏热（如阴虚体质）之人，宜食寒凉而忌温热之品；体质偏寒（如阳虚体质）之人，宜食温热而忌寒凉之品。

各种食物含不同的养分，故要调配适宜，不可偏食。正如《素问·藏气法时论》说：“五谷为养，五果为助，五畜为益，五菜为充。气味合而服之，以补益精气。”

此外，从预防的角度看，某些易使旧病复发或加重的“发物”，亦不宜食。

二是药膳保健。

药膳是在中医学理论指导下，将食物与中药，以及食物的辅料、调料等相配合，通过加工调制而成的膳食。这种食品具有防治疾病和保健强身的作用。

药膳常用的中药如人参、枸杞子、黄芪、黄精、何首乌、桑椹子、莲子、百合、薏米、芡实、菊花等，药性多平和，所以可以长期服用，适应面较广。正确的食用方法还应做到因时制宜，药食结合，辨证施膳等。

药膳兼有药、食二者之长，这是中医养生颇具特色的一种方法。但药物与食物具有重要的区别：药物是治疗疾病所用，食物是维持生命所需。

下面列出国家公布的既是药物又是食品的 87 种物品，供做药膳时参照：

丁香、八角茴香、刀豆、小茴香、小蓟、山药、山楂、马齿苋、乌梢蛇、乌梅、木瓜、火麻仁、代代花、玉竹、甘草、白芷、白果、白扁豆、白扁豆花、龙眼肉（桂圆）、决明子、百合、肉豆蔻、肉桂、余甘子、佛手、杏仁（甜、苦）、沙棘、牡蛎、芡实、花椒、赤小豆、阿胶、鸡内金、麦芽、昆布、枣（大枣、酸枣、黑枣）、罗汉果、郁李仁、金银花、青果、鱼腥草、姜（生姜、干姜）、枳椇子、枸杞子、栀子、砂仁、胖大海、茯苓、香橼、香薷、桃仁、桑叶、桑椹、橘红、桔梗、益智仁、荷叶、莱菔子、莲子、高良姜、淡竹叶、淡豆豉、菊花、菊苣、黄芥子、黄精、紫苏、紫苏籽、葛根、黑芝麻、黑胡椒、槐米、槐花、蒲公英、蜂蜜、榧子、酸枣仁、鲜白茅根、鲜芦根、蝮蛇、橘皮、薄荷、薏苡仁、薤白、覆盆子、藿香。

另外，尚有可用于保健食品的物品 114 种，只可作保健用途，不能随意食用：

人参、人参叶、人参果、三七、土茯苓、大蓟、女贞子、山茱萸、川牛膝、川贝母、川芎、马鹿胎、马鹿茸、马鹿骨、丹参、五加皮、五味子、升麻、天门冬、天麻、太子参、巴戟天、木香、木贼、牛蒡子、牛蒡根、车前子、车前草、北沙参、平贝母、玄参、生地黄、生何首乌、白及、白术、白芍、白豆蔻、石决明、石斛（需提供可使用证明）、地骨皮、当归、竹茹、红花、红景天、西洋参、吴茱萸、怀牛膝、杜仲、杜仲叶、沙苑子、牡丹皮、芦荟、苍术、补骨脂、诃子、赤芍、远志、麦门冬、龟甲、佩兰、侧柏叶、制大黄、制何首乌、刺五加、刺玫果、泽兰、泽泻、玫瑰花、玫瑰茄、知母、罗布麻、苦丁茶、金荞麦、金樱子、青皮、厚朴、厚朴花、姜黄、枳壳、枳实、柏子仁、珍珠、绞股蓝、胡芦巴、茜草、荜茇、韭菜子、首乌藤、香附、骨碎补、党参、桑白皮、桑枝、浙贝母、益母草、积雪草、淫羊藿、菟丝子、野菊花、银杏叶、黄芪、湖北贝母、番泻叶、蛤蚧、越橘、槐实、蒲黄、蒺藜、蜂胶、酸角、墨旱莲、熟大黄、熟地黄、鳖甲。

7）针灸、推拿、药物调养

药物调养是长期服食一些对身体有益的药物以扶助正气，平调体内阴阳，从而达到健身防病益寿的目的。其对象多为体质偏倾较大或体弱多病者，前者则应根据患者的阴阳气血的偏倾而选用有针对性的药物，后者则以补益脾胃、肝肾为主。药物调养，往往长期服食才能见效。

推拿，是通过各种手法，作用于体表的特定部位，以调节机体生理病理状况，达到治疗效果和保健强身的一种方法。其原理有三：一是纠正解剖位置异常，二是调整体内生物信息，三是改变系统功能。

针灸，包括针法和灸法，即通过针刺手法或艾灸的物理热效应及艾绒的药性对穴位的特异刺激作用，通过经络系统的感应传导及调节机能，而使人身气血阴阳得到调整而恢复平衡，从而发挥其治疗、保健及防病效能。

（2）防止病邪侵害

要防止和阻止病邪的侵害，主要的措施有二：一是避其邪气的侵害，二是以药物预防病邪的侵害。

1）避其邪气

邪气是导致疾病发生的重要条件，故未病先防除了养生以增强正气，提高抗病能力之外，还要注意避免病邪的侵害。《素问·上古天真论》说："虚邪贼风，避之有时。"就是说要谨慎躲避外邪的侵害。相应的措施包括：

①顺应四时，防六淫之邪的侵害，如夏日防暑，秋天防燥，冬天防寒等。

②避疫毒，防疠气之染易。

③注意周围环境，防止外伤与虫兽伤。

④讲究卫生，防止环境、水源和食物的污染等。

2）药物预防

药物预防，主要是针对一些急性传染病在发病前的用药预防。在发病前服食某些药物，可提高机体的免疫功能，能有效地防止病邪的侵袭，从而起到预防疾病的作用。这在预防某些瘟疫病，即某些急性传染病的流行方面具有重要意义。

药物预防瘟疫病的流行，古代医家积累了很多成功的经验。《素问·刺法论（遗篇）》有"小金丹……服十粒，无疫干也"的记载。

我国16世纪就发明了人痘接种术预防天花，开人工免疫之先河，为后世的预防接种免疫学的发展作出了极大的贡献。

近年来，在中医预防理论的指导下，用中草药预防某些急性传染病也取得了良好的效果。如用板蓝根、大青叶预防流感、腮腺炎，用茵陈、贯众预防急性肝炎等，都是用之有效，简便易行的方法。

2. 既病防变

既病防变指的是在疾病发生的初始阶段，应力求做到早期诊断，早期治疗，以防止疾病的发展及传变。

（1）早期诊治

早期诊治，是指在疾病的初发期就及时诊断和治疗。因此时病位较浅，病情较轻，正气未衰，几无传变，因而病较易诊易治。

《素问·阴阳应象大论》曾说："故邪风之至，疾如风雨，故善治者治皮毛，其次治肌肤，其次治筋脉，其次治六腑，其次治五脏。治五脏者，半死半生也。"这就说明，诊治越早，疗效越好，如不及时诊治，病邪就有可能步步深入，使病情愈趋复杂、深重，治疗也就愈加困难了。

早期诊治的时机，在于要掌握好疾病的发生、发展及传变的规律，发病初期就能及时做出正确的诊断，从而进行及时有效和彻底的治疗。

（2）防止传变

防止传变，是指在掌握疾病的发生发展规律及其传变途径的基础上，早期诊断与治疗，以防止疾病的发展。防止传变包括：阻截病传途径与先安未受邪之地两个方面。

1）阻截病传途径

疾病一般都有其一定的传变规律和途径。如伤寒病的六经传变，病初多在肌表的太阳，病变发展则易往他经传变。因此，太阳病阶段就是伤寒病早期诊治的关键，在此阶段的正确有效的治疗，是防止伤寒病病势发展的最好措施。又如，温病多始于卫分证，因此卫分证阶段就是温病早期诊治的关键。据此可知，邪气侵犯人体后，根据其传变规律，早期诊治，阻截其病传途径，可以防止疾病的深化与恶化。

2）先安未受邪之地

先安未受邪之地，是预防疾病传变的重要措施之一。一般以五行的生克乘侮规律、五脏一体规律、经络相传规律等为指导，在疾病尚未传到该位置之前，就做好调养，使疾病不得传变至此位置，从而阻止疾病的深入或恶化。

如某脏有病，按五行生克乘侮规律来说，可因病变性质差异，而有及子、犯母、乘、侮等传变。因此，根据不同病变的传变规律，实施预见性调养，当可控制其病理传变。如《金匮要略·脏腑经络先后病脉证》说："见肝之病，知肝传脾，当先实脾。"临床上在治疗肝病的同时，常配以调理脾胃的药物，使脾气旺盛而不受邪，确能收到良效。

又如，温热病伤及胃阴时，其病变发展趋势将耗及肾阴，清代医家叶天士据此传变规律提出了"务在先安未受邪之地"的防治原则，主张在甘寒以养胃阴的方药中，适当加入咸寒滋养肾阴的药物，从而阻止病势深入而耗损肾阴。

第二节 治 则

讲述内容：

1. 治则与治法的概念和关系。
2. 治病求本的概念及其与治则治法的关系。
3. 临床常用的治疗原则。

要点和难点：

1. 治则治法理论体系的层次结构。
2. 正治与反治。
3. 扶正与祛邪。
4. 治标与治本。
5. 调整阴阳。
6. 三因制宜。

本节我们讲述治则。主要讲述有关中医治疗原则和治疗方法的几个问题。

一、治则与治法的概念和关系

1. 治则的概念

治则，即治疗原则，是治疗疾病时所必须遵循的基本原则。它是在整体观念和辨证论治精神指导下而制定的治疗疾病的准绳，对临床立法、处方等具有普遍的指导意义。

常用的治则有：正治与反治，治标与治本，扶正与祛邪，调整阴阳，调理精气血津液，三因制宜等。

2. 治法的概念

治法，是在一定治则指导下制订的针对病证的具体治疗大法、治疗方法和治疗措施。其中：

治疗大法，是针对一类具有相同病机的病证而确立的一类治疗方法，如汗、吐、下、和、清、温、补、消法等八法，其适应范围相对较广，是治法中的较高层次。

治疗方法，是在治疗大法限定范围之内，针对某一具体的证所确立的具体治疗方法，如辛温解表、镇肝息风、健脾利湿等，它可以决定选择何种治疗措施。

治疗措施，是在治法指导下对病证进行治疗的具体技术、方式与途径，包括药治、针灸、按摩、导引、熏洗等。

3. 治则与治法的关系

治则与治法，二者既有区别，又有联系。治则是治疗疾病时指导治法的总原则，具有原则性和普遍性意义；治法是从属于一定治则的具体治疗大法、治疗方法及治疗措施，其针对性及可操作性较强，较为具体而灵活。

例如：从邪正关系来探讨疾病，不外乎邪正盛衰，因而扶正祛邪就成为治疗的基本原则。在这一治疗原则的指导下，根据不同的虚证而采取的益气、养血、滋阴、扶阳等治法及相应的治疗手段，就是扶正这一治则的具体体现；而在不同的实证中，发汗、清热、活血、涌吐、泻下等治法及采取的相应的治疗手段就是祛邪这一治则的具体体现。

治则与治法的运用，体现出了原则性与灵活性的结合。由于治则统摄治法，而多种治法都从属于一定的治则。因此，治疗上就可执简驭繁，既有高度的原则性，又有具体的可操作性与灵活性。

二、治病求本的概念及其与治则治法的关系

1. 治病求本的概念

治病求本，是指在治疗疾病时，必须辨析出疾病的病因病机，抓住疾病的本质，并针对疾病的本质进行治疗。《素问·阴阳应象大论》曾说："治病必求于本。"病因病机是对疾病本质的抽象认识，因其涵盖了病因、病性、病位、邪正关系、机体体质及机体反应性等，因而是疾病本质的概括。故"求本"，实际上就是辨清病因、病机，确立证。

临床实际操作中，对外感性疾病，着重病因的辨析；对内伤性疾病，则注重病机的辨析。例如：头痛病，既有因感受六淫邪气，如风寒、风热、风湿、风燥、暑湿等所致者，又有因机体自身代谢失调而产生气虚、血虚、瘀血、痰浊、肝阳上亢、肝火上炎等病理变化而发者。外感性头痛，辨清了病因，则能确立证而施治：风寒者以辛温散之，风热者以辛凉解之，风湿者用辛燥之品，风燥者宜辛润之药，暑湿者当芳香化湿等。内伤性头痛，一般难以找到确切的病因，因而必须辨明病机，据病机确立证，然后论治：属气虚者当补气，血虚者当补血，瘀血者当活血，痰浊者宜化痰，肝阳上亢者当平肝潜阳，肝火上炎者宜清肝泻火等。

疾病的外在表现与其内在本质一般是统一的，但有时候是不完全一致

的，因而透过临床表现探求疾病的本质，即病因病机，是十分重要的。

2. 治病求本与治则、治法的关系

治病求本，是整体观念与辨证论治思想在治疗观中的体现，是治疗疾病的指导思想；治则如正治与反治、治标与治本、扶正与祛邪、调整阴阳、调理精气血津液、三因制宜等，是受治病求本这一指导思想支配和主导的。而治疗大法、治疗方法和治疗措施，属于治法的范畴，又都受治疗原则的支配和主导。如此，我们构筑了中医学治则治法理论体系的层次结构。(图 9-1)

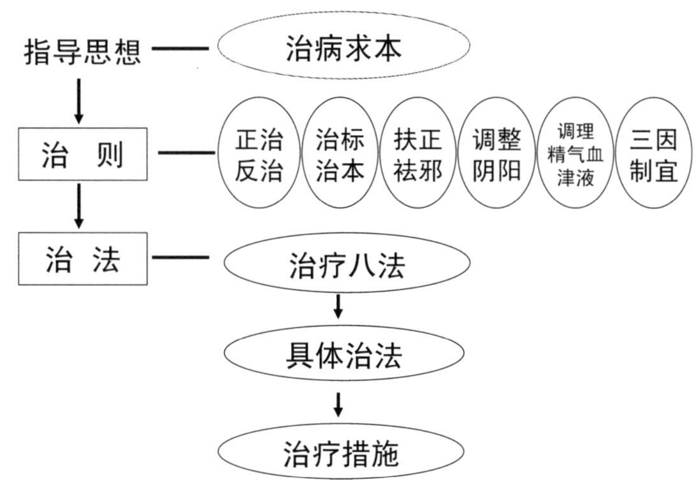

图 9-1　治则治法理论体系的层次结构

如上图，在治则和治法理论体系中：

最高层面是指导思想，即治病求本。

第二层面是治则，包括正治与反治、治标与治本、扶正与祛邪、调整阴阳、调理精气血津液、三因制宜等。

第三个层面是治法。其中，治疗大法是针对一类相同病机的病证而确立的，如汗、吐、下、和、清、温、补、消法等八法，其适应范围相对较广，是治法中的较高层次。具体治疗方法是针对各具体的证所确立的具体治疗方法，如辛温解表、镇肝息风、健脾利湿等，它可以决定选择何种治疗措施。治疗措施，是在具体治疗方法指导下对病证进行治疗的具体技术、方式与途径，包括药治、针灸、按摩、导引、熏洗等。

三、临床常用的治疗原则

临床常用的治疗原则有：正治与反治、治标与治本、扶正与祛邪、调整阴阳、调理精气血津液、三因制宜等。下面一一讲述。

1. 正治与反治

在错综复杂的疾病过程中，病有本质与征象一致者，有本质与征象不一致者，故有正治与反治的不同。

正治与反治，是指所用药物性质的寒热、补泻效用与疾病的本质、现象之间的从逆关系而言。即《素问·至真要大论》所谓“逆者正治，从者反治。”

正治与反治，实际上运用的是本质与征象这一对矛盾关系，要求我们都应学会“透过现象看本质”，“不被假象所迷惑”，从而使治疗是针对病证本质的治疗。

（1）正治

正治，是指采用与疾病的证的性质相反的方药以治疗的一种治疗原则。由于采用的方药与疾病的证的性质相逆，如热证用寒性药，寒证用热性药，故又称“逆治”。

正治，适用于疾病的征象与其本质相一致的病证。实际上，临床上大多数疾病的外在征象与其病变本质是相一致的，如热证见热象，寒证见寒象，虚证见虚象，实证见实象等，故正治是临床上最为常用的治疗原则。属于正治原则的治法主要有以下 4 种：

1）寒者热之

寒者热之，是指寒性病证出现寒象，用温热方药来治疗。即以热性药治寒证。如表寒证用辛温解表方药，里寒证用辛热温里的方药等。

2）热者寒之

热者寒之，是指热性病证出现热象，用寒凉方药来治疗。即以寒性药治热证。如表热证用辛凉解表方药，里热证用苦寒清里的方药等。

3）虚则补之

虚则补之，是指虚损性病证出现虚象，用具有补益作用的方药来治疗。即以补益药治虚证。如阳虚用温阳的方药，阴虚用滋阴方药，气虚用益气的方药，血虚用补血的方药，精虚以填精方药等。

4）实则泻之

实则泻之，是指实性病证出现实象，用攻逐邪实的方药来治疗。即以攻邪泻实药治实证。如食滞用消食导滞的方药，水饮内停用逐水的方药，瘀血用活血化瘀的方药，湿盛用祛湿的方药等。

（2）反治

反治，是指顺从病证的外在假象而治的一种治疗原则。由于采用的方药性质与病证中假象的性质相同，如热证用热性药，寒证用寒性药，虚证用泻药，实证用补药等，故又称为“从治”。

反治，适用于疾病的征象与其本质不完全吻合的病证。由于这类情况较少见，故反治的应用相对也较少。反治的用药虽然是顺从病证的假象，但究其实质，却是逆反病证的本质，故仍然是在治病求本思想指导下针对疾病的本质而进行的治疗。属于反治原则的治法主要有以下 4 种：

1）热因热用

热因热用，即以热治热，是指用热性药物来治疗具有假热征象的病证。它适用于阴盛格阳的真寒假热证。

在阴盛格阳的病机中，由于阴寒充塞于内，逼迫阳气浮越于外，故可见身反不恶寒，面赤如妆等假热之象。但由于阴寒内盛是病本，故同时也见下利清谷，四肢厥逆，脉微欲绝，舌淡苔白等内有真寒的表现。其外在热象是假，里寒盛极方是病本，因此，当用温热方药以治其寒盛之本。

2）寒因寒用

寒因寒用，即以寒治寒，是指用寒性药物来治疗具有假寒征象的病证。它适用于阳盛格阴的真热假寒证。

如在阳盛格阴的热厥证中，由于里热盛极，阳气郁阻于内，不能外达于肢体，并排斥阴气于外，从而出现手足厥冷，脉沉伏之假寒之象。但细究之，患者手足虽冷，但躯干部却壮热而欲掀衣揭被，或见恶热、烦渴饮冷、小便短赤、舌红绛、苔黄等里真热的征象。这是阳热内盛，深伏于里所致。其外在寒象是假，里热盛极才是病之本质，故须用寒凉药清其里热。

3）塞因塞用

塞因塞用，即以补开塞，是指用补益药物来治疗具有闭塞不通症状的虚证。适用于因体质虚弱，脏腑精气功能减退而出现闭塞症状的真虚假实证。

例如，血虚而致经闭者，是由于血源不足，故当补血以充其源，则无须用通经药而经自来。

又如，肾阳虚衰，推动蒸化无力而致的尿少癃闭，当温补肾阳，温煦推动尿液的生成和排泄，则小便自然通利。

再如，脾气虚衰，运化无力，出现的纳呆、脘腹胀满、大便不畅等征象，当采用健脾益气的方药治疗，使其恢复正常的运化作用，则诸症自退。

因此，以补开塞，实际还是针对病证的虚损不足的本质而治。

4）通因通用

通因通用，即以通治通，是指用通利的药物来治疗具有通泻症状的实证。适用于因实邪内阻出现通泄症状的真实假虚证。

一般情况下，对泄泻、崩漏、尿频等症，多用止泻、固冲、缩尿等法。但这些通泄症状出现在实性病证中，则当以通治通。

例如，食积内停，阻滞胃肠，致腹痛泄泻，泻下物臭如败卵时，不仅不能止泄，相反当消食而导滞攻下，推荡积滞，使食积去而泄自止。

又如，瘀血内阻，血不循经所致的崩漏，如用止血药，则瘀阻更甚而血难循其经，则出血难止，此时当活血化瘀，瘀去则血自归经而出血自止。

再如，湿热下注而致的淋证，见尿频、尿急、尿痛等症，以利尿通淋而清其湿热，则诸症自消。

以上所说的通因通用，实际上都是针对邪实的本质而治。

我们将正治与反治进行比较，可见两者既有相同之处，又有不同之处：

正治与反治的相同之处，在于：都是针对疾病的本质而治，故同属于治病求本的范畴。

正治与反治的不同之处，在于：正治适用于病变本质与其外在表现相一致的病证，反治则适用于病变本质与临床征象不完全一致的病证。

2. 治标与治本

标与本是相对而言的，标本关系常用来概括说明事物的现象与本质，或主与次，在中医学中常用来概括病变过程中矛盾的主次先后关系。

作为对举的概念，不同情况下标与本之所指不同。如就邪正而言，正气为本，邪气为标；就病机与症状而言，病机为本，症状为标；就疾病先后言，旧病、原发病为本，新病、继发病为标；就病位而言，脏腑精气病为本，肌表经络病为标等。

掌握疾病的标本，就能分清主次，抓住治疗的关键，有利于从复杂的疾病矛盾中找出和处理其主要矛盾或矛盾的主要方面。

在复杂多变的疾病过程中，常有标本主次的不同，因而治疗上就有先后缓急之分。

(1) 缓则治本

缓则治其本，多用在病情缓和，病势迁延，暂无急重病状的情况下。此时必须着眼于疾病本质的治疗。因标病产生于本病，本病得治，标病自然也随之而去。

如痨病肺肾阴虚之咳嗽，肺肾阴虚是本，咳嗽是标。故治疗不用单纯止咳法来治标，而应滋养肺肾以治本，本病得愈，咳嗽也自然会消除。

再如气虚自汗，则气虚不摄为本，出汗为标。单用止汗，难以奏效，此时应补气以治其本，气足则自能收摄汗液。

另外，先病宿疾为本，后病新感为标，新感已愈而转治宿疾，也属缓则治本。

（2）急则治标

病证急重时的标本取舍原则是标病急重，则当先治、急治其标。标急的情况多出现在疾病过程中出现的急重、甚或危重症状，或卒病而病情非常严重时。

例如，病因明确的剧痛，可先缓急止痛，痛止则再图其本。

又如，水臌患者，就原发病与继发病而言，臌胀多是在肝病基础上形成，则肝血瘀阻为本，腹水为标。若腹水不重，则宜化瘀为主，兼以利水；但若腹水严重，腹部胀满，呼吸急促，二便不利时，则为标急，此时当先治标病之腹水，待腹水减退，病情稳定后，再治其肝病。

又如，大出血患者，由于大出血会危及生命，故不论何种原因的出血，均应紧急止血以治标，待血止，病情缓和后再治其病本。

另外，在先病为本而后病为标的关系中，有时标病虽不危急，但若不先治将影响本病整个治疗方案的实施时，也当先治其标病。如心脏病的治疗过程中，患者得了轻微感冒，也当先将后病感冒治好，方可使先病即心脏病的治疗方案得以实施。

（3）标本兼治

当标本并重或标本均不太急时，当标本兼治。

例如，在热性病过程中，热盛伤津耗阴，津液与阴气受损，凉润作用减退而致肠燥便秘不通，此时邪热内结为本，津液与阴气受伤为标，治当泻热攻下与滋阴增液通便同时并用。

又如，脾气虚衰，运化失职，水湿内停，此时脾气虚衰是本，水湿内停为标，治可补脾与祛湿同用。

再如，素体气虚，抗病力低下，反复感冒，如单补气则易留邪，纯发汗解表则易伤正，此时治宜益气解表。

以上均属标本兼治。

总之，病证之变化有轻重缓急、先后主次之不同，因而标本的治法运用也就有先后与缓急、单用或兼用的区别，这是中医治疗的原则性与灵活性有机结合的体现。区分标病与本病的缓急主次，有利于从复杂的病变中抓住关键，做到治病求本。

讲到这里，突然浮现出一个问题：在宿疾与新感，或先病与后病的标本关系中，如果宿疾或先病突然发作怎么办？一个哮喘患者在恢复期又得了伤风感冒，这时哮喘为本，感冒为标。一个轻微的感冒引发了哮喘发作，此时应该怎么处理？是先治疗哮喘，还是先治疗感冒？大家可能说，此时属本病的哮喘急重，当先治疗哮喘。这样的选择，毫无疑问是对的，也符合临床实际。但问题来了，此时先治疗属于本病的哮喘，既不属于“缓则治其本”，也不属于“急则治其标”，而是属于“急则治其本”。当哮喘发作得到了有效控制后，再来解决伤风感冒的问题。这就不属于“急则治其标”，而是“缓则治其标”了。

因此，在错综复杂的病变过程中，我们不仅要讲“缓则治其本”与“急则治其标”，还要知道“急则治其本”和“缓则治其标”。所有的处理措施，都要依据病变的当时情况而定。总之，一定要辨清哪是主要矛盾或矛盾的主要方面，并据此作出正确处理。

3. 扶正与祛邪

正邪相搏中，双方力量的盛衰消长决定着疾病的发生、发展与转归：正能胜邪则病退，邪能胜正则病进。因此，治疗疾病的一个基本原则，就是要扶助正气，祛除邪气，改变邪正双方力量的对比，使疾病早日向好转、痊愈的方向转化。

(1) 扶正祛邪的概念

1) 扶正

扶正，即扶助正气，增强体质，提高机体的抗邪及康复能力。适用于各种虚证，即所谓“虚则补之。”

扶正治则下的具体治疗方法有：益气（补气）、养血（补血）、滋阴（补阴）、温阳（补阳）、填精（补精）、补津（增液）以及补养各脏的精气阴阳等。具体的治疗手段，除内服汤药外，还可用针灸、推拿、气功、食疗、形体锻炼等。

扶助正气，应该缓图，也就是慢慢地逐渐地补养，并加以静养心情，方可有功。切不可急于求成，施行峻补或恶补。

2) 祛邪

祛邪，即祛除邪气，消解病邪的侵袭和损害，抑制亢奋有余的病理反应。适用于各种实证，即所谓“实则泻之。”

祛邪治则下的具体治疗方法有：发汗、涌吐、攻下、消导、化痰、活血、散寒、清热、祛湿等。具体的治疗手段，除内服汤药外，还可用针灸、推拿等。

祛除邪气，应该给邪留有出路。因为“邪非人身所有，邪去则正安”，所以祛除邪气，消除邪气对人体的伤害，就是最佳的选择。但要从体内祛除邪气，必须了解邪气的出路。人体中，邪气的出路主要有三：一是皮毛和汗孔，这是体表邪气的出路；二是口腔，这是上部病邪的出路；三是魄门和尿道，这是下部病邪的出路。因此，体表有邪气，如风寒感冒、风热感冒、风燥感冒等，都可用发汗解表的方法将体表的邪气祛除，即所谓汗法；病在人体的上部，如患者吃了有毒的东西，病邪在人体上部，可用催吐的方法祛除上部的病邪，即所谓“吐法”；病在人体下部，如肠道梗阻，大便不通，可用泻下的方法祛除下部病邪，即所谓“下法”；而下部水肿，则可用利尿的方法祛除病邪，也可归于“下法”的范畴。

人体是一个有机整体，因而人体上部的病证，可通过“下法”来祛除病邪，即在人体下部给病邪留有出路。

例如，口舌生疮，两目红赤，烦躁易怒，是心肝火旺，治疗应在清泻心肝之火的同时，兼以利尿药物，以使心肝之火随尿排出，这就是给心肝之火有了离开人体的出路。我曾经治疗了多名角膜溃疡的患者，两目红赤，羞光，易烦躁，属心肝火旺，治用银花 15g，黄芩 10g，生地 15g，川木通 3g，车前子 10g（包煎），竹叶 6g，水煎服。方中的车前子、竹叶，有利尿以泻心肝之火的作用。

再如，患者咽喉肿痛，发烧，大便几日不行，属心火旺盛，治疗当清泻心火的同时，加用通大便的药物如生大黄等，给病邪留了排出之路，这称作“釜底抽薪”之法。

以上都是给病邪留有出路的治疗方法，目的是让病邪尽快排出，以消除病邪对人体的损害。

上述的给病邪留有出路以祛除体内邪气的做法，是反映中医学特色的治疗方法。这一特色治疗方法，是借鉴了中国古代兵法中的以攻城略地为目的的“围城放寇”的战法。因此，学习古代的兵法，对理解和运用中医学的治病原则和方法，有重要的启发意义。

（2）扶正祛邪的运用

扶正与祛邪两者相互为用，相辅相成，扶正增强了正气，有助于机体祛除病邪，即所谓“正胜邪自去”；祛邪则在邪气被祛的同时，减免了对正气的侵害，即所谓“邪去正自安”。

扶正祛邪在运用时要掌握好以下 3 条原则：①攻补应用合理，即扶正用于虚证，祛邪用于实证；②把握先后主次：对虚实错杂证，应根据虚实的主次与缓急，决定扶正祛邪运用的先后与主次；③扶正不留邪，祛邪不伤正。

扶正祛邪治疗原则的具体运用如下：

1）单独运用

扶正：适用于虚证或真虚假实证。扶正的运用，当分清虚证所在的脏腑经络等部位及其精气血津液阴阳中的何种虚衰，还应掌握用药的峻缓量度。

虚证一般宜缓图，少用峻补，免成药害。

祛邪：适用于实证或真实假虚证。祛邪的运用，当辨清病邪的性质、强弱及所在病位，而采用相应的治法。还应注意中病则止，以免用药太过而伤正。

2）同时运用

扶正与祛邪的同时使用，即攻补兼施，适用于虚实夹杂的病证。由于虚实有主次之分，因而攻补同时使用时亦有主次之别。

扶正兼祛邪：即扶正为主，辅以祛邪。适用于以正虚为主的虚实夹杂证。

祛邪兼扶正：即祛邪为主，辅以扶正。适用于以邪实为主的虚实夹杂证。

3）先后运用

扶正与祛邪的先后运用，也适用于虚实夹杂证。主要是根据虚实的轻重缓急而变通使用。

先扶正后祛邪：即先补后攻。适应于正虚为主，机体不能耐受攻伐者。此时兼顾祛邪反而更伤正气，故当先扶正以助正气，待正气能耐受攻伐时再予以祛邪，如此可避免“贼去城空”之虞，即病邪得以消除的同时，正气也遭受大伤。

先祛邪后扶正：即先攻后补。适应于以下两种情况：一是邪盛为主，兼扶正反会助邪；二是正虚不甚，邪势方张，正气尚能耐攻者。此时先行祛邪，邪气速去则正气也易恢复，再补虚以收全功。

总之，扶正祛邪的应用，应知常达变，灵活运用，据具体情况而选择不同的用法。（图 9-2）

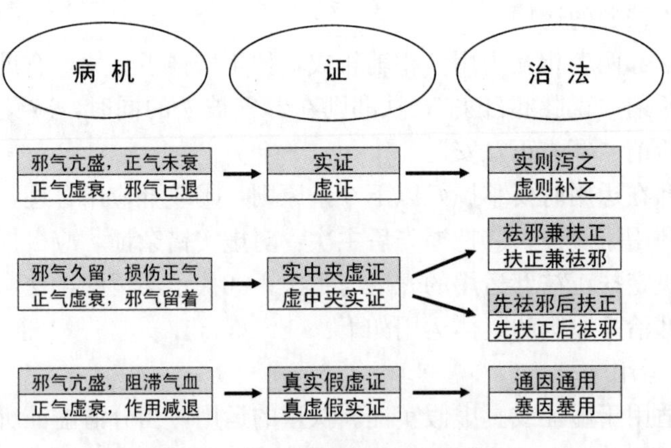

图 9-2 扶正祛邪治疗原则的应用

4. 调整阴阳

阴阳失去平衡协调，是疾病的基本病机之一。调整阴阳，是指纠正疾病过程中机体阴阳的偏盛偏衰，损其有余，补其不足，恢复人体阴阳的相对平衡。

(1) 损其有余

损其有余，即“实则泻之”，适用于人体阴阳中任何一方偏盛有余的实证。损其有余，包括泻其阳盛和损其阴盛。

1) 泻其阳盛

泻其阳盛，是指以寒凉药物泻其偏盛之阳热，即“热者寒之”。“阳胜则热”，阳气偏胜导致实热证，据阴阳对立制约原理，宜用寒凉性药物泻其实热。如用白虎汤治疗具有大热、大汗、大渴、脉洪大的实热证。

若在阳偏盛出现实热证的同时，由于“阳胜则阴病”，大热则损耗津液和阴气，导致阴气和津液的大量亏减，此时不宜单纯地清其阳热，而须兼顾阴气的不足，即在清热的同时，配以滋阴之品，即所谓祛邪为主兼以扶正。

若在实热证的初期，出现大热、大汗、大渴、脉洪大的“四大”征象，没有表现出明显的阴气的损耗，此时只须用苦寒之品清热泻火以祛邪，不必兼用滋阴药物，以防滋阴药物的滋腻之性影响清热之效果，这就是所谓的“热病滋阴要缓行”，而用苦寒之药清热即可以留住阴气和津液的“苦寒坚阴”之说。

2) 损其阴盛

损其阴盛，是指用温热药物以消解其偏盛之阴寒，即“寒者热之”。“阴胜则寒”，阴气偏盛的实寒证，据阴阳对立制约原理，宜用温热性药物除其实寒。如腹痛腹泻，腹部怕凉，得温痛减的里寒证，宜用理中汤或附子理中汤温散其寒盛。

若在阴偏盛的同时，由于“阴胜则阳病”，每易导致阳气的不足，此时不宜单纯地温散其寒，还须兼顾阳气的不足，即在散寒的同时，配以扶阳之品，同样是祛邪为主兼以扶正之法。

由于阴气偏盛的实寒证，尤其是里实寒证，损伤阳气异常迅速，故极易导致阳气的虚衰。临床见到的里实寒证，一般都已经兼有阳气的虚衰了。因此治疗里实寒证，在消除里寒盛的同时，都要兼用补阳的药物。

(2) 补其不足

补其不足，即“虚则补之”，适用于人体阴阳中任何一方虚损不足的病证。补其阴阳的不足，有三种方式：一是阴阳互制的调补阴阳，二是阴阳互济的调补阴阳，三是阴阳两虚者的阴阳并补。下面分别讲述。

1) 阴阳互制之调补阴阳

阴阳互制的调补阴阳，是指根据阴阳相互制约原理的阴阳调补，适用于阴虚的虚热证和阳虚的虚寒证。

阴气虚衰，凉润、宁静、抑制等作用减退，不能制约阳气而致阳气相对偏亢，产热相对增多，人体机能相对亢奋，虚热内生，出现低热、潮热、手足心热、舌红少苔、脉细数等征象的虚热证，治宜滋阴以抑阳，即所谓“壮水之主，以制阳光”，“阳病治阴”。这里的“阳病”，指的是阴气虚衰而阳气相对偏亢，治阴即补阴之意。方用六味地黄丸或知柏地黄丸以滋阴降火。

阳气虚衰，温煦、推动、兴奋等作用减退，不能制约阴气而致阴气相对偏盛，产热相对减少，人体机能抑制，虚寒内生，出现畏寒怕冷、四肢发凉或水肿、舌淡苔白、脉沉迟等征象的虚寒证，治宜扶阳以抑阴，即所谓“益火之源，以消阴翳”，“阴病治阳”。这里的“阴病”，指的是阳气虚衰而阴气相对偏盛，治阳即补阳之意。方用参附汤或真武汤以温阳祛寒或温阳利水。

需要说明的是，“壮水之主，以制阳光”和“益火之源，以消阴翳”两句话，是唐代王冰在《素问》中的注语。在王冰所在的唐代，他所说的“壮水之主，以制阳光”的原意是“滋养肾水以制约心火”，并非我们所理解的“滋养肾阴以治疗虚热”；而“益火之源，以消阴翳”，原意是“补养心火以制约肾水”，并非我们现在所说的“温补肾阳以治疗虚寒”。唐代以后，由于人们认识的提高，尤其是对肾阴、肾阳的重视，就逐渐将“水之主”理解为肾阴，将“火之源”理解为肾阳了。

2）阴阳互济之调补阴阳

阴阳互济之调补阴阳，是指根据阴阳互根互用原理的阴阳互济的调补，也适用于阴虚的虚热证和阳虚的虚寒证的治疗。

对于阴阳偏衰的虚热及虚寒证的治疗，明代张介宾还提出了阴中求阳与阳中求阴的治法。

阴中求阳，即在补阳时适当佐以补阴药，适用于阳气虚衰的虚寒证的治疗。如肾阳虚衰所致的水湿泛滥，即肾阳虚衰的虚寒性水肿，治疗用真武汤，方中就佐以补阴的白芍，就属阴中求阳之法。所谓“善补阳者，必于阴中求阳，则阳得阴助而生化无穷”。

阳中求阴，即在补阴时适当佐以补阳药；适用于阴气虚衰的虚热证的治疗。如肾阴虚衰而相火上僭的虚热证，可用滋阴降火的知柏地黄丸少佐温热的肉桂，就属阳中求阴之法，又称“引火归源”。所谓“善补阴者，必于阳中求阴，则阴得阳升而泉源不竭”。

据阴阳互根互用的原理，补阳时适当佐以补阴药，补阴时适当佐以补阳药，其意是使阴阳互生互济，不但能增强疗效，同时也能限制纯补阳或纯补阴时药物的偏性及副作用。

3）阴阳并补

阴阳两虚，可采用阴阳并补之法治疗。但须分清主次而用：

阳损及阴者，出现以阳虚为主的阴阳两虚，治疗应补阳为主，兼以滋阴。

阴损及阳者，出现以阴虚为主的阴阳两虚，治疗应滋阴为主，兼以补阳。

应当指出，阴阳互济之调补和阴阳并补两法，虽然用药上都是滋阴与补阳并用，但主次分寸不同，并且适应的证有别。

4）回阳救阴

阴阳亡失者，当回阳救阴以治之。其中：

亡阳者，当回阳以固脱，以参附汤为代表方。

亡阴者，当救阴以固脱，以生脉散为代表方。

亡阳与亡阴，实际上都是一身之气的突然大量脱失，故治疗时都要在大补阳气或重滋阴气的基础上，兼以峻剂补气药物如人参等。以上所述的两个代表方中都用了大剂量的人参。

此外，对于阴阳格拒的治疗，则以寒因寒用、热因热用之法治之。阳盛格阴所致的真热假寒证，其本质是实热，治宜清泻阳热，即寒因寒用；阴盛格阳所致的真寒假热证，本质是寒盛，治宜温阳散寒，即热因热用。这在“反治”中已经讲过。

总之，运用阴阳学说以指导治疗原则的确定，其最终目的在于选择有针对性的调整阴阳之措施，以使阴阳失调的异常情况复归于协调平衡的正常状态。（图 9-3）

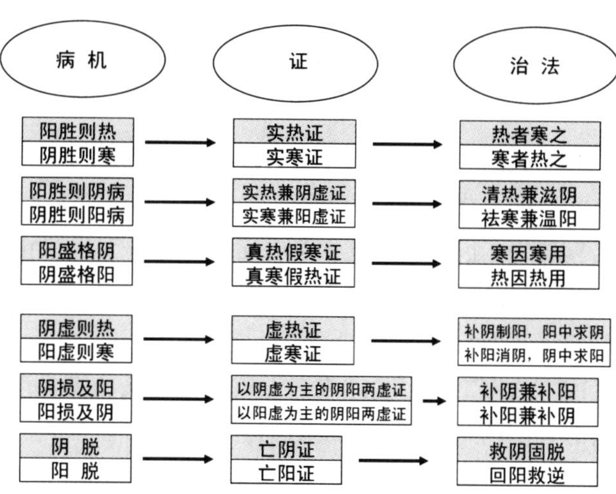

图 9-3　调整阴阳治疗原则的应用

5. 调理精气血津液

精气血津液是脏腑经络机能活动的物质基础，生理上各有不同作用，彼此之间又相互为用。因此，病理上就有精气血津液各自的失调及互用关系失调。而调理精气血津液则是针对以上的失调而设的治疗原则。

（1）调精

调精，包括填精、固精、疏精三种治法。

1）填精

填精，又称“补精”，适用于精虚证。精虚，有肾精不足和脾精不足之分。肾精不足，主要表现为生长发育迟缓，生殖机能低下或不能生育等症，治疗当以“精血之属”补养先天，填精补髓，方如河车大造丸。脾精不足，主要表现为气血神的生化不足等症，治疗当以“谷食之方”补充营养。

2）固精

固精，适用于滑精、遗精、早泄，甚至精泄不止的精脱之证。其中滑精、早泄和精脱，病机多是肾气不固，故治当补益肾气以摄精，方用金匮肾气丸、金锁固精丸等；部分患者与肝气郁结或精神紧张有关，治疗当兼以疏肝或安神。遗精，病机多属虚火内扰，治疗当滋阴降火，可用知柏地黄丸。

3）疏精

疏精，适用于精瘀证。精瘀之病机在于阴器脉络阻塞，以致败精、浊精郁结滞留，难以排出，或因肝失疏泄，气机郁滞而致的男子不能排精。治当通络散结或疏肝理气，方用温经汤或逍遥丸等。

（2）调气

调气，包括补气和调理气机两个方面。

1）补气

补气，用于较单纯的气虚证。由于一身之气的生成，源于肾所藏先天之精化生的先天之气（即元气），脾胃化水谷而生的水谷之精所化之气，以及由肺吸入的自然界清气。因此，补气多为补益肺、脾、肾。又由于卫气、营气、宗气的化生及元气的充养多与脾胃化生的水谷之气有关，故尤为重视对脾气的补益。

用药物补气的方法有二：一是用人参、黄芪等补气药物直接补益气；二是共用大致相当的补阴药与补阳药来使阴阳合化以补气。如金匮肾气丸，就是以六味地黄滋养肾阴，以桂附温补肾阳，使肾阴与肾阳同补合化以生肾气，故方名“肾气丸”。再强调一次，金匮肾气丸，是补肾气的，不是补肾阳的，也不是补肾阴的。道理很简单，滋补肾阴的六味地黄，与温补肾阳的肉桂、附子同时并用，就不可能是补肾阳了。如果“补肾阴＋补肾阳＝补肾阳”的算式成立的话，我们大家都接受不了，因为这是违背逻辑的悖论。

2）调理气机

气机失调的病变，主要有气滞、气逆、气陷、气闭、气脱等。治疗时，气滞者宜行气，气逆者宜降气，气陷者宜补气升气，气闭者宜顺气开窍通闭，气脱者则宜益气固脱。下面分别讲述：

气滞，临床常见肝气郁滞（又称肝气郁结），肺气郁滞和脾胃气滞。其中：

肝气郁滞者，治疗当以辛散药物疏肝理气，常用四逆散，或柴胡疏肝散；若属肝气虚升散不及导致的肝气郁结，当补气加疏肝，方用四逆散加人参、黄芪。

肺气郁滞者，治疗当以辛散药物宣散肺气，如属外感风寒而致者，当用麻黄汤；如属寒饮在肺因外感寒邪而发者，当用小青龙汤。

脾胃气滞者，治疗当辛开苦降以调脾胃之气的运动，可用半夏泻心汤。

气逆，临床常见肝气上逆，肺气上逆和胃气上逆。其中：

肝气上逆者，治疗当平肝降逆，方用逍遥散；若亢逆化火，则当兼以清泻肝火，可用丹栀逍遥散。

胃气上逆者，治疗当和胃降逆。热病后期，津液和阴气受伤而致者，可用竹叶石膏汤；因化疗而致者，可用二陈汤合平胃散；因大便不通而致者，可用承气汤类通大便而降逆，大便畅通了，胃气也就和降而不上逆了。因此，治疗胃气上逆，一定要注意大便的排泄是否畅通。

气陷，临床常见的有宗气下陷和中气下陷。其中：

宗气下陷，又称大气下陷，治疗当用张锡纯的升陷汤。

中气下陷，实际上是脾气下陷，治疗当用补中益气汤补益脾气而升陷；若因湿浊困脾而致脾气不升者，当用参苓白术散以健脾除湿，湿浊去脾气自升。

气闭，治疗急当醒神开窍，患者清醒后再随证处理。

气脱，治疗当益气固脱，急用独参汤。若患者冷汗淋漓，属亡阳，急用参附汤回阳固脱；若患者大汗出而皮肤温，属亡阴，急用生脉散救阴固脱。

特别提示，在调理气机升降出入失常时，还须注意顺应脏腑气机的升降规律，如脾气主升，肝气升发，常宜畅其升发之性；胃气主通降，肺气主肃降，多宜顺其下降之性。

(3) 调血

调血，包括补血和调理血运两个方面。

1) 补血

补血，适用于血虚证。血虚主要有心血虚和肝血虚。心血虚和肝血虚，虽然临床表现有所不同，但都可用四物汤补血。

由于“脾为气血生化之源”，故在血虚时，一要重视饮食营养的补充，二要重视健补脾气以生化血液。

2) 调理血运

调理血运，适用于血瘀、出血等血运失常的病变。

血瘀，治疗当活血化瘀。由于导致血瘀的病机主要有气虚、气滞、血寒和痰饮，治疗时应根据病机而选择适宜的治法和方药：

因气虚而致血瘀者，治当补气活血，方用补阳还五汤。

因气滞而致血瘀者，治当行气活血，方用血府逐瘀汤。

因血寒而致血瘀者，治当温经散寒以行血，方用温经汤。

因痰饮内阻而致血瘀者，治当化痰以活血，方用温胆汤。

出血，治疗当以止血为要。由于导致出血的病机主要有血热、气虚、瘀血等，治疗时应根据病机而选择适宜的治法和方药：

因血热迫血妄行而致出血者，治当清热凉血，方用犀角地黄汤。

因气虚不摄而致出血者，治当补气摄血，方用独参汤。

因瘀血内阻而致出血者，治当活血化瘀以止血，方用桃红四物汤。

(4) 调津液

调津液，包括滋养津液和祛除水湿痰饮两个方面。

1) 滋养津液

滋养津液，适用于津液不足而致的外燥证和内燥证。

外感燥邪而致的外燥病证，治当辛润解表。初秋的温燥，当用桑杏汤；深秋的凉燥，当用杏苏散。

内燥病证，主要有肺燥、胃燥和肠燥。其中：

肺燥，以干咳和皮肤干燥为主症，治用清燥救肺汤。

胃燥，以口干和饥不欲食为主症，治用沙参麦门冬汤。

肠燥，以便干便秘为主症，治用麻子仁丸或五仁丸。

若是实热伤津，导致津液亏虚而生燥，治当清热生津，可用白虎汤，并适当补充水液。

2）祛除水湿痰饮

水液代谢障碍，而生水湿痰饮。其中，湿盛者宜祛湿、化湿或利湿；水肿或水臌者，宜利水消肿；痰饮为患者，宜化痰蠲饮。

水湿痰饮的生成，多责之肺、脾、肾、肝，所以治疗也多从肺、脾、肾、肝入手。

风水，出现全身水肿，尤其是两目下肿胀如卧蚕状，主要与肺气的宣发失常有关，治疗当宣肺行水，方用越婢加术汤。

石水，两下肢水肿较重，主要与肾气、肾阳的蒸腾气化作用失常有关，治疗当温肾利水，方用真武汤。

寒饮蕴肺，或水饮伏肺，如阻塞性肺病初发，治当温肺蠲饮，方用小青龙汤。

痰热伏肺，如阻塞性肺病出现发热吐脓痰，治疗当清热化痰，方用麻黄杏仁石膏甘草汤加味。

湿浊困脾，治疗当化湿醒脾，方用实脾饮。

臌胀，如肝硬化腹水，多与肝气郁滞有关，治疗当疏肝加健脾，方用逍遥散加味。

（5）调理精气血津液的关系

1）调理气与血的关系

由于气血之间有着互根互用的关系，故病理上常相互影响而有气病及血或血病及气的病变，结果是气血同病，故需调理两者之间的关系。

因气虚生血不足而致血虚者，治疗以补气为主，辅以补血，用当归补血汤，或气血双补，用八珍汤。

因气虚行血无力而致血瘀者，治疗以补气为主，辅以活血化瘀，用补阳还五汤。

因气滞不能行血而致血瘀者，治疗以行气为主，辅以活血化瘀，用血府逐瘀汤。

因气虚不能摄血而致出血者，治疗以补气为主，辅以收涩止血，用四君子汤等。

因血虚不足以养气而致气虚者，治疗宜补血为主，辅以益气，可用八珍汤。

气随血脱者，因“有形之血不能速生，无形之气所当急固”，故应先以独参汤益气固脱以止血，待病势缓和后再进补血之品。

2）调理气与津液的关系

气与津液生理上同样存在互用的关系，故病理上也常相互影响，因而治疗上就要调理两者关系的失常。

因气虚而致津液化生不足者，宜补气生津。

因气不行津而成水湿痰饮者，宜补气、行气以行津。

因气不摄津而致体内津液丢失者，宜补气以摄津。

因津停而致气阻者，在治水湿痰饮的同时，应辅以行气导滞。

气随津脱者，宜补气以固脱，辅以补津。

3）调理精与气的关系

气能疏利精行，精与气又可互相化生。

气滞可致精的排出障碍而成精瘀，治宜理气以疏精。

精亏不化气可致气虚，气虚不化精可致精亏，治宜补气填精并用。

气虚不能固摄而致的滑精早泄等失精症，治疗宜用补气摄精，常用补肾气以固精，方如金锁固精丸等。

4）调理精血津液之间的关系

“精血同源”，故血虚者在补血的同时，也可填精补髓；精亏者在填精补髓的同时，也可补血。

“津血同源”，故津血同病可见津血亏少，津枯血燥，或津亏血瘀，治当分别补血养津，养血润燥，或补津活血。

需要说明，中医直接补充津液的方法，只有多饮水和用流质饮食，除此之外，就是间接地补充津液，如通过清热以保津，所谓“苦寒坚阴”，或通过“滋阴”以生津液。西医的输液方法，直接补充水液，补了中医的不足。如高热耗伤津液，可用输水的方法直接补充津液，同时扩充了血容量，这就类似于中医说的补津以补血。再如临床高血脂症的患者，可用输液的办法增加血中的津液，降低血液的黏稠度，使血流通畅，这就类似于中医说的补津以活血。因此，我们也可把某些西医治疗方法纳入中医治疗理论的指导之下来应用。

6. 三因制宜

“人以天地之气生”，是指人是自然界的产物，自然界天地阴阳之气的运动变化与人体是息息相通的。因此人的生理活动和病理变化，必然受着诸如时令气候节律、地域环境等因素的影响。患者的性别、年龄、体质等个体差异，也对疾病的发生、发展与转归产生一定的影响。因此，在治疗疾病时，就必须根据这些具体因素作出分析，区别对待，从而制订出适宜的治疗方法，这就是因时、因地和因人制宜。

（1）因时制宜

根据时令气候节律特点，来制订适宜的治疗原则，称为“因时制宜”。

因时之“时”，一是指自然界的时令气候特点；二是指年、月、日的时间变化规律。

《灵枢·岁露论》说：“人与天地相参也，与日月相应也。”因而年月季节、昼夜晨昏的时间因素，对人体的生理活动与病理变化具有一定影响，因此，在治疗时，就要注意在不同的天时气候及时间节律条件下的治疗宜忌。

以季节而言，由于季节间的气候变化幅度大，故对人的生理病理影响也大。如夏季炎热，机体当此阳盛之时，腠理疏松开泄，则易于汗出，即使感受风寒而致病，辛温发散之品亦不宜过用，以免伤津耗气或助热生变。至于寒冬时节，人体阴盛而阳气内敛，腠理致密，同是感受风寒，则辛温发表之剂用之无碍；但此时若病热证，则当慎用寒凉之品，以防损伤阳气。即如《素问·六元正纪大论》所说：“用寒远寒，用凉远凉，用温远温，用热远热，食宜同法。”即用寒凉方药及食物时，当避其气候之寒凉；用温热方药及食物时，当避其气候之温热。又如暑多挟湿，故在盛夏多注意清暑化湿；秋天干燥，则宜轻宣润燥等。

以月令而言，《素问·八正神明论》说：“月始生，则血气始精，卫气始行；月郭满，则血气实，肌肉坚；月郭空，则肌肉减，经络虚，卫气虚，形独居。”并据此而提出：“月生无泻，月满无补，月郭空无治，是谓得时而调之”的治疗原则。即提示治疗疾病时须考虑每月的月相盈亏圆缺变化规律，这在针灸及妇科的月经病治疗中较为常用。

以昼夜而言，日夜阴阳之气比例不同，人亦应之。因而某些病证，如阴虚的午后潮热，湿温的身热不扬而午后加重，脾肾阳虚之五更泄泻等，也具有日夜的时相性特征，亦当考虑在不同的时间实施治疗。针灸中的“子午流注针法”即是根据不同时辰而有取经与取穴的相对特异性，是择时治疗的最好体现。

（2）因地制宜

根据不同的地域环境特点，来制订适宜的治疗原则，称为“因地制宜”。

不同的地域，地势有高下，气候有寒热湿燥、水土性质各异。因而，在不同地域长期生活的人就具有不同的体质差异，加之其生活与工作环境、生活习惯与方式各不相同，使其生理活动与病理变化亦不尽相同，因地制宜就是考虑这些差异而实施治疗。

如我国东南一带，气候温暖潮湿，阳气容易外泄，人们腠理较疏松，易感外邪而致感冒，且一般以风热居多，故常用桑叶、菊花、薄荷一类辛凉解表之剂；即使外感风寒，也少用麻黄、桂枝等温性较大的解表药，而多用荆芥、防风等温性较小的药物，且分量宜轻。而西北地区，气候寒燥，阳气内敛，人们腠理闭塞，若感邪则以风寒居多，以麻黄、桂枝之类辛温解表多见，且分量也较重。

还有一些疾病的发生与不同地域的地质水土状况密切相关，如地方性甲状腺肿、大骨节病、克山病等地方性疾病。因此，治疗时就必须针对疾病发生在不同的地域背景而实施适宜的治疗方法与手段。

（3）因人制宜

根据患者的年龄、性别、体质等不同特点，来制订适宜的治疗原则，称为“因人制宜”。

不同的患者有其不同的个体特点，应根据每个患者的年龄、性别、体质等不同的个体特点来制定适宜的治疗方法和治疗措施。如清代徐大椿《医学源流论》指出：“天下有同此一病，而治此则效，治彼则不效，且不惟无效，而及有大害者，何也？则以病同人异也。”

1）年龄

年龄不同，则生理机能、病理反应各异，治宜区别对待。

小儿生机旺盛，但脏腑娇嫩，气血未充，发病则易寒易热，易虚易实，病情变化较快。因而，治疗小儿疾病，药量宜轻，疗程多宜短，忌用峻剂。

青壮年则气血旺盛，脏腑充实，病发则由于邪正相争剧烈而多表现为实证，可侧重于攻邪泻实，药量亦可稍重。

老年人生机减退，气血日衰，脏腑机能衰减，病多表现为虚证，或虚中夹实。因而，治疗多用补虚之法，或攻补兼施，用药量应比青壮年少，中病即止。

2）性别

男女性别不同，各有其生理、病理特点，治疗用药亦当有别。

妇女生理上以血为本，以肝为先天，病理上有经、带、胎、产诸疾及乳房、胞宫之病。月经期、妊娠期用药时当慎用或禁用峻下、破血、重坠、开窍、滑利、走窜及有毒药物；带下以祛湿为主；产后诸疾则应考虑是否有恶露不尽或气血亏虚，从而采用适宜的治法。

男子生理上则以精气为主，以肾为先天，病理上精气易亏而有精室疾患及男性功能障碍等特有病证，如阳痿、阳强、早泄、遗精、滑精以及精液异常等，宜在调肾基础上结合具体病机而治。

3）体质

因先天禀赋与后天生活环境的不同，个体体质存在着差异。不同的体质，对病邪易感性不同。患病之后，因体质的差异，病证就有寒热虚实之别或“从化”的倾向。因而，治法方药也应有所不同：偏阳盛或阴虚之体，当慎用温热之剂；偏阴盛或阳虚之体，则当慎用寒凉之品；体质壮实者，攻伐之药量可稍重；体质偏弱者，则应采用补益之剂。

三因制宜的原则，体现了中医治疗上的整体观念，以及辨证论治在应用中的原则性与灵活性。只有把疾病与天时气候、地域环境、患者个体诸因素等加以全面考虑，才能使疗效得以提高。

附：中医基础理论关键名词术语索引

（按汉语拼音排序）

B

C

D

F

G

H

J

K

L

M

N

P

Q

R

S

T

X

Y

Z